R. Fries

Krankheits- und Medikamentenlehre für die geriatrische Pflege

Renate Fries

Krankheits- und Medikamentenlehre für die geriatrische Pflege

8. Auflage

ELSEVIER

Elsevier GmbH, Bernhard-Wicki-Str. 5, 80636 München, Deutschland
Wir freuen uns über Ihr Feedback und Ihre Anregungen an kundendienst@elsevier.com

ISBN 978-3-437-28583-7
eISBN 978-3-437-05802-8

8. Auflage 2022

Wichtiger Hinweis für den Benutzer
Ärzte/Praktiker und Forscher müssen sich bei der Bewertung und Anwendung aller hier beschriebenen Informationen, Methoden, Wirkstoffe oder Experimente stets auf ihre eigenen Erfahrungen und Kenntnisse verlassen. Bedingt durch den schnellen Wissenszuwachs insbesondere in den medizinischen Wissenschaften sollte eine unabhängige Überprüfung von Diagnosen und Arzneimitteldosierungen erfolgen. Im größtmöglichen Umfang des Gesetzes wird von Elsevier, den Autoren, Redakteuren oder Beitragenden keinerlei Haftung in Bezug auf jegliche Verletzung und/oder Schäden an Personen oder Eigentum, im Rahmen von Produkthaftung, Fahrlässigkeit oder anderweitig, übernommen. Dies gilt gleichermaßen für jegliche Anwendung oder Bedienung der in diesem Werk aufgeführten Methoden, Produkte, Anweisungen oder Konzepte.

Für die Vollständigkeit und Auswahl der aufgeführten Medikamente übernimmt der Verlag keine Gewähr.
Geschützte Warennamen (Warenzeichen) werden in der Regel besonders kenntlich gemacht (®). Aus dem Fehlen eines solchen Hinweises kann jedoch nicht automatisch geschlossen werden, dass es sich um einen freien Warennamen handelt.

Bibliografische Information der Deutschen Nationalbibliothek
Die Deutsche Nationalbibliothek verzeichnet diese Publikation in der Deutschen Nationalbibliografie; detaillierte bibliografische Daten sind im Internet über http://www.d-nb.de/ abrufbar.

22 23 24 25 26 5 4 3 2 1

Um den Textfluss nicht zu stören, wurde bei Patienten und Berufsbezeichnungen die grammatikalisch maskuline Form gewählt. Selbstverständlich sind in diesen Fällen immer Frauen und Männer gemeint.

Planung: Regina Papadopoulos, München
Projektmanagement: Martina Gärtner, München
Redaktion: Brigitte Schlagintweit, Aichach
Satz: abavo GmbH, Buchloe
Druck und Bindung: Drukarnia Dimograf Sp. z o. o., Bielsko-Biała/Polen
Umschlaggestaltung: SpieszDesign, Neu-Ulm
Titelbild: © AdobeStock

Aktuelle Informationen finden Sie im Internet unter **www.elsevier.de**

Vorwort

Das Interesse der Menschheit am Überwinden der Pandemie erweckt den Anschein, dass die medizinische und pharmazeutische Forschung nur mit „Corona" beschäftigt ist, dem ist aber nicht so. Allerdings hat dieses Virus und die von ihm hervorgerufenen vielfältigen Krankheitsbilder gezeigt, wie leistungsfähig und schnell die medizinische Forschung sein kann. Natürlich ist im vorliegenden Buch dem Thema Corona und der Folgeerkrankung Long COVID, dem Stand der Wissenschaft zum jetzigen Zeitpunkt entsprechend Aufmerksamkeit gewidmet, ebenso wie den neuen Impfstoffen und hier explizit den mRNA-Impfstoffen, die eine revolutionäre Neuerung für die Zukunft darstellen könnten.

Auch in vielen anderen medizinischen Bereichen wurde und wird beständig daran gearbeitet, neue Methoden zur Untersuchung und Behandlung von Krankheiten zu erarbeiten und durch neue innovative Medikamente Leiden zu lindern und Leben zu verlängern. In der neuen Auflage ist dem Rechnung getragen worden.

Wie in den vorangegangenen Auflagen wurde das bewährte Konzept konsequent beibehalten, in jedem Kapitel die anatomisch-biologischen Gegebenheiten des Körpers und seine Normalfunktionen voranzustellen, um im Anschluss daran die Funktionsstörungen und Krankheiten sowie deren Behandlungsmöglichkeiten zu erklären. Dies erleichtert und vertieft nach meinem Dafürhalten das Verständnis und Wissen um die komplizierten Vorgänge und Abläufe im Körper und verbessert den Lernerfolg. Neu Eingang in das Buch gefunden haben Krankheitsbilder wie das akutes Koronarsyndrom, Vorhofflimmern, Exazerbation, Ösophagusschäden, neue Erkenntnisse über das Mikrobiom und das Reizdarmsyndrom, die nichtalkoholische Fettleber, Harnsteinerkrankungen und noch viele mehr.

Auch sind nach wie vor einige Fragen zur Wiederholung den jeweiligen Kapiteln angeschlossen. Die Listen von Arzneistoffen, die im Buch Erwähnung finden und ein Beispiel eines Handelsproduktes wurden ebenfalls überarbeitet und dem neuen Stand angepasst.

Durch die vergangenen Corona-Jahre sind die Pflegeberufe in den Fokus der Öffentlichkeit gerückt, was wichtig und richtig ist und hoffentlich zu einem vermehrten Interesse beiträgt, einen Beruf in der Altenpflege zu erlernen.

Mein Buch soll Ihnen dabei helfen, wie vielen Generationen von Auszubildenden vorher auch, sich optimal mit dem Lernstoff auseinander zu setzen und in kompakter Form eine Vorbereitung auf die Prüfungen erfolgreich durchführen zu können.

Schweinfurt, im September 2021
Renate Fries

Abkürzungsverzeichnis

Abb.	Abbildung
ACE	Angiotensin-converting-Enzym
ACTH	Adrenokortikotropes Hormon
AIDS	acquired immunodeficiency syndrome
allg.	allgemein
AM	Arzneimittel
AMD	altersabhängige Makuladegeneration
ASS	Acetylsalicylsäure
ATP	Adenosintriphosphat
BfArM	Bundesinstitut für Arzneimittel und Medizinprodukte
BMI	Bodymass-Index
BSG	Blutkörperchensenkungsgeschwindigkeit
BtM	Betäubungsmittel
BZ	Blutzucker
bzw.	beziehungsweise
ca.	circa
CAP	community acquired pneumonia
chem.	chemisch
CRP	c-reaktives Protein
cSK	Chronischer Spannungskopfschmerz
CT	Computertomografie
d. h.	das heißt
dl	Deziliter
DHEA	Dehydroandrosteron
DNS	Desoxyribonukleinsäure
EDV	elektronische Datenverarbeitung
EKG	Elektrokardiogramm
eSK	Episodischer Spannungskopfschmerz
evtl.	eventuell
g	Gramm
ggf.	gegebenenfalls
HAP	hospital acquired pneumonia
Hb	Hämoglobin
HIV	humanes Immundefizienzvirus
HVL	Hypophysenvorderlappen
i. m.	intramuskulär
i. v.	intravenös
kg	Kilogramm
KG	Körpergewicht
KHK	koronare Herzkrankheit
l	Liter
µg	Mikrogramm (10^{-6} g)
µl	Mikroliter (10^{-6} l)
max.	maximal (höchstens)
mg	Milligramm
Min.	Minute
mind.	mindestens
ml	Milliliter
mmHg	Millimeter Quecksilbersäule
mmol/l	Millimol/Liter
MRT	Magnetresonanztomografie
MTX	Methotrexat
NSAR	nichtsteroidales Antiphlogistikum
pAVK	periphere arterielle Verschlusskrankheit
PEG	perkutane endoskopische Gastrostomie
rel.	relativ
RLS	Restless-Legs-Syndrom
s. c.	subkutan
Sek.	Sekunde
Std.	Stunde
Tab.	Tabelle
TEP	Totalendoprothese
TTS	transdermale therapeutische Systeme
u. U.	unter Umständen
UV	ultraviolett
v. a.	vor allem
Vit.	Vitamin
v. v.	vice versa (und umgekehrt)
WHO	World Health Organisation
z. B.	zum Beispiel
ZNS	zentrales Nervensystem

Benutzerhinweise

ACHTUNG
Warnhinweise und Hinweise auf häufige, vermeidbare Fehler in der Pflege.

BEISPIEL
Beispiele aus der Praxis, um die Lerninhalte zu veranschaulichen.

PFLEGE-WISSEN
Nützliche Hintergrundinformationen, etwa Tipps zur Handhabung von Medizinprodukten und zum Umgang mit Arzneimitteln oder weiterführende Hinweise auf (patho-)physiologische Zusammenhänge.

Medikamentenlehre
Detaillierte Informationen zu Wirkstoffen und Medikamentengruppen.

Wiederholungsfragen

Mit den **Wiederholungsfragen** am Ende jedes Kapitels können Sie Ihr Wissen zum jeweiligen Kapitelinhalt überprüfen. Im ➤ Kap. 15 **„Testen Sie Ihr Wissen"** sind Fragen zum gesamten Buchinhalt zusammengestellt.

Abbildungsnachweis

Der Verweis auf die jeweilige Abbildungsquelle befindet sich bei allen Abbildungen im Werk am Ende des Legendentextes in eckigen Klammern. Alle nicht besonders gekennzeichneten Grafiken und Abbildungen © Elsevier GmbH, München.

L157	Susanne Adler, Lübeck
L190	Gerda Raichle, Ulm
L215	S. Weinert-Spieß, Neu-Ulm
M201	R. Fries, Bergrheinenfeld

Fehler gefunden?

An unsere Inhalte haben wir sehr hohe Ansprüche. Trotz aller Sorgfalt kann es jedoch passieren, dass sich ein Fehler einschleicht oder fachlich-inhaltliche Aktualisierungen notwendig geworden sind.
Sobald ein relevanter Fehler entdeckt wird, stellen wir eine Korrektur zur Verfügung. Mit diesem QR-Code gelingt der schnelle Zugriff.

https://else4.de/978-3-437-28583-7

Wir sind dankbar für jeden Hinweis, der uns hilft, dieses Werk zu verbessern.
Bitte richten Sie Ihre Anregungen, Lob und Kritik an folgende E-Mail-Adresse:
kundendienst@elsevier.com

Inhaltsverzeichnis

KAPITEL

1 Begriff des Alterns

Altern ist ein biologischer, psychischer und sozialer Prozess, der nicht erst in höherem Lebensalter beginnt, sondern von Geburt an unumkehrbar fortschreitet. Im Alter überwiegen Rückbildungsvorgänge, während Aufbauprozesse immer mehr in den Hintergrund treten.

Man unterscheidet:

- Normales Altern. Biologische und geistige Altersvorgänge ohne eine bestehende Krankheit.
- Pathologisches Altern. Bestehende Erkrankung beherrscht die Altersprozesse.
- Optimales oder erfolgreiches Altern. Altern unter bestmöglichen Bedingungen.

Als Indikatoren für ein **erfolgreiches Altern** zählen nur die aktiven Lebensjahre. Aussagekräftige Messkriterien sind das Aufstehen vom Stuhl, die Armkraft, Seh- und Hörvermögen und die Angst. Zu den wesentlichen Krankheitsbildern der Geriatrie gehören: Demenz, Schlaganfall, Skeletterkrankungen und die Folgen von Stürzen. Sie sind die wesentlichen Ursachen für Pflegebedürftigkeit. Eine entsprechende Prävention könnte viel zu einem erfolgreichen Altern beitragen und damit zur finanziellen Entlastung der Gesellschaft.

Lebenserwartung

Seit Beginn des 20. Jahrhunderts ist die Lebenserwartung in Deutschland um mehr als 30 Jahre gestiegen. Die durchschnittliche Lebenserwartung einer Frau liegt derzeit bei etwa 83 Jahren, die eines Mannes bei etwa 78 Jahren. Nach Prognosen des Statistischen Bundesamtes könnten Frauen im Jahr 2050 eine **mittlere Lebenserwartung** von fast 90 Jahren, Männer von 85 Jahren haben. Frauen haben eine höhere Lebenserwartung als Männer.

Dafür gibt es mehrere Erklärungsversuche:

- Die Säuglingssterblichkeit bei Jungen ist um 30 % höher als bei Mädchen.
- Die Abhängigkeit von Drogen (v. a. Nikotin, Alkohol) ist bei Männern weiter verbreitet als bei Frauen.
- Männer sterben häufiger an Herz-Kreislauf-Erkrankungen.
- Männer gehen seltener zu Vorsorgeuntersuchungen.
- Männer sind häufiger von berufsbedingten Erkrankungen und Unfällen betroffen.

Es ist nicht realistisch anzunehmen, dass der Zustand subjektiver Gesundheit genauso zu verlängern ist wie die Lebenserwartung. Ein wichtiger Maßstab für Gesundheit im Alter ist daher der Erhalt der Lebensqualität. Ziel sollte sein, die Möglichkeiten der älter werdenden Menschen zu unterstützen und ihre Autonomie zu fördern. Wie der Einzelne das Alter erlebt, hängt von der individuellen Lebensführung und Geisteshaltung, aber auch von der familiären Situation und dem sozialen Milieu ab. Durch Tätigkeiten, die sowohl kognitive als auch motorische Fähigkeiten trainieren, durch gesunde Ernährung und ehrenamtliches Engagement werden intellektuelle und emotionale Bedürfnisse befriedigt.

Wichtig ist, dass der Einzelne lernt, die altersbedingten Einschränkungen zu kompensieren, indem er die eigenen Fähigkeiten konzentriert und koordiniert einsetzt.

1.1 Alterungsvorgänge im Körper und Multimorbidität

1.1.1 Alterung des Körpers

Herz- und Kreislauf-System

- Elastizitätsverlust der Gefäße durch Arteriosklerose (→ Blutdruckanstieg).
- Verdickung des Herzmuskels.
- Herzinsuffizienz durch nachlassende Leistungsfähigkeit des Herzmuskels (→ Bindegewebszunahme). Das Herz-Zeit-Volumen in Ruhe ist im Alter um 30 % erniedrigt.

Leber, Nieren

- Die Durchblutung der Leber nimmt ab dem 20. bis zum 90. Lebensjahr kontinuierlich um ca. 40 % ab. Die Folge ist ein verlangsamter Abbau vieler Arzneimittel.
- Das Nierengewicht, die Zahl der Glomerula und Nephrone (➤ Kap. 9.1.1) nimmt kontinuierlich ab → ab dem 70. Lebensjahr ist die glomeruläre Filtrationsrate um ca. 70 % vermindert → verlangsamte Ausscheidung vieler Arzneimittel.

Lunge

- Vitalkapazität sinkt bis zum Alter von 70 Jahren um mehr als 40 % (➤ Kap. 7.1.2).
- Sauerstoffaufnahme wird geringer, weil die Elastizität des Lungengewebes nachlässt → Sauerstoffversorgung der Organe nimmt ab.

Magen-Darm-Trakt

- Säuresekretion lässt nach.
- Magenmotilität und Darmperistaltik werden schwächer.
- Zähne gehen verloren (durch Karies oder andere Erkrankungen).

Sinnesorgane

- Geruchssinn lässt nach.
- Hörvermögen (beginnend mit den hohen Frequenzen) nimmt ab (Altersschwerhörigkeit ➤ Kap. 10.4.4).
- Geschmacksknospen atrophieren.
- Nahsehen vermindert sich ab dem 40. Lebensjahr (➤ Kap. 10.3.1).

Zellteilung

- Die Zellteilung verlangsamt sich → Milz, Leber, Bauchspeicheldrüse und Nieren werden kleiner → Leistung dieser Organe sinkt.
- Im Knochenmark nimmt die Erythropoese (Bildung roter Blutkörperchen) ab.

Bewegungsapparat

- Knochenstabilität nimmt ab.
- Muskelmasse verringert sich.
- Bindegewebe in den Gelenken degeneriert (Arthrose).

Gehirn

- Zahl der Neuronen nimmt ab, Hirnwindungen werden dünner, Hirnhäute verdicken sich.
- Hirngewicht nimmt ab.

Mentale Veränderungen

- Vergesslichkeit nimmt zu (v. a. bezogen auf neue Inhalte).
- Konzentrationsfähigkeit nimmt ab.

- Orientierung in fremder Umgebung fällt schwerer.
- Zusammenhänge werden langsamer erfasst.

Haut

Erschlaffung, Verdünnung der Hautschichten, Faltenbildung, Alterspigmentierung.

Körperfett

Gewicht und Anteil des Körperfetts am Körpergewicht nimmt zu.

1.1.2 Multimorbidität

Die Hälfte der 50-jährigen Männer leidet, statistisch gesehen, an mindestens 2 Krankheiten, bei Frauen sind es fast 70 %. Beinahe alle 70-Jährigen sind medizinisch gesehen krank. Dabei handelt es sich in den meisten Fällen um gut therapierbare Erkrankungen. Das gleichzeitige Vorhandensein von mehreren Krankheiten korreliert streng linear mit dem Lebensalter. Probleme, die sich aus der Multimorbidität ergeben:

- Diagnose wird erschwert, da sich die Symptome überlagern und gegenseitig beeinflussen können.
- Medikamente entfalten erhebliche Wechselwirkungen, können also nicht gleichzeitig für die zusammen vorkommenden Erkrankungen gegeben werden.
- Durch die Nebenwirkungen eines Medikaments kann sich eine andere Erkrankung des multimorbiden Patienten verschlechtern.
- Nebenwirkungen werden nicht als solche erkannt, da der Arzt sie fälschlich als Symptom einer anderen Erkrankung wertet.
- Die Adhärenz ist bei dementen Patienten (➤ Kap. 12.3.2) nicht gegeben.

1.2 Biologische Alternstheorien

Das Altern ist von individuellen, teils erworbenen, teils ererbten Faktoren abhängig. Die persönliche Lebenssituation hat maßgeblichen Einfluss darauf, inwieweit der Einzelne in der Lage ist, gesundheitliche Einschränkungen auszugleichen. Auch gibt es Zeichen dafür, dass die Regenerationsfähigkeit bereits im Genotyp (individuelles Erbgut) festgelegt ist. Daher muss zwischen dem kalendarischen und dem biologischen Alter unterschieden werden.

Seit Jahrzehnten arbeiten Wissenschaftler an der Erforschung des Alters und der Vorgänge, die Organismen altern lassen. Dabei sind verschiedene Theorien entstanden, die diese Vorgänge im Körper erklären. Ausgangspunkt sind entweder endogene oder exogene Faktoren, die für das Altern verantwortlich gemacht werden. Hier soll eine Auswahl von Alternstheorien angesprochen werden, um einen Einblick zu geben. Jede der Theorien erklärt nur einen Teil der komplexen Alterungsvorgänge.

Endogene (intrinsische, innere) Faktoren

Hier werden das Genom bzw. genetische Komponenten für das Altern verantwortlich gemacht.

Longevity Determant Gene Theory

Die normalen biologischen Prozesse verursachen bei allen Lebewesen Langzeitschäden, die die Lebensspanne beschränken. Darüber hinaus gibt es spezielle Gene (Longevity Determant Gene), die für jede Spezies die Lebensdauer regulieren.

Somatic Mutation Theory

Während jeder Zellteilung können Genmutationen (Genveränderungen) auftreten. Der Körper kann sie meistens korrigieren oder die betroffene Zelle zerstören. Geschieht dies nicht, führen die Mutationen zu fehlerhaften Proteinen oder Enzymen, die zum Zelltod und später zum Tod des Organismus führen können.

Telomere Theory

Das Alter eines Lebewesens hängt von der Zahl der Zellteilungen ab. Telomere sind Strukturen am Ende der Chromosomen (➤ Kap. 4.1.1), die sich bei jeder Zellteilung (➤ Kap. 4.1.2) verkürzen, sodass ein Limit für die Zahl der möglichen Zellteilungen existiert. Für menschliche Zellen liegt das Limit bei 40–50 Teilungen. Danach stirbt die Zelle. Ein Zusammenhang zwischen alterstypischen Erkrankungen und der Länge der Telomere ist nachgewiesen.

Hormone or Endocrine Theory

In der Mitte des dritten Lebensjahrzehnts (20.–30. Lebensjahr) erreicht die Blutkonzentration vieler Hormone beim Menschen ihren Höhepunkt. Ab dem 30. Lebensjahr kommt es zu einem kontinuierlichen Konzentrationsabfall. Um das 55. Lebensjahr haben sich die Testosteronkonzentration (➤ Kap. 9.1.2) um etwa ein Drittel, die DHEA-Konzentration (Dehydroepiandrosteron, Vorstufe der Sexualhormone) um mehr als die Hälfte und die Wachstumshormon-Konzentration um zwei Drittel vermindert. Der permanente Konzentrationsabfall vieler Hormone führt zu Kapazitäts- und Funktionsverlusten vieler Körpersysteme.

Exogene (extrinsische, äußere) Faktoren

Äußere Faktoren, z. B. Umgebung oder Umwelteinflüsse, sind für die Altersprozesse des Organismus verantwortlich.

Inflamm-Aging Theory

Exogene Einflüsse, z. B. radioaktive und UV-Strahlung oder Temperatur, sind in der Lage, reaktive oxidative Verbindungen zu erzeugen. Außerdem entstehen bei vielen Stoffwechselprozessen freie Radikale als giftige Nebenprodukte. Diese können Membranproteine, Enzyme und DNS oxidieren und zerstören. Durch diese Vorgänge, aber auch durch Stress, körperliche Anstrengung und Ozonbelastung werden entzündungsfördernde (proinflammatorische) Botenstoffe freigesetzt, die zur Radikalentstehung und -anhäufung in der Zelle führen. Die freien Radikale müssen vom Körper abgebaut werden. Durch den Mehraufwand entsteht oxidativer Stress. Die Kumulation (Anhäufung) oxidativer Schäden ist für Alterungsprozesse verantwortlich.

Lipofuszin Theory

Während der Alterung lagern sich Abfallprodukte des Zellstoffwechsels in den Zellen ab, die Lipofuszine. Lipofuszine sind hochmolekulare, unlösliche und fluoreszierende Komplexe, die die Zellfunktion stören.

Mikrobiom-Theorie

Die Billionen Mikroorganismen im Darm (Mikrobiom) sind für Verdauungsprozesse wichtig, aber auch an immunologischen und entgiftenden Vorgängen im gesamten Körper beteiligt und regulieren den Stoffwechsel durch eine Vielzahl von Substanzen, die aus der Nahrung gebildet werden. Je jünger der Mensch ist, desto artenreicher ist das Mikrobiom und desto besser laufen diese Prozesse ab. Im Alter reduziert sich die Vielfalt des Mikrobioms, was Auswirkungen auf die Gesundheit hat.

1.3 Sozialpsychologische Alternstheorien

Aktivitätstheorie

Die Lebenszufriedenheit des Menschen wird durch soziale Aktivitäten und Kontakte bestimmt. Mit steigendem Alter kommt es durch Pensionierung, Auszug der Kinder, körperliche Einschränkungen oder dem Tod des Partners zu Aufgabenverlusten, die – werden sie nicht adäquat ausgeglichen – zu Isolation und Unzufriedenheit führen.

Disengagement-Theorie

Dieser Theorie liegen gegensätzliche Ansichten zu Grunde. Der mit dem Altern korrelierende Rückzug aus sozialen Aktivitäten und die Verringerung der Kontakte sind Grundlage für Zufriedenheit. Mehr Ruhe, die Möglichkeit, sich auf einzelne Beziehungen und Aufgaben konzentrieren zu können und größere Freiheiten gegenüber gesellschaftlichen Normen zu haben, passt besser zu den nachlassenden Fähigkeiten des alternden Menschen.

Kontinuitätstheorie

Durch die Fortführung des bisherigen Lebensstils wird die größte Zufriedenheit erreicht, d. h. aktive Menschen wollen im Alter möglichst gefordert werden, neue soziale Kontakte knüpfen und aktiv bleiben. Menschen, die ein ruhigeres Leben gepflegt haben, werden sich eher zurückziehen und ihre Aktivitäten an die schwindenden Fähigkeiten anpassen.

Theorie der selektiven Optimierung und Kompensation

Der Einzelne trifft eine Auswahl unter den persönlich wichtigen Zielen und Aufgaben (Selektion) und stellt sie den als weniger wichtig erachteten Aspekten voran. Die ausgewählten Bereiche werden nun unter Ausnutzung aller gegebenen Möglichkeiten erhalten und verbessert (Optimierung). Nachlassende Fähigkeiten werden durch Zugriff auf Hilfsmittel oder weitere Selektion kompensiert (ausgeglichen).

Wiederholungsfragen

1. Arbeiten Sie heraus, was für die steigende Lebenserwartung verantwortlich gemacht werden kann.
2. Erklären Sie, welche Probleme durch die Multimorbidität alter Menschen auftreten.
3. Stellen Sie die Aktivitätstheorie der Disengagement-Theorie gegenüber.
4. Was ermöglicht nach der Theorie der selektiven Optimierung und Kompensation ein erfolgreiches Altern?
5. Eine Alternstheorie misst Veränderungen der Darmflora eine hohe Bedeutung zu. Erläutern Sie die Zusammenhänge, auf die sich diese Hypothese stützt.

KAPITEL

2 Allgemeine Krankheitslehre

Allgemeine Krankheitslehre (Pathologie): Beschäftigt sich mit den allgemeinen Krankheitsursachen und den Veränderungen am menschlichen Organismus während eines Krankheitsgeschehens.

2.1 Grundbegriffe

Gesundheit: Besteht in der Ganzheit und Funktionstüchtigkeit der Körperorgane und -funktionen sowie der psychisch-geistigen Strukturen, außerdem in der Fähigkeit des Menschen, gegebene Möglichkeiten und Grenzen anzunehmen und sich in ihnen zu entfalten. Im strengen Sinne angewandt, wäre nach dieser Definition kaum jemand in seinem Leben wirklich gesund. Daher sieht man Gesundheit inzwischen weniger als Zustand, sondern als einen fortlaufenden Prozess an, als Ergebnis der Auseinandersetzung mit Belastungen und Anforderungen auf psychosozialer und physischer Ebene.

Krankheit: Zustand körperlicher, geistiger und/oder sozialer Unangepasstheit und des mangelnden oder fehlenden Wohlbefindens.

Anamnese: Krankengeschichte.

- Eigenanamnese: Aktuelle Krankheitsentwicklung und alle früheren Krankheiten.
- Familienanamnese: In der Familie vorkommende Erkrankungen, z. B. Diabetes, Krebs, psychische Erkrankungen.
- Fremdanamnese: Befragung von Angehörigen oder Bezugspersonen.

Symptome: Krankheitszeichen.
- Subjektive Symptome: Vom Kranken bemerkte Veränderungen wie Schmerzen, Übelkeit.
- Objektive Symptome: Vom Beobachter festgestellte Krankheitszeichen wie Fieber, Schwellung.

Diagnose: Erkennen und Benennen einer Krankheit auf Grund von
- Symptomen,
- Befragung des Kranken,
- gezielten Untersuchungen.

Prognose: Voraussichtlicher Krankheitsverlauf, Heilungsaussicht.

Therapie: Behandlung einer Krankheit.
- Kausale Therapie: Behandlung der Krankheitsursachen z. B. bakterielle Infektion mit Antibiotika
- Symptomatische Therapie: Behandlung der Krankheitsanzeichen, z. B. Schmerzmittel, fiebersenkende Mittel

Prävention: Gesamtheit der Maßnahmen zur Gesundheitsförderung. Zu den präventiven Maßnahmen gehören z. B.
- gesunde Lebensweise (bewusste Ernährung, Bewegung),
- Vorsorgeuntersuchungen (sehr wichtige Maßnahme, um bisher symptomlose/inapperente Erkrankungen frühzeitig diagnostizieren zu können, z. B. Krebsvorsorgeuntersuchung).

Prophylaxe (oft gleichbedeutend mit Prävention): Gesamtheit der vorbeugenden Maßnahmen zur Verhütung von Krankheiten und Komplikationen. Zu den vorbeugenden Maßnahmen gehören z. B.
- Schutzimpfungen und
- Hygiene.

Krankheitsverlauf:
- Perakut; sehr akute (im Sinne von gefährliche) Erkrankung.
- Akut; plötzliches Auftreten einer Krankheit und nach kurzem Verlauf Heilung oder Tod.
- Chronisch; langsame Entwicklung einer Krankheit mit lang dauerndem Verlauf. Die Erkrankung kann stehen bleiben oder ständig fortschreiten (progredienter Verlauf).
- Rezidivierend: Wiederauftreten einer Krankheit nach Heilung; Rückfall.
- Komplikation: Auftreten von Umständen, durch die der prognostizierte Ablauf einer Erkrankung zum Negativen geändert wird.

Rehabilitation (kurz: Reha): Medizinische, pflegerische, physiotherapeutische, psychologische, logopädische und ergotherapeutische Maßnahmen, die der Beseitigung von gesundheitlichen Störungen und der Wiederherstellung von Funktionen des Körpers und der Organe dienen. Es kann sich um ambulant oder stationär durchgeführte Therapien handeln, die der Wiedereingliederung in das Alltagsleben oder in den Beruf dienen.
Beispiele:
- Anschlussheilbehandlungen nach onkologischen Erkrankungen, nach Herz-Kreislauf-Erkrankungen
- Entwöhnungsbehandlungen bei Abhängigkeitserkrankungen
- Ernährungs- und Bewegungstraining bei Diabetes
- Kuraufenthalt zur Luftveränderung bei Asthma

Ende einer Krankheit:
- Heilung: Wiederherstellung der Gesundheit.
- Regeneration: Wiederherstellung geschädigten Gewebes; kann vollständig oder teilweise geschehen. Je differenzierter ein Gewebe ist, desto weniger gut regeneriert es sich. Mit dem Alter lässt die Regenerationsfähigkeit der Zellen nach.
  - Gute Regenerationsfähigkeit: Haut-, Schleimhaut-, Knochengewebe.
  - Mangelnde Regenerationsfähigkeit: Nervengewebe.
- Defektheilung: unvollständige Wiederherstellung, z. B. Narben, bleibende Funktionseinschränkung als Folge einer Erkrankung.
- Tod: Ende des Lebens, nacheinander erlöschen alle Körperfunktionen.
  - Klinischer Tod: Herz-Kreislauf-Stillstand (fehlender Karotispuls, fehlende Atmung, bläuliche Haut- und Schleimhautverfärbung), Bewusstlosigkeit. Prinzipiell reversibel bei sofortiger Reanimation (Wiederbelebung: Atemspende, Thoraxkompression).
  - Hirntod: Absterben des Gehirns durch fehlenden Sauerstoff. Dieser irreversible Verlust der Gehirnfunktionen ist die Voraussetzung für Organentnahmen.
  - Sichere Todeszeichen: Totenflecken (rötlich-bläuliche Verfärbung als Folge des Absinkens des Blutes in tiefer gelegene Teile der Leiche), Totenstarre (Erstarrung der quergestreiften und glatten Muskulatur nach zuvor völliger Erschlaffung) und Fäulnis.

– Unsichere Todeszeichen: Abkühlung der Haut, fehlende Reflexe, fehlende Atmung, Pulslosigkeit, fehlende Herztöne (oder Herzaktion).

2.2 Allgemeine Krankheitsursachen

2.2.1 Äußere Krankheitsursachen

Physikalische Ursachen

- Mechanische Kräfte (äußere Gewalteinwirkung führt zu einer Verletzung/Trauma), z. B.
  - Hautwunden
  - Weichteilverletzungen
  - Verletzungen des Bewegungsapparats
  - Verletzungen des Zentralnervensystems
- Temperatur:
  - Hitze, z. B. Verbrennungen, Verbrühungen, Hitzschlag
  - Kälte, z. B. Erfrierungen, Unterkühlung
- Elektrizität (Stromverletzungen), z. B.
  - Örtliche Verbrennung
  - Herzrhythmusstörung
- Strahlen, z. B.
  - Ultraviolette Strahlen; Sonnenbrand, Hautkrebs
  - Röntgenstrahlen, Leukämie, Keimdrüsenschäden

Chemische Ursachen

- Giftstoffe, z. B.
  - Kohlenmonoxid (Auspuffgase): Erstickung
  - Säuren und Laugen: Hautschäden
- Genussmittel, z. B.
  - Alkohol: Sucht, Leberzirrhose (➤ Kap. 8.2.31), Gehirn- und Nervenschäden
  - Tabak: Nikotin fördert Herz- und Gefäßschäden und Teer fördert chronische Bronchitis, Kehlkopf- und Lungenkrebs (➤ Kap. 7.2.10).
- Medikamente: Jedes Medikament kann Nebenwirkungen hervorrufen, die Ursache von neuen Erkrankungen sein können, z. B.
  - Teratogene (embryoschädigende) Medikamente, etwa Fehlentwicklungen durch Contergan®
  - Abhängigkeitsentwicklung durch Beruhigungs-, Schmerz-, Schlafmittel
  - Pilzerkrankungen nach Antibiotikabehandlung und Veränderung der gesunden Darmflora
  - Infektionskrankheiten nach Zytostatikabehandlung

Fehlernährung

Unterernährung: Bei ungenügender Nahrungszufuhr verbraucht der Körper mehr Energie, als er erhält (➤ Kap. 14.2.1). Nacheinander werden Depotfett, Baufett und Eiweiß abgebaut. Es kommt u. a. zu
- extremer Abmagerung,
- Hungerödemen durch Eiweißmangel.

Überernährung: Dem Körper wird mehr Nahrung zugeführt, als er verbrauchen kann. Es bilden sich Fettdepots und Übergewicht (Adipositas ➤ Kap. 14.5.2). Folgen sind u. a.:
- Bluthochdruck (Hypertonie)
- Gelenkabnutzung
- Arteriosklerose (Arterienverkalkung)
- Diabetes mellitus (Zuckerkrankheit)
- Gicht
- Fettstoffwechselstörungen

Mangelernährung: Falsche Zusammensetzung der Nahrung führt zum Fehlen einzelner Nährstoffe. Bei alten Menschen ist am häufigsten ein Mangel an:
- Eiweiß,
- Wasser (Bedarf liegt bei 1,5 bis 2 l täglich; Wassermangel hat Austrocknung des Gewebes zur Folge),
- Vitamine (➤ Kap. 14.1.4),
  - Vitamin-A-Mangel; Nachtblindheit, Binde- und Hornhautentzündungen,
  - Vitamin-B-Mangel; perniziöse Anämie,
  - Vitamin-C-Mangel; Skorbut (Allgemeinerkrankung, die durch Blutarmut, Kräfteverfall und lokale Blutungen gekennzeichnet ist),
  - Vitamin-D-Mangel; mangelnde Blutgerinnung,
  - Vitamin-E-Mangel; Zittern, mangelnde Bewegungskoordination,
  - Folsäure; Übelkeit, Durchfall, Thrombozytopenie.

ACHTUNG

Die Wirkung eines Gifts ist abhängig von Menge und Konzentration sowie von Art und Ort der Einwirkung. Viele Medikamente sind in überhöhter Dosierung Giftstoffe.

Infektiöse Krankheitsursachen

Infektionen entstehen durch Krankheitserreger :

- Mikroben sind mit bloßem Auge nicht sichtbar:
  - Einzeller (Protozoen). Tierische Lebewesen (Amöbenruhr, Malaria, Toxoplasmose).
  - Pilze. Pflanzliche Lebewesen (Mykosen, Pilzinfektionen, z. B. Soor, Fußpilz).
  - Bakterien. Kleinste pflanzliche Lebewesen, vermehren sich durch einfache Zellteilung, können auf Nährboden gezüchtet werden, sind im Lichtmikroskop sichtbar. Werden nach ihrer Form eingeteilt: Kugelbakterien, Stäbchenbakterien, Schraubenbakterien.
- Viren. Kernlose Kleinstlebewesen, können sich nur in lebenden Zellen vermehren. Nur im Elektronenmikroskop sichtbar. Können z. B. Röteln, Masern, Windpocken, Grippe, Hepatitis, AIDS auslösen.
- Viele Parasiten sind mit bloßem Auge erkennbar:
  - Würmer. Leben und vermehren sich meist im Verdauungskanal.
  - Läuse, Flöhe, Zecken, Milben. Verursachen Hauterkrankung, Allergien; übertragen Mikroben.

BEISPIEL

Skabies

Krätzmilben dringen senkrecht in die Haut des Menschen ein und bohren tunnelartige Gänge in die äußere Hornschicht (Skabies). Hier legt das Weibchen Eier ab, die sich dann über mehrere Stadien innerhalb von ca. vier Wochen entwickeln.

Größe: ca. 0,2 bis 0,4 mm

Krätzmilben können nur auf dem warmen, menschlichen Körper leben, sie ernähren sich von Hautschuppen und Körperflüssigkeit. Auf Gegenständen sterben sie innerhalb weniger Tage.

Krätze ist eine ansteckende Hautkrankheit. Sie befällt schnell alle Personen, die in enger Gemeinschaft mit dem Erkrankten leben, auch Pflegepersonal. Krätze kommt auch unter besten hygienischen Bedingungen vor.

Symptome

- Beginnen 3–5 Wochen nach der Ansteckung, werden oft fehlgedeutet als Allergie oder Ekzem.
- Heftiger Juckreiz, verstärkt sich bei Bettwärme.
- Feinkörnige, leicht aufgeworfene Gänge in der Haut, besonders zwischen den Fingern, Unterseite der Handgelenke; Achseln, Bauchnabel, Brustwarzen, Genitalien.
- Entzündungen, Krusten durch das Kratzen.

Maßnahmen

- Information von Gesundheitsamt und Betriebsarzt.
- Bildung eines Koordinationsstabs, um die einzuleitenden Maßnahmen zu organisieren und die Kostenübernahme mit Berufsgenossenschaften bzw. Krankenkassen zu klären.
- Information aller Personen, die Kontakt mit infizierten Patienten oder Personal hatten, da die Maßnahmen ggf. auch im häuslichen Bereich und in Arztpraxen durchzuführen sind.
- Zeitgleiche Untersuchung aller möglicherweise betroffenen Personen. Dokumentation der Ergebnisse.
- Isolation der Infizierten, Untersuchung der Kontaktpersonen.
- Personen mit der hoch infektiösen und besonders milbenreichen Skapies crustosa sollten in einer Quarantänestation behandelt werden.
- Möglichst sofortige und zeitgleiche Behandlung der Infizierten und aller Kontaktpersonen.
- Wiederholung der Behandlung an Tag 2 und Tag 14.
- Weitere Kontrolluntersuchungen in regelmäßigen Abständen.

Ist nach mindestens 6 Wochen kein weiterer Verdachtsfall mehr aufgetreten, gilt der Ausbruch als beendet.

Therapie

Nach der gültigen Leitlinie soll die Behandlung durch speziell geschultes Personal vorgenommen werden.

- Topische Therapie mit Permethrin-5 %-Creme.
- Evtl. systemische Therapie mit Ivermectin oral.
- Umfangreiche Desinfektionsmaßnahmen bei Wäsche und Betten.
- Schutzmaßnahmen für Pflegende: Kittel mit langen Ärmeln und Bündchen, Handschuhe mit langen Stulpen. Händedesinfektion reicht nicht aus.

2.2.2 Innere Krankheitsursachen

Wachstumsstörungen

Rückbildungen

- Atrophie: Schrumpfung, Abnahme der Zellzahl oder Abnahme der Zellgröße
- Degeneration: Abnutzung, Verschleiß (einhergehend mit Verschlechterung der Leistung, Veränderung der Gestalt oder chemischen Struktur von Zellen oder Geweben)
- Nekrose: Absterben von Zellen, Geweben oder Organteilen im lebenden Organismus

Neubildung

- Hypertrophie: Vergrößerung von Organen oder Organteilen durch Vergrößerung der einzelnen Zellen
- Hyperplasie: Vergrößerung von Organ oder Organteilen durch Zellvermehrung (➤ Kap. 9.3.2)
- Tumor (➤ Kap. 2.6): Volumenzunahme durch örtlich gesteigertes Zellwachstum (gutartig/bösartig)

Fehlbildung

Fehlentwicklungen im Aufbau des Organismus oder einzelner Organe vor der Geburt.

Kreislaufstörungen

- Hindernisse des Blutflusses
- Mangeldurchblutung (Ischämie)
- Erhöhter/erniedrigter Blutdruck
- Blutung durch Gefäßriss
- Thrombose: Gerinnselbildung in einem Gefäß
- Embolie: Gefäßverschluss durch ein angeschwemmtes Blutgerinnsel

Allergien

Überempfindlichkeitsreaktion (➤ Kap. 2.5) auf körperfremde, unschädliche Stoffe.

Erbkrankheiten

Familiär gehäuft auftretende oder durch spontane Mutationen verursachte Krankheiten (genetische Krankheiten). Die körperlichen, geistigen oder kombinierten Veränderungen werden auf folgende Generationen vererbt, z. B. Bluterkrankheit, Down-Syndrom/Trisomie 21, Mukoviszidose.

Stoffwechselstörungen

- Kohlenhydratstoffwechsel, z. B. Diabetes mellitus (➤ Kap. 8.2.37)
- Harnsäurestoffwechsel, Gicht (➤ Kap. 14.5.3)
- Fettstoffwechsel, z. B. Hyperlipoproteinämie (➤ Kap. 14.5.4)

Hormonelle Störungen

Über- oder Unterfunktionen, z. B. der Hirnanhangdrüse (Hypophyse ➤ Kap. 11.2.1), der Schilddrüse (➤ Kap. 11.2.3, ➤ Kap. 11.2.4), der Nebennierenrinde (➤ Kap. 11.2.9) oder der Sexualorgane.

2.2.3 Psychische Krankheitsursachen

Psychosomatische Erkrankungen

Störung mit Schädigung des Gewebes oder anhaltender physiologischer Funktionsstörung, von der man glaubt, dass emotionale Faktoren bei der Krankheitsentstehung eine erhebliche Rolle gespielt haben. Die krankhaften Veränderungen finden überwiegend im vegetativen Nervensystem statt und wirken sich an einem Organsystem aus (ICD-8 Glossar 305 der WHO).

Psychische Störungen

Internationale Klassifikation psychischer Störungen (ICD-10) der WHO:

- Phobische Störungen: Zwangsbefürchtungen, soziale Phobien
- Angststörungen
- Posttraumatische Reaktionen
- Dysthymia (früher als neurotische Depression bezeichnet)
- Hypochondrische Störungen
- Zwangsstörungen

2.3 Entzündung

Abwehrreaktion des Körpers auf schädigende Einflüsse (Noxen) mit dem Ziel, die Noxen zu beseitigen.

Ursachen

- Infektiös bedingte (septische) Entzündung: Ursachen sind Krankheitserreger (Parasiten, Mikroben).
- Nicht infektiös (aseptisch) bedingte Entzündung: Ursachen sind Fremdkörper, Hitze, Kälte, Gifte, Strahlen, Allergene.
- Durch Autoimmunreaktion bedingte Entzündung: Die körpereigene Abwehr ist gegen körpereigene Strukturen gerichtet.
- Autogene Ursachen: Zellzerfall, Urämie.

Örtliche Entzündungssymptome

- Functio laesa: Beeinträchtigung der Funktion des betroffenen Gewebes.
- Rubor (Rötung): Schädigende Substanz löst Reiz aus, Botenstoffe werden freigesetzt, lokale Gefäßerweiterung mit vermehrter Durchblutung des Gewebes.
- Tumor (Schwellung): Durch die Gefäßerweiterung und die Wirkung der Prostaglandine werden die Gefäßwände durchlässig, Blutplasma tritt ins Gewebe aus (entzündliche Exsudation), Bildung eines Ödems (Flüssigkeitsansammlung im Gewebe).
- Calor (Hitze): örtliche Überwärmung durch vermehrte Durchblutung.
- Dolor (Schmerz): Ödem drückt auf Nervenendigungen, typische Stoffe erregen die Nervenendigungen.

Systemische Entzündungssymptome

Entstehen, wenn sich die Entzündung auf den gesamten Körper ausbreitet:

- Allgemeinzustand verschlechtert sich, Krankheitsgefühl, Müdigkeit.
- Fieber, Körpertemperatur steigt über 38 °C.
- Anstieg der Zahl weißer Blutkörperchen.
- Vermehrte Bildung bestimmter Bluteiweiße.

Eine Entzündung ist eine Abwehrreaktion des Körpers. Der Körper schützt sich vor einem Angreifer und besitzt dazu unterschiedliche Möglichkeiten.

2.4 Infektionen

Eindringen und Vermehren von Krankheitserregern im Organismus. Die Reaktion des Körpers kann sich als Infektionskrankheit oder als Immunität (Abwehrfähigkeit) zeigen.

Kennzeichen einer Infektionskrankheit

- Übertragbarkeit.
- Infektiosität. Die Zeitdauer, während der ein infizierter Patient andere anstecken kann.

Infektionswege

- Tröpfcheninfektion: Über die Atemwege (beim Niesen, Husten).
- Schmutz- und Schmierinfektionen: Durch mangelhafte hygienische Maßnahmen gelangen über Stuhl und Urin ausgeschiedene Krankheitserreger in den Organismus, z. B. fäkal-oral.
- Kontaktinfektion: Kontakt mit Haut oder Schleimhaut (sexuelle Übertragung).
- Parenterale (unter Umgehung des Magen-Darm-Trakts) Infektion: Über Infusion, Transfusion, verunreinigte Kanülen gelangen Krankheitserreger in die Blutbahn.
- Orale Infektion: Aufnahme infizierter Nahrungsmittel.

Infektiosität und Inkubationszeit

- Infektiosität: Die Zeitspanne, während der ein infizierter Patient andere anstecken kann.
- Inkubationszeit: Zeit zwischen dem Eindringen der Erreger in den Körper (Invasion) und dem Ausbruch der Erkrankung/Auftreten von Symptomen.

Immunität

Abwehrfähigkeit des Körpers gegen Erreger oder deren Giftstoffe (Toxine).

Ursachen: Antigen-Antikörper-Reaktion (➤ Abb. 2.1).

- Antigen: Körperfremde Substanz (Eiweiß, bestimmte Kohlenhydrate).

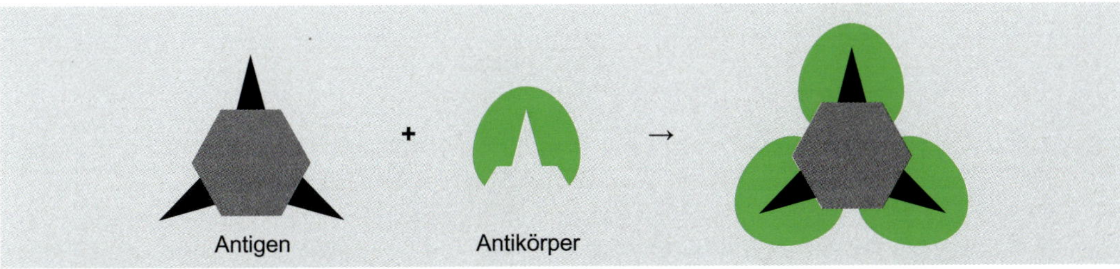

Abb. 2.1 Antigen-Antikörper-Reaktion. [L190, M201]

Tab. 2.1 Immunglobuline.

Klassen	Eigenschaften
Ig G	In großer Menge vorhanden, wird erst nach einer Erstinfektion gebildet, bei erneuter Infektion ist sofort eine passende Immunantwort vorhanden. Ist plazentagängig und in der Muttermilch vorhanden (Nestschutz).
Ig A	Immunologische Schleimhautbarriere. Kommt in Sekreten und in der Muttermilch vor.
Ig M	Wird sofort nach Erstkontakt mit dem Antigen gebildet.
Ig D	Nötig für die Aktivierung der Lymphozyten.
Ig E	Abwehr von Parasiten. Tritt bei Sofortallergien auf.

- Antikörper: Speziell gegen ein Antigen gerichtete Eiweißkörper (Globuline) können Antigene verkleben oder auflösen und damit unschädlich machen. B-Lymphozyten bzw. Plasmazellen bilden die Antikörper, die man auch als Immunglobuline bezeichnet. Es sind fünf Immunglobulin-Klassen bekannt (➤ Tab. 2.1). Sie sind durch Laboruntersuchungen unterscheidbar und zur Diagnostik nutzbar (➤ Abb. 2.2).

Immunität entsteht:

- als Folge durchgemachter Erkrankung (erworbene Immunität),
- durch natürliche Antikörper, die ohne vorhergehenden Kontakt im Körper vorhanden sind, z. B. gegen fremde Blutgruppenantigene (natürliche Immunität).
- in Form von Nestschutz: Neugeborene weisen eine Immunität gegen viele Krankheiten auf. Die Antikörper stammen noch von der Mutter. Nach ca. ½ Jahr verliert sich der Nestschutz (angeborene Immunität),
- durch aktive oder passive Impfung (erworbene Immunität ➤ Tab. 2.2).

Tab. 2.2 Formen der Impfung.

Aktive Impfung	Passive Impfung
Antigen wird verabreicht. Körper muss Antikörper bilden. Als Antigene dienen: • Abgeschwächte Erreger • Abgetötete Erreger • Entgiftete Toxine	Antikörper wird verabreicht. Antikörper stammen aus Serum von • bereits immunen Menschen, • Tieren.
Vorteile	
• Guter Infektionsschutz • Nachhaltige Antikörperbildung	• Sofortwirkung. • Kann als Behandlung eingesetzt werden.
Nachteile	
• Wirkungseintritt erst nach 10–14 Tagen • Impfreaktionen • Impfwiederholung nötig	• Wirkung hält nur 2–4 Wochen an. • Körperfremdes Eiweiß, dadurch allergische Reaktion möglich.

2.4.1 Infektionen im Alter

Bei alten Menschen treten Infektionen häufiger auf und der Schweregrad der Infektionen nimmt mit steigendem Alter zu, die Mortalität kann bis dreimal höher sein als bei jungen Menschen. Auch ist die Diagnosestellung schwieriger, da wichtige Kennzeichen einer Infektionskrankheit nur schwach oder gar nicht vorhanden sein können (z. B. Fieber), andererseits können atypische Symptome wie Verwirrtheit und Müdigkeit die Infektion verschleiern.

Ursachen

Ursachen für die Infektanfälligkeit im Alter sind vielfältig:

- Verminderte Abwehr
- Chronische Grunderkrankungen

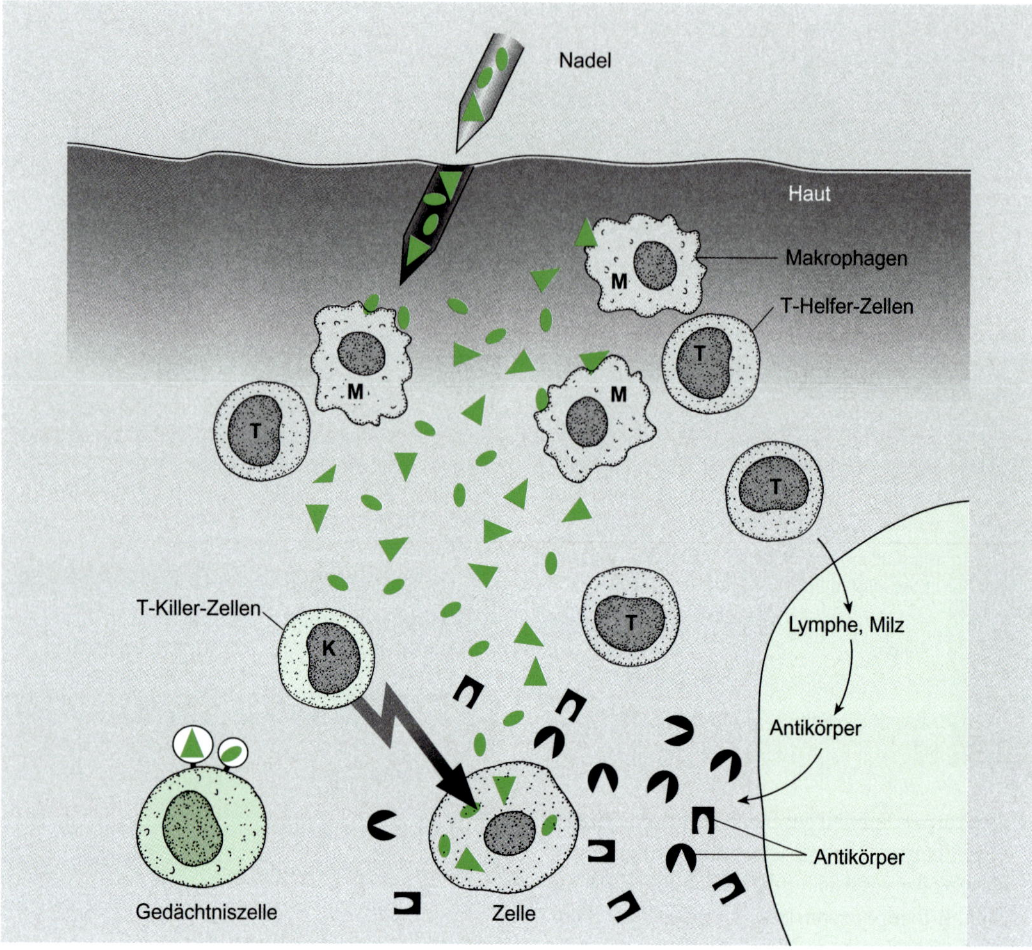

Abb. 2.2 Überblick über das Immunsystem. Durch einen Nadelstich gelangen Krankheitserreger (Antigene) in das Blut. Hier laufen verschiedene Abwehrmaßnahmen des Körpers gleichzeitig ab. [L190, M201]
Makrophagen (Fresszellen): Zirkulieren ständig im Kreislaufsystem; sind zusammen mit bestimmten weißen Blutkörperchen die ersten, die Eindringlinge aufnehmen und zerstören.
T-Helfer-Zellen: Erkennen Fremdkörper, geben die Information an Milz + Lymphzellen weiter → Produktion von Antikörpern beginnt.
T-Killer-Zellen (neue Bezeichnung: zytotoxische T-Zellen): Sind Fremdkörper in Zellen eingedrungen, bringen T-Killer-Zellen die Zelle zum Platzen, Antigen wird frei → kann vernichtet werden.
Gedächtniszellen: Speichern Antigen-Informationen. Bei zweitem Kontakt mit demselben Antigen können auf Grund dieser Information sofort große Mengen spezifischer Antikörper produziert und so der Ausbruch einer Erkrankung verhindert werden.
Antikörper: Gegen Antigene gerichteter Abwehrstoff.

- Verminderte physiologische Reserve
- Schlechteres Ansprechen auf antibiotische Therapien und vermehrtes Auftreten von Nebenwirkungen

Häufige Infektionen

Häufige Infektionen in stationären Altenpflegeeinrichtungen sind:

- Harnwegsinfektionen (komplizierte Formen, da bei älteren Menschen andere Keime beteiligt sind)
- Infektionen des Respirationstrakts

- Haut- und Weichteilinfektionen inkl. Dekubitus
- Sepsis
- Influenza
- Tuberkulose (➤ Kap. 7.2.15)
- Herpes zoster (➤ Kap. 10.5.4)

Pathogenität

- Art des Erregers
- Fähigkeit des Erregers zur Bildung von Toxinen (chemische Stoffe, die giftig für den Organismus sind)
- Fähigkeit zur Bildung von Adhärenzien (chemische Stoffe, die das Anheften an Zellen bzw. das Eindringen in Zellen ermöglichen)

Obligat pathogene Mikroorganismen besitzen die Fähigkeit, die Immunabwehr zu täuschen und sich dann im Organismus zu vermehren.

Fakultativ pathogene Mikroorganismen können sich nur bei einer Immunschwäche im Körper vermehren.

Prävention

- Impfungen, z. B. mit Influenzaviren, Pneumokokken
- Frühzeitige Mobilisierung
- Vitaminreiche Ernährung
- Exsikkose (Austrocknung) verhindern
- Atemtherapie

Hygiene

Mikroorganismen sind in der gesamten Umgebung und als physiologische Flora im Organismus vorhanden. Die meisten von ihnen sind für den Menschen ungefährlich oder sogar nützlich.

Maßnahmen

- **Sanitisierung.** Methoden, die über eine normale Reinigung hinausgehen und die Zahl der Mikroorganismen in Rohrleitungssystemen und Produktionsanlagen signifikant verringern.
- **Desinfektion.** Methoden, die durch Abtötung von Mikroorganismen auf Oberflächen, Haut und Schleimhaut einen antiseptischen Zustand erreichen, d. h. die Keimzahl derart verringern, dass eine Infektion nicht mehr möglich ist, z. B. desinfizierende Reinigung des Fußbodens, Wäschewaschen über 60 °C.
  Desinfektionsmittel (Auswahl):
  - Alkohole (Ethanol, Isopropanol jeweils über 60 %); für Hände, Haut, Flächen
  - Aldehyde; für Flächen, Wäsche, Instrumente
  - Wasserstoffperoxid; für Flächen, Wäsche
  - Chlorverbindungen; für Trink- und Badewasser, Mundspülungen
  - Jodverbindungen; für Haut, Schleimhaut
  - Benzoesäure; für Hände, Flächen
  - Octenidin; für Hände, Haut, Schleimhaut.
- **Sterilisation.** Methoden für Gegenstände (medizinische und pharmazeutische Produkte), die eine Keimfreiheit erreichen sollen, z. B. durch Anwendung von Hitze, Sterilfiltration, γ-Strahlen. Außerdem werden durch keimfreies (aseptisches) Arbeiten Mikroorganismen von Gegenständen und Geweben ferngehalten.

2.4.2 Influenza

Influenza oder echte Grippe ist eine schwere Infektionskrankheit, die weltweit auftritt. In Deutschland liegt der Höhepunkt der Infektionen im Winterhalbjahr. Die Grippe ist stark ansteckend.

Influenza-Viren sind kugelförmig und tragen auf der Oberfläche Eiweißstoffe, die zur Unterscheidung der verschiedenen Typen dienen. Unterschieden werden drei verschiedene Typen und diverse Subtypen. Grippepatienten sind ca. einen Tag vor und fünf Tage nach dem Auftreten von Symptomen infektiös.

Ursache

- Tröpfcheninfektion mit Influenza-Viren, die von einer erkrankten Person beim Husten oder Niesen aus geringem Abstand auf die Schleimhaut einer anderen Person gelangen
- Aerosole: kleinste virenbelastete Teilchen, die beim normalen Sprechen in die Luft gelangen und eingeatmet werden

2

- Schmierinfektion: Influenza-Viren können über Flächen und Hand- bzw. Hautkontakt übertragen werden

Die Übertragung findet vor allem in geschlossenen Räumen statt. Im Winter ist das Nasensekret dickflüssiger, dadurch nimmt die reinigende Funktion ab. Die Schleimhäute der Nase sind in kalter trockener Luft anfälliger für Infektionen.

Symptome

- Plötzlicher Beginn mit heftigen Krankheitssymptomen
- Hohes Fieber über 39 °C über mehrere Tage
- Schüttelfrost
- Schweißausbrüche
- Trockener Husten, der häufig in schleimigen Husten übergeht
- Kopfschmerzen
- Gliederschmerzen
- Starkes Krankheitsgefühl, Müdigkeit

Therapie

- Symptomatische Therapie
  - Schonung, Bettruhe, keine Anstrengungen!
  - Fiebersenkende Maßnahmen
  - Viel Trinken
  - Hustenbehandlung
- Antivirale Medikamente bei schwerem Verlauf oder Risikopatienten
  - Oseltamivir (Tamiflu®)
  - Zanamivir (Relenza®)
  - Baloxavir (Xofluza®)
  - Amantatin

Prophylaxe

- Die wichtigste Maßnahme zur Vorbeugung und Verhinderung schwerer Verläufe stellt die Grippeschutzimpfung dar. Diese muss auf Grund der wechselnden Virusvarianten jährlich im Spätsommer wiederholt werden. Durch die WHO wird jedes Jahr ein neuer Impfstoff zusammengestellt, der die vorherrschenden Varianten so gut wie möglich abdeckt.
  - Tetravalente Impfstoffe, die vor vier verschiedenen Virenstämmen schützen.
  - Für Personen über 60 Jahre: spezieller inaktivierter tetravalenter Impfstoff oder Impfauffrischung im Januar, da das Immunsystem älterer Patienten schwächer reagiert.
- Hygienemaßnahmen wie Händewaschen, häufiges Lüften der Räume, Abstand halten.

2.4.3 Corona

COVID-19. Im Dezember 2019 traten die ersten Fälle einer neuartigen Lungenerkrankung in der Provinz Wuhan in China auf. Die Meldung an die WHO erging am 31.12.2019 und bereits im Januar erkrankten die ersten Menschen in Europa. Corona-Infektionen weisen im Vergleich zur Grippe ein 5-mal höheres Sterberisiko auf.

Begriffe

- Seuche: Sammelbegriff für eine ansteckende Krankheit, die zeitgleich viele Menschen rasch in einem großen Gebiet infiziert.
- Epidemie: große Anzahl von Menschen ist von einer ansteckenden Krankheit in einem begrenzten Gebiet betroffen. Der Definition nach ist eine Epidemie zeitlich begrenzt und schwächt sich ab bzw. endet, wenn viele Menschen die Infektion durchgemacht haben, das heißt immun geworden sind.
- Pandemie: weltweite Epidemie bei der eine große Anzahl von Menschen von einer ansteckenden Krankheit weltweit betroffen sind, keine räumliche Einschränkung.
- Endemie: wie Epidemie, aber nicht zeitlich begrenzt, d. h. die Seuche flammt immer wieder auf.
- Superspreader: Personen, die einen Erreger an sehr viele Personen weitergeben.
- Quarantäne: zeitlich begrenzte Absonderung von Personen bei Verdacht auf eine Infektion oder bei Kontakt mit Infizierten. Über die Dauer entscheidet das Gesundheitsamt. Quarantäne kann auch nach der Rückkehr von einer Reise aus einem Risikogebiet angeordnet werden.

- Isolierung: zeitlich begrenzte Absonderung von erkrankten Personen.
- R-Wert (Reproduktionszahl): die Anzahl Personen, die durch eine infizierte Person angesteckt werden → $R \geq 1$: die Anzahl der Infizierten steigt an, $R \leq 1$: die Anzahl der Infizierten sinkt.
- mRNA-Impfstoff: Teile der messenger-RNA des Virus werden übertragen, in den menschlichen Zellen werden daraufhin Proteine gebildet, die eine Immunantwort hervorrufen.
- Vektor-Impfstoff: auf harmlose Viren wurde ein Teil der COVID-19-Virenoberfläche übertragen. Dieser ruft dann eine Immunantwort hervor, ähnlich Totimpfstoff.
- FFP2-Maske (filtering face piece): Kürzel für Mund-Nasen-Schutz-Masken, die sowohl gesundheitsschädliche als auch krebserzeugende und giftige Aerosolpartikel in der Atemluft abfangen
- Corona-Warn-App: Handy App, die Kontaktnachverfolgung ermöglicht, Testergebnisse speichert und das Impfzertifikat für vollständigen Impfschutz zeigen kann.

Ursachen

Infektion mit dem Corona-Virus SARS-CoV-2, der mittlerweile in einer Vielzahl von Varianten, also Virusmutationen vorkommt.

Das Virus überlebt je nach Umgebungsbedingungen in der Luft ungefähr eine Stunde, auf Gegenständen mehrere Tage lang. Übertragen wird das Virus vor allem durch Tröpfcheninfektion in der Einatemluft, aber auch über Viren an den Händen. Daher vermeiden, sich ins Gesicht zu fassen.

Symptome und Verlauf

Bei den meisten Infizierten hat die Erkrankung einen leichten bis moderaten Verlauf, ca. 20 % der Infizierten erkranken schwer, so dass ein Klinikaufenthalt und bei 34 % sogar intensivmedizinische Maßnahmen erforderlich sind. Die Mortalität ist signifikant höher als bei der echten Grippe.

Je größer die aufgenommene Virenmenge desto wahrscheinlicher ist ein schwererer Verlauf. Höheres Lebensalter und Vorerkrankungen wie Diabetes mellitus Typ 2, Hypertonie und Adipositas erhöhen das Risiko für einen schweren Verlauf. Die Krankheit kann völlig ausheilen, einige Patienten leiden aber Monate lang an den Folgen (Long COVID).

Anfangssymptome:

- Husten
- Halsschmerzen
- Verlust des Geruchs- und Geschmacksinns: Frühindikator!
- Fieber

In der zweiten Krankheitswoche weitet sich die Infektion auf die Lunge aus:

- Atemnot
- Sauerstoffmangel im Blut
- Schwäche

SARS-CoV-2 befällt aber nicht nur die Lunge, wie anfangs vermutet, sondern eine Vielzahl von Organen und verursacht schwerwiegende Gefäßentzündungen.

Vorbeugung

AHA + L-Regel zur Verringerung der Virenlast

- **A**bstand halten: mindestens 1,5 m Abstand zu anderen Menschen, Menschenansammlungen vermeiden
- **H**ygiene-Maßnahmen: regelmäßiges Händewaschen über mindestens 20 Sek. mit Seife, keine Berührungen wie Händeschütteln oder Umarmen, Händedesinfektion mit viruziden Desinfektionslösungen
- Im **A**lltag Masken tragen: FFP2-Standard oder vergleichbare Schutzwirkung
- **L**üften: Räume stoßlüften, 20 Min. alle 2 Std., am besten mit Durchzug
- Gurgeln mit viruzider Mundspülung
- Nasensprays, die Viren abtöten oder abfangen

Impfung: derzeit sind in Deutschland vier Impfstoffe zugelassen, hier nach den Herstellern aufgelistet. Durch neue Erkenntnisse werden die Impfintervalle derzeit immer wieder variiert oder Mischimpfungen mit zwei verschiedenen Impfungen empfohlen. Weitere Impfstoffe sind in der Entwicklung. Durch das Auftreten von Virenvarianten mit höherer Infektiosität ist eine Auffrischimpfung = Boosterung nach 5 Monaten ab 2 Impfung nötig. An weiteren Impfstoffen wird intensiv geforscht. Die Impfung ist ab einem Alter von 12 Jahren erlaubt und folgt mittlerweile keiner Priorisierung mehr. Ein abgeschwächter Impfstoff für Kinder ab 5 Jahren steht mittlerweile zur Verfügung.

- BioNtech/Pfizer: mRNA-Impfstoff, 2 Impfdosen nötig im Abstand von 3 Wochen
- Moderna: mRNA-Impfstoff, 2 Impfdosen nötig im Abstand von 3 Wochen
- AstraZeneca: Vektor-Impfstoff, 2 Impfdosen nötig im Abstand von 3 Monaten
- Johnson & Johnson: Vektor-Impfstoff, 1 Impfdosis
- Im Ausland sind weitere Impfstoffe in Verwendung, die in der EU oder Deutschland (noch) keine Zulassung erhalten haben.

Quarantäne: Kontaktnachverfolgung und Quarantäne, falls Kontakt mit einer erkrankten Person nachträglich festgestellt wird.

Testen

- **Selbsttest:** Test auf Antigene, virentypische Eiweiße. Die Probe wird mittels Nasenabstrich oder Speichel-, Spuck-, Lolli- bzw. Gurgeltest gewonnen und auf ein Testfeld aufgebracht. Diese Tests sind auch von Laien durchführbar und werden so vor allem symptomfreie oder -arme Personen durchgeführt, die sich dann in Quarantäne begeben, um die Ausbreitung des Virus zu verhindern. Häufige falsch positive Ergebnisse durch Störfaktoren, daher bei positivem Ergebnis zusätzlich PCR-Test veranlassen.
- **PCR-Test:** Labortest. Rachen oder Nasenrachenabstrich zur Probengewinnung, dann wird im Labor die Erbsubstanz des Virus vervielfältigt und nachgewiesen. Genauer Virennachweis.

Flächendesinfektion

Vitamin D-Substitution und Immunstärkung

Therapie

Auf Grund der Vielfältigkeit der Symptome und der unterschiedlichen Schwere der Erkrankung und nicht zuletzt wegen der Neuartigkeit des Virus ist eine einheitliche und abschließende Therapie noch nicht möglich.

- Symptomatische Therapie bei leichtem und moderatem Verlauf: Fiebersenkung, Arzneimittel gegen Hustenreiz, Schonung
- Bei schwerem Verlauf klinische Versorgung bzw. intensivmedizinische Maßnahmen
  - Sauerstoffzufuhr
  - Kortison
  - Antikoagulanzien
  - Immunglobuline als passive Immunisierung
  - Weitere Therapie-Ansätze mit Antikörpern, Malariamitteln u. a.

Virusvarianten

Die weltweite Ausbreitung des Virus begünstigt das Mutieren und die Entstehung von Virusmodifikationen. Diese Varianten können sowohl schwere Verläufe als auch eine höhere Ansteckungsrate zur Folge haben.

- Britische Variante: erstmals im September 2020 in Großbritannien nachgewiesen, deutlich ansteckender als das nicht mutierte Virus
- Südafrikanische Variante: seit Januar 2021 nachweisbar, es wird vermutet, dass diese Variante die Immunantwort reduzieren kann
- Brasilianische Variante: seit Januar 2021 identifiziert, vermutlich hier eine reduzierte Wirksamkeit von Antikörpern
- Delta-Variante: April 2021, weitaus stärker ansteckend, verdrängt das nicht mutierte Virus in den Ansteckungszahlen und breitet sich weltweit immer mehr aus. Die Antikörperantwort scheint gegenüber der Delta-Variante abgeschwächt zu sein
- Omikron-Variante: November 2021 hochgradig mutiert, hochgradig infektiös

2.4.4 Long COVID

Post-COVID-Syndrom. Erkrankung, die monatelang für starke Beschwerden nach einer überstandenen COVID-Infektion sorgt.

Ursache

Nicht abschließend geklärt. Da während der Virusinfektion eine Veränderung der Verformbarkeit der roten Blutkörperchen auftritt, die längere Zeit auch nach der Genesung anhält, könnte hier eine der Ursachen für das Long-COVID-Syndrom liegen. Ebenso wird eine Autoimmunreaktion diskutiert. Das Post-COVID-Syndrom kann auch nach leichtem Verlauf auftreten, auch Kinder betroffen.

Symptome

Die Symptome können über lange Zeit bestehen oder auch kommen und gehen.

- Fatigue
- Gestörter Geruchs- und Geschmacksinn
- Gestörte Lungenfunktion: Kurzatmigkeit, Husten, geringes Lungenvolumen
- Herzinsuffizienz, Extrasystolen
- Schmerzen in Gelenken, Kopf, Brust, Bauch
- Angststörungen
- Konzentrationsprobleme
- Schlafstörungen
- Entzündungen der Blutgefäße, Thromboembolie

Therapie

- Weiterführung der Thromboseprophylaxe
- Eventuell Kortison

Noch ist nicht vorhersehbar, ob bzw. wann die Symptome vollständig abklingen. Derzeit geht man von mehrmonatigen Verläufen aus.

2.5 Allergie

Krankhaft gesteigerte Reaktion des Körpers gegenüber körperfremden, sonst häufig harmlosen Substanzen.

Ursachen

Allergieauslösende Substanz (Antigen ➤ Kap. 2.4) wirkt als Allergen und ruft eine Antigen-Antikörper-Reaktion hervor.

Inhalationsallergene

- Zufuhr: Atemwege
- Beispiele: Pflanzen- und Gräserpollen, Hausstaub (eigentlich die Exkremente der Hausstaubmilben), Tierhaare, Bettfedern, Lacke, Farbstoffe, Schimmelpilze
- Symptome: Bindehautentzündung, wässriger Schnupfen, Asthma

Nahrungsallergene

- Zufuhr: Verdauungstrakt durch die Nahrung
- Beispiele: Fisch, Eier, Milch, Erdbeeren, Nüsse, Arzneimittel (z. B. Penicillin)
- Symptome: generalisierte Reaktion mit Hautrötung, Fieber, Gelenkschmerzen, Übelkeit, Durchfälle

Kontaktallergene

- Zufuhr: Haut
- Beispiele: Seife, Kosmetika, Modeschmuck
- Symptome: lokale Reaktion mit Rötung, Juckreiz

Injektionsallergene

- Zufuhr: Einspritzung in die Blutbahn
- Beispiele: Ameisenbiss, Wespenstich, blutgruppenungleiches Blut
- Symptome: Kreislaufschock (anaphylaktischer Schock) mit Blutdruckabfall und Pulsanstieg, Bewusstlosigkeit, Tod

Diagnose

- Sorgfältige Anamnese.
- Hauttests: Mögliche Allergene werden unter die Haut gespritzt und die Reaktion des Körpers beobachtet. Dadurch kann das Allergen erkannt werden.

Therapie

- Vermeidung des Allergens.
- Hyposensibilisierung (unempfindlich machen): Durch Verabreichung kleinster Mengen eines Allergens soll der Körper daran gewöhnt und so eine allergische Reaktion bei erneutem Kontakt vermieden werden.
- Medikamente:
  - Antihistaminika
  - Kortikosteroide; unterdrücken Antigen-Antikörper-Reaktion
  - Kalzium; dämpft die allergische Reaktion
  - Lokalanästhetika; juckreizstillend, schmerzstillend

Medikamentenlehre

Antihistaminika

Histamin ist ein körpereigener Stoff (Gewebshormon), der
- bei einer allergischen Reaktion übermäßig freigesetzt wird,
- Schwellung, Bläschenbildung und Juckreiz hervorruft.

Antihistaminika sind Arzneistoffe, die die Wirkung des Histamins aufheben.

Indikation

Antihistaminika können lokal und systemisch eingesetzt werden bei Heuschnupfen, Insektenstichen, Kontaktallergien, Arzneimittelallergien.

Nebenwirkungen

Bei einigen, älteren Antihistaminika wie Clemastin, Dimetidin:
- Einschränkung des Reaktionsvermögens (Fahrtüchtigkeit beeinträchtigt)
- Sedierende (müde machende) Wirkung

Präparate
- Clemastin
- Dimetinden
- Terfenadin
- Loratadin
- Levocabastinhydrochlorid
- Cetirizinhydrochlorid

2.6 Tumoren

Lokale Volumenzunahme durch Zellvermehrung (Geschwulst).
- Zellteilung erfolgt nicht begrenzt.
- Zelldifferenzierung lässt nach.
- Zellfunktionen fallen teilweise oder ganz aus.

2.6.1 Gutartige (benigne) Tumoren

- Wachsen langsam und verdrängend.
- Dringen nicht in Gefäße und gesundes Nachbargewebe ein.
- Bilden keine Metastasen (Tochtergeschwülste).
- Sind nach operativer Entfernung geheilt.

2.6.2 Bösartige (maligne) Tumoren

- Wachsen schnell und infiltrierend (zerstörend).
- Dringen schnell in Blut- und Lymphwege sowie in gesundes Nachbargewebe ein.
- Bilden Metastasen (Tochtergeschwülste).

Semimaligne Tumoren, halb-bösartige Tumoren: Wachsen infiltrierend und zerstören das Nachbargewebe, bilden aber in der Regel keine Metastasen, z. B. Basaliom (Tumor der Haut).

Metastasen

Tochtergeschwülste, die durch Verschleppung von Tumorzellen entstehen,
- über Lymphwege (lymphogen) in Lymphknoten,
- über Blutwege (hämatogen) in andere Organe,
- in Brust- und Bauchfell.

Entstehung malignen Tumorwachstums

Maligne Tumoren entstehen durch Umwandlung normaler Körperzellen in überschießend wachsende Geschwulstzellen. Dabei verändert sich das genetische Material einer Zelle. Nach einer Latenzzeit kommt es zum unkontrollierten Wachstum dieser Zelle und damit zum Tumor. Begünstigt wird die Tumorentstehung durch:
- kanzerogene (Substanzen oder Faktoren, die für die Entstehung von malignen Tumoren verantwortlich gemacht werden), z. B. chemische Substanzen (u. a. Arsen, Asbest, Chromate), Röntgenstrahlen, UV-Strahlen, Viren, Nikotin, Alkohol,
- erbliche Anlagen,
- chronische Reize (z. B. bei chronischen Entzündungen) spornen die Zellen zu erhöhter Vermehrung an,
- Lebensalter; am häufigsten treten Tumoren zwischen dem 55. und 75. Lebensjahr auf.

Warnzeichen

- Gewichtsverlust
- Anämie

- Nachtschweiß
- Appetitlosigkeit
- Müdigkeit, Abgeschlagenheit
- Chronischer Husten, Heiserkeit: Bronchial-Karzinom (➤ Kap. 7.2.10)
- Blutungen nach den Wechseljahren: Gebärmutterhalskrebs
- Knoten in der Brust: Brustkrebs (➤ Kap. 9.4.8)
- Blut im Urin: Blasenkrebs (➤ Kap. 9.2.7), Nierenkrebs (➤ Kap. 9.2.6)
- Schwarze Verfärbung der Haut: Hautkrebs
- Schlecht heilende Wunden: Hautkrebs
- Blut im Stuhl: Darm- oder Magenkrebs (➤ Kap. 8.2.11, ➤ Kap. 8.2.20)

Therapie maligner Tumoren

- Operative Entfernung. Nur in frühen Stadien und an gut zugänglichen Stellen erfolgversprechend
- Strahlenbehandlung. Bei strahlensensiblen Tumoren, zur Nachbehandlung nach einer Operation, zur Tumorverkleinerung vor Operationen
- Medikamentöse Behandlung. Zytostatika, Hormone

Tumormarker

Substanzen, die normalerweise nicht oder nur in geringer Menge im Blut oder Serum vorkommen und vom Tumorgewebe freigesetzt oder vom Organismus als Reaktion auf den Tumor gebildet werden. Sind wichtig zur Diagnose und Verlaufskontrolle eines Tumors.

2.6.3 Maligne Erkrankungen im Alter

Statistisch gesehen stirbt jeder 5. Mensch (20 % der Gesamtbevölkerung) an einem Karzinom. In den kommenden Jahren wird in den westlichen Industrienationen die Zahl älterer Menschen deutlich steigen, während die Gesamtbevölkerung schrumpft. Die Folge ist, dass sich die demografisch bedingte Zunahme der Tumorerkrankungen bis 2030 auf über 60 % der Bevölkerung belaufen kann. Aktuell wird jede 2. Krebsdiagnose bei Menschen über 65 gestellt. Je älter ein Mensch ist, desto wahrscheinlicher erkrankt er an Krebs. Die Häufigkeit der meisten Tumoren steigt mit dem Alter.

Brustkrebs (➤ Kap. 9.4.8) ist der häufigste Tumor der älteren Frau. Die Hälfte der Frauen erkrankt nach dem 65. Lebensjahr. Leider erfolgt die Diagnosestellung oft sehr spät, obwohl die Mammografie gerade bei älteren Frauen die besten Ergebnisse erzielt und auch das Mammakarzinom der älteren Frau hinsichtlich Rezidivhäufigkeit und Tumorwachstumsrate [1] günstig abschneidet.

Prostatakrebs (➤ Kap. 9.3.3) ist primär ein Krebs älterer Männer, bei mehr als 60 % der neu entdeckten Fälle ist der Mann über 65 Jahre, bei über 20 % über 75 Jahre alt. Jedoch sterben die meisten älteren Männer eher mit als an einem Prostatakarzinom. Der Arzt muss jene Tumoren finden, welche innerhalb der erwarteten Lebensspanne (10 bis 20 Jahre) unbedingt eine aktive Therapie benötigen.

Medikamentenlehre

Zytostatika

Arzneimittel, die hemmend auf das Zellwachstum wirken, indem sie z. B. in die Teilungsphase der Zellen eingreifen.

Moderne Zytostatika greifen nicht mehr pauschal das Zellteilungssystem an und somit auch die Signalwege normaler Körperzellen, sondern können gezielt Prozesse und Signalwege in Tumorzellen stören, die für diese lebenswichtig sind.

Ziel der Zukunft ist die „personalisierte Therapie“, d. h. durch noch zu entwickelnde Testsysteme soll herausgefunden werden, welche „persönlichen“ Signalwege die Tumorzellen verwenden und wie man diese exakt hemmen und so am erfolgreichsten bekämpfen kann.

Indikation

- Als alleinige Therapie bei Tumoren, die nicht operativ beseitigt werden können, z. B. Leukämie, Lymphogranulomatose
- Als Folgetherapie nach erfolgter Operation und/oder Bestrahlung
- Zur Rezidivprophylaxe

Nebenwirkungen

Werden hervorgerufen, da immer auch gesunde Zellen zerstört oder gehemmt werden. Betroffen sind vor allem Zellen, die sich schnell teilen, z. B.

- Schleimhäute: Magen-Darm-Störungen (Übelkeit, Erbrechen, Durchfall)
- Haut: trockene, rissige Haut, verlangsamte Wundheilung
- Knochenmark: Blutbildveränderungen
- Haarzellen: Haarausfall
- Blutdruckanstieg
- Thrombosen
- Fatigue

Präparate

- Alkylantien: Chlorambucil, Busulfan, Cisplatin
- Anthrazykline: Doxorubicin, Mitoxantron
- Mitosehemmer: Vincristin, Taxane
- Antimetabolite: Capecitabin, Methotrexat, 5-Fluorouracil, Purinanaloga
- Immunsuppressiva: Lenalidomid
- Kinaseinhibitoren: Vemurafenib, Imatinib

Orale Zytostatikatherapie

Viele Zytostatika können in oraler Form und ambulant verabreicht werden. Dies vermindert zum einen die Belastung der Patienten durch zahlreiche Infusionen und Krankenhausaufenthalte, zum anderen fehlt manchen Betroffenen die Sicherheit der Praxisumgebung aus Angst vor Nebenwirkungen und unvorhergesehenen Ereignissen durch die Therapie. Auch werden Nebenwirkungen und Spätfolgen der teilweise monate- oder jahrelangen Therapien nicht oder erst spät erkannt.

Der Erfolg der Behandlung erfordert ein hohes Maß an Adhärenz vom Patienten, da teilweise anspruchsvolle Therapiepläne einzuhalten sind, die Therapie sich über lange Zeiträume erstreckt und Kontrolltermine für Blutbild oder Dosisanpassungen wahrgenommen werden müssen.

Wichtig:

- Mögliche Nebenwirkungen kennen und frühzeitig dem Arzt mitteilen.
- Einnahme exakt nach Plan durchführen, festgelegte Therapiepausen und Kombination aus verschiedenen Tablettenstärken genau beachten.
- Abstand zu den Mahlzeiten einhalten.
- Einnahme nur mit Leitungswasser.
- Sichere Lagerung gewährleisten.
- Wird die Einnahme von Angehörigen unterstützt, müssen diese Handschuhe tragen, da Zytostatika hochwirksame und daher für Dritte gefährliche AM darstellen.
- Fachgerechte Entsorgung sicherstellen.

Wiederholungsfragen

1. Beschreiben Sie, welche Möglichkeiten einer Anamnese es gibt.
2. Welchen Verlauf kann eine Erkrankung nehmen? Verwenden Sie die Fachbegriffe.
3. Nennen Sie die örtlichen Entzündungssymptome.
4. Unterscheiden Sie Infektiosität und Inkubationszeit.
5. Erklären Sie die Unterschiede zwischen aktiver und passiver Impfung.
6. Warum ist die Infektionsanfälligkeit im Alter erhöht?
7. Welche Symptome sollten an eine Skabies denken lassen?
8. Was sind Antihistaminika, wie wirken sie im Körper?
9. Unterscheiden Sie benigne und maligne Tumoren.
10. Nennen Sie allgemeine Alarmsymptome, die auf einen malignen Tumor hinweisen können.
11. Was ist ein Tumormarker?

KAPITEL

3 Richtlinien im Umgang mit Medikamenten

3.1 Beschaffenheit und Formen von Arzneimitteln

3.1.1 Feste Arzneiformen

Filmtablette und Dragee

Filmtabletten sind Tabletten, die mit feinem Film besprüht wurden. Ein Dragee ist eine Tablette mit Zuckerüberzug.

Vorteile:

- Verschiedene Farben, dadurch bessere Arzneimittelsicherheit.
- Glatte Oberfläche, dadurch oft wesentlich verbesserte Einnahme.
- Schlechter Geschmack oder Geruch wird eingeschlossen.
- Lösen sich nicht im Mund auf, Schäden der Mundschleimhaut durch Arzneistoffe werden verhindert.
- Tablette wird vor Feuchtigkeit und anderen Einflüssen geschützt.
- Magensaftresistenter Überzug möglich. Im Magen herrscht durch Magensäure saures Milieu, im Darm durch Verdauungssäfte ein alkalisches Milieu. Überzug löst sich nur im Alkalischen, in saurer Umgebung bleibt er bestehen.
- Ein magensaftresistenter Überzug wird eingesetzt, damit
  - Arzneistoffe vor dem Magensaft geschützt werden,
  - Arzneistoffe vom Magen besser vertragen werden (z. B. Eisenpräparate),
  - Arzneistoffe erst im Darm lokal wirken.

ACHTUNG
Magensaftresistent überzogene Tabletten nie zerkleinern oder kauen.

Schichttablette

1. Teil: Löst sich rasch auf, **2. Teil:** Ist magensaftresistent, löst sich erst im Darm. Depot-Arzneimittel (Retard-Arzneimittel) = Arzneimittel mit verlängerter Wirkung.
Vorteil: Tabletten können in größeren Abständen genommen werden.

Brausetablette

Brausetabletten enthalten Hilfsstoffe, die sich in Wasser sprudelnd lösen, dabei wird auch der Arzneistoff in Lösung gebracht und kann getrunken werden.

Tabletten zur Anwendung im Mund

- Lutschtablette: Lokale Wirkung des Arzneistoffs an der Mundschleimhaut während des Lutschens.
- Sublingualtablette („unter der Zunge"): Arzneistoff wird von der Mundschleimhaut aufgenommen, ohne den Magen passieren zu müssen, dadurch schnellerer Wirkungseintritt.

Kapsel

Von einer Gelatinehülle umgebenes Pulver (Wirk- und Füllstoff) oder Flüssigkeit.
Es werden unterschieden:
- Hartgelatinekapsel mit festem Inhalt, z. B. Pulver, Granulat, kleine Tabletten oder Kügelchen
- Weichgelatinekapsel mit festem oder flüssigem Inhalt

Vorteile:
- Wie bei überzogenen Tabletten, aber schonende Verarbeitung der Arzneistoffe, da das Pressen entfällt.
- Kapseln können magensaftresistent überzogen sein.
- Inhalt kann auch aus Kügelchen bestehen, die unterschiedlich dick magensaftresistent überzogen sind, dadurch lösen sie sich unterschiedlich schnell auf (Depotwirkung).

Pulver und Puder

Feste, trockene Arzneiform.
- Pulver: Anwendung innerlich
- Puder: Anwendung äußerlich

Suppositorium (Zäpfchen)

- Wirkstoff + Grundlagen (Hartfett, Kakaobutter).
- Muss unter 37 °C (Körpertemperatur) schmelzen.

ACHTUNG
Zäpfchen nicht wärmer als 37 °C lagern. Vorsicht im Urlaub!

Anwendung durch Einführen in After (rektale Applikation) oder Vagina (vaginale Applikation).
Vorteile:
- Umgehung des Magen-Darm-Trakts
- Anwendung auch bei Säuglingen, Kleinkindern und Bewusstlosen möglich

Push-Pull-Systeme bei Tabletten

Wirkstoff, z. B. bei blutdrucksenkenden Medikamenten, ist in einer Tablettenhülle verpackt, in die mit einem Laserstrahl ein winziges Loch gebohrt ist. Nur durch dieses Loch tritt der Wirkstoff kontinuierlich aus. Die Tablettenhülle wird unverändert ausgeschieden. Dadurch:
- Gleichmäßiger Wirkstoffspiegel
- Geringere Wirkstoffbelastung

ACHTUNG
Tabletten mit Push-Pull-System auf keinen Fall zerkleinern, in Wasser auflösen oder zerteilen.

Transdermale-therapeutische Systeme

Wirkstoffhaltige Pflaster, z. B.:
- Herzpflaster (enthält Nitrat-Präparat)
- Schmerzpflaster (mit Opiaten)
- Nikotinpflaster zur Raucherentwöhnung
- Östrogenpflaster
- Pflaster gegen Reisekrankheit

Vorteile:
- Kontinuierliche Wirkstoffabgabe über längeren Zeitraum.
- Geringe Dosierung → geringere Belastungen.
- Einfache Anwendung: Täglich oder seltener ein Pflaster auf wechselnde Hautstellen kleben.

Therapeutische Gele

Wirkstoff ist in einem meist alkoholischen Gel gelöst. Nach dem Auftragen reichert sich der Wirkstoff in der Haut an und diffundiert (wandert) aus diesem Depot langsam in den Körper (keine lokale Wirkung), z. B. östrogenhaltige Gele anstelle eines Östrogenpflasters.

3.1.2 Halbfeste Arzneiformen

- **Salbe:** Streichfähiges Arzneimittel, bei dem der Wirkstoff in einer fettigen Grundlage gelöst bzw. fein verteilt ist. Grundlagen: z. B. Wollwachs, Bienenwachs, Vaseline, Schweinefett.
- **Creme:** Wasserhaltige, streichfähige Grundlage, leicht zu verteilen. Meist konserviert; enthält einen Emulgator (Vermittler zwischen fettiger und wässriger Phase).
- **Paste:** Streichfähige Grundlage, in die ein hoher Feststoffanteil (Pulver) eingearbeitet ist. Haben oft eine abdeckende, schützende Funktion.
- **Schüttelmixtur:** Öl mit hohem Feststoffanteil (Pulver), ähnlich einer Paste, nur leichter zu verteilen bzw. aufzutragen.
- **Gel:** Gelierte Flüssigkeiten, mit Hilfe geeigneter Quellmittel hergestellt. Durch das verdunstende Lösungsmittel wird oft ein kühlender Effekt erzielt. Beim Auftragen kann auf das manchmal Schmerzen verursachende Einreiben verzichtet werden.

Man unterscheidet:
- Filmbildende Gele
- Nicht-filmbildende Gele

3.1.3 Flüssige Arzneiformen

- **Solutio:** Lösung eines festen oder flüssigen Arzneistoffs in einem Lösungsmittel. Es entsteht eine klare Lösung.
- **Suspension:** Verteilung eines festen Stoffs in einer Flüssigkeit. Muss vor jeder Anwendung geschüttelt werden.
- **Emulsion:** Verteilung zweier nicht miteinander mischbarer Flüssigkeiten mit Hilfe eines Emulgators (z. B. Öl und Wasser). Muss vor jeder Anwendung geschüttelt werden.

3.1.4 Gasförmige Arzneiformen

- **Aerosol:** Verteilung einer Flüssigkeit in einem Gas
- **Puder**- oder **Pulverspray:** Verteilung eines Feststoffs in einem Gas

3.1.5 Sterile Arzneimittel

Augentropfen

Klare Lösungen in Wasser oder Öl zum Eintropfen in den Bindehautsack.

Augensalbe

Sehr weiche Salbe, bei der als Grundlage besonders feine Augen-Vaseline verwendet wird, ist reizlos, keimfrei (oder mindestens keimarm).

Parenteral anzuwendende Lösungen

Lösungen, die mit einer Spritze und einer Kanüle (Hohlnadel) direkt durch die Haut in das Körperinnere eingebracht werden (parenteral = unter Umgehung des Magen-Darm-Trakts).

3

Anforderungen:
- Absolute Sterilität (Freiheit von lebenden, vermehrungsfähigen Keimen)
- Absolute Dichtheit des Behälters bis zur Entnahme
- Abwesenheit von unlöslichen Teilchen, Schwebstoffen
- Weitgehende Anpassung an den Säurewert des Blutes (pH-Wert)

Infusion

Einfließen größerer (> 50 ml), steriler, wässriger Flüssigkeitsmengen über einen längeren Zeitraum in den Körper, entweder i. v. (intravenös) oder selten i. a. (intraarteriell) oder selten s. c. (subkutan, unter die Haut).

Indikation:
- Auffüllen des Gefäßsystems nach großen Blutverlusten
- Flüssigkeitszufuhr zur Exsikkose-Prophylaxe
- Deckung des Energiebedarfs („künstliche Ernährung")
- Zufuhr von Medikamenten (Zugabe von Medikamenten in die Infusionslösung ist möglich)
- Kontrastmittelinfusionen

Injektion

Relativ rasches Einbringen steriler Flüssigkeiten in den Körper.

Indikation:
- Sofortige Wirkung
- Lokale Wirkung
- Umgehung des Magen-Darm-Kanals, kein Wirkstoffverlust durch verminderte Resorption, keine Belastung des Magens durch den Wirkstoff
- Auch bei Bewusstlosen möglich

Ort der Injektion:
- i. c. = intrakutan = in die Haut
- s. c. = subkutan = unter die Haut (in das Unterhautfettgewebe)
- i. m. = intramuskulär = in den Muskel
- i. v. = intravenös = in die Vene
- i. a. = intraarteriell = in die Arterie
- intrakardial = in das Herz
- intrathekal = in den Liquorraum

Art der Flüssigkeit:
- Wässrige Lösungen
- Ölige Lösungen (nur i. m.)
- Suspensionen (z. B. Insulin)

3.2 Umgang mit Arzneimitteln

3.2.1 Informationen zum Arzneimittel

Fertigarzneimittel sind Arzneimittel, die von der Industrie abgabefertig in den Handel gebracht werden und einen Handelsnamen haben. Diese Bezeichnung ist meist ein Phantasiename, sie sagt nichts über die Inhaltsstoffe aus. Diese Handelsnamen sind als geschützte Warenzeichen eingetragen (sichtbar am kleinen ® rechts oberhalb des Namens) und im Besitz des Herstellers. Daneben muss auf jeder Verpackung eines Arzneimittels die wissenschaftliche Kurzbezeichnung der Inhaltsstoffe angegeben sein. Diese ist weltweit gleich und von der WHO (Weltgesundheitsorganisation) als „International Non Proprietary Name" (INN) anerkannt. Nur anhand dieser Bezeichnungen können die Inhaltsstoffe erkannt und verschiedene Handelspräparate verglichen werden.

Es gibt auch viele Fertigarzneimittel, die ohne Handelsnamen, nur unter der wissenschaftlichen Kurzbezeichnung im Handel sind. Man nennt diese Fertigarzneimittel Generika. Meist ist der Patentschutz der Inhaltsstoffe abgelaufen, sodass Generika fast immer billiger sind.

Weitere Angaben zum Arzneimittel

- Mono: nur ein Wirkstoff
- Compositum (kurz: comp.): verschiedene Wirkstoffe
- Mite: geringerer Wirkstoffgehalt
- Forte: höhere Wirkstoffmenge
- Retard: verzögerte Wirkstofffreisetzung
- Zahlen: oft Hinweis auf Wirkstoffgehalt

Beipackzettel/Gebrauchsinformation

Der Beipackzettel enthält eine ausführliche Beschreibung des Arzneimittels sowie wichtige Gebrauchsinformationen. Nutzen und Risiken werden ebenso erklärt wie die Haltbarkeit, richtige Anwendung, Lagerung und Entsorgung des AM. Der Beipackzettel enthält immer den neuesten Wissensstand über das Arzneimittel und muss daher spätestens nach 5 Jahren aktualisiert werden.

Anforderungen an den Beipackzettel sind vielfältig und nicht immer optimal umgesetzt:

- Gut lesbar auch für ältere Menschen.
- Gut verständlich gerade für medizinische Laien.
- Vermittlung von Informationen zu Krankheit und Medikament.
- Übersichtliche Gliederung.
- Wichtige Informationen müssen hervorgehoben und schnell auffindbar sein.
- Hinweise auf weiterführende Informationsmöglichkeiten.

ACHTUNG

Die Erkenntnisse über ein Arzneimittel können sich ändern. Deshalb auch bei häufiger verwendeten, bekannten Arzneimitteln immer den Beipackzettel lesen.

Inhalt des Beipackzettels

Auf jedem Beipackzettel müssen nach §11 des Arzneimittelgesetzes folgende Punkte aufgeführt sein:

- Informationen zum Arzneimittel
  - Handelsname des Arzneimittels
  - Wirkstoffe
  - Darreichungsform
  - Evtl. für wen das AM gedacht ist: Säuglinge, Kinder, Erwachsene
  - Stoff- und Indikationsgruppe
- Anwendungsgebiete (Indikationsgebiete)
- Informationen, die wichtig **vor** der Einnahme sind:
  - Vorsichtsmaßnahmen bzw. Anweisungen zur Einnahme.
  - Gegenanzeigen (Kontraindikationen): Hierbei handelt es sich um Krankheiten, bei denen das Arzneimittel nicht oder nur auf ausdrückliche Anweisung des Arztes eingenommen werden darf.
  - Wechselwirkungen: Hier sind andere Arzneimittel aufgeführt, die sich mit dem beschriebenen Präparat nicht vertragen bzw. die gegenseitig ihre Wirkung verstärken, abschwächen oder verändern. Deshalb jedem neu aufgesuchten Arzt alle Dauermedikamente nennen. Bei Selbstmedikation den Hausarzt oder Apotheker fragen, ob Wechselwirkungen mit anderen Arzneimitteln auftreten können.
  - Warnhinweise: z. B. bezüglich der Fahrtüchtigkeit nach der Einnahme und der Hinweis, Arzneimittel für Kinder unzugänglich aufzubewahren.
- Dosieranleitung:
  - Applikationsart und -ort.
  - Wie wird das AM angewendet?
  - Häufigkeit der Anwendung, evtl. exakter Zeitpunkt.
  - Dauer der Anwendung, falls diese limitiert ist.
  - Hinweise, was zu tun ist bei versehentlicher Überdosierung oder vergessener Einnahme.
  - Ausdrücklicher Hinweis, Arzt oder Apotheker bei Unklarheiten zu fragen.
- Beschreibung der Nebenwirkungen, die bei bestimmungsgemäßem Gebrauch des Arzneimittels eintreten können und ggf. zu ergreifende Gegenmaßnahmen. Sind die Nebenwirkungen schwerer oder lassen nicht nach der vorgegebenen Zeit nach, ist der Arzt zu informieren. Hinweis, das AM nicht ohne ärztliche Rücksprache abzusetzen.
  - Sehr häufig: mehr als 1 Behandelter von 10 (> 10 %)
  - Häufig: 1 bis 10 Behandelte von 100 (1–10 %)
  - Gelegentlich: 1 bis 10 Behandelte von 1 000 (0,1–1 %)
  - Selten: 1 bis 10 Behandelte von 10 000 (0,01–0,1 %)
  - Sehr selten: weniger als 1 Behandelter von 10 000 (< 0,01 %)
- Information, wo das Verfalldatum angebracht ist und dass das AM nach dessen Ablauf nicht mehr verwendet werden darf, ggf. Vorsichtsmaßnahmen für die Beseitigung von nicht verwendeten Arzneimitteln.
- Information zu besonderen Lagervorschriften und der Haltbarkeit nach dem Öffnen oder dem Herstellen des gebrauchsfertigen AM (z. B. Antibiotika-Saft zur frischen Herstellung).

3

- Angabe aller Wirkstoffe und deren genauer Menge.
- Angabe aller Hilfsstoffe (ohne Mengenangabe).
- Darreichungsform und Inhalt nach Gewicht, Rauminhalt oder Stückzahl.
- Name und Anschrift des pharmazeutischen Unternehmers und ggf. seines örtlichen Vertreters.
- Name und Anschrift des Herstellers.
- Datum der letzten Überarbeitung der Packungsbeilage.

3.2.2 Haltbarkeit und Aufbewahrung

Allgemeine Regeln

- Aufgedrucktes Verfalldatum unbedingt beachten. Medikamente regelmäßig, am besten monatlich, mindestens jedoch zweimal jährlich auf Verfall kontrollieren. Immer zuerst ältere, angebrochene Packung aufbrauchen.
- Aufbrauchfristen von geöffneten halbfesten oder flüssigen Arzneimitteln sind häufig kürzer als das Verfalldatum und variieren bei unterschiedlichen Arzneimitteln stark. Das Anbruchdatum gut sichtbar auf der Packung beim ersten Öffnen vermerken.
- Angebrochene Arzneimittel nach Ablauf der Aufbrauchfrist vernichten.
- Sind mehrere Packungen eines Arzneimittels vorhanden, die angebrochenen Packung kennzeichnen.
- Arzneimittel in einem abschließbaren Arzneimittelschrank aufbewahren, möglichst nicht im feucht-warmen Badezimmer, besser ist ein kühler Raum (Flur, Schlafzimmer) geeignet.
- Lagerung:
  - Raumtemperatur: 15–25 °C
  - Kalt: 8–15 °C
  - Kühlschrank: 2–8 °C
  - Tiefgekühlt: -15–0 °C
- Zum Schutz vor Licht, Luft, Keimen und Verwechslung: Arzneimittel in der Originalpackung belassen. Beipackzettel immer mit aufheben.
- Arzneimittel nicht umfüllen, Beschriftung nicht verändern.
- Verfallene oder nicht mehr benötigte Arzneimittel an die Apotheke zurückgeben.

Aufbewahrung von Arzneimitteln in stationären Pflegeeinrichtungen

Stationäre Pflegeeinrichtungen dürfen keinen Arzneimittel-Vorrat anlegen, um daraus Bewohner zu versorgen. Ausnahme ist nur der von der Berufsgenossenschaft geforderte Erste-Hilfe-Satz für Notfälle. Arzneimittel werden nur auf ärztliche Anweisung beschafft. Wenn auf Wunsch eines Patienten verschreibungsfreie Arzneimittel beschafft und angewendet werden oder vom Patienten selbst erworben werden, ist der Arzt nachträglich darüber zu informieren.

Allgemeine Regeln

Wie oben. Außerdem:

- Arzneimittel und Medizinprodukte werden in abschließbaren Medizinschränken aufbewahrt, der Schlüssel an qualifizierte Mitarbeiter der folgenden Schicht weitergegeben.
- Medizinische Einwegartikel und Verbandsmaterialien müssen in gesonderten, verschließbaren Schränken sauber und staubfrei aufbewahrt werden.
- Nur bedarfsgerechte Arzneimittel-Mengen bevorraten.
- Arzneimittel sind Eigentum der Bewohner.
- Jedes Arzneimittel wird mit dem Namen des Bewohners gekennzeichnet, am besten geschieht dies bereits in der beliefernden Apotheke.
- Für jeden Bewohner ist ein mit dessen Namen beschrifteter Kasten für die Aufbewahrung seiner Arzneimittel zu verwenden.
- Lagerschränke müssen monatlich einmal gereinigt und auf folgende Punkte von besonders geschultem Pflegepersonal kontrolliert werden:
  - Lagerraumtemperatur muss zwischen 12 und 25 °C liegen und täglich dokumentiert werden.
  - Lagervorschriften (Kühlartikel?).
  - Ordnung alt vor neu.
  - Menge bedarfsgerecht?
  - Verfalldatum.
  - Öffnungsdatum bei Augenarzneien.
- Lagerorte werden jährlich von der beliefernden Apotheke oder dem Arzt kontrolliert.

Kühl zu lagernde Arzneimittel:
- Separate Medikamentenkühlschränke müssen bei Bedarf vorhanden sein, diese müssen mit einem Minimum/Maximum-Thermometer ausgestattet sein.
- Die Lagertemperatur muss täglich kontrolliert und dokumentiert werden.
- Für die Lagerung im Kühlschrank müssen ggf. Kästen für jeden Bewohner wie im Arzneimittel-Schrank angelegt werden. Ist der Kühlschrank nicht abschließbar, müssen die Kästen verschließbar sein.
- Insuline sind nach Anbruch im Kühlschrank nicht länger als 4 Wochen haltbar, Pens werden nach Anbruch nicht im Kühlschrank gelagert.

Lagerung von Betäubungsmitteln

- Betäubungsmittel müssen diebstahlsicher in einem verschlossenen Schrank gelagert werden (Stahlschrank, Sicherheitsstufe A).
- Führen eines BtM-Buchs mit fortlaufend nummerierten Seiten, Karteikarten oder mittels EDV.
- Zugang, Abgang und Bestand sind einzutragen. Mit Rezeptkopien wird der Zugang belegt, an Hand der Dosiervorschrift des Arztes die Abgangsmenge. Name und Anschrift der Lieferapotheke sowie der Empfänger sind zu verzeichnen.
- Mindestens einmal im Monat ist eine Bestandskontrolle durchzuführen, die vom behandelnden Arzt abgezeichnet werden sollte.

Entsorgung von Arzneimitteln

- Arzneimittel, die nicht mehr benötigt werden (verfallene Arzneimittel oder Arzneimittel von verstorbenen Bewohnern) sollten mit Zustimmung des Patienten oder seiner Erben vernichtet werden. Die Vernichtung erfolgt nach den örtlichen Bestimmungen und, wenn Müllverbrennungsanlagen vorhanden sind, entweder im verknoteten Beutel oder in der verschließbaren Mülltonne über den Hausmüll oder über die Apotheke.
- Auf ärztliche Anweisung abgesetzte Arzneimittel werden für den Patienten bis zum Ende des Verfalldatums aufbewahrt.
- Arzneimittel, die dem Betäubungsmittelgesetz unterliegen, dürfen den Erben nicht übergeben werden. Sie müssen entweder in Anwesenheit von zwei Zeugen vernichtet (Dokumentation) oder der Apotheke zur Vernichtung (Bestätigung einholen für die Dokumentation) übergeben werden.

3.2.3 Vorbereitung der Verabreichung

Stellen von Arzneimitteln

Die Portionierung von Arzneimitteln für den Bewohner für die jeweils benötigten Einnahmezeitpunkte im Voraus nennt man „Stellen". Das Stellen erfolgt durch qualifiziertes Personal oder durch die beliefernde Apotheke:
- Ruhiger, heller, sauberer Arbeitsplatz.
- Patientenboxen und Tablettenteiler müssen in sauberem Zustand sein.
- Tragen von Einmalhandschuhen.
- Regelmäßig Überprüfung der gestellten Arzneimittel durch eine 2. Person.
- Einnahmeplan muss vorliegen.
- Stellen muss dokumentiert werden, auf die wechselnden Generikanamen ist zu achten.
- Feste Arzneimittel (Tabletten, Dragees, Kapseln, Suppositorien): Täglich stellen, bei Medikamentenboxen oder Zweitverblisterung auch für 7 Tage.
- Flüssige AM (Tropfen, Säfte): Stellen unmittelbar vor der Einnahme.
- Pulver und Granulate: Entnahme direkt vor der Einnahme, da feuchtigkeitsempfindlich.
- AM, die außerhalb der Orginalpackung nicht längere Zeit stabil sind (Brausetabletten, Schmelztabletten) dürfen erst direkt vor der Einnahme entnommen werden.
- Nicht konservierte Spüllösungen (NaCl 0,9 %, Ringer) sind höchsten 12 Std. nach dem Anbruch verwendbar.
- Injektionslösungen aus Mehrdosenbehältnissen:
  - Anbruchdatum und Uhrzeit auf das Behältnis schreiben.
  - Nach Desinfektion wird die Durchstichkappe jeweils neu angestochen.
  - Spritzen dürfen grundsätzlich nur unmittelbar vor der Injektion (allerhöchstens eine Stunde vorher) aufgezogen werden.

  - Entnahme aus konservierten Mehrdosenbehältnissen ist ca. 2 bis 4 Wochen zulässig.
  - Entnahme aus unkonservierten Mehrdosenbehältnissen ist innerhalb von 12 Std. zulässig, dann verwerfen.
- Reste aus unkonservierten Einmaldosenbehältnissen sind sofort zu verwerfen.

3

Teilen und Zerkleinern von festen Arzneiformen

Bevor an einem abgeteilten festen AM manipuliert werden darf, ist immer Rücksprache mit der Lieferapotheke nötig, ob das Teilen oder Zerkleinern ohne Risiko möglich ist.

Wenn die benötigte Dosis als Fertigarzneimittel nicht erhältlich ist oder wenn die Dosierung langsam gesteigert bzw. ausgeschlichen werden muss, ist ein Teilen von Tabletten oft sinnvoll bzw. nötig (z. B. Marcumar®, Kortison). Auch wenn das Teilen prinzipiell zulässig ist, muss dennoch bedacht werden, dass mit der Entnahme aus der Packung und zusätzlich durch das Teilen der Tablette die Stabilität gegenüber Umwelteinflüssen (z. B. Licht, Sauerstoff, Feuchtigkeit, Mikroben) und damit die Haltbarkeit abnimmt. Tabletten dürfen daher nicht auf Vorrat geteilt werden, immer ist die geteilte Tablette unverzüglich zu verbrauchen. Zum Teilen wird immer ein sauberer Tablettenteiler verwendet.

Um feste Arzneimittel über eine Sonde in den Magen, Zwölffingerdarm oder Dünndarm einzubringen, ist ein Mörsern des Arzneimittels nötig. Magensaftresistente Überzüge, therapeutische Systeme, Retardtabletten oder Kapseln mit retardierendem Überzug dürfen nicht geteilt oder zerkleinert werden, da sonst massive Wirkungsveränderungen oder Nebenwirkungen auftreten können. Retardkapseln, deren Inhalt aus Granulat oder Minitabletten mit retardierendem Überzug besteht, dürfen geöffnet und der Inhalt dann über die Sonde appliziert werden. Einfache Kapseln ohne Wirkungsverzögerung dürfen zur Anwendung über eine Sonde immer geöffnet werden.

3.2.4 Verabreichung/Applikation von Arzneimitteln

- Gebrauchsinformation lesen.
- Beim Stellen der Arzneimittel genau an die ärztliche Verordnung halten.
- Dosierung nicht ohne ärztliche Verordnung ändern.
- Vorgeschriebene Einnahmezeiten möglichst genau einhalten.
- Niemals Arzneimittel mit Alkohol einnehmen.
- Niemals auf Rat von Laien Arzneimittel „ausprobieren“.
- Tabletten, Dragees, Kapseln möglichst im Stehen oder aufrechten Sitzen mit Flüssigkeit einnehmen.
- AM immer mit Leitungswasser nehmen.
- Arzneimittel nicht mit Milch, sauren Säften oder heißen Getränken einnehmen.

ACHTUNG

Interaktionen von Arzneimitteln mit Zitrusfrüchten

Grapefruitfruchtfleisch, Grapefruitpresssaft und Saft aus Konzentrat, sowie Bitterorangen und -marmelade, Limetten und Pampelmusen nehmen auf mehrfache Weise Einfluss auf die Metabolisierung bestimmter oral eingenommener Arzneimittel. Dabei sind sowohl Menge als auch Verzehrzeitpunkt unwichtig, Grapefruit u. ä. beeinflussen die Arzneimittelaufnahme immer. Deshalb sollte der Erkrankte bei folgenden Dauermedikamenten völlig auf den Verzehr verzichten, da die verfügbare Arzneistoffmenge im Körper erhöht wird und damit unerwünschte Wirkungen auftreten.
Bekannt sind Wechselwirkungen mit über 40 Wirkstoffen, z. B.:
- Antiarrhythmika wie Amiodaron, Propafenon
- Ciclosporin
- Östrogenpräparate
- Digitalisglykoside wie Digoxin
- Kalziumantagonisten wie Nifedipin, Nitrendipin
- Statine wie Simvastatin, Atorvastin

Lokale und systemische Applikation

Lokale Applikation (Wirkungsort = Anwendungsort):
- Oral: Wirkung auf der Mundschleimhaut
- Vaginal: in der Scheide
- Nasal: auf der Nasenschleimhaut
- Kutan: auf der Haut
- Pulmonal: in den Bronchien

Systemische Applikation (Wirkungsort ≠ Anwendungsort):

- Parenteral: unter Umgehung des Magen-Darm-Trakts
  - Sublingual: Aufnahme über die Mundschleimhaut, z. B. Zerbeißkapseln, Sprays
  - Intravenös: Gabe direkt in die Blutbahn, z. B. Injektionen, Infusionen
- Enteral: Aufnahme über den Magen-Darm-Trakt
  - Per os (oral) = Aufnahme über den Mund, z. B. Tabletten, Tropfen, Saft
  - Rektal = Aufnahme über die Darmschleimhaut, Suppositorien

Gabe von Arzneimitteln über eine Sonde

Wenn die Gabe eines Arzneimittels über eine enterale Sonde nötig ist, entscheidet der Arzt, welche Arzneimittel weiterhin verabreicht werden müssen und ob ein Ausweichen auf flüssige Zubereitungen oder Darreichungen unter Umgehung der Sonde möglich ist. Werden Arzneimittel über enterale Sonden verabreicht, müssen bestimmte Regeln beachtet werden:

- Grundsätzlich dürfen Arzneimittel nicht miteinander gemischt werden.
- Gemörserte, feste Arzneimittel mit 20 ml Wasser verrühren.
- Zähe (visköse) Flüssigkeiten mit 60 ml Wasser verrühren.
- Zuerst unveränderte Flüssigkeiten, dann verdünnte Flüssigkeiten, dann mit Wasser aufgenommene, zerkleinerte feste Arzneimittel geben.
- Vor, nach und zwischen der Gabe von Arzneimitteln die Sonde mit Wasser spülen.

3.3 Arzneimitteltherapie im Alter

Ältere und alte Menschen sind keine homogene Gruppe, für die allgemeingültige Dosierungsregeln getroffen werden können. Es ist vielmehr eine individuelle Arzneimittelauswahl und -dosierung nötig. Die altersbedingten Veränderungen im Körper führen zu anderen Reaktionen auf Arzneimittel als bei jüngeren Menschen.

3.3.1 Physiologische Veränderungen im Alter

Ein höheres Lebensalter bringt auch physiologische Veränderungen mit sich, die Resorption, Verteilung und Ausscheidung von Arzneimitteln verändern:

- Geringere Durchblutung des Magen-Darm-Trakts, verlangsamte Motilität und Magenentleerung verzögern die Resorption von Arzneimitteln.
- Verringerte Nierenleistung führt zu verminderter Nierenclearance und damit zu längerer Halbwertszeit von Arzneimitteln. Die Dosierung muss an die Nierenfunktion des Einzelnen angepasst sein (d. h. eventuell reduzierte oder seltenere Einnahme), wenn kein Ausweichen auf nicht nierenpflichtige Arzneimittel möglich ist.
- Verringerte Leberdurchblutung und damit Leberfunktion führt ebenfalls zu längeren Halbwertszeiten.
- Nervensystem kann auf Grund von degenerativen Prozessen empfindlicher auf Arzneimittel reagieren, sodass Verwirrtheit und Bewusstseinsstörungen auftreten können.
- Anstieg des Körperfettanteils und Abnahme des Körperwassers verändert die Verteilung des Arzneistoffs und damit die Verfügbarkeit und Elimination.

3.3.2 Seniorengerechte Arzneistoffauswahl in Beispielen

Nicht alle Beschwerden benötigen eine eigene Therapie und gerade neu auftretende Symptome sollten daraufhin überprüft werden, ob es sich nicht um eine unerwünschte Wirkung eines anderen Arzneimittels handelt.

- Psychopharmaka erhöhen oft das Sturzrisiko.
- Glukokortikoide wirken sich negativ auf die Knochendichte aus.
- Antihistaminika mit sedierender Wirkung vermeiden, da sie die Sturzgefahr erhöhen.

- Schlafmittel: eher kurzwirksame Präparate wählen, die keine Müdigkeit am folgenden Tag nach sich ziehen.
- Antiemetika: „Reisetabletten" machen müde, auf das verschreibungspflichtige Metoclopramid oder pflanzliche Mittel ausweichen.
- Laxanzien: Auf ausreichende Flüssigkeitszufuhr bei der Einnahme von Quell- und Ballaststoffen achten. Wenn sie nicht zu gewährleisten ist, auf andere Laxanzien zurückgreifen.
- Diuretika: Es besteht die Gefahr eines Natriummangels, weil die Rückresorption von Natrium in der Niere nachlässt. Natriummangel kann zu Verwirrtheit führen. Ein vermindertes Durstgefühl begünstigt eine Dehydration.
- Coffein: Im Alter kann es eine paradoxe Wirkung haben, d. h. müde machen.

Allgemein lieber Einzel- als Kombinationspräparate wählen, um die Nebenwirkungen besser einschätzen zu können.

Seniorengerechte Arzneiformen

- Ältere Menschen können kindersichere Verpackungen aufgrund fehlender Kraft oder Feinmotorik nicht öffnen. Blisterpackungen sind besser geeignet, da selbst Patienten mit Arthrose Techniken entwickeln können, die Blisterfolie zu öffnen.
- Die meisten Senioren können Tablettenteiler leicht bedienen.
- Insulinpens haben oft sehr kleine Anzeigen und lassen sich nur schwer einstellen. Es gibt jedoch Systeme, die durch ein großes Drehrad in Form einer Uhr leichter einstellbar sind.
- Inhalatoren erfordern eine Koordination von Einatmung und Auslösen des Geräts, hier ist ein Spacer hilfreich, in den das Arzneimittel eingesprüht und daraus eingeatmet werden kann.
- Patienten mit Schluckbeschwerden tun sich leichter, wenn sie das Arzneimittel in flüssiger Form einnehmen können. Gut geeignet sind auch Schmelztabletten, die im Mund sehr schnell zerfallen.
- Für Tabletten und Kapseln ist ein „Ad-hoc-Überzug" im Handel, durch den das AM gleitfähig und leichter zu schlucken ist. Die Tablette wird vom Patienten direkt vor der Einnahme mit dem Überzug versehen. Die Zerfallsgeschwindigkeit wird nicht beeinflusst.

ACHTUNG

Granulate und Brausetabletten, die in einer größeren Menge Wasser gelöst werden müssen, sind oft weniger gut geeignet, da es älteren Menschen oft schwerfällt, große Flüssigkeitsmengen auf einmal zu trinken.

Die meisten chronisch kranken Menschen erkennen ihre Tabletten an Form und Farbe und nehmen sie an Hand dieser Identifikation ein bzw. richten ihre Tablettenboxen entsprechend her. Gerade bei Senioren sollte versucht werden, es bei den bekannten Medikamenten zu belassen und einen häufigen Austausch auf Grund von Rabattverträgen der Krankenkassen zu vermeiden.

Polymedikation im Alter

Die Zahl der eingenommenen Medikamente steigt meist mit den Lebensjahren. [2] Laut Statistik nimmt ein 60-Jähriger im Durchschnitt drei verschreibungspflichtige Arzneimittel ein, jeder Dritte zwischen 75 und 85 Jahren sogar mehr als acht Medikamente. Man bezeichnet dies als Polymedikation oder Multimedikation.

Multimorbide Patienten brauchen eine individuell zugeschnittene Medikation, die auf die durch das Alter veränderte Pharmakokinetik eingeht. Außerdem ist die Lebenserwartung einzubeziehen, z. B. wird bei krankheitsbedingt verkürzter Lebenserwartung eine eher symptomatische Therapie bevorzugt. Bei höherer Lebenserwartung ist hingegen auch an Prävention zu denken.

Ursachen

- Dauermedikation für mehrere chronische Erkrankungen bei alten Menschen.
- Blut-Hirn-Schranke ist bei alten Menschen durchlässiger, u. a. deshalb treten vermehrt Nebenwirkungen bei sedierenden AM auf.
- Selbstmedikation.
- „Verschreibungskaskaden", wenn zur Linderung von unerwünschten Wirkungen neue Medikamente verordnet werden.

- Kommunikationsprobleme, da durch ungenaue Symptombeschreibungen eventuell unsichere Diagnosen gestellt und somit nicht indizierte Arzneimittel verordnet werden.

Probleme

- Gefahr von Nebenwirkungen bzw. unerwünschten Wirkungen steigt.
- Schlechtere Adhärenz.
- Wahrscheinlichkeit von Medikationsfehlern steigt.
- Interaktionen nehmen zu.

AM können das Risiko für typische geriatrische Syndrome, z. B. Inkontinenz, Sturzneigung, Gebrechlichkeit oder intellektuelle Probleme, verursachen oder verstärken.

3.4 Therapietreue

International unterscheidet man das Thema Therapietreue in Compliance und Adhärenz. Auch wenn beide Begriffe oft synonym verwendet werden, gibt es Unterschiede.

Therapietreue bedeutet, dass die für den Patienten richtige Therapie zum richtigen Zeitpunkt und in der richtigen Dosierung zur Anwendung kommt.

Persistenz

Unter Persistenz versteht man die regelmäßige Einnahme oder Anwendung eines AM oder allgemein einer Behandlung vom Therapiebeginn bis zum vereinbarten Therapieende. Auch die Persistenz ist Teil der Therapietreue und für den Erfolg wichtig.

Compliance

Bereitschaft eines Patienten, die vom Arzt angeordneten diagnostischen und therapeutischen Maßnahmen mitzutragen und auszuführen. Die Entscheidung, welche Therapie durchgeführt wird, liegt hier allein beim Arzt. Man spricht von einem paternalistischen Therapieprinzip: der Arzt weist an, der Patient führt aus.

Für viele Patienten steht dabei unmündiger Gehorsam zu sehr im Vordergrund, sodass der Begriff Compliance negativ empfunden wird und als überholt gilt.

Compliance ist jedoch bei Operationen und in Notfallsituationen oftmals unumgänglich.

Adhärenz

Patienten sollen an den Therapie-Entscheidungen vollumfänglich beteiligt werden. Somit ist der Begriff Adhärenz die logische Weiterentwicklung der Compliance.

Die WHO beschreibt Adhärenz als den Umfang, in dem das Verhalten einer Person den zuvor gemeinsam vereinbarten Empfehlungen eines Heilberuflers entspricht.

Arzt und Patient erarbeiten gemeinsam ein Therapiekonzept, das nach genauer Aufklärung durch den Arzt auch die Meinung des Patienten berücksichtigt. Adhärenz beruht auf partnerschaftlicher Zusammenarbeit bei der Therapieplanung und Festlegung des Therapieziels.

PFLEGE-WISSEN

Die Arten, Ursachen und Folgen mangelnder Adhärenz treffen im besonderen Maße auch für Compliance-Probleme zu, ebenso wird mit denselben Maßnahmen versucht, die Therapietreue zu fördern.

Formen mangelnder Therapietreue

- **Intentionale Adhärenz:** Patient verweigert eine Therapie z. B. aus religiöser Überzeugung oder er kann nur bestimmte Heilmethoden akzeptieren ≠ **nicht-intentionale Adhärenz,** hier akzeptiert der Patient prinzipiell die Therapie, kommt aber aus unterschiedlichen Gründen den Anweisungen des Arztes nicht nach (Rauchen aufhören, Gewicht abbauen, Vergessen der Einnahme).
- **Primäre Non-Adhärenz** (fulfillment adherence): Patient verweigert nur einen bestimmten Teil der Therapie, z. B. löst er ein Rezept nicht ein oder kommt nicht zur physikalischen Heilbehandlung.
- **Mangelnde Persistenz:** Patient ändert eigenmächtig Dosis, Einnahmedauer oder -häufigkeit, ohne den Arzt zu informieren.

Ursachen

- Arzneimittel oder Behandlung zu teuer.
- Fehlende Krankheitseinsicht oder fehlendes Krankheitsempfinden des Patienten, z. B. bei Hypertonie.
- Mangelnde Gesundheitskompetenz des Patienten, medizinische Fachsprache oder Zeitmangel des Behandlers → Verständigungsprobleme zwischen Patient und Arzt.
- Offene Fragen des Patienten, die er nicht zu stellen wagt oder nicht erschöpfend beantwortet bekommt.
- Zweifel, ob das Medikament überhaupt hilft.
- Probleme durch den Austausch gewohnter AM in Generika.
- Patient hat falsche Vorstellungen, wie lange er ein Medikament einnehmen muss.
- Angst vor unerwünschten Wirkungen des Arzneimittels (Nebenwirkungen auf dem Beipackzettel), Abhängigkeit oder Wechselwirkungen, weil der Betroffene glaubt, bereits zu viele AM einnehmen zu müssen.
- Gewöhnung an das Medikament und darauf basierend eine verminderte Wirksamkeit.
- Komplizierte Therapievorschriften: Multimorbidität fordert oft viele verschiedene Arzneimittel, die zu verschiedenen Zeitpunkten regelmäßig eingenommen werden müssen.
- „Beratung" und „Empfehlungen" von Bekannten und Freunden.

BEISPIEL

Untersuchungen haben gezeigt, dass 50 % der Asthmapatienten ihre Arzneimittel nicht nach Vorschrift nehmen. [3] Bei Erkrankungen, die aktuell keine Symptome verursachen, z. B. erhöhte Harnsäurewerte, nehmen nur ca. 30 % die Arzneimittel richtig ein.

Spezielle Adhärenz-Probleme alter Patienten

- Eigene falsche Theorien über die Krankheit.
- Vorurteile gegenüber Medikamenten im Allgemeinen.
- Starre Meinungen zu Therapien und Arzneimitteln.
- Tendenz, verordnete Arzneimittel durch überlieferte Hausmittel zu ersetzen.
- Tendenz, langdauernde Therapien nach einer Weile abzubrechen.
- Gedächtnisprobleme: Hinweise zur Einnahme oder Anwendung werden schnell vergessen.
- Nachlassende Sehfähigkeit:
  - Beipackzettel und Anweisungen können nicht mehr gut gelesen werden.
  - Weiße Tabletten werden schlecht wahrgenommen und können nicht mehr voneinander unterschieden werden.
  - Ungefärbte Tropflösungen können schlecht gesehen werden.
- Nachlassende motorische Fähigkeiten:
  - Augentropffläschchen oder Dosieraerosole sind schwer zu handhaben.
  - Schwierigkeiten, Medikamentenverpackung zu öffnen.

Folgen mangelnder Therapietreue

- Eingenommene Dosis entspricht nicht der verordneten Dosis.
- Dosis wird zum falschen Zeitpunkt eingenommen.
- Eine oder mehrere Einnahmen werden vergessen.
- Einlegen von Therapiepausen in der irrigen Meinung, der Körper müsse sich erholen.
- Behandlung wird unter- oder sogar abgebrochen.

Möglichkeiten zur Verbesserung der Adhärenz

- Zu Beginn der Therapie: Behandlung, Ziele und Notwendigkeit ausführlich und für den Patienten verständlich erklären sowie den Therapieplan in regelmäßigen Abständen überprüfen.
- Übersichtlichen Einnahmeplan in gut leserlicher Form an den Erkrankten aushändigen, der über Einnahmezeitpunkt, Art der Einnahme und Dosis aufklärt.
- Medikamente mit der Dosierungsanweisung beschriften.
- Einnahmezeiten mit festen Ritualen des Patienten verknüpfen, sodass die Einnahme im Tagesablauf verankert wird.
- Erinnerungshilfen: Aufkleber auf der Kaffeemaschine erinnern an die Morgenmedikamente, akustische Signale des Handys erinnern an eine Therapie.

- Medikamente durch Pflegende vorrichten lassen, wenn die Fähigkeiten dazu beim Patienten nicht ausreichen, falls nötig die Einnahme kontrollieren.
- Bei komplizierten Applikationsformen (Asthmasprays, TTS, Spritzen zur Selbstapplikation, kindersichere Verschlüsse, Dosierspender) mit dem Patienten üben, evtl. Demonstrationsmuster in der Apotheke oder beim Hersteller anfordern.
- Vereinfachung der Einnahme durch das Zusammenlegen von Einnahmezeitpunkten durch den Arzt.
- Angehörige oder Pflegepersonal einbeziehen.
- Fragen des Patienten ernst nehmen, evtl. den Arzt um weitergehende Aufklärung bitten.

Wiederholungsfragen

1. Warum gibt es Filmtabletten, erläutern Sie die Vorteile und Möglichkeiten.
2. Erklären Sie die Unterschiede zwischen Injektion und Infusion.
3. Was bedeuten Mono…, Compositum…, Mite…, Suppositorium, Suspension, Retard?
4. Geben Sie an, was beim Anbruch von Augentropfen zu beachten ist.
5. Wie muss der Lagerort für Arzneimittel aussehen, was muss beachtet werden?
6. Was ist ein BtM-Buch? Wie muss es geführt werden?
7. Beschreiben Sie, wie und wo Tabletten „gestellt" werden.
8. Wie unterscheiden sich lokale und systemische Applikation?
9. Nennen Sie 6 lokale Applikationsorte.
10. Wie sollten AM gelagert werden? Was versteht man unter Raumtemparatur, was unter kalter und was unter Kühlschranklagerung?
11. Warum soll der Beipackzettel vor der Erstanwendung eines AM gelesen werden?
12. Welche Probleme treten bei einer Polymedikation eventuell auf?

KAPITEL

4 Aufbau des Körpers

4.1 Zelle

4.1.1 Aufbau der Zelle

Zelle: Kleinste Bau- und Funktionseinheit des Körpers. Jede Zelle besteht aus Zellplasma mit den Zellorganellen und dem Zellkern. Sie ist durch die Zellmembran abgegrenzt. Der menschliche Körper besteht aus ca. 10^{13} Zellen, wobei ständig Zellen neu gebildet bzw. abgebaut werden.

Zellkern

- Steuerung lebenswichtiger Vorgänge in der Zelle.
- Enthält 23 Chromosomenpaare (→ 46 Chromosomen) als Träger der Erbeigenschaften. Ein Chromosomenpaar wird von den Geschlechtschromosomen gebildet (bestimmen das Geschlecht des Organismus). Bestandteil der Chromosomen ist der chemische Stoff **D**esoxyribo**n**ukleins**ä**ure (DNS).

Zellplasma

- Gelartige Substanz, 75 % Wasser, 25 % Eiweiß, Fette, Kohlenhydrate, Salze.
- Umgibt die **Zellorganellen** (➤ Abb. 4.1):
  - **Golgi-Apparat:** bildet eiweißhaltige Sekrete, Material für die Zellwand und verpackt Substanzen in kleine Kügelchen zum Transport aus der Zelle.
  - **Endoplasmatisches Retikulum** (ER): dient der Eiweiß- und Fettsynthese.
  - **Mitochondrien:** Energiegewinnung auf chemischem Weg (ATP-Produktion).
  - **Vesikel** (Sekretbläschen), **Peroxisomen, Lysosomen:** Verdauungsapparat der Zellen, baut sowohl abgenutzte Bestandteile der Zellen als auch aufgenommene Substanzen ab.
  - **Ribosomen:** beteiligt an der Eiweißbildung (Proteinsynthese).

Zellmembran

- Die Zellwand ist eine Zellmembran (➤ Abb. 4.1).
- Grenzt den Intrazellularraum vom Extrazellularraum ab.
- Semipermeabel (= halbdurchlässig): Durchlässig für ausgewählte Substanzen in beide Richtungen: Wasser, Sauerstoff und Kohlendioxid können ungehindert passieren.
- Die Durchlässigkeit ist abhängig von der Größe, der elektrischen Ladung und der Fettlöslichkeit der Teilchen. Je lipophiler (fettlöslicher), kleiner und unipolarer eine Substanz ist, desto leichter kann sie in die Zelle gelangen.
- Carriermoleküle (Trägersubstanzen): Transportieren Substanzen durch die Zellwand.
- Sowohl aktiver Transport (unter Energieverbrauch) als auch passiver Durchgang (durch Ausgleich von Konzentrationsgefällen) möglich.
- An der Zellmembran befinden sich Informationsaufnehmer (= Rezeptoren).

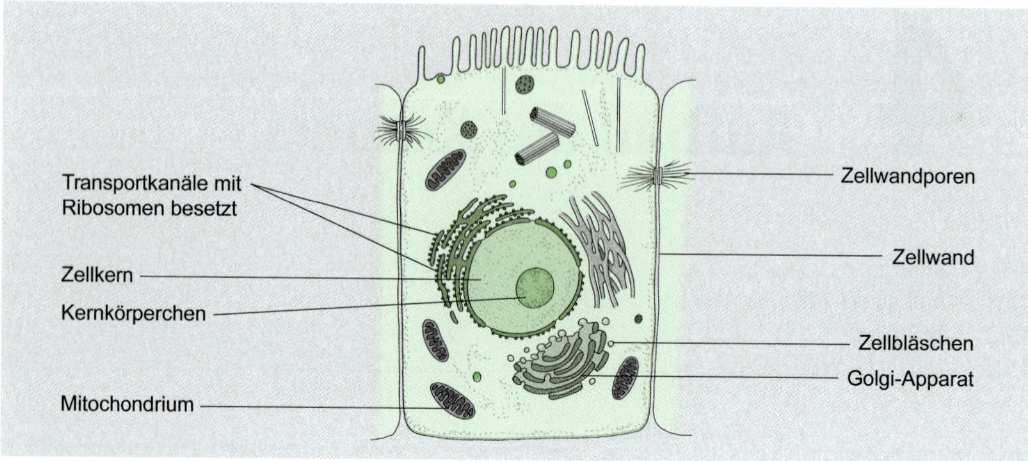

Abb. 4.1 Aufbau einer Zelle. [L190]

4.1.2 Zellteilung

Mitose

Mitose (➤ Abb. 4.2): Zellteilung beim Wachstum.

- Aus einer Mutterzelle bilden sich zwei identische Tochterzellen.
- Es teilt sich sowohl Zellplasma als auch der Zellkern.

Die Tochterzellen haben ebenso wie die Mutterzellen 22 Chromosomenpaare und 2 Geschlechtschromosomen (insgesamt = 46 Einzelchromosomen).

Der Mann hat als Geschlechtschromosomen ein X und ein Y, die Frau hat zwei X-Chromosomen.

Meiose

Meiose: Zellteilung der Keimzellen.

Aus der Mutterzelle bilden sich 2 Tochterzellen mit halbem Chromosomensatz = 22 Einzelchromosomen und 1 Geschlechtschromosom (= 23 Einzelchromosomen):

- Eizelle = 22 + X
- Samenzelle = 22 + X **oder** 22 + Y

Zellarten beim Menschen

Alle Zellen stammen von einer Zelle ab, entstanden aus der Verschmelzung von Ei- und Samenzelle (je mit dem halben Chromosomensatz).

Alle Zellen

- haben denselben Chromosomensatz und ein einheitliches Grundschema,
- spezialisieren sich je nach Aufgaben.

4.1.3 Zelle – Gewebe – Organ

Gewebe: Verband gleichartiger Zellen.

Organ: Körperbestandteil, der eine Einheit bestimmter Gestalt und Funktion darstellt und aus verschiedenen Geweben gebildet wird.

Es werden vier Grundgewebe unterschieden:

- Epithelgewebe
- Binde- und Stützgewebe
- Muskelgewebe
- Nervengewebe

Epithelgewebe

Aufgaben:

- Schutz
- Sekretion (Stoffabgabe), z. B. Sekretionsepithel für Schleim im Darm

Interphase (Ruhephase)
Der Zellkern enthält das Chromatin (körnige Masse)

Prophase
Das Chromatin verändert sich: Fädige Chromosomen werden sichtbar. Von jeder Chromosomenart sind noch 2 vorhanden (eine vom Vater, eine von der Mutter).

Metaphase (Verdopplungsphase)
Die Kernmembran löst sich auf, die Chromosomen ordnen sich in der Mitte der Zelle an. Sie werden dicker und kürzer. 2 Hälften werden sichtbar. Spindelfasern bilden sich aus.

Anaphase (Chromosomentrennphase)
Alle Chromosomen bestehen aus 2 identischen Teilen. Spindelfasern setzen an den Chromosomen an und ziehen die Hälften auseinander.

Telophase (Zelltrennphase)
In der Mitte der Mutterzelle bildet sich eine neue Zellwand. Es bilden sich neue Kernmembranen. Die Spindelfasern verschwinden.

Zwei Tochterzellen sind entstanden, die Chromosomen werden wieder unsichtbar.

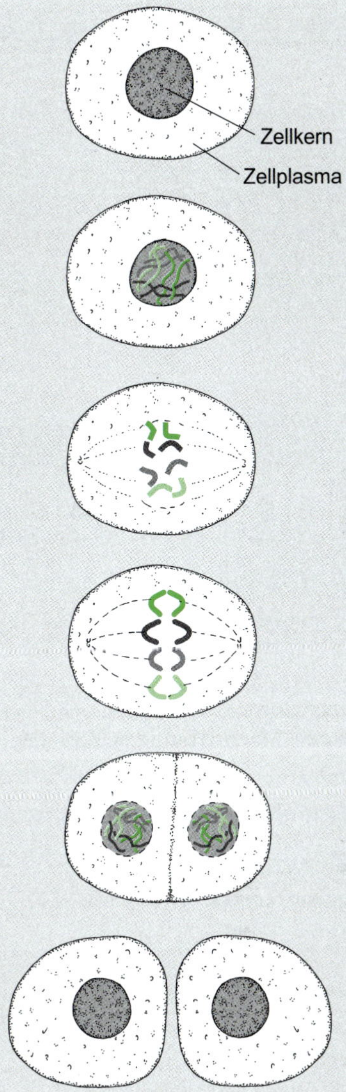

Abb. 4.2 Phasen der Mitose. [L190, M201]

- Resorption (Stoffaufnahme), z. B. Resorptionsepithel für Nährstoffe im Darm
- Reizaufnahme, z. B. Sinnesepithel im Auge

Plattenepithel – einschichtig

Funktion: Durchtritt fester, flüssiger und gasförmiger Stoffe
Vorkommen: Lungenbläschen, Gefäßwände, Kapillaren (Haargefäße), Brust- und Bauchfell (➤ Abb. 4.3)

Plattenepithel – mehrschichtig

Funktion: Schutz
Vorkommen: verhornt → Haut, unverhornt → Schleimhaut (z. B. Speiseröhre, Anus, Scheide ➤ Abb. 4.4)

Flimmerepithel

Funktion: Reinigung, Anfeuchtung, Transport
Vorkommen: Atemwege, Eileiter (➤ Abb. 4.5)

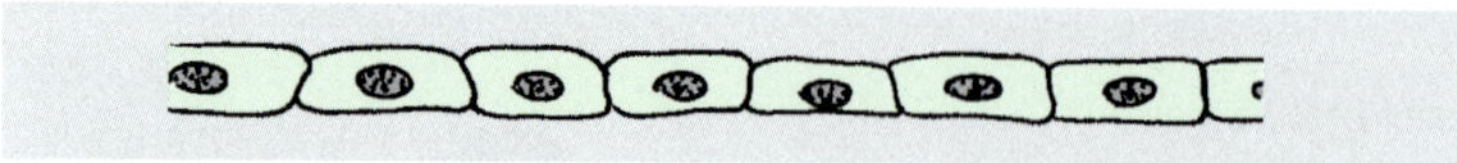

Abb. 4.3 Einschichtiges Plattenepithel. [L190, M201]

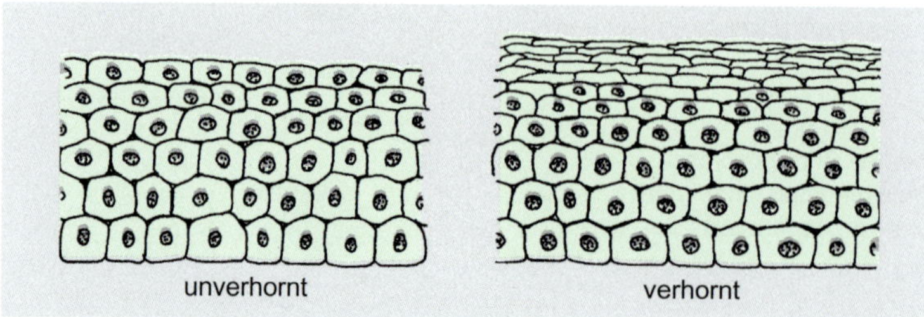

Abb. 4.4 Mehrschichtiges Plattenepithel. [L190, M201]

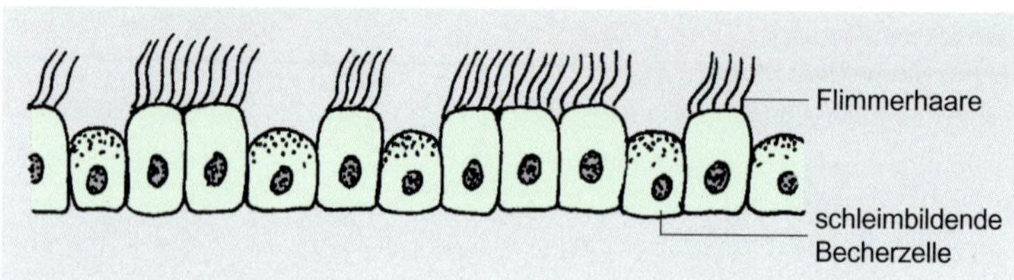

Abb. 4.5 Flimmerepithel. [L190, M201]

Zylinderepithel

Funktion: Resorption an vergrößerter Oberfläche
Vorkommen: Magen, Darm (➢ Abb. 4.6)

Sinnesepithel

Funktion: Reizaufnahme
Vorkommen: Sinneszellen (➢ Abb. 4.7)

Binde- und Stützgewebe

Aufgaben:
- Formerhaltung der Organe
- Ausfüllen von Hohlräumen zwischen Organen oder Organteilen
- Umhüllung von Nerven und Gefäßen
- Grundgewebe von Organen
- Speicherung von Wasser
- Umgebendes Gewebe für Abwehrzellen

Aufbau:
- Bindegewebszellen: kleine, relativ weit auseinander liegende Zellen (➢ Abb. 4.8)
- Interzellularsubstanz: Struktur, die den Raum zwischen den Zellen ausfüllt, bestehend aus Proteinen und Kohlenhydraten mit eingelagerten Fasern:
  - Elastische Fasern
  - Kollagenfasern
  - Retikuläre Fasern

Faserarmes Bindegewebe

Bau: Weitmaschige Verknüpfung von Bindegewebszellen und wenig Fasern, weite Interzellularräume mit viel Interzellularsubstanz
Vorkommen: Grundgewebe lymphatischer Organe, z. B. Milz, Lymphknoten und Knochenmark

Faserreiches Bindegewebe

Bau: Viele Kollagenfasern und wenige elastische Fasern, Interzellularsubstanz
Vorkommen: Organhüllen, Sehnen, Gelenkkapseln

Fettgewebe

Bau: Sonderform des Bindegewebes. Besteht aus retikulären Fasern und Fettzellen. Jede Fettzelle enthält ein eingelagertes Fetttröpfchen, das so weit wachsen kann, dass es die ganze Zelle ausfüllt.

Fettgewebe wird durch Kapillargefäße mit Blut versorgt.

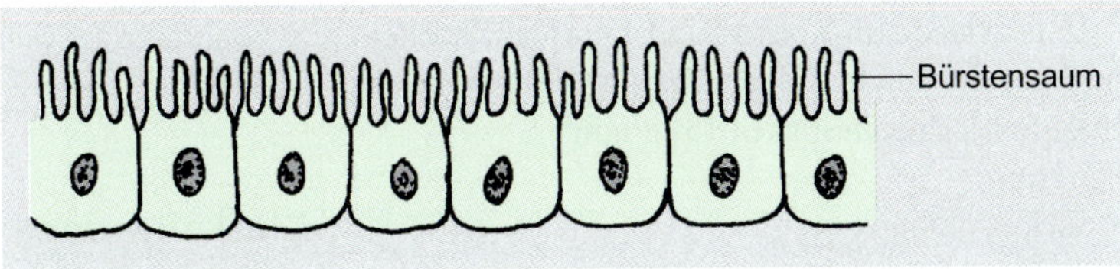

Abb. 4.6 Zylinderepithel. [L190, M201]

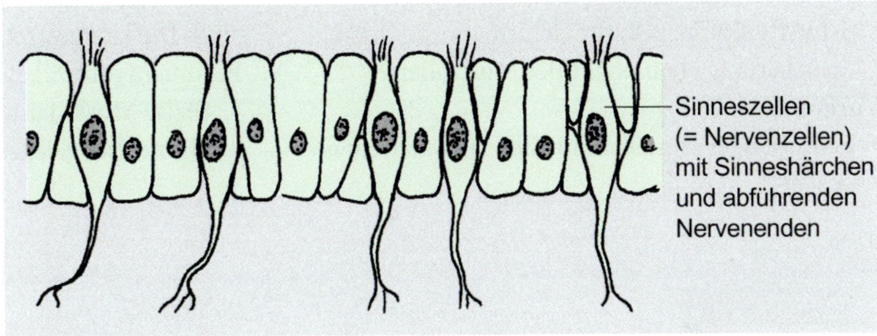

Abb. 4.7 Sinnesepithel. [L190, M201]

Funktion:

- Speicherfett: Energiespeicher, Kaloriendepot
- Baufett: Auspolsterung besonders beanspruchter Körperteile, Schutz für Organe
- Isolationsfett als Kälteschutz

Vorkommen: z. B. Unterhautgewebe

Knorpelgewebe

Bau: Besteht aus Knorpelzellen, Kollagenfasern, Interzellularsubstanz, keine Blutgefäße und Nerven. Knorpel werden mit Gelenkschmiere versorgt.
Funktion: Hohe Druckfestigkeit 1,5 kg/mm^2
Vorkommen: Je nach Zusammensetzung werden drei Knorpelarten unterschieden.

- Hyaliner Knorpel (druckfest und elastisch, wenige Kollagenfasern): embryonales Skelett, Epiphysenfugen, Gelenkknorpel, Kehlkopf, Luftröhren- und Bronchialknorpel
- Elastischer Knorpel (sehr elastisch, elastische Fasern und Kollagenfasern): Epiglottis (Kehldeckel), Ohrmuschel, Ohrtrompete, kleine Bronchien
- Faserknorpel (Grundsubstanz besteht fast völlig aus Kollagenfasern, sehr robust gegen mechanische Belastungen): Bandscheiben, Menisken, Knorpel im Kniegelenk.

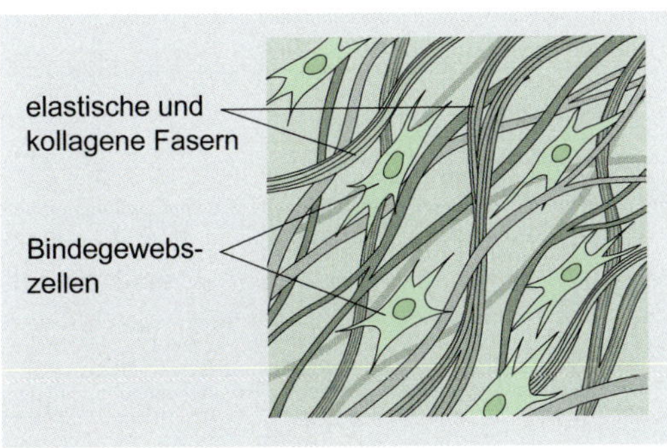

Abb. 4.8 Bindegewebe. [L190]

Knochengewebe

Bau: Interzellularsubstanz aus Kollagenfasern, die von auskristallisierten Mineralsalzen eingeschlossen sind (verkalkte Grundsubstanz: ⅓ organisches Material, ⅔ Kalziumsalze). Salze sind in Form von Mikrokristallen in die Knochengrundsubstanz eingelagert und sind für die Festigkeit des Knochens verantwortlich.

Knochenzellen:

- Osteoblasten (Knochenbildner). Bilden die Interzellularsubstanz des Knochens, indem sie Mineralsalze ausscheiden.
- Osteozyten. Entwickeln sich aus Osteoblasten, die die Fähigkeit zur Zellteilung verloren haben. Die Osteozyten werden von mineralisierter Knochensubstanz umbaut und eingeschlossen.
- Osteoklasten. Zellen zum Knochenabbau → Rückgewinnung von Mineralien.

Die Knochenzellen stehen mit Blutgefäßen in Verbindung, durch die sie ernährt werden.

Unterschied von Kochen und Knorpel: Knochen sind härter durch Kalkeinlagerung, Zugfestigkeit 10 kg/mm², Druckfestigkeit 15 kg/mm².

Funktion:

- Skelettbildung
- Stütz- und Bewegungsfunktion
- Ansatzstelle von Muskeln und Sehnen
- Schutzfunktion, z. B. für Gehirn, innere Organe
- Speicherung lebenswichtiger Mineralien

Vorkommen:

- Feinfaseriger Lamellenknochen (Erwachsenenskelett)
- Grobfaseriger Geflechtknochen (v. a. kindliches Skelett)

Muskelgewebe

Bau: Muskelzellen, die von Bindegewebe umhüllt sind. Die langgestreckten Muskelzellen enthalten im Plasma Myofibrillen (feine Proteinfasern).

- Glatte Muskulatur: Spindelförmige Muskelzellen mit zentral gelegenem Zellkern

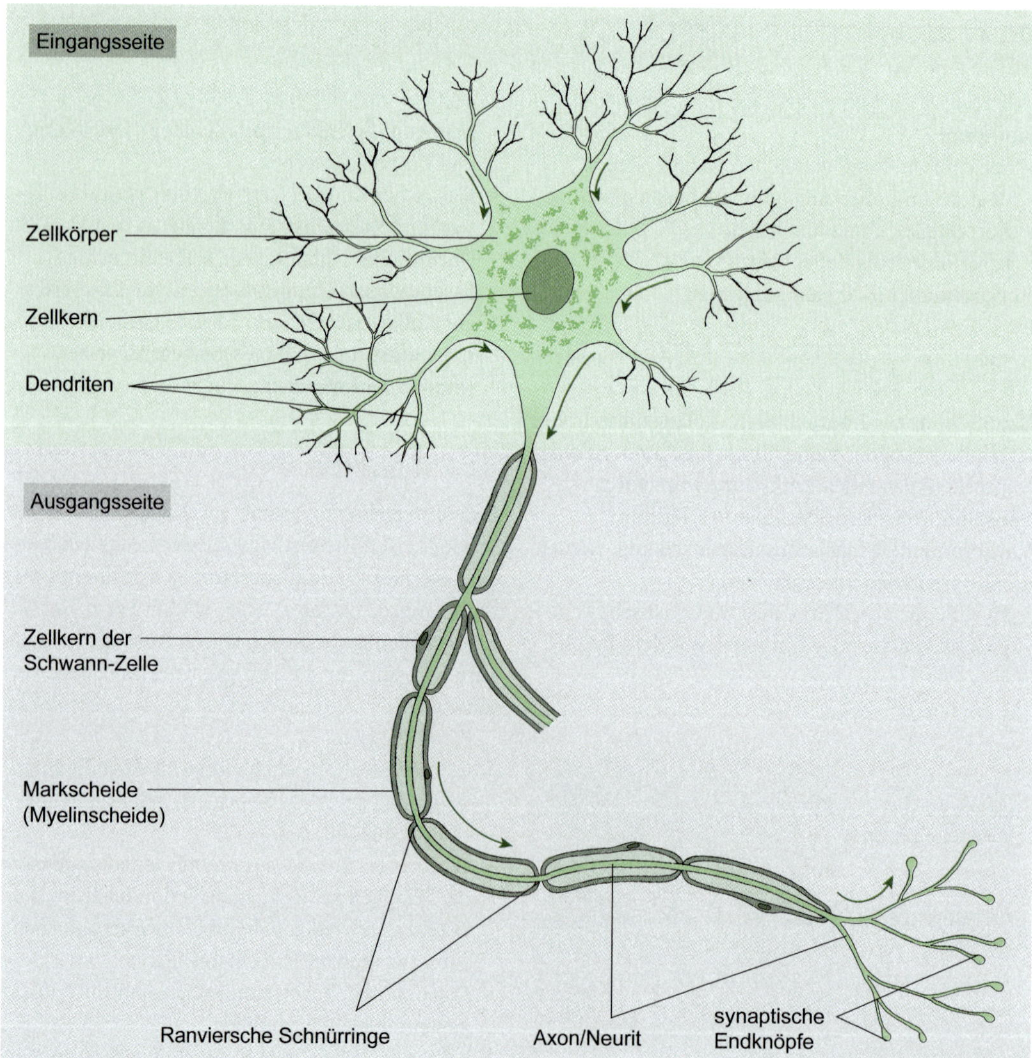

Abb. 4.9 Aufbau einer Nervenzelle. [L190]

- Quergestreifte Muskulatur: Langgestreckte Zellen mit vielen randständigen Zellkernen, untereinander verzweigt
- Herzmuskulatur: Zellen ähnlich wie bei der quergestreiften Muskulatur, aber verzweigt und mit mittelständigen Zellkernen

Funktion: Die Myofibrillen ermöglichen durch ihre Anordnung in der Zelle eine Kontraktion (Zusammenziehen). Bewegung des Skeletts, des Körpers und der Organe (z. B. Herzkontraktion, Darmperistaltik).

Vorkommen:

- Glatte Muskulatur: Magen-Darm-Trakt, Urogenitaltrakt, Blutgefäße
- Quergestreifte Skelettmuskulatur: Skelettmuskulatur
- Quergestreifte Herzmuskulatur: Muskulatur des Herzens

Nervengewebe

Bau: Nervenzellen (Neuronen) und Gliazellen (Stütz- und Nährgewebe).

Neurone (➤ Abb. 4.9) haben einen oder mehrere Nervenzellfortsätze. Nervenzellfortsätze, die Informationen von anderen Nervenzellen aufnehmen und zum eigenen Zellzentrum leiten, heißen Dendriten. Neuriten, die die Information in Richtung einer anderen Zelle (Muskel-, Drüsen- oder Nervenzelle) weiterleiten, werden als Axon (Neurit) bezeichnet. Das Axon kann bis 1 m lang werden.

Die Neuronen sind über Synapsen miteinander und mit dem Erfolgsorgan verbunden. Ein Nerv besteht aus vielen Neuronen, die von Gliazellen umgeben sind.

Funktion: Aufnahme, Weiterleitung, Verarbeitung und Speicherung von Informationen

- Dendriten: Reizauf- oder Reizübernahme
- Axone: Reizabgabe, -weiterleitung

Vorkommen: Nerven durchziehen den gesamten Körper.

Wiederholungsfragen

1. Welcher Bestandteil der Zellen ist für die Steuerung aller lebenswichtigen Vorgänge verantwortlich?
2. Nennen Sie die Funktion und das Vorkommen von Flimmerepithel.
3. Zählen Sie die Funktionen des Fettgewebes auf.
4. Welche Knochenzellen gibt es und welche Funktionen haben sie?
5. Unterscheiden Sie glatte und quergestreifte Muskulatur anhand des zellulären Aufbaus.
6. Nennen Sie die Zellfortsätze des Neurons. Mit welchen werden Nachrichten von Zelle zu Zelle übermittelt?

KAPITEL

5 Der Bewegungsapparat und seine Erkrankungen

5.1 Anatomie und Physiologie

Anatomie: Lehre vom Bau des menschlichen Körpers.
Physiologie: Lehre von den Funktionen des Körpers.
Der **Bewegungsapparat** wird vom Skelett- und Muskelsystem gebildet. Zum passiven Bewegungsapparat gehören Knochen (➢ Kap. 4.1.3), Knorpel (➢ Kap. 4.1.3) und Gelenke des Körpers. Die die Knochen bewegenden Skelettmuskeln werden als aktiver Bewegungsapparat bezeichnet.

5.1.1 Knochen

Das **Skelett** besteht aus über 200 Knochen (Os, Mehrzahl: Ossa). Es gibt den Weichteilen des Körpers Halt und ist ein wichtiger Speicher für Kalzium und Phosphat.

Knochenformen

- Platte Knochen: Schulterblatt, Beckenknochen, Schädel, Brustbein
- Kurze Knochen: Hand-, Fußwurzel
- Röhrenknochen: Arme, Beine
- Sesambeine: in Sehnen und Bänder eingefügte runde Knochen (Kniescheibe, Erbsenbein)
- Irreguläre Knochen: Wirbel, Knochen des Gesichts

Knochenauf- und Knochenabbau

Im Mutterleib werden die späteren Knochen zunächst als Knorpel vorgebildet, später wird der Knorpel zunehmend durch Knochen ersetzt (**Ossifikation,** Verknöcherung). Auch im Erwachsenenalter wird Knochengewebe ständig auf- und abgebaut, um die Stabilität des Knochens dauerhaft zu erhalten. Der nötige Druck auf den Knochen wird dabei durch den Zug der Muskeln bei Bewegung erzeugt. Knochen kann sich ständig an neue Erfordernisse anpassen, beispielsweise an starke Belastung. Es besteht ein kontinuierlicher Umbau. Die Auf- und Abbauprozesse müssen im Gleichgewicht sein. Im Alter verschiebt sich das Gleichgewicht zum vermehrten Abbau hin. Dadurch lässt die Knochenstabilität nach. Es resultiert eine erhöhte Knochenbrüchigkeit.

Bau eines Röhrenknochens

Röhrenknochen (➤ Abb. 5.1) bestehen aus dem Schaft, der **Diaphyse** und zwei verdickten Enden, den **Epiphysen.** Zwischen Epi- und Diaphyse befindet sich die Längenwachstumszone, die **Metaphyse,** die zur Epiphyse durch die **Epiphysenfuge** begrenzt ist. In der Metaphyse bilden sich bis zum Ende der Pubertät Knorpelzellen, die ständig in Richtung Diaphyse verknöchern. Nach der Pubertät wird weniger Wachstumshormon ausgeschüttet, sodass die Epiphysenfuge verknöchert und das Längenwachstum beendet ist.

Die Außenschicht des Knochens besteht aus massivem Knochengewebe, der **Kortikalis.** Die Kortikalis ist im Bereich der Diaphyse eines Röhrenknochens besonders dick und heißt hier **Kompakta.** Im Inneren des Knochens bilden feine Knochenbälkchen die **Spongiosa,** die sich durch ständigen Auf- und Abbau an wechselnde Beanspruchungen anpasst und sehr viel leichter als kompakter Knochen ist.

Interzellularsubstanz: Kollagenfasern, die von auskristallisierten Mineralsalzen eingeschlossen sind (verkalkte Grundsubstanz: ⅓ organisches Material, ⅔ Kalziumsalze). Salze sind in Form von Mikrokristallen in die Knochengrundsubstanz eingelagert und sind für die Festigkeit des Knochens verantwortlich.

Knochenzellen:

- Osteoblasten (Knochenbildner). Bilden die Interzellularsubstanz des Knochens, indem sie Mineralsalze ausscheiden.
- Osteozyten. Entwickeln sich aus Osteoblasten, die die Fähigkeit zur Zellteilung verloren haben. Die Osteozyten werden von mineralisierter Knochensubstanz umbaut und eingeschlossen.
- Osteoklasten. Zellen zum Knochenabbau → Rückgewinnung von Mineralien.

Die Räume zwischen den Knochenbälkchen sowie die Markhöhle sind mit **Knochenmark** (Medulla ossium) gefüllt. Das rote Knochenmark enthält viele rote Blutkörperchen und deren Vorstufen und ist für

5

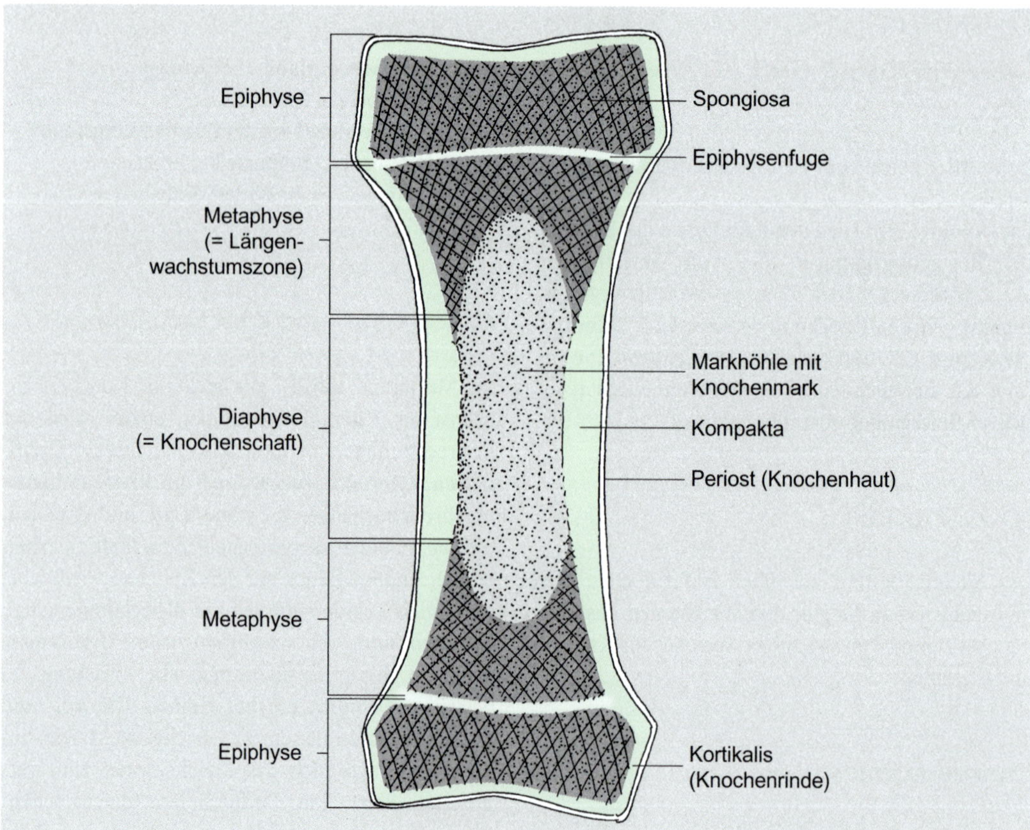

Abb. 5.1 Aufbau eines Röhrenknochens. [L190]

die Blutbildung zuständig. Es findet sich in den platten Knochen, vor allem in Brustbein und Beckenschaufeln. Beim Erwachsenen überwiegt das gelbe Knochenmark (Fettgewebe). Außen ist der Knochen von einer **Knochenhaut** (Periost) umhüllt, die die Blutgefäße zur Ernährung und sensible Nerven des Knochens enthält.

5.1.2 Gelenke

Bewegliche Verbindungen zwischen zwei oder mehreren Knochen werden als Gelenk bezeichnet. **Echte Gelenke** (Diarthrosen) erlauben je nach Konstruktion Bewegungen in mindestens einer Ebene, während unechte Gelenke (Synarthrosen) mit Bindegewebe verbunden sind und nur eine geringe Beweglichkeit ermöglichen.

Echte Gelenke

Nach ihren Bewegungsmöglichkeiten und ihren Formen werden verschiedene Gelenke unterschieden.

Bau eines Gelenks

- **Gelenkflächen** (Facies articulares): Kopf und Pfanne mit hyalinem, sehr glattem Knorpelüberzug, der weder Blutgefäße noch Nerven besitzt und durch Gelenkflüssigkeit ernährt wird. Durch regelmäßige Belastung und Entlastung des Gelenks werden die Nährstoffe in den Knorpel eingearbeitet. Wird das Gelenk über längere Zeit zu wenig oder zuviel bewegt, degeneriert der Knorpel auf Grund von Nährstoffmangel.
- **Gelenkkapsel** (Capsula articularis) umschließt zwei Knochenenden (Gelenkpfanne und Gelenkkopf).
  - Außen: straffes Bindegewebe (Membrana fibrosa)
  - Innen: gefäß- und nervenreiche Bindegewebsschicht (Membrana synovialis, Synovialmembran), die die Gelenkflüssigkeit absondert
- **Gelenkhöhle** (Cavitas articularis): enthält Gelenkflüssigkeit (Synovia). Aufgabe der Synovia:
  - Ernährung des Gelenkknorpels
  - Gelenkschmierung (vermindert die Reibung)

Besonderheiten

- Gelenkbänder (Verstärkung bei besonderen Belastungen): Wird ein Gelenk für längere Zeit ruhig gestellt, verkürzen sich die Bänder, wodurch die Beweglichkeit stark eingeschränkt wird.
- Schleimbeutel (Bursa synovialis): Flache Beutel, mit Synovia gefüllt, die eine Pufferfunktion an besonders druckbelasteten Stellen zwischen Knochen und Muskeln oder Sehnen haben.
- Knorpelige Zwischenscheiben (Disci articulares und intervertebrales, Menisci articulares): Pufferwirkung, Ausgleich bei schwieriger Gelenkstellung oder Bewegung, z. B. im Kniegelenk oder zwischen den Wirbelkörpern.

Unechte Gelenke

Verbindungen zweier Knochen durch Bindegewebe ohne Gelenkkapsel, die nur geringe Bewegungen ermöglichen.

- Verbindung durch Bindegewebe: **Syndesmosen,** beispielsweise zwischen Schien- und Wadenbein.
- Verbindung durch Knorpel: Synchondrose und Symphyse (Schambeinfuge ➤ Abb. 5.2).
- Verbindung durch Knochen: **Synostosen,** z. B. im Kreuzbein sind 5 einzelne Wirbel durch Knochengewebe verwachsen.

Wirbelsäule

24 knöcherne **Wirbel** und das aus verwachsenen Wirbeln bestehende Kreuz- und Steißbein bilden die Wirbelsäule. Zwischen den beweglichen Wirbeln liegen 23 Zwischenwirbelscheiben, die Bandscheiben. Diese ermöglichen die Bewegungen der Wirbelsäule und puffern Stöße ab.

Bandscheiben bestehen aus dem inneren Gallertkern und außenliegenden Kollagenfasern. Der Gallertkern nimmt im Liegen Wasser und Nährstoffe auf, bei Belastung in aufrechter Haltung wird die Flüssigkeit zusammen mit Abbauprodukten ausgepresst → die Körpergröße ist am Abend um 1–2 cm geringer als am Morgen. Bewegung ist essenziell für eine ausgewogene Ernährung der Bandscheiben.

Die Löcher in den Wirbelbögen liegen übereinander und bilden den durchgehenden **Spinalkanal,** in dem sich, von drei Hirnhäuten und einem Netz aus Blutgefäßen umschlossen, das Rückenmark befindet.

5.1.3 Muskulatur

Es gibt drei verschiedene Muskelgewebe: quergestreifte Skelettmuskulatur, glatte Muskulatur, quergestreifte Herzmuskulatur (➤ Kap. 4.1.3).

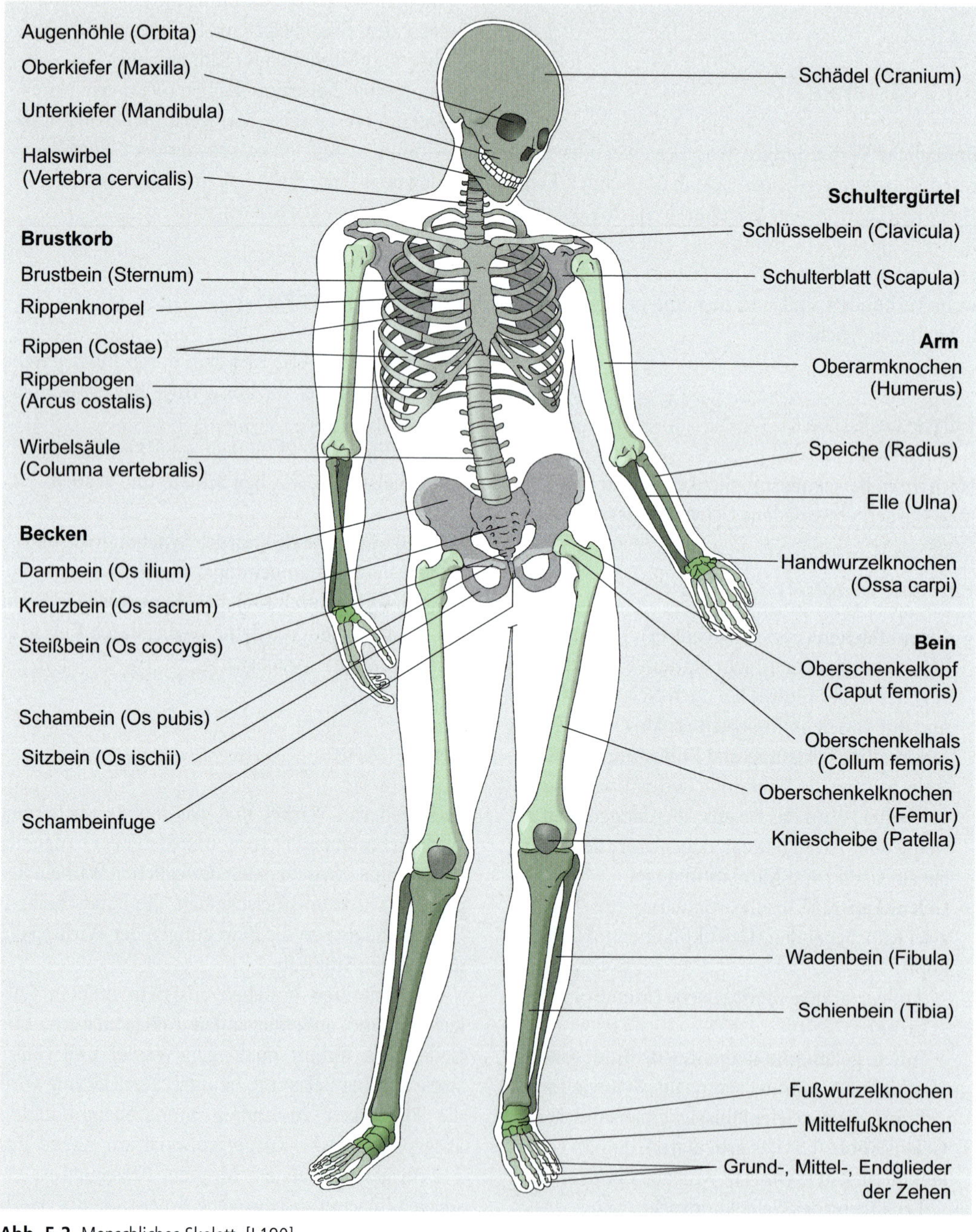

Abb. 5.2 Menschliches Skelett. [L190]

Skelettmuskulatur

Der Skelettmuskel zieht über ein oder mehrere Gelenke. Er ist durch Sehnen am Knochen befestigt (Bänder dagegen sind Bindegewebsverbindungen von Knochen untereinander). Diese Befestigungsstellen können z. B. Befestigungsleisten, Knochenvorsprünge, Aufrauungen oder Dornfortsätze sein. Beim Muskel unterscheidet man:

- Ursprung: Befestigung am weniger beweglichen Skelettteil, wird auch als Muskelkopf bezeichnet
- Muskelbauch: in der Mitte liegender Muskelteil
- Ansatz: Befestigung an dem stärker beweglichen Skelettteil bzw. bei den Gliedmaßen die körperfernen Skelettstücke

Agonist und Antagonist

Durch die Kontraktion, d. h. die Verkürzung des Muskels, bewegen sich die Knochen, mit denen der Muskel verbunden ist, aufeinander zu. Um diese Bewegung rückgängig zu machen, ist ein zweiter Muskel nötig.

- Agonist (Spieler ➤ Abb. 5.3): Muskel, der die Bewegung in eine Richtung ausführt
- Antagonist (Gegenspieler ➤ Abb. 5.3): Muskel, der die entgegengerichtete Bewegung ausführt

Jeder der Muskeln kann sowohl Agonist als auch Antagonist sein, je nachdem, wohin die Bewegung gerichtet sein soll.

Energie für Muskelarbeit

Muskelarbeit verbraucht viel Energie: Die benötigte Energie wird hauptsächlich aus Kohlenhydraten (Glukose, Traubenzucker) gewonnen. Diese werden unter Sauerstoffverbrauch chemisch in Energie umgewandelt. Als Abbauprodukt entsteht Kohlendioxid. Nur knapp die Hälfte der eingesetzten Energie kann in Muskelarbeit umgesetzt werden. Der Rest wird als Wärme abgegeben.

Bei Dauerleistung kann der Bedarf an Sauerstoff nicht völlig gedeckt werden. Bei Sauerstoffmangel reichert sich ein Zwischenprodukt des Stoffwechsels, die Milchsäure, im Muskel an. Es kommt zur Übersäuerung des Muskels und zu muskulärer Ermüdung. Die Fähigkeit zur Kontraktion nimmt immer mehr ab. Der Muskel legt eine Zwangspause ein. In der folgenden Erholungsphase wird die Milchsäure abgebaut. Dieser Mechanismus dient dem Schutz vor Überlastung. Skelettmuskeln sind auf zeitlich begrenzte Leistungen ausgelegt.

Kontraktion durch Nervenimpuls

Skelettmuskeln führen dem Willen unterworfene, aktive Bewegungen aus. Sie werden durch das zentrale und periphere Nervensystem gesteuert. Um eine Bewegung auszuführen, muss der Muskel bzw. die Muskelfaser den Befehl zur Kontraktion über ei-

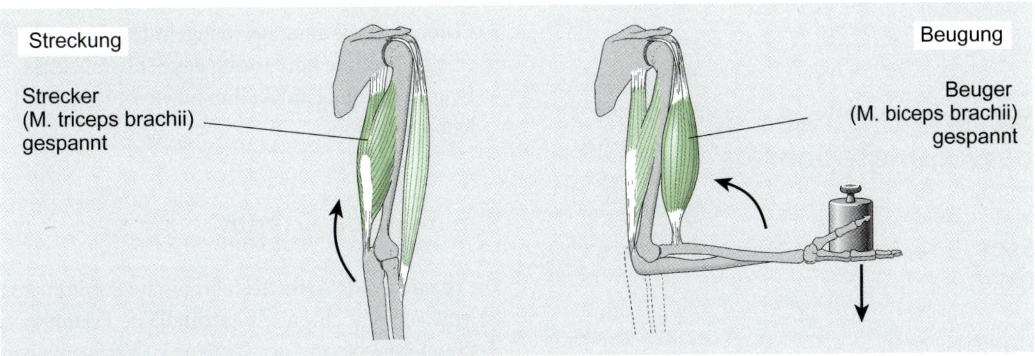

Abb. 5.3 Wirkung von Agonist und Antagonist am Beispiel Oberarm. [L190]
Agonist: Der zweiköpfige Beugemuskel (Bizeps) am Oberarm hat seinen Ursprung über zwei Sehnen am Schulterblatt, der Ansatz liegt an der Speiche des Unterarms. Verkürzt sich der Bizeps, nähert sich die Speiche zusammen mit der Elle dem Oberarm und der Unterarm wird gebeugt.
Antagonist: Dem Beugemuskel wirkt ein Streckmuskel entgegen. Hier der dreiköpfige Streckmuskel (Trizeps). Er ist an der Schulter und am Oberarmknochen befestigt (Ursprung), der Ansatz liegt an der Elle des Unterarms. Verkürzt sich der Trizeps, entfernt sich der Unterarm vom Oberarm, der Unterarm wird gestreckt. Gleichzeitig entspannt sich der Bizeps.

5

nen Nerv erhalten. Nerv und Muskel sind über Synapsen miteinander verbunden.

Glatte Muskulatur

Die glatte Muskulatur ist dem Willen nicht unterworfen und wird durch das vegetative Nervensystem gesteuert.
Weitere Kennzeichen sind:
- Auf Dauerleistung ausgelegt
- Langsame Bewegungen
- Niedriger Energiebedarf, geringe Ermüdbarkeit
- Vorkommen: z. B. Blutgefäße, Darm, Harnblase, Magen, Speiseröhre, Gallenblase, Gallengang, Harnleiter, Uterus

Quergestreifte Herzmuskulatur

Die quergestreifte Herzmuskulatur ist nicht willentlich beeinflussbar und wird durch ein herzeigenes Nervensystem (Sinusknoten, AV-Knoten ➤ Kap. 6.1.1) sowie das vegetative Nervensystem gesteuert.
Weitere Kennzeichen sind:
- Auf Dauerleistung ausgelegt.
- Schnelle, rhythmische Bewegungen (ca. 70 Kontraktionen pro Min.).
- Nach jeder Kontraktion folgt eine Ruhezeit von etwa 300 ms, in der keine erneute Kontraktion stattfindet (Refraktärzeit).

5.2 Erkrankungen des Bewegungsapparats

5.2.1 Entzündliche Erkrankungen der Gelenke

Bursitis

Schleimbeutelentzündung, betroffen sind vor allem
- Ellenbogen,
- Schulter,
- Kniegelenke und
- Hüfte.

Ursachen

- Ungünstige dauerhafte Belastung wie Hinknien, ständiges Aufstützen des Ellenbogens auf hartem Untergrund, Überkopfarbeiten, Sportarten wie Volleyball oder Judo → chronische Bursitis
- Sturz
- Stoffwechselerkrankungen wie Rheuma oder Gicht
- Infektion

Symptome

Der Schleimbeutel füllt sich immer mehr mit Flüssigkeit und behindert dadurch die Bewegung des Gelenks. Bei der akuten Bursitis treten die Symptome heftig und sofort auf, bei chronischer Überbelastung kommen die Beschwerden immer wieder oder nehmen langsam zu.
- Sichtbare Schwellung am Gelenk
- Schmerzen
- Rötung
- Erwärmung

Therapie

- Kühlen (Achtung: keine Wärmeanwendung!)
- Salbenverband, Umschläge
- NSAR äußerlich und/oder innerlich
- Punktion zur Druckentlastung
- Akut: Ruhigstellung, später Physiotherapie
- Chronisch: wie akut, bei mangelndem Therapieerfolg operative Entfernung des Schleimbeutels
- Druckentlastungsmaßnahmen wie Knie- oder Ellenbogenschoner

Rheumatoide Arthritis

Die **rheumatoide Arthritis** (chronische Polyarthritis) ist eine schwere chronisch-entzündliche Erkrankung des Bindegewebes mit der Tendenz zu Verformungen (Deformitäten) der Gelenke besonders der Hände und Füße. Sie verläuft schubförmig und befällt meist beide Körperhälften. Es sind 1–2 % der Bevölkerung betroffen, dreimal mehr Frauen als Männer. Die Erkrankung kann in jedem Lebensalter auftreten, die meisten Menschen erkranken nach dem 40. Lebensjahr.

Ursachen

Bisher nur unvollständig geklärt. Möglicherweise führen Infektionen bei entsprechender genetischer Veranlagung zu Fehlreaktionen der Immunabwehr, die dann körpereigene Strukturen, z. B. Gelenkknorpel, angreift und zerstört. Der im Blut nachweisbare Rheumafaktor ist ein Antikörper gegen ein körpereigenes Eiweiß. In der Folge werden entzündliche Gewebsreaktionen ausgelöst, die zu einer Zerstörung des Gelenkknorpels und Deformierung der Gelenke führen.

Begünstigende Faktoren

- Erbfaktor, familiäre Häufung
- Rauchen
- Geschlecht
- Psychische Belastung
- Hormonelle Einflüsse
- Auslösung auch durch virale oder bakterielle Infektionen möglich

Symptome

- Fatigue: allgemeines Krankheitsgefühl, Müdigkeit, Abgeschlagenheit
- Appetitlosigkeit
- Gewichtsverlust
- Leichtes Fieber
- Ausgeprägte Morgensteifheit der Gelenke (länger als eine Stunde dauernd)
- Gelenkschwellungen und -schmerzen (seit mindestens sechs Wochen)
- Symmetrischer Befall von Gelenkregionen (seit mindestens sechs Wochen)
- Entzündung der Gelenkinnenhaut mit den typischen Entzündungssymptomen
- Gelenknahe Knochenentkalkung
- Symptome, die nicht die Gelenke betreffen: Perikarditis, Herzklappenveränderungen, Pleuritis, Lungenfibrose, Gefäßentzündungen (Vaskulitis), Leberenzymerhöhung

Diagnose

- Rheumafaktor im Blut nachweisbar.
- Entzündungswerte (BSG, CRP) im Blut erhöht.
- Röntgen, Gelenksonografie, MRT der betroffenen Gelenke.
- Biopsie der Synovia.
- Krankheitsaktivität: Lässt sich mit dem Disease Activity Score = DAS 28 einstufen. Mit einem Punktewert zwischen 0 und 10 werden Druckschmerz und Schwellung an 28 Gelenken, sowie Gesamteinschätzung des Patienten und die Blutsenkungsgeschwindigkeit (Entzündungsmerkmal) angegeben → Punktewerte über 5 geben eine hohe Aktivität an.
- Funktionskapazität (Was kann der Patient noch?): wird mit dem Health Assessment Questionnaire (HAQ) angegeben.

Therapie

Keine kurative Therapie möglich. Ziel ist, den Krankheitsprozesses vollständig zu unterdrücken und eine Remission zum frühestmöglichen Zeitpunkt zu erreichen.
Medikamentös werden gegeben:

- DMARD (Disease modifying antirheumatic drug ≙ krankheitsverändernde Medikamente). Jeder Patient benötigt unmittelbar nach einer gesicherten Diagnose eine Basistherapie, um bereits in der Frühphase die Progression der Erkrankung zu bekämpfen. Mittel der Wahl ist initial MTX (Methotrexat), anfänglich kombiniert mit dem Glukokortikoid Prednisolon. Sollte hiermit auch nach Dosisanpassung innerhalb von 12 Wochen keine ausreichende Wirkung erzielbar sein, wird eine Kombination mehrerer DMARDs eingesetzt bzw. kann bei ungünstiger Prognose mit Biologika behandelt werden.
- Glukokortikoide sollten morgens zwischen 6 und 8 Uhr mit dem Frühstück eingenommen werden, dies folgt der natürlichen Cortisolausschüttung. Ist eine Einnahme über einen längeren Zeitraum als 2 Wochen nötig, muss dann langsam ausgeschlichen werden.
- Protonenpumpenhemmer bei Glukokortikoideinnahme und höherem Alter zum Schutz vor gastrointenstinalen Nebenwirkungen.
- Nichtsteroidale Antirheumatika lassen Schwellungen abklingen und lindern die Steifheit der Gelenke und Schmerzen, können den fortschreitenden Verlauf und die Folgeschäden der Erkran-

kung aber nicht aufhalten. Die Einnahme soll nach festem Zeitplan (nicht nach Bedarf) und so kurz wie möglich erfolgen. Einsatz: zur Linderung der akuten Symptome und bis zum Wirkungseintritt der Basistherapeutika.

Ergänzende Therapiemaßnahmen, um den Erhalt der Gelenkfunktion und eine Verbesserung der Beweglichkeit zu erreichen:

- Physiotherapie, Schwimmen, Laufen
- Physikalische Therapie an einzelnen Gelenken
- Chirurgische Behandlung
  - Frühstadium: Entfernung der Gelenkinnenhaut
  - Später: Operation zur Verbesserung der Funktion, Ersatz von Gelenken

Ernährungsempfehlung

- Gewichtsreduktion bei Übergewicht.
- Erfolge durch kurzfristiges Fasten konnten beobachtet werden (evtl. durch die Erhöhung des körpereigenen Kortison-Spiegels).
- Ausreichende Kalziumzufuhr (1 g pro Tag).
- Fettoptimierte, überwiegend lacto-vegetabile Kost. Zwei Fleischmahlzeiten pro Woche sind sinnvoll. Außerdem zweimal wöchentlich Seefisch (z. B. Hering, Lachs, Makrele, Thunfisch) oder alternativ Kapseln mit hochkonzentriertem Fischöl. Anstelle gesättigter Fette sollten hochwertige Pflanzenöle verwendet werden (z. B. Olivenöl, Rapsöl).
- Alkohol vermeiden.

Borreliose

Die Borreliose wird durch das Bakterium **Borrelia burgdorferi** hervorgerufen. Sie kann zu unterschiedlichen Manifestationen führen, aber nur sehr selten entwickelt ein Patient das Vollbild der Krankheit.

Ursachen

Borrelien, die durch Zecken übertragen werden.

Symptome

- Haut:
  - Erythema migrans: Tage bis Wochen nach dem Biss auftretender kleiner roter Fleck an der Bissstelle, dieser vergrößert sich langsam und bleibt über Tage, z. T. über Monate bestehen. Schmerzen und Juckreiz können auftreten.
  - Acrodermatitis chronica atrophicans: Entzündliche Hautveränderung an Händen und Füßen.
- Nervensystem: Zu jeder Zeit im Verlauf der Erkrankung kann es zu neurologischen Erkrankungen kommen, z. B. zu einer Entzündung der Hirnhäute oder des Gehirns.
- Herz: Myokarditis, Reizleitungsstörungen.
- Gelenke: Asymmetrischer Befall meist der großen Gelenke mit Schwellung und Überwärmung.

Vorbeugung

Zeckenschau. In Endemiegebieten sind bis zu 40 % der Zecken mit Borrelien infiziert, daher nach einem Aufenthalt im Freien den Körper nach Zecken absuchen und die Zecken möglichst sofort entfernen.

Diagnose

- Anamnese
- Sich kreisförmig ausbreitende Hautrötung (Erythema migrans) bei ca. 40 % der Patienten
- Antikörpernachweis im Blut

Therapie

Antibiotika: Doxycylin oder Amoxicillin, bei fortgeschrittener Erkrankung Ceftriaxon

Medikamentenlehre

Nichtsteroidale Antirheumatika oder nichtsteroidale Antiphlogistika

Nichtsteroidale Antirheumatika (NSAR) hemmen die Produktion von Prostaglandinen im Körper. Dadurch wirken sie:

- Schmerzstillend (analgetische Wirkung)
- Entzündungshemmend (antiphlogistische Wirkung)
- Fiebersenkend (antipyretische Wirkung)

Zu den NSAR zählen:

- Acetylsalicylsäure
- Diclofenac
- Ibuprofen
- Indometacin

- Acemetacin
- Piroxicam
- Naproxen
- COX-2-Hemmer

Nebenwirkungen der NSAR:

- Gastrointestinale Beschwerden wie Magenschmerzen, Sodbrennen, Magen- oder Zwölffingerdarmgeschwür. Das Risiko für eine Schädigung der Magenschleimhaut ist abhängig von der Dosis und Dauer der Anwendung der NSAR und steigt mit dem Lebensalter der Patienten überproportional an. Gleichzeitige Einnahme von Glukokortikoiden verstärkt diesen Effekt.
- Einblutungen in die Schleimhäute.
- Nierenschädigende Wirkung.
- Zentralnervöse Störungen wie Kopfschmerzen, Schwindel.

Disease modifying antirheumatic drugs (DMARDs)

Basistherapeutika. Meist wurde die Wirksamkeit zufällig entdeckt, keine homogene Stoffklasse. Der Wirkungsmechanismus ist meistens unbekannt. Der Wirkungseintritt erfolgt verzögert nach 2–3 Monaten. Der Erfolg der Therapie wird anhand subjektiver Berichte des Patienten, Dauer der Morgensteifigkeit, Zahl der geschwollenen und entzündeten Gelenke beurteilt.

Angestrebtes Ziel ist es, die Entzündung zu unterdrücken und die Häufigkeit der entzündlichen Schübe zu verringern, um der Gelenkzerstörung vorzubeugen. Daher wird ein früher Einsatz empfohlen.

Methotrexat (MTX)®

Zytostatikum mit immunsuppressiver Wirkung. Einmal wöchentlich parenteral oder oral am besten abends anzuwenden. Rascher Wirkungseintritt nach ca. 3 Wochen, spätestens nach 3 Monaten. Hohe Wirksamkeit bei geringer Dosierung. Am Tag der MTX-Einnahme dürfen keine NSAR eingenommen werden.

Wichtig: Um die Toxizität von Methotrexat und damit auch die Übelkeit zu mildern, müssen 5–10 mg Folsäure 24 Stunden **nach** der MTX-Einnahme eingenommen werden. Durch den zeitlichen Abstand wird die Wirkung von MTX nicht verringert.

Nebenwirkungen: Übelkeit, Erbrechen am Einnahmetag. Lebertoxisch bei gleichzeitigem Alkoholkonsum und höherer Dosierung, für eine sichere Kontrazeption (auch bei Männern) muss gesorgt werden.

Sulfasalazin

Wirkungseintritt nach ca. 6 Wochen, 75 % der Patienten sprechen auf die Therapie an. Wird bei MTX-Unverträglichkeit oder als Co-Medikation zu MTX eingesetzt.

Nebenwirkungen: Appetitlosigkeit, Übelkeit, Erbrechen, allergische Hautreaktionen, Störungen der Blutbildung

Hydroxychloroquin

Nicht ganz so wirksam wie andere Basistherapeutika, bei ca. 50 % der Erkrankten nach mehrmonatiger Behandlung Rückgang der Beschwerden. Bei regelmäßiger längerer Anwendung sehr langsame Elimination aus dem Körper. Einnahme zusammen mit einer Mahlzeit.

Nebenwirkungen: gastrointestinale Beschwerden, Augenschäden → jährliche Kontrolle durch den Augenarzt

Leflunomid

Alternativ zu MTX oder Co-Medikament. Einnahme zusammen mit einer Mahlzeit, um die Verträglichkeit zu verbessern

Nebenwirkungen: Diarrhö

Teratogen → sichere Verhütung bei Frauen und Männern nötig

Ciclosporin, Goldsalze, Azathioprin

Werden auf Grund der Toxizität nur noch selten eingesetzt.

Biologicals (Biologika)

Monoklonale Antikörper, hemmen entzündliche und immunologische Vorgänge im Körper.

In Verbindung mit Methotrexat konnte ein völliger Stillstand der Gelenkzerstörung erreicht werden. Bereits bestehende Zerstörungen können aber nicht rückgängig gemacht werden. Bisher nur als Injektion möglich. Es gibt speziell geformte Einmalspritzen, die auch bewegungsbehinderten Patienten eine Selbstverabreichung ermöglichen. Nach einer neuen klinischen Studie kann ein Versuch unternommen werden, Glukokortikoide ohne relevante Wirkeinbußen auszuschleichen.

Hinweise für alle Biologicals:

- Lagerung im Kühlschrank bei 2–8 °C.
- Dunkel lagern.
- Vor der Anwendung vorsichtig und langsam auf Zimmertemperatur bringen, die Spritze darf vor der Injektion nicht geschüttelt werden.
- Bei der Applikation austretendes Blut nicht reibend entfernen, nur tupfen.
- Nicht in Narbengewebe oder offene Wunden spritzen.
- Einstichstelle kann vor und nach der Anwendung gekühlt werden, es kann auch eine Stunde vor der Applikation eine antiallergische Salbe aufgetragen werden.

Präparate:

- Infliximab: nur i. v. alle 8 Wochen, Wirkungseintritt nach 2–3 Wochen, nur in Verbindung mit MTX, um eine Bildung von Antikörpern zu verhindern.
- Adalimumab: s. c. jede zweite Woche, aber tiefe Injektion um lokale schmerzhafte Reaktion zu verhindern, Wirkungseintritt nach 2–3 Wochen.
- Etanercept: s. c., 1-2-mal wöchentlich, Wirkungseintritt nach 1-2 Wochen.
- Golimumab: s. c. in Bauch, Oberarm oder Oberarm einmal im Monat. Wirkungseintritt nach 3–4 Monaten.
- Certolizumab: s. c. alle zwei Wochen, anfangs höherdosiert. Wirkeintritt nach 1-2 Wochen in Kombination mit MTX.
- Rituximab: zwei Infusionen im 14-tägigen Abstand in Kombination mit MTX, die Infusion kann nach einem halben Jahr wiederholt werden. Wirkungseintritt nach 1–3 Wochen. Die Patienten haben ein erhöhtes Infektionsrisiko.
- Abatacept: initial Infusion, dann s. c. jede Woche, Wirkungseintritt nach 4–12 Wochen.
- Tocilizumab: alle 4 Wochen eine Infusion Wirkungseintritt nach 4–8 Wochen.
- Anakinra.

Nebenwirkungen: allergische Reaktionen bis zum anaphylaktischen Schock, gesteigerte Infektanfälligkeit. Wegen des sehr hohen Preises und den noch unklaren Nebenwirkungen werden Immuntherapeutika derzeit nur nach dem Versagen zweier Basistherapeutika (darunter Methotrexat) eingesetzt.

Morbus Bechterew

Morbus Bechterew (Spondylitis ankylosans) = chronisch-entzündliche Erkrankung der Wirbelsäule mit Neigung zur Verfestigung und Verknöcherung der zuvor entzündeten Wirbel. Ca. 0,5–1 % der Bevölkerung sind betroffen, entgegen bisheriger Vermutung erkranken Frauen und Männer wahrscheinlich gleich häufig. Beginn der Erkrankung meist zwischen 15. und 30. Lebensjahr. Wegen der unspezifischen Symptome dauert es durchschnittlich 6 Jahre bis zur Diagnosestellung.

Ursachen

- Ursache für die entzündlichen Prozesse nicht bekannt.
- Genetische Disposition (90 % der Patienten zeigen ein typisches Kennzeichen in der Erbinformation).

Symptome

- Schmerzen an Wirbelsäule, Gelenken und Sehnenansatzpunkten
- Morgensteifigkeit
- Müdigkeit und Schwäche

Verlauf

- Schmerzen zuerst nur nachts und morgens.
- Später Bewegungseinschränkung bis zur völligen Versteifung der Wirbelsäule, Buckelbildung.
- 30 % der Betroffenen entwickeln eine akute Entzündung der Iris.

Bei manchen Patienten ist die Erkrankung mit Psoriasis, entzündlichen Darmerkrankungen oder reaktiver Arthritis verbunden.

Therapie

- Lebenslang regelmäßig Physiotherapie; Bewegung vermindert die Schmerzen und verzögert die Versteifung.
- Wärme, Massagen.
- Symptomatisch: NSAR.
- Glukokortikoide: Nur bei hoher entzündlicher Aktivität.

Etanercept (siehe Immuntherapeutika): Greift in die Entzündungskaskade bei Autoimmunerkrankungen ein, der Wirkstoff schwächt die Wirkung des wichtigsten Botenstoffs chronisch-entzündlicher Erkrankungen auf die Zellen des Immunsystems.

5.2.2 Degenerative Erkrankungen der Gelenke

Spondylose

Spondylose (Spondylosis deformans): Degenerative Erkrankung der Wirbelsäule. Röntgenologisch lassen sich mit steigendem Lebensalter zunehmend degenerative Veränderungen an der Wirbelsäule erkennen, die aber nicht immer mit Beschwerden verbunden sind.

Ursachen

- Abnutzung, Überlastung und Fehlbelastung, beruflich oder durch Sport bedingt
- Depressionen, Verspannungen und Fehlhaltungen durch bestimmte Angst-Störungen [4]

Symptome

- Schmerzen und Bewegungseinschränkungen im Bereich der Wirbelsäule
- Degenerative Veränderungen an Bandscheiben
- Deformierung der Wirbelkörper
- Degenerative Veränderung der Zwischenwirbelgelenke

Therapie

- Gewichtsabnahme
- Wärme
- Entspannungsübungen
- Ergo- und Physiotherapie
- NSAR zur symptomatischen Therapie

Lumbaler Bandscheibenvorfall

Der innere Gallertring der Bandscheibe (Nucleus pulposus) wölbt sich in Richtung Rückenmark (**Protrusion,** inkompletter Vorfall) oder quillt aus der Bandscheibe durch einen Riss im äußere Faserring heraus **(Prolaps).**

Durch Druck auf die Spinalnerven kommt es zu Funktionsstörungen. Häufig im Lendenwirbelbereich (90 % der Fälle), ebenso im Bereich der Halswirbelsäule möglich. Tritt vor allem im mittleren Lebensalter auf.

Ursachen

- Andauernde Fehlbelastung
- Besondere Rückenbelastungen durch berufliche Tätigkeit
- Übergewicht
- Zu schwache Rückenmuskulatur
- Rauchen → verminderte Versorgung der Bandscheiben mit Nährstoffen
- Unfall
- Selten auch während der Schwangerschaft

Symptome

- Plötzlich auftretender, stechender Schmerz im Bereich des betroffenen Wirbelsäulenabschnitts
- Ausstrahlung der Schmerzen in die anhängenden Gliedmaßen und dort Sensibilitätsstörungen
- Schwindel, Kopfschmerzen (Halswirbelsäule)
- Verstärkung der Schmerzen beim Husten und Niesen
- Schwache oder keine Reflexe
- Bewegungseinschränkung, Schonhaltung
- Evtl. Lähmungen

Komplikationen

- Lähmung von Blase und Schließmuskel des Darms mit Entleerungsstörungen
- Querschnittlähmung

Therapie

- Akut: Bettruhe, Stufenbettlagerung bzw. Halsmanschette
- Schmerzstillende und muskelrelaxierende Medikamente
- Lokalanästhetika und Steroide als Injektion
- Physiotherapie, Rückenschule, Gymnastik

- Verhaltenstherapie, Erlernen von Entspannungsmethoden
- Gewichtsreduktion
- Operation (auch minimalinvasiv) in 10 % der Fälle nötig bei:
  - Nervenschäden
  - Mehrfachem Wiederauftreten der Beschwerden
  - Nichtansprechen einer konservativen Therapie über mehrere Wochen

Nach der Abheilung eines Bandscheibenvorfalls besteht durch den Faserriss im äußeren Ring der Bandscheibe immer die Gefahr eines Rückfalls.

Ischialgie

5

Ischiasschmerzen. Der Ischiasnerv verläuft von der unteren Lendenwirbelsäule und dem Kreuzbein bis in den Unterschenkel und steuert die Muskelbewegungen.

Ursachen

- Bandscheibenvorfall im Bereich des Ischias
- Entzündung des Ischiasnervs
- Blockade des Ischiasnervs durch Verspannungen der Muskulatur des unteren Rückens

Symptome

- Plötzlich auftretende, ziehende Schmerzen, die vom unteren Rücken bis ins Bein reichen können
- Gefühlsstörungen bis zur Lähmung im Bein
- Schmerzverstärkung durch Niesen und Husten
- Selten: Inkontinenz

Therapie

- Akut: Wärme und Schonung, NSAR kurzzeitig
- Physiotherapie
- Rückengymnastik
- Fehlhaltungen sowie falsches Heben und Aufstehen vermeiden

Spinalkanalstenose

Verengung des Spinalkanals.

Eine Einengung des Wirbelkanals führt zur Kompression oder Verletzung der Nerven und Blutgefäße. Die Beschwerden werden mit Zunahme der Einengung stärker, treten also nicht spontan auf, sondern entwickeln sich über einen längeren Zeitraum.

Die Spinalkanalstenose ist bei einem Fünftel der über 60-Jährigen im CT oder MRT nachweisbar.

Hinweis: die Schmerzen lassen beim Vornüberbeugen nach, verstärken sich beim nach hinten Beugen.

Ursachen

- Altersbedingtes Wirbelgleiten: die Bandscheiben werden im Alter trockener und damit weniger hoch → die umgebenden Bänder werden lockerer → die Wirbelkörper reagieren mit Knochenneubildungen
- Protrusion
- Arthrose der Wirbelgelenke
- Osteoporose
- Angeborene Schäden der Wirbelsäule
- Bewegungsmangel

Symptome

- Immer stärker werdende Rückenschmerzen
- Ausstrahlung in eine Seite bzw in ein Bein, Zunahme der Schmerzen beim Laufen
- Bewegungseinschränkungen der unteren Wirbelsäule
- Schnelles Ermüden der Beine beim Laufen
- Gangunsicherheit
- Später auch Ausfallerscheinungen wie Taubheitsgefühle und Lähmungen sowie Funktionsstörungen von Blase und Enddarm

Therapie

- Physiotherapie: Gymnastik, Wärme, Entspannungsübungen
- Elektrotherapie
- Stützkorsett
- NSAR, evtl. auch Opioide und hochdosiertes Kortison zur Behandlung der entzündeten Bänder
- Bei Verspannungen Muskelrelaxanzien
- Operation, auch minimalinvasiv

Medikamentenlehre

Zentrale Muskelrelaxanzien

Unter Muskelrelaxanzien versteht man Substanzen, die die Kontraktion der quergestreiften Muskulatur verhindern bzw. eine Erschlaffung der Skelettmuskulatur erreichen. Zentrale Muskelrelaxanzien hemmen die motorischen „Befehle" bereits im Rückenmark;
Beispiel: Tolperison

Lokalanästhetika

Medikamente zur örtlichen Betäubung. Sie heben reversibel die Schmerzempfindlichkeit auf, indem sie die Weiterleitung von Impulsen an sensiblen Nervenendigungen und feinen sensiblen Nervenfasern blockieren.
Sie werden eingesetzt zur:

- Oberflächenanästhesie. Auf Wunden oder Schleimhäuten, z. B. Benzocain, Procain, Tetracain.
- Infiltrationsanästhesie. Anästhetika werden ins Gewebe injiziert, z. B. Procain, Lidocain.
- Leitungsanästhesie. Injektion erfolgt rings um einen Nerv, dessen Erregung dadurch blockiert wird, z. B. Procain, Lidocain.

Arthrose

Überwiegen die degenerativen gegenüber den reparativen Prozessen, führt dies zu Knorpeldefekten an den Gelenkflächen. Häufig sind Arthrosen des Hüftgelenks (Koxarthrose) und des Kniegelenks (Gonarthrose). Man unterscheidet zwischen primärer Arthrose (entsteht ohne ersichtlichen Grund) und sekundärer Arthrose (entsteht auf Grund einer Schädigung oder Erkrankung).

Ursachen

Ungleichgewicht zwischen der für die Ernährung der Knorpelschicht nötigen und der tatsächlichen Belastung eines Gelenks. Abnutzung des Knorpels bis zum Untergang der Knorpelschicht durch Alter, Übergewicht, sportliche Überanstrengung, Fehlbelastung, hormonelle Einflüsse, Verletzungen oder Entzündungen.

Symptome

- Gelenksteifigkeit, vor allem morgens und nach Ruhepausen
- Anlaufschmerzen (nächtliches Auftreten, Wetterfühligkeit), Belastungsschmerz, später Dauerschmerz
- Gelenkgeräusche, z. B. Reiben oder Knacken (Krepitation)
- Schwellungen
- Muskelschwund (Inaktivitätsatrophie)
- Gelenkdeformierungen mit Bildung von Randwülsten und unregelmäßigen Gelenkflächen
- Ausbildung von Kontrakturen (Verkürzungen von Muskeln, Bändern und Sehnen) und Gelenkfehlstellungen

Aktivierte Arthrose: Akute Entzündung mit starker Schwellung und Überwärmung des betroffenen Gelenks, sehr schmerzhaft, oft eine Folge von abgeriebenem Knorpelmaterial, das durch Überlastung in den Gelenkspalt gelangt ist.

Verlauf

Der Verlauf ist immer ähnlich, egal welches Gelenk betroffen ist. Eine Arthrose entwickelt sich langsam.

Stadium 1

Schmerzen nur bei starker Belastung, es können auch Muskelschmerzen durch Schonhaltung auftreten.

- Elastizität des Gelenkknorpels lässt nach.
- Das Knorpelgewebe wird dünner und bekommt Risse, da Knorpelzellen absterben.

Stadium 2

Schmerzen bei normalen Bewegungen, die Muskulatur ist verhärtet. Durch Verkürzung der Sehnen steigt der Druck auf das Gelenk.

- Entzündungen der Gelenkinnenhaut (Synovitis) führen zu Erguss und Schwellungen.
- Der subchondrale Knochen verdichtet und verhärtet sich (subchondrale Sklerosierung).
- Randwulstbildung durch erhöhte Belastung.

Stadium 3

Schmerzen treten auch in Ruhe auf.

- Zunehmender Gelenkerguss, zunehmende Muskulaturverkürzungen.

- Knochenvorsprünge (Osteophyten) verkleinern die Gelenkfläche.
- Deformierung des Gelenks.
- Gelenkbänder werden locker.
- Knorpelflächen sind völlig abgerieben.
- Versteifung des Gelenks.

Therapie

Eine Therapie, die das Gelenk wieder in seinen gesunden Zustand zurückversetzt, gibt es nicht. Ziel ist es, die Beschwerden zu reduzieren und die Gelenkzerstörung aufzuhalten.
Bei **akuter Überlastung** der Gelenke:
- Schonen, evtl. Ruhigstellen
- Kühlen
- Einreiben mit entzündungshemmenden Cremes konsequent und über mehrere Tage
- Kurzzeitig orale Schmerzmittel

Bei länger anhaltenden Problemen oder ausbleibendem Therapieerfolg → Arzt
Arthrosetherapie:
- Gewichtsreduktion bei Übergewicht.
- Ernährungstherapie: mehr ungesättigte Fettsäuren; tierische Fette vermeiden.
- Physiotherapie:
  - Gymnastik zur Muskelkräftigung.
  - Wärme- oder Kältetherapie (Wärmeanwendung auch durch Wärmesalbe nur nach abgeklungener Entzündung!).
  - Bewegungsbäder.
- Sportliche Bewegung ohne Belastung: Keine Sportarten mit großen Impulsbelastungen und Extrembewegungen der Gelenke (z. B. Tennis) wählen. Grundsätzlich gut geeignet sind Walking, Schwimmen, Aquajogging und Radfahren.
- Ab Stadium 2 orthopädische Hilfsmittel (Bandagen), um die betroffenen Gelenke zu stützen und zu entlasten, Gehstock zur Entlastung. Festes Schuhwerk eventuell mit Einlagen.
- Medikamente:
  - NSAR hemmen die Gelenkentzündung (als Tabletten oder Salbe/Gel).
  - Cortison (ins Gelenk injiziert, intraartikuläre Injektion) bei aktivierter Arthrose.
  - Hyaluronsäure: Soll die Folgen der Synovitis korrigieren, intraartikulär injiziert; Erfolge bei älteren Patienten mit schwerer Gonarthrose.
  - Glucosamin und Chondroitinsulfat: physiologische Bestandteile des Knorpels als Mono- oder Kombinationspräparat haben in Studien eine hemmende Wirkung auf den Knorpelverlust gezeigt.
  - Teufelskralle (Harpagophytum procumbens) Trockenextrakt als Tabletten; antiphlogistisch, analgetisch und abschwellend.
  - Beinwellwurzel (Symphytum officinale) Extrakt als Salbe (Anwendung nicht auf verletzter Haut); analgetisch.
- Akupunktur.
- Chirurgische Maßnahmen:
  - Lavage; Spülung des Gelenks, um Entzündungsstoffe und Knorpelabrieb zu entfernen.
  - Shaving; Glättung der aufgerauten Knorpel.
  - Débridement; Abtragung von Osteophyten.
  - Gelenkersatz in Form einer **T**otal**e**ndo**p**rothese (Hüft- und Kniegelenk-TEP).
  - Gelenkversteifung (nur in Ausnahmefällen).

Operationsverfahren bei Hüftgelenksarthrose

Gelenkerhaltende Operationsverfahren – Osteotomie
Durch Drehung des Hüftkopfes in der Pfanne soll die Belastung auf eine möglichst breite Gelenkfläche verteilt werden. Punktuelle Druckspitzen durch die Gelenkfehlstellung sollen beseitigt werden. Vorteil dieser Methode ist, dass kein Knochenverlust auftritt und eine TEP als weitere Therapie möglich ist.
Gelenkersatz mit einem künstlichen Hüftgelenk – Totalendoprothese (TEP)
Es ist möglich, einen Teil des Oberschenkels (Gelenkkopf) sowie einen Teil des Hüftknochens (Gelenkpfanne) zu ersetzen. Als Kopfersatz verwendet man Legierungen von unterschiedlichen Metallen, als Pfannenersatz Keramik oder Kunststoffe. Der Operateur schraubt die neue Pfanne in den Hüftknochen. Er trägt den abgenutzten Gelenkkopf ab und legt eine Höhle in dem Oberschenkelknochen an. Der neue Kopf wird mit einem langen Stiel in dieser Höhle verankert.

Es gibt drei mögliche Operationstechniken, abhängig von den individuellen Gegebenheiten:
- Zementierte Implantationstechnik. Sowohl Kopf als auch Pfanne werden mit Knochenzement eingesetzt. Dies erreicht größtmögliche Stabilität und schnelle Belastbarkeit.

- Zementfreie Implantationstechnik. Die Implantate wachsen ein.
- Hybridimplantationstechnik. Mischtechnik; zementierter Schaft, zementfreie Implantation der Pfanne.

Die Haltbarkeit einer TEP liegt bei 10–20 Jahren. Danach treten erneut Beschwerden auf und eine weitere Operation ist nötig. Da bei jeder Operation erneut Knochen verloren geht, ist der Gelenkersatz nicht beliebig oft möglich.

Regeln für Arthrosepatienten

- Medikamente nach Anweisung des Arztes regelmäßig einnehmen. Bei Therapien konsequent sein, um Chronifizierung des Schmerzes zu vermeiden.
- Jeden Morgen Gymnastik machen, um Gelenke und Kreislauf in Schwung zu bringen.
- Aufrechte Haltung beim Stehen, Gehen und Sitzen beachten.
- Richtige Matratze beim Schlafen verwenden.
- Richtiges Heben und Tragen von Lasten, schwere Lasten vermeiden.
- Häufiges Treppensteigen und Gehen auf harten Böden vermeiden.
- Bewegung an frischer Luft oder im Wasser.
- Kälte per se verschlimmert die Beschwerden nicht. Verschlimmerung der Beschwerden im Winter liegt am Bewegungsmangel.
- Tierische Fette reduzieren, da die höher konzentrierte Arachidonsäure Entzündungen fördert.
- Orthopädische Hilfsmittel wie Bandagen und Gehstock verwenden.

Hallux valgus

Deformation des Großzehengrundgelenks, begünstigt durch zu enge, spitze Schuhe, immer bei Spreizfuß (Senkung des Vorfußgewölbes mit Verbreiterung des Vorfußes und Fehlbelastung des Vorfußes). Betroffen besonders ältere Frauen.

Symptome

- Die Großzehe ist im Grundgelenk Richtung der Kleinzehen abgeknickt, liegt z. T. unter oder über den Kleinzehen (➤ Abb. 5.4).

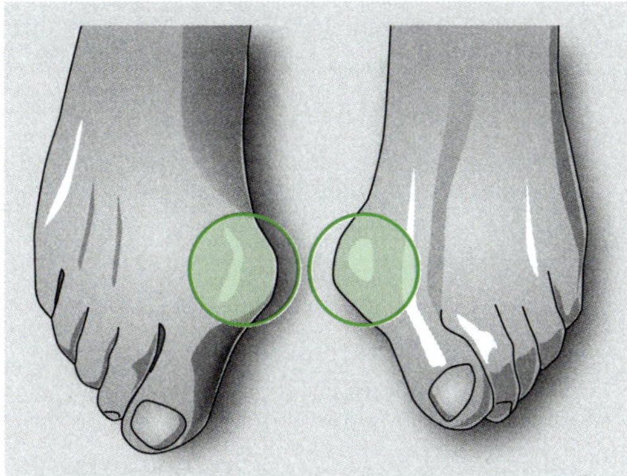

Abb. 5.4 Hallux valgus beidseits. [L157]

- Mittelfußknochen der Großzehe steht zur Körpermitte vor, darüber liegende Haut meist entzündet.
- Arthrose des Großzehengrundgelenks.

Therapie

- Im Frühstadium Hallux valgus Nachtschiene: korrigiert die Fehlstellung der Großzehe
- Später: Operation

5.2.3 Erkrankungen der Knochen

Osteoporose

Definition des NIH (National Institutes of Health): Systemische Skeletterkrankung, die durch eine niedrige Knochenfestigkeit und eine Verschlechterung der Mikroarchitektur des Knochengewebes charakterisiert ist, mit der Folge vermehrter Knochenbrüchigkeit. In Deutschland sind mehr als 8 Millionen Menschen an Osteoporose erkrankt, davon 80 % Frauen.

Ursachen

Missverhältnis zwischen Knochenabbau und -aufbau durch erhöhte Aktivität der Osteoklasten. Der Knochen wird porös und brüchig (➤ Abb. 5.5), meist ist das ganze Skelett betroffen.
Man unterscheidet:

- **Primäre** Osteoporose (endokriner Ursache)
  - Typ-I-Osteoporose = Postmenopausale (nach der Menopause) Osteoporose. Lässt die Wir-

kung der Östrogene im Laufe der Wechseljahre nach, steigt das Osteoporose-Risiko. Ein Drittel aller Frauen leidet nach den Wechseljahren an einer Osteoporose. Testosteronmangel führt bei Männern zu ähnlichen Prozessen.
  - Typ-II-Osteoporose = Senile Osteoporose. Ab dem 70. Lebensjahr, Zunahme bei beiden Geschlechtern, natürlicher Alterungsprozess: Begünstigend wirken Bewegungsmangel, falsche Ernährung und Mangel an Kalzium und Vitamin D.
  - Idiopathische Osteoporose bei jungen Menschen (selten).
- **Sekundäre** (als Folge anderer Erkrankung) Osteoporose
  - Krankheiten (z. B. rheumatoide Arthritis, chronisch entzündliche Darmerkrankungen wie Colitis ulcerosa oder Morbus Crohn, Tumormetastasen, Nierenleiden)
  - Immobilisation durch Ruhigstellung betroffener Körperteile, Muskellähmungen oder einer zu geringen Belastung
  - Als Nebenwirkung einer Langzeiteinnahme von Glukokortikoiden (➤ Kap. 11.1.6).

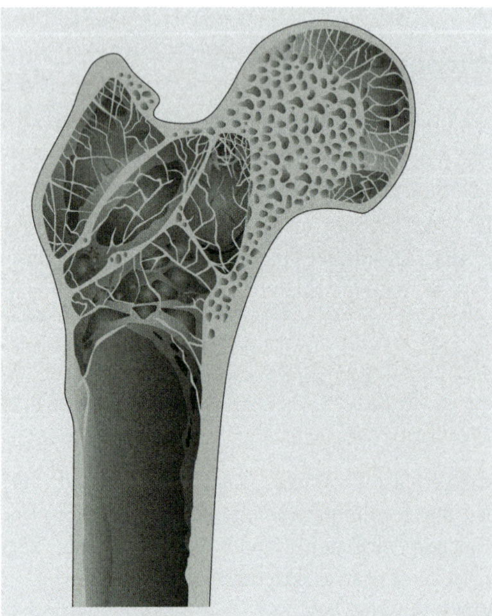

Abb. 5.5 Deutlicher Abbau der Knochenbälkchen bei Osteoporose. [L157, L190]

Risikofaktoren

- Alter: Mit zunehmendem Alter nimmt die Knochenmasse ab.
- Geschlecht: Frauen haben eine geringere Knochenmasse, die in der Menopause nochmals abnimmt.
- Rauchen: beeinflusst den Östrogenhaushalt, sodass die Osteoblasten inaktiv werden.
- Alkoholabusus.
- Geringe oder fehlende Sonnenlichtexposition.
- Kalzium- und Vitamin-D-arme Ernährung (keine Milch, keine oder wenig Milchprodukte).
- Bewegungsmangel.
- Untergewicht.
- Genetische Faktoren.

Symptome

- Größenverlust durch Einbrechen der Wirbelkörper mit typischem Tannenbaumphänomen der Rückenhaut (vom mittleren Bereich des Rückens nach außen schräg abwärts laufende Hautfalten)
- Witwenbuckel: gekrümmter Rücken durch Abbau der Wirbelkörper
- Signifikante Verminderung der Knochenmasse gegenüber den alters-/geschlechtstypischen Normwerten
- Knochenschmerzen (Rücken)
- Knochenbrüche (Frakturen) bei geringster Krafteinwirkung und Spontanfrakturen (Frakturen ohne Krafteinwirkung)

Diagnose

Wünschenswert ist eine möglichst frühe Diagnose, um durch präventive Maßnahmen Frakturen zu vermeiden.

- Knochendichtemessung:
  - Osteodensitometrie durch Dual X-Ray Absorptiometry-Bestimmung (DXA)
  - Osteodensitometrie mit Ultraschall (zeigt eine geringere Korrelation zwischen Messwert und theoretischem Frakturrisiko)
  - Quantitative Computer-Tomographie (QCT); wird z. B. bei Untersuchung der Speiche (Radius) oder des Schienbeins (Tibia) angewandt
- Röntgenaufnahme: Zeigt Veränderungen erst, wenn der Substanzverlust bei mehr als 30 % liegt, daher nicht zur Früherkennung geeignet.

Aus der gemessenen Knochendichte wird der T-Wert errechnet, der das Messergebnis mit der Knochendichte eines gesunden 30-Jährigen in Relation setzt. Der T-Wert wird in Standardabweichungen (SD) angegeben. Nach der Definition der WHO spricht man von einer Osteoporose ab einem T-Wert von -2,5 SD. Werte zwischen einem T-Wert von -1 bis -2,5 SD gelten als Vorstufe der Osteoporose.

Therapie

Nicht-medikamentöse Therapie und Prävention:

- Immer für ausreichende Bewegung sorgen, vor allem Sportarten, die Knochen und Wirbelsäule durch Zug und Druck (gemäßigt) belasten, fördern den Knochenaufbau. Als besonders geeignet gelten Walking, Jogging, Wandern, Wassergymnastik, Schwimmen und Radfahren.
- Mäßiger Alkoholkonsum, kein Rauchen.
- Regelmäßiger Aufenthalt im Freien, mindestens 30 Min. täglich.
- Ernährung: gesunde, ausgewogene Mischkost, reichlich Milch und Milchprodukte, grünes Gemüse, kalziumreiches Mineralwasser (200–600 mg/l).
- Kalziumzufuhr von 800–1 500 mg pro Tag (1 l Milch enthält ca. 800 mg) in kleinen Mengen über den Tag verteilt, um eine optimale Aufnahme zu erreichen. Bei unzureichender Aufnahme über die Nahrung muss Kalzium in Form von Brausetabletten, Kautabletten oder Trinkampullen substituiert werden. Die Kalziummenge sollte nicht höher als 2 000 mg pro Tag liegen, da sonst das Risiko für die Bildung von Nierensteinen steigt. Die Kalziumzufuhr kann mittels Listen abgeschätzt werden.
- Vitamin-D-Substitution: Zufuhr von Vit. D_3 (Cholecalciferol, 600–1 000 I.E. pro Tag). Vitamin D ist notwendig für die Aufnahme von Kalzium über den Darm. Die aktive Form des Vitamin D, das Vitamin D_3, wird in der Haut aus vorhandenen Vorstufen des Vitamin D bei Sonneneinstrahlung gebildet. Vitamin D ist besonders in fettreichen Fischen wie Hering und Lachs sowie Leber und Eiern enthalten.
- Ab dem 70. Lebensjahr jährliche Sturzanamnese, bei hohem Risiko muss die Ursache gefunden und wenn möglich beseitigt werden.
- Sturzprävention. Stützmieder, Hüftprotektor. Es sollte auch an festsitzendes Schuhwerk mit flachen Absätzen und passende Brille gedacht werden. Gleichgewichtstraining. In der Wohnung Teppiche mit Antirutschmatten sichern, für gute Beleuchtung sorgen, beidseitige Geländer an Treppen und Aufgängen, Haltegriffe im Bad an Toilette und Wanne/Dusche anbringen.
- Leitlinien des DVO (Dachverband Osteologie) für sturzbegünstigende AM beachten, d. h. Risikoabwägung vor allem bei Sedativa und Neuroleptika.
- Regelmäßige Blutdruckkontrollen.

Medikamentöse Therapie:

Die Basis ist stets eine ausreichende Kalzium- und Vitamin-D_3-Zufuhr.

- Bisphosphonate
- Strontiumranelat
- Selektiver Östrogen-Rezeptoren-Modulator
- Parathormon und Kalzitonin.
- RANKL-Antikörper

5

Medikamentenlehre

Bisphosphonate

Antiresorptive Wirkung durch Hemmung der Osteoklasten, Zunahme der Knochenmineraldichte durch Auffüllen vorhandener Lücken mit Knochensubstanz, außerdem wird der noch vorhandene Knochen mineralisiert.

- Etidronat: Hemmt die Knochenresorption, aber auch die Mineralisation der Knochen. Deshalb nur für eine Therapiedauer von 14 Tagen einsetzbar. Dann erfolgt für 6 Wochen eine Knochenaufbautherapie mit 500 mg Kalzium, um einer Osteomalazie (Knochenerweichung) vorzubeugen.
- Alendronat: Etwa 1 000-fach stärker als Etidronat, Hemmung der Knochenresorption durch die Osteoklasten, gleichzeitig wird die Knochenneubildung nicht beeinflusst. Kontinuierliche Langzeiteinnahme möglich. Gut verträglich.
- Risedronat: Stärker wirksam als Alendronat, Osteoblastenaktivität und Knochenmineralisierung bleiben erhalten, Osteomalazie ist praktisch ausgeschlossen, schon im ersten Jahr der Anwendung sinkt das Wirbelkörperfrakturrisiko.

Für alle oralen Bisphosphonate gilt, dass die Einnahmevorschriften genau beachtet werden müssen, um Magenprobleme und Ulzera der Speiseröhre zu verhindern und eine möglichst hohe Resorptionsrate zu erreichen.

Einnahme:

- **Einmal wöchentlich** immer am selben Tag.
- Möglichst **aufrecht** einnehmen; im Stehen oder Sitzen.
- Einnahme immer **auf leeren** Magen. Mindestens 6 Std. vor der Einnahme darf nichts außer Wasser gegessen oder getrunken worden sein.
- **Vor** dem Essen mit viel kalziumarmem Wasser einnehmen.
  Alendronat und Risedronat mindestens 30 Min.
  Ibandronat mindestens 60 Min.
  Editronat mindestens 2 Std. Abstand zur nächsten Mahlzeit. In dieser Zeit darf auch nur mineralarmes Wasser getrunken werden, kein Kaffee oder Tee.
- Nach der Einnahme sitzen oder gehen, nicht mehr hinlegen für mindestens 30 Min., bei Ibandronat sogar für 1 Std.
- Am Einnahmetag auf kalziumreiche Nahrung und Kalziumsubstitution verzichten, auch keine Antazida einnehmen.
- Ibandronat, Pamidronat, Zolendronat: zur Infusion.

RANKL-Antikörper

- Denosumab: Antikörper (➤ Kap. 2.4) gegen ein Protein (RANKL), das essenziell für die Osteoklasten und damit für den Knochenabbau ist. Der Wirkstoff wird alle 6 Monate gespritzt und erhöht die Knochendichte durch Reduktion des Knochenabbaus.
- Romosozumab: Antikörper (➤ Kap. 2.4) gegen das Glykoprotein Sklerostin. Die Wirkung ist stärker als die von Denosumab, aber lässt nach einem Jahr nach Herstellerangaben nach, daher ist sie derzeit auf ein Jahr begrenzt. Auf postmenopausale Frauen beschränkte Anwendung.

Strontiumranelat

- Dualer Wirkmechanismus
- Vermehrung der Knochenmatrix durch Anregung der Osteoblasten-Tätigkeit, Hemmung der Abbauaktivität der Osteoklasten.

Selektiver Östrogen-Rezeptoren-Modulator (SERM)

- Raloxifen: Wirkt ähnlich wie Östrogen, aber selektiv am Knochen und teilweise auf den Cholesterinstoffwechsel
- Keine Östrogenwirkung auf Uterus- und Brustgewebe, daher kein erhöhtes Krebsrisiko.

Parathormon

Parathormon: Ein kontinuierliches Einwirken von Parathormon (PTH) bewirkt einen Anstieg der Osteoklasten-Aktivität. Wird PTH periodisch/pulsierend gegeben, vermindert es die Aktivität der Osteoklasten und führt zu einem Anstieg der Osteoblastenzahl und damit zu einem Anstieg des Knochenaufbaus, der Knochenmasse und der Knochenfestigkeit.

- Teriparatid: Der Wirkstoff ist ein biotechnologisch hergestelltes, aktives Teilstück des humanen Parathormons. Er baut neues belastbares Knochengewebe durch die Stimulation der Osteoblasten-Aktivität auf, verloren gegangene Mikrostrukturen der Knochen werden wieder aufgebaut.
  - Einmal täglich Injektion subkutan mit einem Autoinjektor.
  - Die Dauer der Anwendung ist derzeit noch auf 18 Monate begrenzt, Nebenwirkungen sind eher selten (z. B. Wadenkrämpfe, Schwindel).

Kalzitonin

Hormon der Schilddrüse, hemmt die Osteoklastentätigkeit, allerdings beim Erwachsenen nur schwach, und wirkt analgetisch. Kalzitonin muss injiziert werden, die nasale Applikation bringt noch geringere Wirkung.

Fluoride

Erhöhen die Knochendichte, aber der neugebildete Knochen ist unelastisch und bricht daher leichter. Ungünstiges Nebenwirkungsprofil, daher nur dritte Wahl bei der Therapie.

Knochentumoren

- Primäre: benigne (im Alter selten) oder maligne, die vom Knochen (Osteosarkom) ausgehen
- Sekundäre: Metastasen maligner Tumoren von z. B. Brust, Prostata, Bronchien, Schilddrüse, Niere. Häufiger als primäre Tumoren

Symptome

- Schmerzen
- Spontanfrakturen

Therapie

- Radikale operative Entfernung
- Zytostatika
- Bestrahlung (Verschwinden des Tumors oder wenigstens Schmerzlinderung)
- Bei Knochenmetastasen abhängig vom Primärtumor

5.2.4 Erkrankungen der Muskeln und Sehnen

Nicht spezifischer Kreuzschmerz

Auch funktioneller Kreuzschmerz. Mittlere bis stärkere Schmerzen im Bereich der Wirbelsäule, ohne dass eine Erkrankung der Wirbelsäule zugrunde liegt (Schmerzen ➤ Kap. 13). Durch Sauerstoffmangel der Muskulatur zieht sich der Muskel zusammen und verhärtet, was zu Schmerzen im betreffenden Bereich führt.

Ursachen

- Fehlhaltungen
- Fehlbelastung
- Stress
- Übergewicht
- Bewegungsmangel
- Heben schwerer Lasten

Symptome

- Schmerzen, die von der Rückenmuskulatur und den Sehnen ausgehen
- Spannungskopfschmerzen

Therapie

- Entspannungsübungen
- Rückengymnastik und allgemein viel Bewegung, um zu verhindern, dass ein Schmerzgedächtnis entsteht
- Übergewicht reduzieren
- Haltungsfehler korrigieren durch Physiotherapie
- Wärmeanwendung
- Kurzfristige Einnahme von NSAR (kein Paracetamol, keine Muskelrelaxanzien laut Leitlinie von 2017)
- NSAR als Salben, Gel oder Pflaster

Wadenkrämpfe

Eine auf einen Muskel oder eine Muskelgruppe beschränkte schmerzhafte Verkrampfung.

Warum manche Menschen häufiger von Wadenkrämpfen betroffen sind als andere, ist nicht geklärt. Treten Wadenkrämpfe beim Schwimmen, Bergsteigen oder im Straßenverkehr auf, können sie lebensbedrohliche Folgen haben. Wadenkrämpfe können auch ein Symptom für eine Reihe von Erkrankungen sein.

Ursachen

- Störung des Flüssigkeits- und Elekrolythaushalts: durch körperliche Aktivitäten, die mit starkem Schwitzen verbunden sind, durch Erbrechen und Durchfall, zweite Hälfte der Schwangerschaft, durch Mangelernährung wie bei einseitigen Diäten.
- Wadenkrämpfe als Hinweis auf eine Erkrankung:
  - Nächtliche Wadenkrämpfe. Kann Hinweis auf Varizen (Krampfadern) an den Beinen sein.
  - Kälte. Werden Wadenkrämpfe durch Kälte ausgelöst, kann dies ein Hinweis auf Durchblutungsstörungen sein.
  - Wadenkrämpfe als Folge von neurologischen Erkrankungen wie Borreliose.

5

  - Als Folge von Stoffwechselerkrankungen wie Diabetes.
- Nebenwirkung von Arzneimitteln, z. B. Diuretika, Chemotherapeutika, Lithium, Beta-Blocker

Symptome

- Sehr schmerzhaftes, heftiges Zusammenziehen von Muskelgruppen, kann sich bis in die Zehen fortsetzen.
- Sehr heftige Wadenkrämpfe können einen Schmerz hinterlassen, der einem Muskelkater gleicht.

Therapie

- Ursache beheben, z. B. Substitution von Magnesium
- Sofortmaßnahmen: Passive Dehnung der Muskulatur, warm duschen, massieren und Lockerungsübungen
- Ausreichende Flüssigkeitszufuhr mit magnesiumreichem Mineralwasser oder verdünntem Fruchtsaft
- Bei nächtlichen Wadenkrämpfen: Chinin; wirkt auf die Muskelzellen, verlängert die Erholungsphase und vermindert die Erregbarkeit des Muskels, die Krampfneigung sinkt.

ACHTUNG

Magnesium darf nicht zusammen mit Eisen (➤ Kap. 6.6.1), Tetrazyklin (➤ Kap. 7.2.12), Digoxin (➤ Kap. 6.2.1) und Isoniazid (➤ Kap. 7.2.15) genommen werden.

Myalgie

Generalisierter oder lokalisiert auftretender Muskelschmerz, tritt häufig mit umschriebenen Muskelverhärtungen (Myogelosen) auf.

Myopathie

Sammelbegriff für entzündliche oder degenerative Muskelerkrankungen, die vom Muskel ausgehen und zur Lähmung des Muskels führen. Kann einzelne Muskeln oder Muskelgruppen erfassen. Schwere Verlaufsformen führen frühzeitig zum Tod.

Muskelatrophie

Muskelschwund.

Ursachen

- Bettlägerigkeit
- Immobilität
- Umschriebener Bewegungsmangel durch Schmerzen aufgrund einer Erkrankung des Bewegungsapparats oder durch Ruhigstellung eines Körperteils (z. B. längerfristiger Gipsverband)

Medikamentenlehre

Magnesium

Magnesium ist ein lebensnotwendiges Mineral, es wird für zahlreiche Enzymreaktionen im Körper benötigt. Magnesium hat auch einen Einfluss auf die Konzentration des Kalziumspiegels im Blut. Dadurch ist Magnesium für die Regulation der Muskelaktivität (v. a. Herzmuskel), für den Knochenstoffwechsel und für das Nervensystem wichtig. Der Magnesiumspiegel kann im Blut bestimmt werden und sollte zwischen 0,8 und 1,2 mmol/l liegen.

Sportler, Jugendliche, Schwangere und stillende Frauen haben einen erhöhten Magnesiumbedarf. Außerdem können bestimmte Erkrankungen (z. B. Durchfall, Erbrechen) oder die Einnahme von Arzneimitteln (z. B. Diuretika) den Bedarf an Magnesium erhöhen. Die Magnesiumsubstitution sollte über mind. zwei Wochen mit 200–400 mg Magnesium pro Tag durchgeführt werden. Magnesiumpräparate stehen als Brausetabletten, Granulat, Dragees oder Kautabletten zur Verfügung. Prinzipiell sollte Brausetabletten oder Granulaten der Vorzug gegeben werden, da hier der Wirkstoff bereits gelöst aufgenommen wird. Daraus resultiert ein schnellerer Wirkungseintritt, außerdem wird zusätzlich Flüssigkeit aufgenommen. Magnesium hat bei sehr hoher Dosierung eine abführende Wirkung. Es gibt zwei Arten von Magnesiumpräparaten:

- Magnesium als Salz gebunden:
  - Magnesiumoxid
  - Magnesiumcarbonat

- Magnesium in organischer Form:
  - Magnesiumhydrogenaspartat
  - Magnesiumbishydrogenglutamat
  - Magnesiumcitrat

Die Bioverfügbarkeit von organisch gebundenem Magnesium ist höher, d. h., der Körper kann einen höheren Prozentsatz davon aufnehmen. Lebensmittel mit hohem Magnesiumgehalt sind:

- Milchprodukte
- Getreide: Haferflocken, Hirse, ungeschälter Reis, Weizenkeime, Sojaprodukte
- Gemüse: Karotten, Kartoffeln, Spinat, Rosenkohl
- Obst: Bananen, Kirschen, Pflaumen
- Kakao, Schokolade
- Magnesiumreiches Mineralwasser

Therapie

- Behandlung der zugrunde liegenden Erkrankung.
- Gymnastik.
- Physiotherapie.
- Isometrische Übungen: Die Muskulatur wird angespannt, es erfolgt aber keine Verkürzung des Muskels, keine Bewegung. Die Anspannung muss für ca. 10 Sek. gehalten werden, dann folgen 10 Sek. Pause, mindestens 10 Wiederholungen von Spannung und Entspannung.

Fersensporn

Schmerzen in der Ferse, die durch eine Entzündung des Sehnenansatzes der Plantarsehne (unterer/plantarer Fersensporn) oder – seltener – des Sehnenansatzes der Achillessehne (oberer/dorsaler Fersensporn) am Fersenbein entstehen, werden meist als Fersensporn bezeichnet, obwohl es sich um unterschiedliche Erkrankungen handelt, die mit oder ohne Knochenneubildung im Sehnenbereich auftreten können.

Plantarer Fersensporn oder Plantarfasziitis

Andauernde Entzündungen der überlasteten Sehne führen zu Schäden an der Sehne, die entlang der Fußsohle verläuft und langfristig einen Knochenumbau verursacht. Es muss nicht zu einer Knochenneubildung kommen.

Ursachen

- Fußfehlstellungen
- Überlastung: Sport, stehende Berufe
- Übergewicht
- Überdurchschnittliche Körpergröße
- Alter
- Ungeeignete Schuhe

Symptome

Stechende Schmerzen auf Grund der Entzündung.

Therapie

- Akute Entzündung: Entlastung, Kühlen, Tapeverband
- Orthopädische Einlagen
- Antiphlogistika lokal und systemisch, bei starken Beschwerden Kortison
- Homöopathisch: Hekla Lava; Schussler Salze, z. B. Silicea, Calcium fluoratum/phosphoricum
- Physiotherapie: Übungen zur Dehnung der Sehne
- Akupunktur
- Evtl. Operation (Risiko: Verletzung von Nerven und Blutgefäßen)

Dorsaler Fersensporn

Knochenneubildung am Sehnenansatz der Achillessehne, die im Röntgenbild sichtbar ist.

Ursachen

- Dauerhaft zu starker Zug an der Achillessehne durch verkürzten Wadenmuskel
- Knochenneubildung führt zu
  - Verletzungen der Sehne,
  - Entzündungen und
  - Schmerzen.

Symptome

Stechende Schmerzen beim Auftreten; morgens meist stärker.

Therapie

- Entzündungshemmende Maßnahmen wie oben beschrieben
- Operation erfolgversprechend und risikoarm

5.2.5 Traumatische Erkrankungen des Bewegungsapparats

Trauma: Verletzung durch Gewalteinwirkung auf den Körper.

Fraktur

Knochenbruch (➤ Abb. 5.6)

- Geschlossener Bruch: Knochenverletzung ist mit intakter Haut bedeckt.
- Offener Bruch: Über der Bruchstelle entsteht eine Hautwunde, z. B. bei Durchspießung der Haut von innen nach außen durch ein Knochenfragment. Es können Erreger in die offene Wunde gelangen (mit Infektionsgefahr für den Knochen).

5

Ursachen

- Gewalteinwirkung
- Bei Osteoporose oder Knochentumoren oft schon bei leichtem äußeren Druck (pathologische Fraktur, Spontanfraktur)
- Ermüdungsfraktur bei Überlastung

Symptome

- Abnorme Stellung und Beweglichkeit
- Schmerzen in Ruhe, starke Schmerzen bei Bewegungen, Druck- und Stauchungsschmerz
- Schwellung, Hämatom
- Belastung unmöglich, gestörte Funktionsfähigkeit
- Sichtbare freie Knochenenden

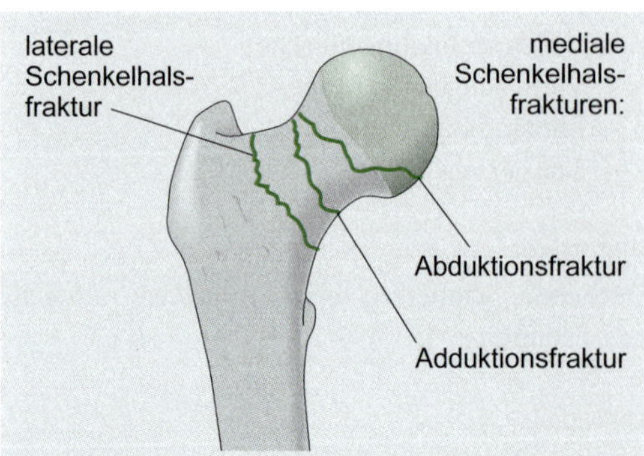

Abb. 5.6 Oberschenkelknochen – Frakturlinien bei Schenkelhalsbruch. [L190]

Therapie

- Erstversorgung: Ein offener Bruch muss schnellstmöglich steril abgedeckt werden, um die Infektionsgefahr zu verringern. Keine Versuche, den Bruch präklinisch einzurichten.
- Bei verschobenen (dislozierten) Knochenbruchstücken: Einrichten (Reposition) der Fraktur (nach Röntgen).
- Ruhigstellung durch Gipsverband.
- Bei komplizierten Frakturen: Operative Osteosyntheseverfahren, Bruchstücke werden mit Spickdraht, Nägeln, Schrauben, Platten verbunden (bessere Heilungsbedingungen, Mobilisierung eher möglich).
- Bei offener Fraktur: Anbringen einer äußeren Schienung (Fixateur externe) ohne zusätzliche Verletzungen der Frakturstelle.
- Gelenkersatz durch Endoprothese.

BEISPIEL

Schenkelhalsbruch

Ursachen

Sturz auf die Hüfte. Bei älteren Menschen genügt meist schon ein leichter Sturz, bei jungen Menschen sind starke Kräfte nötig. Der Schenkelhalsbruch ist die typische Fraktur des älteren Menschen.

Formen

- Medial (intraartikulär). Bruch des Oberschenkelhalses innerhalb der Hüftgelenkskapsel:
  - Adduktionsfraktur (in 80–90 % der Fälle), immer instabil
  - Abduktionsfraktur (in 10–20 % der Fälle), Kopf ist eingestaucht, meist stabil
- Lateral (extraartikulär): Bruchstelle des Oberschenkelhalses liegt dicht am großen Rollhügel (Trochanter major), einem Vorsprung des Oberschenkelknochens (➤ Abb. 5.6).

Symptome

- Starker Druckschmerz in der Hüfte.
- Das betroffene Bein kann nicht belastet oder angehoben werden.
- Gehen ist nicht möglich, Beweglichkeit stark eingeschränkt.
- Bein erscheint verkürzt, Fuß ist nach außen gedreht.

Komplikationen

- Unterbrechung der Blutversorgung des Gelenkkopfs, die Folge ist eine Hüftkopfnekrose.

- Bei bestehender Osteoporose Probleme bei der Heilung und auch bei der Verankerung von Prothesen oder Schrauben.

Therapie

- Konservative Therapie; bei stabiler Abduktionsfraktur kann auf Operation verzichtet werden:
  - Ruhigstellung. Das betroffene Bein wird in einer Schaumstoffschiene positioniert. Bettruhe für ca. 2 Wochen (Wichtig: Thromboseprophylaxe, Atemtherapie), Nachteil: Immobilität mit Folgen. Mobilisierung. Unterarmgehstützen oder Gehwagen, anfängliche Belastung bei 10–20 kg, langsam steigernd, volle Belastung frühestens nach 12 Wochen.
  - Physiotherapie, Schmerztherapie.
- Operation:
  - Osteosynthese. Knochenenden werden mit Schraube oder dynamischer Hüftschraube zusammengeführt. Die natürlichen knöchernen Strukturen bleiben erhalten.
  - Totalendoprothese bei gleichzeitiger Gelenksarthrose.
  - Vorteil der operativen Methoden ist die sofortige Mobilisierbarkeit.

Die Therapie eines Oberschenkelhalsbruchs hängt sehr stark vom Zustand des Patienten ab.

Luxation

Verrenkung, Ausrenkung: Verschiebung des Gelenkkopfs aus der Gelenkpfanne, wobei oft ein Teil der Gelenkkapsel zerreißt. Begleitende Verletzungen von Knorpel, Knochen, Gefäßen und Nerven möglich. Häufig betroffen sind das Schulter- (45 %) und Ellenbogengelenk (20 %).

Habituelle Luxation: Aufgrund der überdehnten Gelenkkapsel und Bänder kann eine Luxation am selben Gelenk wiederholt auftreten.

Ursachen

Gewalteinwirkung durch direkten Zug auf das Gelenk oder Sturz auf das Gelenk.

Symptome

- Schmerzen
- Bewegungseinschränkung
- Abnorme Haltung

Therapie

- Einrenken durch den Arzt (Reposition).
- Falls keine Reposition möglich ist oder Weichteilverletzungen vorliegen, ist eine Operation nötig.
- Ruhigstellung; je älter der Patient, desto kürzer die Ruhigstellung (Gefahr der Einsteifung des Gelenks).
- Kühlen.

ACHTUNG

Kein Einrenken einer Luxation ohne Röntgenbild (Frakturausschluss).

Kontusion

Prellung und Quetschung durch stumpfe Gewalteinwirkung.

Ursachen

Durch Stoß oder Schlag kommt es zur direkten Gewalteinwirkung auf Körperteile, wobei die Haut intakt bleibt.

Symptome

- Sehr schmerzhaft
- Quetschung der Haut, des Unterhautfettgewebes und der Muskulatur
- Zerreißen von Blutgefäßen mit der Bildung von Blutergüssen (Hämatome)

Muskelzerrung und -faserriss

Ursachen

Durch direkte Gewalteinwirkung (z. B. Fußtritt) oder indirekte Gewalteinwirkung (z. B. plötzliche starke Belastung von überbelasteten Muskeln)

Symptome

- Krampfartiger Schmerz
- Zunehmendes Spannungsgefühl
- Beim Muskelfaserriss: Plötzlicher messerstichartiger spitzer Schmerz, Hämatombildung, Funktionsverlust

5

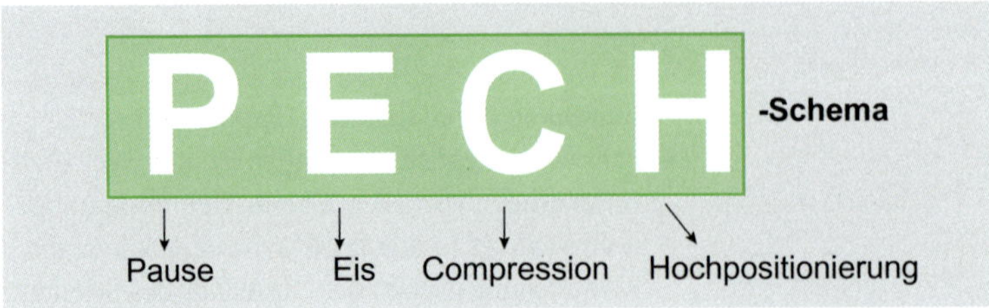

Abb. 5.7 PECH-Schema. [M201]

Distorsion

Bänderzerrung, Fasereinrisse in den Bändern.

Ursachen

Meist durch indirekte Gewalteinwirkung entstanden; häufigstes Vorkommen am oberen Sprunggelenk durch Umknicken des Fußes

Symptome

- Starke Schwellung des betroffenen Gelenks, Hämatombildung
- Druckschmerz über dem geschädigten Bandapparat
- Instabilität und Funktionseinschränkung des Gelenks

Therapie bei traumatischen Gewebeverletzungen

- **P**ause: Nicht weiter bewegen, da Gefahr einer Schwellung
- **E**is, Kühlung: Eisspray, zerkleinertes Eis im Plastikbeutel, Tuch mit kaltem Wasser
- **C**ompression: Breite elastische Binde verwenden, Druckverband großflächig anlegen, nach jeder Lage weiter kühlen, nach 30 Minuten lösen, 2–3 Minuten durchbluten lassen, neu wickeln
- **H**ohe Positionierung verringert die Blutzufuhr und führt zur Verringerung der Schwellung (➤ Abb. 5.7)

Bei Verdacht auf Muskelfaserriss oder Distorsion Arzt aufsuchen.

Wiederholungsfragen

1. Was versteht man unter Anatomie und was unter Physiologie?
2. Unterscheiden Sie Skelett- und Eingeweidemuskulatur anhand verschiedener Merkmale.
3. Was bezeichnet man als unechte Gelenke und worin unterscheiden sie sich von den echten Gelenken?
4. Beschreiben Sie den Aufbau eines Gelenks, verwenden sie dabei die Fachterminologie.
5. Wie erfolgt die Versorgung der Muskulatur?
6. Nennen Sie die wichtigsten Symptome einer rheumatoiden Arthritis.
7. Welchen Zweck verfolgt die Therapie mit Basistherapeutika? Welche Einnahmevorschriften müssen bei der Therapie mit MTX zwingend beachtet werden?
8. Was ist ein Bandscheibenvorfall, wie wird er behandelt? Erklären Sie die unterschiedliche Symptomatik zur Spinalkanalstenose.
9. Beschreiben Sie den typischen Verlauf einer Arthrose.
10. Erläutern Sie das Krankheitsbild Osteoporose.
11. Warum kann das Parathormon zur Therapie einer Osteoporose eingesetzt werden?
12. Was versteht man unter einem Fersensporn?
13. Welche Symptome weisen auf einen Schenkelhalsbruch hin?
14. Nach welchem Schema therapiert man traumatische Gewebeverletzungen?

KAPITEL

6 Das Herz-Kreislauf-System und seine Erkrankungen

6.1 Anatomie und Physiologie

6.1.1 Herz

Gewebeschichten

Die **Herzwand** besteht aus drei Schichten.

- Endokard: Herzinnenhaut; kleidet die Hohlräume aus.
- Myokard: Muskelschicht, Herzmuskulatur, in der linken Kammer dicker als in der rechten.
- Epikard: Herzaußenhaut.

Nun folgt ein mit Flüssigkeit gefüllter Spalt. Die Flüssigkeit setzt die Reibung herab.

- Perikard: Bindegewebsschicht, nach unten mit dem Zwerchfell und seitlich mit der Pleura verwachsen, fixiert das Herz im Brustraum. Epikard und Perikard bilden den Herzbeutel.

6

Anatomische Räume

Das **Herz** (Cor) besteht aus 2 Hälften, dem rechten und dem linken Herzen (➤ Abb. 6.1). Sie sind durch eine Scheidewand (Septum cardiale) voneinander getrennt. Jede Herzhälfte besteht aus einem **Vorhof** (Atrium) und einer **Kammer** (Ventrikel). Die linke Kammer ist stärker gebaut als die rechte. Das Herz wiegt etwa 300 g. Es liegt hinter dem Brustbein im mittleren Brustraum zwischen den Lungenflügeln, dieser Bereich heißt Mediastinum.

Die Herzvorhöfe sind durch die **Segelklappen** (re. Herzhälfte: Trikuspidalklappe; li. Herzhälfte: Mitralklappe) von den Kammern getrennt. Der Ausgang der Ventrikel wird durch die **Taschenklappen** (re. Ventrikel: Pulmonalklappe; li. Ventrikel: Aortenklappe) von den Schlagadern getrennt. Die Herzklappen öffnen sich nur in eine Richtung. Sie haben eine Ventilfunktion.

Herzleistung

- Schlagfrequenz: Das Herz schlägt durchschnittlich 70× pro Min.
- Schlagvolumen: Pro Herzschlag werden jeweils 70 ml Blut von der rechten und von der linken Herzkammer ausgeworfen.
- Herz-Zeit-Volumen: Unter normalen Bedingungen werden 5 l/Min. ausgeworfen, unter extremen Belastungen bis zu 25 l/Min.
- Ein Herzschlag dauert ca. 0,5 Sek. Dann erfolgt eine Pause von 0,3 Sek., während der der Herzmuskel nicht erregbar ist (Refraktärzeit). In dieser Zeit füllt sich das Herz mit Blut.

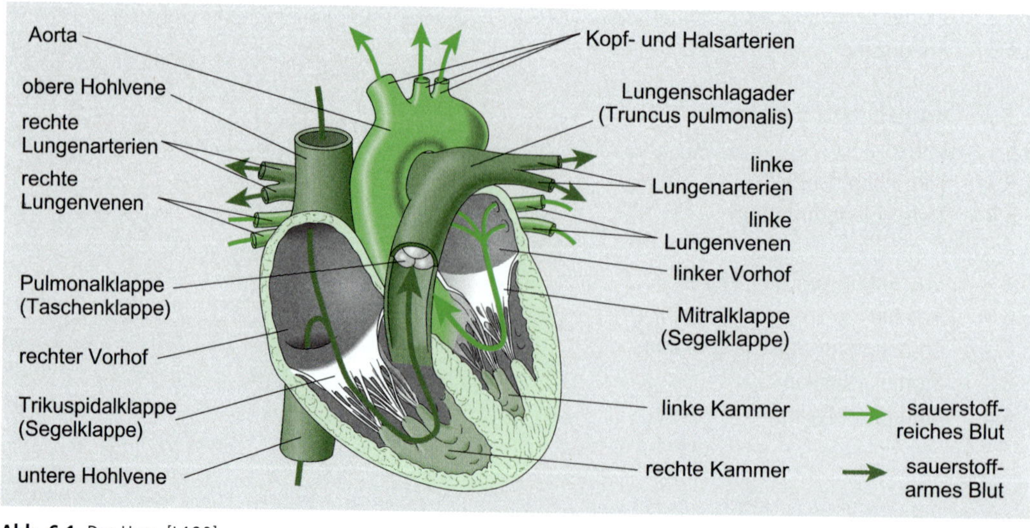

Abb. 6.1 Das Herz. [L190]

Funktionsweise des Herzens

- Der Herzmuskel verrichtet seine Arbeit, indem er sich in ununterbrochener Folge zusammenzieht und entspannt.
- Beide Herzkammern ziehen sich zur selben Zeit zusammen und erweitern sich im selben Augenblick. Es wird gleichzeitig Blut in Körper und Lunge gepumpt.
- **Systole:** Anspannungs- und Austreibungsphase, das Myokard ist kontrahiert.
- **Diastole:** Erschlaffungs- und Füllungsphase, das Myokard ist entspannt.
- Das Herz passt seine Leistung an den jeweiligen Sauerstoffbedarf an:
  - Ruhe = niedriger Sauerstoffbedarf = langsames Schlagen, 60–70× pro Min.
  - Kurzfristige Anstrengung: Herz schlägt schneller (Herzfrequenz steigt) und das Schlagvolumen wird erhöht.
  - Langfristige hohe Belastung: Herz vergrößert sich (Herzmuskelhypertrophie), sodass bei jedem Schlag mehr Blut in die Gefäße ausgeworfen werden kann.
- Das Herz steuert sich im Wesentlichen selbst.
  - Sinusknoten: Gibt elektrische Signale, die zum Zusammenziehen des Herzmuskels führen, liegt im Bereich des rechten Vorhofs. Reizleitungsbahnen gehen bis in die Muskulatur der beiden Kammern. Rhythmus liegt bei 60–80 Impulsen pro Min.
  - Anpassung an äußere Anforderungen erfolgt durch das vegetative Nervensystem: Sympathikus fördert die Herzarbeit (Schlagfrequenz und Schlagkraft steigen), Parasympathikus hemmt die Herzarbeit (Schlagfrequenz und Schlagkraft nehmen ab).
- Koronararterien (Herzkranzgefäße): Versorgen das Herz selbst mit Blut. Zwei Gefäße, die aus der Aorta abzweigen und das Herz kranzförmig umschließen.

Weg des Blutes

Das sauerstoffarme Blut aus dem Körper fließt durch die großen Hohlvenen zum Herzen und füllt den rechten Vorhof.

Rechte Herzhälfte

Die rechte Herzkammer (Ventriculus dexter) zieht sich zusammen. Das Blut wird durch die rechte Taschenklappe (Pulmonalklappe) in die Lungenschlagader (Truncus pulmonalis, im weiteren Verlauf Pulmonalarterien) gepresst. Gleichzeitig ist die Segelklappe (Trikuspidalklappe) geschlossen. Sobald die Herzkammer geleert ist, schließt sich die Taschenklappe durch den hohen Druck in der Pulmonalarterie.

Die Herzmuskulatur erschlafft, die Kammer erweitert sich. Es entsteht ein Sog: Blut strömt aus dem Vorhof durch die rechte Segelklappe in die Herzkammer.

Linke Herzhälfte

Die Herzmuskulatur zieht sich zusammen, die Taschenklappe (Aortenklappe) öffnet sich und das Blut wird in die Aorta gepresst.

Die Herzmuskulatur erschlafft, die Herzkammer erweitert sich. Die Segelklappe öffnet sich. Das im Vorhof gesammelte Blut drückt in die Kammer. Die Aortenklappe schließt sich.

6.1.2 Blutgefäße und Blutkreislauf

Blutgefäße

In den Blutgefäßen wird das Blut vom Herzen in alle Regionen des Körpers und zurück befördert. Man unterscheidet Arterien, Venen und Kapillaren. Sie haben einen prinzipiell gleichen Wandaufbau.

- Tunica interna: Gefäßendothel, Innenschicht aus einschichtigem Plattenepithel.
- Tunica media: Mittelschicht, bestehend aus glatter Muskulatur, kollagenen und elastischen Fasern. Der Kontraktionszustand der Muskelzellen bestimmt die Gefäßweite.
- Tunica externa (Außenschicht), besteht aus Bindegewebe, kollagenen und elastischen Fasern.

Arterien

Schlagadern sind Gefäße, die das Blut **vom** Herzen **weg** transportieren. Wegen des höheren Blutdrucks in den Arterien sind sie kräftiger gebaut als Venen. Bei jedem Herzschlag erweitern sich die Arterien und fangen so den Blutstoß auf. Danach (Herz erschlafft, Blutdruck sinkt) verengen sie sich und treiben das Blut vorwärts. Das Erweitern und Verengen ist bei oberflächlich liegenden Arterien als Puls tastbar.

- Handgelenk: Radialispuls
- Schläfe: Temporalispuls
- Hals: Karotispuls
- Fußrücken: Puls der Arteria dorsalis pedis
- Leiste: Femoralispuls

Arteriolen

Kleine Arterien am Übergang zu den Kapillargefäßen. Nervenzellen steuern über die Muskelkontraktion die Durchblutung des Kapillargebiets.

- Vasokonstriktion: Muskelschicht zieht sich zusammen, Arteriole wird enger, Blutdruck steigt.
- Vasodilatation: Muskelschicht erschlafft, Arteriole wird weiter, Blutdruck fällt.

Kapillaren

Haargefäße: Mikroskopisch dünne Gefäße, die den ganzen Körper in unterschiedlicher Dichte (je nach Sauerstoff- und Nährstoffbedarf) durchziehen. Die Wände der Kapillargefäße bestehen aus einschichtigem Plattenepithel (Endothel der Arterien), das wie eine semipermeable (teildurchlässige) Membran wirkt. Sie ist durchlässig für Blutwasser, gelöste Nährstoffe, Vitamine, Sauerstoff, Kohlendioxid sowie Abfallstoffe des Zellstoffwechsels. Sie ist nicht durchlässig für „große“ Teilchen wie Blutkörperchen und Eiweiße.

Venen

Venen sind Gefäße, die das Blut **vom** Körper **zum** Herzen transportieren. Venen sind dünnwandiger als Arterien, da der Blutdruck in den Venen nicht so hoch ist. Den Übergang von Kapillaren zu Venen bilden die Venolen. Venen können sich stark ausdehnen und dienen als Blutspeicher bei Blutdruckschwankungen.

Blut muss gegen die Schwerkraft zum Herzen zurückströmen. Mehrere Mechanismen helfen dabei:

- Skelettmuskeln, zwischen die die Venen eingebettet sind, wirken als Muskelpumpe. Wenn diese Muskeln arbeiten, z. B. die Wadenmuskulatur beim Gehen, wird durch deren Kontraktion das Blut in den Venen zum Herzen gedrückt.
- Sogwirkung des Herzens.
- Venenklappen: Ausstülpungen des Endothels: Blut kann nur in Richtung Herz fließen. Drängt das Blut in die andere Richtung, schließen sich die Venenklappen.

Blutkreislauf

Strömungswiderstand: Das Blut muss in den Gefäßen einen bestimmten Widerstand überwinden. Dieser ist je nach Gefäßdurchmesser, Fließfähigkeit des Blutes und Länge des Gefäßstücks unterschiedlich.

Körperkreislauf

Aus der linken Herzkammer wird das Blut in die Aorta gepumpt. Am Aortenbogen zweigen die großen Arterien für Kopf, Hals und Arme ab. Im Bauchraum gehen die großen Gefäße für Magen, Darm, Leber und Nieren aus der Aorta ab. Die großen Gefäße verzweigen sich bis zu den Kapillaren und gehen dann in das venöse System über. In den Kapillaren gibt das Blut Sauerstoff ab und nimmt Kohlendioxid auf. Auch der Austausch von Nährstoffen und Abfallprodukten des Stoffwechsels findet hier statt. Die Venen verlaufen ähnlich wie die Arterien nur in umgekehrter Richtung. Das Blut fließt über kleine, später große Venen in den Vorhof des rechten Herzens (➤ Abb. 6.2).

Lungenkreislauf

Aus der rechten Herzkammer wird sauerstoffarmes Blut in die Lungen gepumpt. Dort wird es in die Kapillaren gedrückt, die die mit Luft gefüllten Lungenbläschen überziehen. An dieser Kontaktstelle gibt das Blut Kohlendioxid an die Atemluft ab und nimmt Sauerstoff auf. Durch die Lungenvene wird das sauerstoffreiche Blut in den linken Vorhof des Herzens befördert (➤ Abb. 6.2).

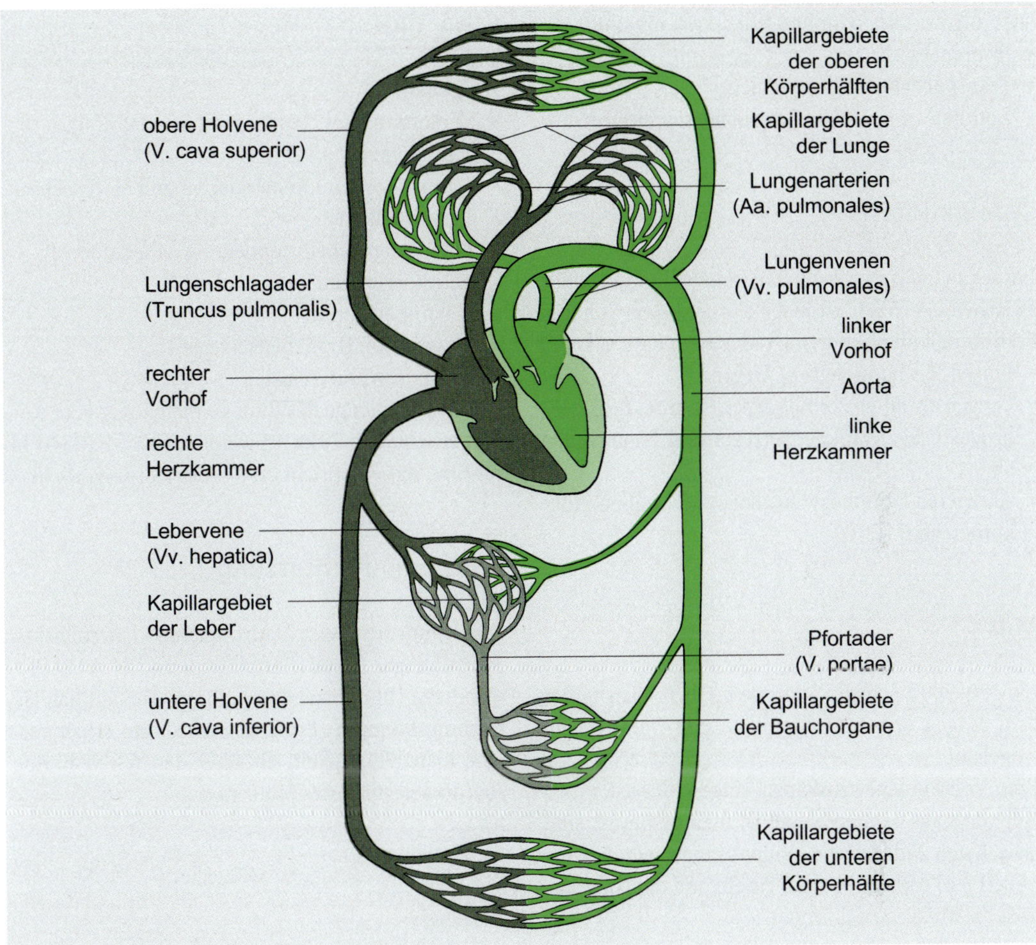

Abb. 6.2 Schema des Körper- und Lungenkreislaufs mit Pfortadersystem. [L157]

Blutdruck

Der Druck, den das Blut auf die Gefäßwände ausübt, nennt man Blutdruck. Er ist in allen Gefäßen in unterschiedlicher Höhe vorhanden. Der Blutdruck wird bestimmt durch die Herzleistung und den Strömungswiderstand. Im klinischen Alltag wird der Blutdruck der großen Arterien gemessen.

- **Systolischer Wert:** Druck in den Arterien während der Systole/Austreibung des Blutes, beträgt etwa 120 mmHg
- **Diastolischer Wert:** Druck in den Arterien während der Diastole/Herzerschlaffung, beträgt etwa 80 mmHg

6.1.3 Lymphatisches System

Gefäßsystem für die Lymphe. Lymphe ist ein Blutfiltrat aus Wasser, Elektrolyten und Plasmaproteinen. Die Lymphe des Dünndarmbereichs enthält zusätzlich resorbierte Fette. Die Lymphbahnen durchziehen den gesamten Körper und laufen ungefähr parallel zu den Venen. Das Hauptlymphgefäß ist der Ductus thoracicus, der kurz vor dem Herzen in das venöse System mündet. Zu den lymphatischen Organen zählen Milz, Thymus, lymphatischer Rachenring, die Lymphknoten und das lymphatische Gewebe des Darms.

Die Aufgaben des lymphatischen Systems sind:
- Immunabwehr,
- Transport von Fettbausteinen,
- Abfluss von Lymphe (Gewebsflüssigkeit).

Lymphknoten

Immer zu mehreren in die Bahnen der Lymphgefäße zwischengeschaltet, zu jeder Körperregion gehören bestimmte Lymphknoten (Nodus lymphaticus).
- Linsen- bis bohnengroße Organe
- Fangen als Filter Fremdkörper, Toxine, Zellbruchstücke, Krankheitserreger und Tumorzellen ab
- Aktivieren Lymphozyten (Form der weißen Blutkörperchen)

Milz

Ca. 150–200 g schwer, im linken Oberbauch hinter dem Magen liegendes Organ, in den Blutkreislauf eingebaut.
Bau: Von Bindegewebskapsel eingeschlossen, innen Netzwerk aus Bindegewebe. In diesem Gerüst sind zwei Arten Milzgewebe (Pulpa) eingelagert. In die Milz (Lien) tritt die Milzarterie ein und daneben verlässt die Milzvene das Organ.
- Weiße Pulpa: Lymphatisches Gewebe
- Rote Pulpa: Feines Bindegewebsnetz mit vielen roten und weißen Blutkörperchen

Aufgaben:
- Abbau von überalterten oder beschädigten Blutzellen, vor allem von Erythrozyten
- Ausschüttung von T-Lymphozyten

Thymus

Hinter dem Brustbein, oberhalb des Herzens liegende zweilappige Drüse, die sich im Erwachsenenalter zurückbildet. Bei Kindern und Jugendlichen ist sie verantwortlich für die Entwicklung von T-Lymphozyten.

6.1.4 Blut

Aufgaben:
- Versorgung des Gewebes mit Sauerstoff und Nährstoffen
- Abtransport von Kohlendioxid und Stoffwechselendprodukten
- Verteilung von Hormonen, Enzymen und Abwehrkörperchen
- Wärmeregulation
- Abwehr von Krankheitserregern
- Schutz vor Blutverlusten

Die Gesamtmenge des Blutes ist abhängig vom Körpergewicht: Ein 70 kg schwerer Mensch hat 5–6 Liter Blut, das entspricht ca. 8 % des Körpergewichts.

Blutzusammensetzung

Blut trennt sich beim Zentrifugieren in zwei Phasen: 55 % flüssiger Anteil (Blutplasma) und 45 % feste Bestandteile (Blutkörperchen). Blutplasma enthält Gerinnungsfaktoren. Entfernt man diese, erhält man eine klare Flüssigkeit, die über den festen Blutbestandteilen steht, das Blutserum.

Blutplasma

- Wasser
- Eiweiß: Albumine, Globuline
- Gerinnungsfaktoren
- Elektrolyte
- Kleinmolekulare Substanzen: Glukose, Hormone, Vitamine

Blutkörperchen

Erythrozyten (rote Blutkörperchen)

- **Aufgabe:** Sauerstoff- und Kohlendioxidtransport. In der Lunge bindet Sauerstoff (O_2) an das Eisen des Hämoglobins, wird mit dem Blut ins Gewebe transportiert und dort abgegeben. Aus dem Gewebe wird Kohlendioxid aufgenommen und zur Lunge transportiert.
- **Bau:** Kleine, runde, flache, in der Mitte eingedellte Scheiben. Sie werden im roten Knochenmark gebildet, beim Erwachsenen v. a. im Brustbein, weniger in den Beckenschaufeln. Die frühen Ent-

6

wicklungsstufen der Erythrozyten besitzen einen Zellkern, verlieren ihn aber, bevor sie in die Blutbahn gelangen, Lebensdauer vier Monate.

- **Abbau:** In der Milz werden alte Erythrozyten durch Fresszellen abgebaut. Ihr roter Blutfarbstoff (Hämoglobin) wird mit dem Blut zur Leber transportiert. Hämoglobin wird zu Bilirubin (Gallenfarbstoff) abgebaut. Über die Galle gelangen die Abbauprodukte in den Darm (Darmfarbstoff).
- **Ausscheidung:** Darm, kleiner Teil über die Niere.

Leukozyten

Sammelbegriff für weiße Blutkörperchen, z.B. Granulozyten, Monozyten und Lymphozyten

- **Aufgabe:** Abwehr von Krankheitserregern und Fremdstoffen, aktiv beweglich, dringen in Zellzwischenräume, wandern auf den Schleimhäuten.
- **Bau:** Haben einen Zellkern und können sich teilen. Durchwandern Gefäßwände. Werden im Knochenmark (Granulozyten, Monozyten) und in den Lymphknoten gebildet (Lymphozyten). Lebensdauer: wenige Tage.

Thrombozyten (Blutplättchen)

- **Aufgabe:** Blutstillung bei Verletzung einer Gefäßwand. Thrombozyten ballen sich zusammen und bilden innerhalb von 1–3 Min. einen Blutpfropf (Thrombus). Geben Plättchenfaktoren frei, die die weitere Blutgerinnung aktivieren.
- **Bau:** Kernlose Scheiben, die im Knochenmark aus Megakaryozyten (Knochenmarksriesenzelle) abgeschnürt werden. Lebensdauer 5–10 Tage.

Blutbild

Die Blutbestandteile liegen beim gesunden Menschen in bestimmten Mengen vor. Abweichungen von diesen Normalwerten weisen auf eine Erkrankung hin.

Rotes Blutbild

- Hb-Wert: Hämoglobinkonzentration in Gramm pro Deziliter Blut
  - Normalwert Mann: 14–18 g/dl
  - Normalwert Frau: 12–16 g/dl
- Erys: Zahl der Erythrozyten in Tausendmillionen Erythrozyten pro Liter Blut
  - Normalwert Mann: 4,6–6,2 T/l
  - Normalwert Frau: 4,2–5,4 T/l
- Hkt-Wert (Hämatokritwert): Prozentualer Anteil der Blutkörperchen am gesamten Blutvolumen
  - Normalwert Mann: 40–52 %
  - Normalwert Frau: 37–47 %

Weißes Blutbild

- Leukos: Gesamtzahl der Leukozyten
- Normwert 4–9 pro nl (entspricht 4 000–9 000 pro Mikroliter)
- Differenzialblutbild: Anzahl der verschiedenen weißen Blutkörperchen in Prozent der Gesamt-Leukos
  - Lymphozyten: Normwert 20–50 %
  - Monozyten: Normwert 2–6 %
  - Neutrophile Granulozyten: Normwert 50–70 %
  - Eosinophile Granulozyten: Normwert 1–5 %
  - Basophile Granulozyten: Normwert weniger als 0,5 %

6

Blutkörperchensenkungsgeschwindigkeit

Suchtest für Entzündungsvorgänge im Körper. Bestimmung der Senkungsgeschwindigkeit (BKS, BSG) der Blutkörperchen in ungerinnbar gemachtem Blut. In einer 2-ml-Spritze wird 0,4 ml 3,8 % Natriumzitrat-Lösung (das Zitrat entzieht dem Blut Kalzium, ohne das eine Blutgerinnung nicht möglich ist) und anschließend 1,6 ml Blut aufgezogen. Die Mischung wird in einer Spezialpipette senkrecht aufgestellt und nach einer Stunde wird abgelesen, um wie viele Millimeter sich die Säule der Blutkörperchen gesenkt hat.

- Normwert Mann: 4–10 mm/h
- Normwert Frau: 6–20 mm/h

Blutgruppen

Antigene Eigenschaften, die sich auf der Membranoberfläche der Erythrozyten befinden. Sie sind erblich und bleiben lebenslang bestehen. Sie können mit Hilfe von Antikörpern nachgewiesen werden. Es sind mehrere Hundert Blutgruppensysteme bekannt.

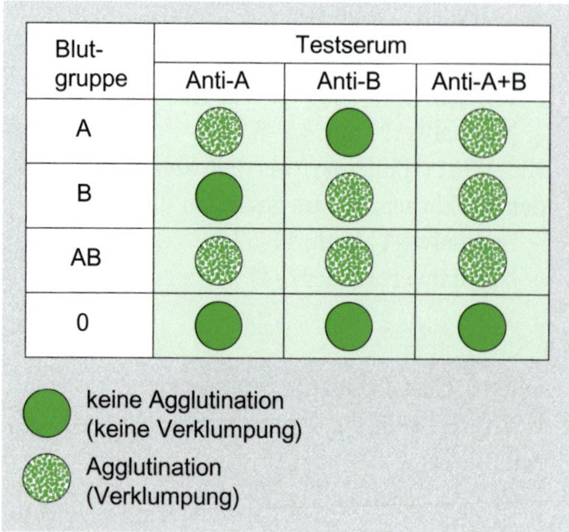

Abb. 6.3 Blutgruppenbestimmung mit Testseren. [L190]

AB0-System

An die Erythrozyten sind Antigene gebunden, die man mit A und B bezeichnet. Je nachdem, welche Stoffe im Blut vorhanden sind, unterscheidet man vier Blutgruppen:

- A: 50 % der Bevölkerung
- 0: 30 % der Bevölkerung
- B: 15 % der Bevölkerung
- AB: 5 % der Bevölkerung

Im Plasma befinden sich Antikörper gegen die Antigene der jeweils anderen Blutgruppe (➤ Abb. 6.3):

- Blutgruppe A besitzt Anti-B im Serum.
- Blutgruppe B besitzt Anti-A im Serum.
- Blutgruppe 0 besitzt Anti-A und Anti-B im Serum.
- Blutgruppe AB besitzt weder Anti-A noch Anti-B im Serum.

Treffen bei einer Bluttransfusion Antikörper auf Blutkörperchen einer **nicht** passenden Art, führt dies zur Agglutination (das Blut verklumpt) und damit evtl. zum Tod des Patienten.

Rhesusfaktor

Menschen, deren Erythrozyten das Antigen D tragen, werden als Rhesus-positiv bezeichnet (85 %). Fehlt das Antigen, bezeichnet man die Menschen als Rhesus-negativ (15 %). Beide Blutarten vertragen sich nicht miteinander. Im Gegensatz zum AB 0-System bilden sich hier die Antikörper gegen das Antigen erst nach einem Kontakt aus, die Antikörper sind also nicht angeboren.

Blutgerinnung

Blutgerinnung → Zusammenspiel vieler Faktoren nötig. Damit werden Risse und Einrisse an der Gefäßwand innerhalb weniger Minuten abgedichtet. Wundverschluss läuft in 3 Stufen:

- Vasokonstriktion. Die betroffenen Blutgefäße ziehen sich zusammen, die austretende Blutmenge wird reduziert.
- Blutstillung (Thrombozytenaggregation). Sofort nach der Verletzung heften sich Blutplättchen an die Wundränder und bilden einen pfropfartigen Verschluss (Thrombozytenthrombus). Es entsteht ein nicht sehr stabiler Verschluss nach 2–3 Minuten. Die Zeit, die bis zu diesem Wundverschluss vergeht, heißt Blutungszeit.
- Blutgerinnung. Die notwendige Festigkeit dieses Wundverschlusses wird erst durch die Fibrinbildung (Fibrin entsteht unter Einwirkung von Thrombin aus Fibrinogen) und die Bildung eines Gerinnungsthrombus erreicht. Dafür wird das

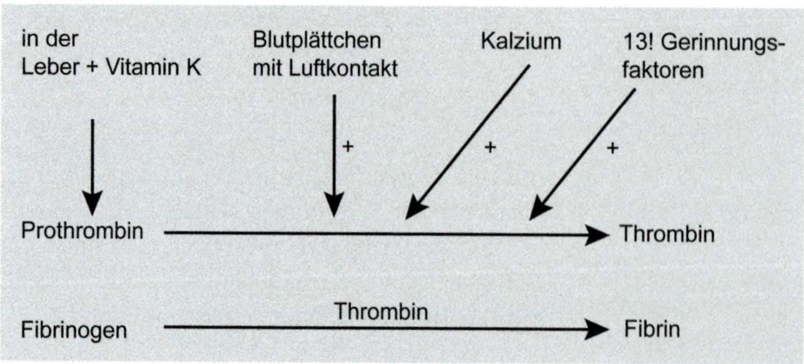

Abb. 6.4 Die Fibrinfäden ziehen sich zusammen, das Gerinnsel wird fester → stabiler Wundverschluss. [M201]

Gerinnungssystem aktiviert. Dieses System besteht aus den Gerinnungsfaktoren I–XIII, die sich kaskadenartig gegenseitig aktivieren. Es kommt zur Bildung eines stabilen Maschenwerks aus Fibrinfäden, in das auch Erythrozyten eingelagert werden (➢ Abb. 6.4).

Medikamentenlehre

Plasmaersatzmittel

Indikation: Volumenmangel. Dieser entsteht durch

- starke Blut- oder Plasmaverluste bei Verletzungen oder Verbrennungen,
- massiv gesteigerte Wasserabgabe bei starkem Erbrechen oder Durchfällen,
- plötzliche Weitstellung der Kapillargefäße im Schock.

Ausmaß des Blutverlusts:

- Bis ½ l: vom Körper verkraftbar.
- Über ½ l: Flüssigkeit muss von außen zugeführt werden.
- Über 1½ l: Bluttransfusion nötig, in allen anderen Fällen genügen Plasmaersatzmittel.

Körpereigene Ersatzflüssigkeiten

- Human-Albumin-Lösung (Albumin ist das wichtigste Bluteiweiß)
- Plasmaprotein-Lösung (enthält Albumin und Globuline)
- Gerinnungsaktive Präparate (Fresh Frozen Plasma/FFP)
- Erythrozytenkonzentrate

Körperfremde Ersatzflüssigkeiten

- Sind blutkörperchenfrei.
- Sollen möglichst lange im Gefäßsystem bleiben.

Präparate:

- Dextrane = Polysaccharide aus Glukoseeinheiten
  - Molekulargewicht 60 000 bis 75 000: Voluven® BD
  - Molekulargewicht 40 000: Thomaedex® 40
- Gelatine: Haemaccel®
  - Die Verweildauer im Körper ist geringer.
  - Die Allergiegefahr auf das körperfremde Eiweiß ist höher.

6.2 Herzkrankheiten

6.2.1 Herzinsuffizienz

Definition der WHO: Unfähigkeit des Herzens, den Organismus mit ausreichend Blut und somit Sauerstoff zu versorgen, um den Stoffwechsel unter Ruhe- wie unter Belastungsbedingungen zu gewährleisten. (Insuffizienz = eingeschränkte Leistungsfähigkeit).

Die Leistungsfähigkeit des Herzens nimmt altersbedingt ca. ab dem 30. Lebensjahr ab, wobei dies z. B. durch Stress, Bewegungsmangel, Rauchen und Übergewicht beschleunigt wird.

Belastungsinsuffizienz: Leistungsminderung tritt nur unter körperlicher Belastung auf, wenn der Blutbedarf des Organismus steigt.

Ruheinsuffizienz: Beschwerden treten auch bei körperlicher Ruhe auf.

Nach den betroffenen Kammern werden unterschieden: Rechtsherzinsuffizienz, Linksherzinsuffizienz, Globalinsuffizienz.

Einteilung nach der New York Heart Association (NYHA)

1. Diagnostisch festgestellte Herzerkrankung, die sowohl in Ruhe als auch unter Belastung keine Beschwerden verursacht.
2. Herzerkrankung, die in Ruhe keine, aber bei alltäglicher körperlicher Belastung Beschwerden wie Luftnot oder Erschöpfung verursacht.
3. Herzerkrankung, die in Ruhe keine, aber bereits bei geringer körperlicher Belastung Beschwerden verursacht, die die körperliche Leistungsfähigkeit deutlich einschränken.
4. Herzerkrankung mit ständigen Beschwerden bei allen körperlichen Belastungen und auch in Ruhe.

Ursachen

- Myokarditis, Perikarditis
- Koronare Herzkrankheit
- Herzklappenfehler
- Durchblutungsstörungen des Herzens
- Hypertonie
- Herzrhythmusstörungen

Prävention

- Rauchen aufgeben
- Normalgewicht
- Regelmäßiger Sport
- Geringer Alkoholkonsum

Symptome

- Dyspnoe
- Arrhythmien
- Erschöpfung
- Schwellung der Beine oder des Bauches

Rechtsherzinsuffizienz

Leistungsminderung des rechten Herzens. Das Herz wird über die großen Venen des Körpers mit Blut gefüllt und pumpt es in den Lungenkreislauf. Bei ungenügender Pumpleistung des rechten Herzens bleibt Blut in den rechten Herzhöhlen und staut sich in den Körper zurück. Als Folge wird in der Peripherie die Gewebsflüssigkeit vermindert rückresorbiert und sammelt sich im Gewebe (Ödembildung).

Symptome

- Ödeme am tiefsten Punkt des Körpers (beim stehenden Menschen: Beginn am Fußrücken, Knöchel, Unterschenkel bis in den Gesäßbereich möglich. Beim liegenden Menschen: Wadenbereich, Gesäß, Rücken)
- Nykturie (vermehrtes nächtliches Wasserlassen): In horizontaler Lage ist das Herz entlastet und arbeitet besser → vermehrte Rückresorption von Gewebsflüssigkeit in das Kreislaufsystem → zu viel Blutvolumen im Kreislauf → Niere scheidet Flüssigkeit aus
- Stauungsleber: Stark vergrößert, deutlich tastbar, Spannungsgefühl im rechten Oberbauch
- Magenschleimhautentzündung: Rückstau des Blutes in den Magen
- Hand-/Halsvenenstauung
- Pleuraerguss

Linksherzinsuffizienz

Leistungsminderung des linken Herzens. Das linke Herz wird mit Blut aus dem Lungenkreislauf gefüllt und pumpt es in die Aorta. Bei ungenügender Pumpleistung des linken Herzens bleibt Blut in den linken Herzhöhlen und staut sich in die Lungen zurück. Es resultiert eine Flüssigkeitsansammlung im Lungengewebe (= Ödembildung).

Symptome

- Dyspnoe: Anfangs nur bei Belastung, später in Ruhe
- Herzasthma (Asthma cardiale): nächtliche Hustenanfälle mit akuter Atemnot
- Lungenödem: Abpressen seröser Flüssigkeit in die Lungenbläschen
  - Zunehmende Dyspnoe
  - Blaufärbung des Gesichts (Zyanose)
  - Brodelndes Atemgeräusch
  - Todesangst
  - Abhusten schaumiger Flüssigkeit
- Tachykardie
- Nykturie
- Pleuraerguss
- Leistungsminderung
- Zerebrale Funktionsstörungen besonders bei älteren Menschen

Globalherzinsuffizienz

Kombinierte Leistungsschwäche beider Herzhälften. Beginnt meist mit Linksherzinsuffizienz, in deren Folge es auch zu einer Schwächung des rechten Herzens kommt.

Therapie

- Ursache beseitigen
- Herz entlasten: Bettruhe, keine körperliche und seelische Belastung; sobald die Symptome rückläufig sind, regelmäßig Bewegung
- Kochsalzarme Kost (Kochsalz bindet vermehrt Wasser im Körper)

- Medikamente:
  - ACE-Hemmer
  - β-Blocker
  - Herzglykoside
  - Diuretika
  - Aldosteronantagonisten

Bei Lungenödem zusätzlich
  - Sauerstoffbeatmung
  - Beruhigungsmittel.

Medikamentenlehre

Sartane, AT_1-Blocker

Neue Stoffklasse zur Senkung eines erhöhten Blutdrucks. 1995 wurde die erste Substanz zugelassen. Die Sartane hemmen das Angiotensin II selektiv an dem Rezeptor, der für die Vasokonstriktion und die Linksherzhypertrophie verantwortlich ist. Die Sartane können, wie ACE-Hemmer, mit anderen blutdrucksenkenden Therapeutika kombiniert werden. Sie haben weniger Nebenwirkungen als ACE-Hemmer. Dosierung einmal täglich, die volle Wirkung setzt erst nach ca. 3 Wochen ein.

Präparate:
- Losartan
- Valsartan
- Irbesartan
- Candesartan
- Telmisartan

ACE-Hemmer

Medikamente, die das Angiotensin-Converting-Enzym (ACE) blockieren, nennt man ACE-Hemmer. Durch das Fehlen des Enzyms wird die Bildung von Angiotensin II reduziert und somit die Aldosteronausschüttung aus den Nieren gedrosselt. Die Blutgefäße erweitern sich, der Blutdruck sinkt und das Herz wird entlastet. Alle ACE-Hemmer, mit Ausnahme von Captopril, zeichnen sich durch einen langsamen Wirkungseintritt und eine lange Wirkungsdauer aus. Sie müssen nur einmal am Tag eingenommen werden.

Indikation:
- Herzinsuffizienz
- Hypertonie
- Zustand nach Herzinfarkt

Nebenwirkungen:
- Hyperkaliämie
- Husten
- Blutbildveränderungen
- Schwindel beim Aufstehen
- Hautreaktionen

Präparate:
- Captopril
- Enalapril
- Lisinopril
- Moexipril: speziell bei postmenopausalen Frauen wirksam. Nach der Menopause entwickeln Frauen häufig eine Hypertonie, auch steigt das kardiovaskuläre Risiko stark an. Moexipril hat keinen negativen Einfluss auf den Knochenstoffwechsel.

ARNI

Der Angiotensin-Rezeptor-Neprilysin-Inhibitor (ARNI) ist eine Kombination aus Valsartan und dem neuen Wirkstoff Sacubitril, die in die Leitlinie aufgenommen wurde, da besser wirksam als der ACE-Hemmer Enalapril.

Eine Kombination mit ACE-Hemmern ist kontraindiziert.

α_2-Agonisten

Präparate:
- Clonidin
- Moxonidin

Herzglykoside

Pflanzenwirkstoffe aus Fingerhutblättern (Digitalis purpurea, Digitalis lanata), Strophanthus-Arten, Meerzwiebeln (Urginea maritima), Maiglöckchen (Convallaria majalis). Alle Präparate haben qualitativ die gleiche Wirkung. Sie unterscheiden sich nur in Wirkungseintritt und Wirkungsdauer sowie in der Aufnahme aus dem Magen-Darm-Trakt.

Wirkungen:
- Steigerung der Kontraktionskraft des Herzens, Blutstauung geht zurück, Ödeme verschwinden.
- Verlangsamung der Schlagfrequenz.
- Verlangsamung der Erregungsleitung.

6

- Begünstigung einer Erregungsbildung außerhalb des Sinusknoten durch Senkung der Reizschwelle (Gefahr von Herzrhythmusstörungen).

Nebenwirkungen:
Mittel dritter Wahl, da es mittlerweile eine Vielzahl anderer sicherer und verträglicher Therapieoptionen gibt. Digitalis-Glykoside haben eine geringe therapeutische Breite, d. h. die Grenze zwischen therapeutisch nutzbarer Dosis und schädlicher (giftiger) Menge ist sehr schmal. Schon durch eine leichte Überdosierung, aber auch im therapeutischen Bereich können bei älteren Menschen durch die verlängerte Halbwertszeit schwere Nebenwirkungen auftreten:

- Herzrhythmusstörungen, EKG-Veränderungen, z. B. Extrasystolen, lebensbedrohliches Kammerflimmern (Kammerfrequenz zwischen 350–500 Schlägen/Min.)
- Kopfschmerzen, Benommenheit, Sehstörungen (Gelb-Grün-Sehen)
- Übelkeit, Erbrechen
- Verwirrtheit, Halluzinationen

6

Präparate:

- Digitalis-Glykoside; langsamer Wirkungseintritt, lange Wirkungsdauer → gut zur Dauertherapie geeignet
  - β-Acetyldigoxin
  - Metildigoxin
  - Digoxin
  - Digitoxin
- Strophanthus-Glykoside (nur homöopathische AM im Handel); schneller Wirkungseintritt → Gut zur Behandlung akuter Formen der Herzinsuffizienz, z. B. g-Strophanthin
- Scilla-Glykoside: schneller Wirkungseintritt, kaum Beeinflussung der Herzfrequenz → gut zur Behandlung von Insuffizienzformen mit verminderter Herzfrequenz. Nur in homöopathischen AM im Handel

Diuretika

Arzneimittel, die eine verstärkte Flüssigkeitsausscheidung durch Erhöhung des Harnvolumens bewirken.
→ Achtung: Elektrolytstörungen drohen.

Indikation:

- Herzinsuffizienz mit Ödemen
- Hypertonie

Thiazide

Mittel der ersten Wahl bei Hypertonie. In der Niere werden vermehrt Natrium-, Kalium-, Chloridionen und Wasser ausgeschieden.

Nebenwirkungen:

- Hypokaliämie: Verringerung der Kalium-Konzentration im Blut. Dies verstärkt die Wirkung von Herzglykosiden (Vorsicht: Überdosierung), kann Herzrhythmusstörungen auslösen.
- Gichtschub: Durch Flüssigkeitsmangel erhöht sich die Harnsäurekonzentration im Blut.
- Blutzuckeranstieg.

Präparate:

- Hydrochlorothiazid
- Chlortalidon

Schleifendiuretika

Stark wirksame Diuretika mit schnell einsetzender und sehr heftiger Wirkung. Wirkprinzip und Nebenwirkungen siehe Thiazide.

Präparate:

- Furosemid
- Piretanid
- Torasemid

Kaliumsparende Diuretika

Verstärkte Ausscheidung von Natrium-, Chloridionen und Wasser. Kalium wird nicht verstärkt ausgeschieden.

Nebenwirkungen:

- Hyperkaliämie
- Magen-Darm-Störungen

Präparate:

- Triamteren
- Amilorid: nur als Kombi
- Spironolacton

Häufig werden auch verschiedene Diuretika als Kombinationspräparate eingesetzt, so kann die diuretische Wirkung in Stärke und Wirkungsdauer besser gesteuert werden:

- Hydrochlorothiazid + Amilorid
- Hydrochlorothiazid + Triamteren

ACHTUNG
Werden ACE-Hemmer bei Niereninsuffizienz eingesetzt, besteht die Gefahr eines akuten Nierenversagens.

ACHTUNG
Ein digitalisierter Erkrankter darf kein Kalzium i. v. erhalten.

6.2.2 Koronare Herzkrankheit (KHK)

Erkrankung der Herzkranzgefäße (verstärkte Arteriosklerose), die sich durch eine Minderdurchblutung des Herzmuskels (Myokardischämie) zeigt. Es kommt zu einem Missverhältnis zwischen Sauerstoffbedarf des Herzmuskels und dem Sauerstoffangebot.

Ursachen

- Arteriosklerose der Herzkranzgefäße (Koronarsklerose)
- Verkrampfungen (Spasmen) der Koronararterien
- Tachykardie
- Thromben durch Embolien

Symptome

- Herzschmerzen
- Luftnot
- Herzinsuffizienz
- Rhythmusstörungen

Therapie

- Gewichtsreduktion
- Mehr Bewegung
- Rauchen einstellen
- Therapie von Fettstoffwechselstörungen und Diabetes
- Medikamentöse Therapie

Arteriosklerose

Verhärtung, Verdickung, Verengung und Elastizitätsverlust der Gefäße infolge der Einlagerung von Fettstoffen in die innerste Schicht der Arterienwand. Die Fetteinlagerungen verkalken später und führen zu einer Aufrauung der Innenwand. Das Gefäßlumen ist verengt und es kommt zu Durchblutungsstörungen. Je nachdem, welche Gefäße betroffen sind, können folgende Krankheitsbilder entstehen:

- Koronare Herzkrankheit
- Periphere arterielle Verschlusskrankheit
- Hirninfarkt (Schlaganfall)
- Arteriosklerotisches Aneurysma

Risikofaktoren

Je mehr Faktoren zusammentreffen, desto größer ist das Risiko einer Arteriosklerose:

- Unbeeinflussbare Risikofaktoren
  - Männliches Geschlecht
  - Familiäre Disposition (Veranlagung)
- Beeinflussbare Risikofaktoren
  - Erhöhte Blutfettwerte z. B. Cholesterin (Hypercholesterinämie)
  - Hypertonie
  - Adipositas (Übergewicht)
    Diabetes mellitus
  - Rauchen
  - Hyperurikämie (vermehrt Harnsäure im Blut)
  - Bewegungsmangel

Angina pectoris

Minderdurchblutung der Koronararterien mit anfallsartigen, heftigen Schmerzen hinter dem Brustbein

Symptome

- Starke Schmerzen hinter dem Brustbein (retrosternal).
- Dauer: höchstens 15 Min., Schmerzen gehen nach Medikamentengabe zurück.
- Ausstrahlung: Hals, Schultergegend, in den linken/rechten Arm.
- Auslösend sind oft körperliche oder seelische Belastung, Kälte oder schweres Essen.
- Angst-, Krampf- und Enge-Gefühl.
- Schweißausbruch und Blässe.

Man unterscheidet folgende klinische Formen:

- **Stabile Angina pectoris**
  - Schmerzen nur bei körperlicher oder psychischer Belastung, in Ruhe klingen Beschwerden ab.
  - Beschwerden sind über Monate konstant.

6

- **Instabile Angina pectoris**
  - Schmerzen treten akut auf.
  - Schmerzen nehmen an Dauer und Häufigkeit zu.
  - Beschwerden treten auch in Ruhe auf.
  - Anfälle sind nicht vorhersehbar und unberechenbar.
- **Vasospastische Angina pectoris (Prinzmetal-Angina)**
  - Selten, verursacht durch Spasmen der Koronargefäße.
  - Schmerzen treten in körperlicher Ruhe ohne sonstige Belastung auf.

ACHTUNG

Die instabile Angina pectoris gilt als Vorstufe des Herzinfarkts.

Diagnose

Ruhe-EKG, Belastungs-EKG, Herzkatheter.

6

Therapie

Im Anfall:

- Kleidung lockern, Fenster öffnen, Patienten beruhigen.
- Patient mit erhöhtem Oberkörper positionieren.
- Nitroglyzerin als Zerbeiß-Kapsel oder als Spray (Aufnahme über die Mundschleimhaut).

Anfallsprophylaxe, Intervalltherapie:

- Körperliches Training (unterhalb der Leistungsgrenze)
- Rauchen aufhören
- Normalgewicht anstreben
- Cholesterinwerte durch Diät und/oder Medikamente normalisieren
- Medikamentöse Therapie:
  - Acetylsalicylsäure oder Clopidogrel
  - β-Blocker
  - Nitropräparate, Molsidomin
  - Kalziumantagonisten
  - Statine (Cholesterin-Synthese-Enzym-Hemmer, CSE-Hemmer).

Operative Therapie:

- Koronare Ballondilatation, PTCA (perkutane transluminale koronare Angioplastie): Erweiterung verengter Gefäße. Ein Ballonkatheter wird in die verengte Gefäßstelle geschoben und aufgeblasen und so die Stenose erweitert.
- Koronarstent: Nach erfolgter Dilatation wird ein Implantat (feinmaschiges Netz in Röhrenform) über den Katheter in die Arterie eingeführt, um diese auf Dauer offen zu halten.
- Bypass-Operation, ACVB (aorto-koronarer Venenbypass): Gefäßumgehung. Die verengte Stelle wird mit einem Teilstück der Beinvene überbrückt, wobei die verengte Koronararterie nicht entfernt wird.

Medikamentenlehre

β-Blocker, β-Sympatholytika

β-Blocker (Betarezeptorenblocker) binden an die β_1-Rezeptoren des Herzens. Sie senken die Kontraktionskraft des Herzens und die Herzfrequenz, d. h. der Sauerstoffbedarf des Herzens sinkt, außerdem wird die Durchblutung des Herzmuskels verbessert. Für die Therapie eignen sich nur kardioselektive (nur ausgewählt auf das Herz wirksame) β-Blocker. Nicht-kardioselektive β-Blocker haben eine vergleichbare Affinität zu β_1- und β_2-Rezeptoren. Durch die unerwünschte Blockade der β_2-Rezeptoren kann ein Bronchospasmus ausgelöst werden, außerdem kann es zu peripheren Durchblutungsstörungen kommen. β-Blocker hemmen außerdem die Stoffwechseleffekte der Katecholamine, die durch eine schwache Herzleistung vermehrt ausgeschüttet werden. β-Blocker müssen immer einschleichend dosiert werden, auch das Absetzen muss langsam und schrittweise erfolgen, um das Herz auf die Blockade der β-Rezeptoren einzustellen.

Indikationen:

- Koronare Herzkrankheit
- Hypertonie

Präparate:

- Atenolol
- Metoprolol
- Propranolol
- Betaxolol

Nitrate

Nitrate wirken als Prodrugs, d. h. sie werden erst im Körper in ihre Wirkform umgewandelt. Nitrate spalten Stickstoffmonoxid ab (NO) und imitieren dadurch einen körpereigenen gefäßerweiternden Faktor, der in den innersten Zellschichten der Blutgefäße gebildet wird.

Wirkung:

Nitrate verbessern das Verhältnis von Sauerstoffbedarf zu Sauerstoffangebot:

- Venenerweiterung; Venen halten mehr Blut im Körper zurück, Blutrückstrom zum Herzen wird vermindert.
- Arterienerweiterung; Widerstand, gegen den das Herz anpumpen muss, wird geringer, Herzarbeit wird verringert, Sauerstoffbedarf des Herzens sinkt.
- Alle Nitrate wirken ähnlich, unterschiedlich ist nur Wirkungseintritt und Wirkungsdauer.
- Nitrate werden rasch aus dem Magen-Darm-Trakt oder von Haut und Schleimhaut resorbiert.
- Nitrate werden so dosiert, dass über Nacht kein Wirkstoff im Körper vorhanden ist, um eine Gewöhnung und damit Toleranz zu verhindern.

Nebenwirkungen:

Folgen der Gefäßerweiterung: Schwindel, Übelkeit, Kopfschmerzen, Hautrötung. Verschwindet meist nach einigen Tagen der Anwendung auf Grund der Toleranzentwicklung.

Präparate:

- Glyzeroltrinitrat
  - Schneller Wirkungseintritt nach 1–5 Min.
  - Kurze Wirkung bis höchstens 40 Min.
  - Sublinguale Anwendung.
  - Transdermale Anwendung (Wirkstoff wird gleichmäßig freigesetzt und über die Haut resorbiert).
- Isosorbiddinitrat (ISDN)
  - Relativ rascher Wirkungseintritt
  - Ausreichend lange Wirkung bei peroraler Anwendung
- Isosorbid-5-mononitrat (5-ISMN)
  - Langsamer Wirkungseintritt
  - Lange Wirkungsdauer bei peroraler Applikation
- Pentaerithrityltetranitrat (PETN)

Molsidomin

Wirkt ähnlich wie die Nitrate. Die Wirkung tritt nach oraler Aufnahme nach ca. 30–60 Min. ein. Eignet sich nicht zur Behandlung des akuten Anfalls, sondern wird zur Anfallsprophylaxe und während der nächtlichen Nitrat-Pause eingesetzt.

Kalziumantagonisten

Hemmen das Eindringen von Kalzium^{2+}-Ionen in spezielle Kanäle der glatten Gefäßmuskulatur. Dadurch wird die Herzarbeit verringert, die Kontraktionskraft des Herzmuskels herabgesetzt, die arteriellen Gefäße erweitert und der periphere Widerstand gesenkt.

Indikation:

- Reduzieren bei prophylaktischer Einnahme die Anzahl der Angina pectoris-Anfälle
- Dauertherapie bei koronarer Herzkrankheit

Nebenwirkungen:

- Übelkeit, Schwindel, Kopfschmerzen.
- Problem bei den Nifedipin-Präparaten ist eine drohende Sauerstoffunterversorgung des Herzmuskels. Auch in der Peripherie werden die Gefäße erweitert → Herz erhöht die Pumpfrequenz, wird aber selbst durch die gleichzeitige Blutdrucksenkung nicht ausreichend durchblutet. Daher nicht einsetzbar bei Herzinsuffizienz.

Präparate:

Die Unterschiede bei den Kalziumantagonisten liegen in Wirkungseintritt und Wirkungsdauer und damit in der Einnahmehäufigkeit.

- Klassische Substanzen:
  - Nifedipin
  - Verapamil
  - Diltiazem
- Neuere Substanzen: wirken länger, langsamer und haben eine größere Gefäßselektivität
  - Nitrendipin
  - Nisoldipin
  - Felodipin
  - Amlodipin

6.2.3 Akutes Koronarsyndrom

Hierunter werden die instabile Angina pectoris, der akute Myokardinfarkt und der plötzliche Herztod zusammengefasst. Die genaue Unterscheidung ist mittels EKG möglich, wobei der Übergang fließend ist. Bei Ruheschmerzen, die länger als 20 Min. dauern, muss immer der Notarzt geholt werden.

Herzinfarkt

Herzinfarkt (Myokardinfarkt): Gewebsuntergang (Nekrose) der Herzmuskulatur durch akute Mangeldurchblutung (Ischämie) als Folge eines Verschlusses einer Herzkranzarterie.

Ursachen

- Risikofaktoren der Arteriosklerose
- Arteriosklerose der Herzkranzgefäße
- Thrombose im arteriosklerotisch verengten Gefäß

Symptome

- Schwere, länger als 5 Min. anhaltende Schmerzen im Brustkorb, die in Arme, Schulterblätter, Hals, Kiefer, Oberbauch ausstrahlen können (➤ Abb. 6.5), verschwinden nicht auf Nitroglyzerin.

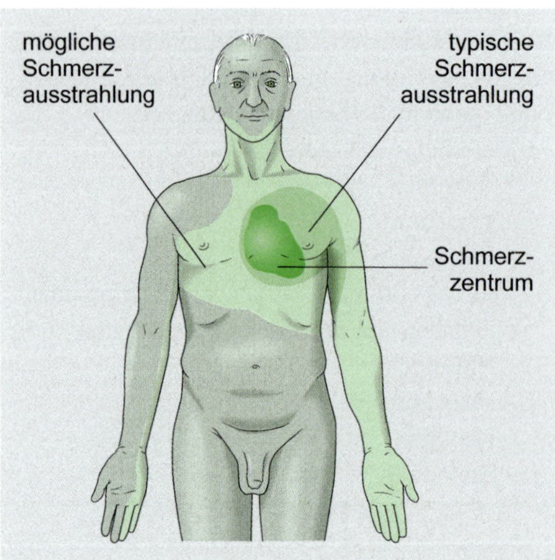

Abb. 6.5 Beim Herzinfarkt (und im Angina-pectoris-Anfall) strahlen die Schmerzen in typische Bereiche aus. [L190]

- Starkes Engegefühl, heftiger Druck im Brustkorb.
- Starkes Angstgefühl (Todesangst).
- Fahle Blässe, kalter Schweiß.
- Dyspnoe, Übelkeit, Erbrechen.
- Schwächeanfall (auch ohne Schmerz), evtl. Bewusstlosigkeit.
- Blutdruckabfall.

Stummer Herzinfarkt: Bei älteren Menschen und Diabetikern können die Symptome auch fehlen.

Diagnose

- EKG
- Blutuntersuchung:
  - Troponin I und T erhöht.
  - Typische Enzyme können nachgewiesen werden, die durch die Nekrose der Herzmuskelzellen aus diesen freigesetzt werden.
  - BSG erhöht.
  - Blutzucker erhöht.
- Echokardiografie
- Herzkatheteruntersuchung

ACHTUNG

Bei Verdacht auf Herzinfarkt keine i. m.-Injektionen, da diese die Enzymwerte verfälschen können.

Komplikationen

- Herzrhythmusstörungen, bis zum Kammerflimmern (solche Herzrhythmusstörungen enden in der Regel ohne sofortige ärztliche Behandlung tödlich).
- Akute Linksherzinsuffizienz bis zum Linksherzversagen.
- Ruptur der Herzwand nach einigen Tagen: Zerreißen des Herzmuskels, wenn das abgestorbene Gewebe noch nicht durch Bindegewebe ersetzt ist.

Therapie

- Erstmaßnahmen:
  - Patient beruhigen, Kleidung öffnen.
  - Nitrospray geben, falls für den Patienten bereits verordnet.
- Intensivstation.
- Schmerzbekämpfung.

- Sauerstoffbeatmung.
- Antikoagulanzien (am nekrotischen Teil des Herzens bilden sich sehr leicht Gerinnsel).
- Sofort Acetylsalicylsäure zur Hemmung der Thrombozytenaggregation, verbessert die Überlebensrate deutlich.
- Stabilisierung des Herzrhythmus mit β-Blockern.
- Öffnung des verschlossenen Gefäßes.
  - Lysetherapie mit Fibrinolytika innerhalb der ersten 6 Std., ältere Menschen haben häufig Kontraindikationen.
  - Ballonkatheter und Stent.

Rehabilitationsklinik: Langsame körperliche Leistungssteigerung, ggf. Änderung von Ernährung und Lebensgewohnheiten.

ACHTUNG

Bei Verdacht auf Herzinfarkt sofort den Notarzt über Tel. 112 verständigen (nicht Hausarzt oder ärztlichen Vermittlungsdienst). Jede Minute zählt. Im Rettungswagen ist ein Defibrillator vorhanden, der bei Kammerflimmern eingesetzt werden kann. Der Notarzt sorgt zudem dafür, dass die Behandlung in der Klinik vorbereitet wird und dort umgehend eingeleitet werden kann.

6.2.4 Entzündliche Erkrankungen des Herzens

Endokarditis

Entzündung der Herzinnenhaut, häufig betroffen sind die Herzklappen, die aus Endokard bestehen.

Ursachen

- Bakterielle Endokarditis: Bakterien im Blut, die dann direkt die Herzklappen besiedeln.
- Rheumatisches Fieber: Nach einem Infekt mit Streptokokken bildet der Körper Antikörper, die sich gegen Bestandteile des Endokards richten, meist bei Kindern und Jugendlichen. Ältere Menschen haben mitunter einen Klappenfehler aufgrund eines in der Kindheit erlittenen rheumatischen Fiebers.

Symptome

- Fieber
- Schweres Krankheitsgefühl, allg. Schwäche
- Herzinsuffizienz
- Nierenbeteiligung mit Blut und Eiweißausscheidung
- Herzgeräusche beim Abhören
- Evtl. Bakterien im Blut

Komplikationen

- Embolie aufgrund der Ablösung von Auflagerungen auf den Herzklappen
- Sind die Herzklappen betroffen, können bleibende Klappenfehler auftreten:
  - Klappenstenose: Klappe öffnet sich nicht mehr voll, Blutstrom wird behindert.
  - Klappeninsuffizienz: Klappe schließt nicht mehr richtig, es kommt zur Volumenüberlastung des Herzens.

Therapie

- Antibiotikatherapie, nachdem mittels Blutkultur der Erreger festgestellt wurde.
- Bettruhe.
- Bei Klappenfehlern evtl. Operation.

Myokarditis

Herzmuskelentzündung

Ursachen

- Bakterielle Infektionen (z. B. Diphtherie) oder Viren (z. B. Grippe)
- Begleitmyokarditis nach Herzinfarkt oder Herzoperationen

Symptome

- Tachykardie, d. h. erhöhte Pulsfrequenz (≥ 100 Schläge/Min.), andere Herzrhythmusstörungen
- Schwäche, Fieber
- Dyspnoe, Unruhe, Beklemmungsgefühl

6

Therapie

- Bettruhe und Schonung
- Antibiotika bei bakteriellen Ursachen
- Evtl. Medikamente bei Herzinsuffizienz oder Herzrhythmusstörungen

Perikarditis

Entzündung des Herzbeutels; meist Erguss im Herzbeutel, der das Herz einengt und somit die Leistung herabsetzt.

- Perikarditis exsudativa: Entzündlicher Erguss im Herzbeutel
- Perikarditis sicca: Kein Erguss, zottenartige Fibrinauflagerungen

Ursachen

- Infektionen (bakteriell, viral)
- Rheumatisches Fieber
- Herzinfarkt
- Urämie

Symptome

- Schmerzen hinter dem Brustbein, die im Liegen stärker werden
- Fieber
- Reibegeräusch

Therapie

- Behandlung des Grundleidens, z. B. Dialysebehandlung bei Urämie
- Schmerzbekämpfung
- Bettruhe
- Bei schwerem Erguss evtl. Punktion des Herzbeutels

6.2.5 Herzrhythmusstörungen

Bei Herzrhythmusstörungen ist die Herzfrequenz gestört. Die Herzfrequenz ist die Zahl der Herzschläge pro Minute. Die Herzfrequenz beträgt bei:

- Kindern 90–100/Min.
- Erwachsenen 60–80/Min.
- Senioren 80–85/Min.

Ursachen

- Häufige Begleiterkrankung bei verschiedenen Herzerkrankungen (KHK, nach Herzinfarkt, Herzinsuffizienz)
- Elektrolytstörungen
- Schilddrüsenüberfunktion
- Medikamente, z. B. Antidepressiva, Herzglykoside

Symptome

- Arrhythmie: Unregelmäßige Herzfrequenz führt zu einem unregelmäßigen Puls, nicht unbedingt krankmachende Bedeutung.
- Bradykardie: Verlangsamung der Herzfrequenz < 60/Min., beispielsweise im Schlaf, bei trainierten Sportlern, aber auch bei Schäden am Herzmuskel.
- Tachykardie: Herzfrequenz > 100/Min.
- Extrasystolen: Herzschläge außerhalb des normalen Grundrhythmus, werden mitunter als Herzstolpern empfunden. Einzelne Extrasystolen haben keinen Einfluss auf den Kreislauf; bei gehäuftem Auftreten wird die Herzarbeit unwirtschaftlich.
- Vorhofflimmern und -flattern: Vorhof zeigt statt regelmäßiger Kontraktionen ein unregelmäßiges Flattern (250–350 Kontraktionen/Min.) oder Flimmern (350–600 Kontraktionen/Min.). Die Überleitung auf die Kammern ist unregelmäßig, Kammern haben eine deutlich geringere Schlagfrequenz.
- Kammerflattern und -flimmern.

ACHTUNG

Kammerflimmern und -flattern sind Notfallsituationen: Funktioneller Herzstillstand. Das Herz pumpt kein Blut mehr. Das Gehirn fällt innerhalb weniger Minuten aus. Atemspende und Herzmassage bis zum Eintreffen des Notarztes. Elektrische Defibrillation.

6

Therapie

- Grundkrankheit behandeln.
- Antiarrhythmika: Substanzen, die die Erregungsbildung und Erregungsleitung des Herzens beeinflussen.
- Magnesium.
- β-Blocker.
- Herzschrittmacher.

PFLEGE-WISSEN

Herzschrittmacher

1958 zuerst in Schweden, seit 1961 auch in Deutschland vorgenommene Implantation eines Geräts zur Impulsgebung bei Herzrhythmusstörungen. Pro Jahr werden in Deutschland etwa 70 000 Herzschrittmacher implantiert, meist im Bereich des rechten Brustmuskels unter dem Schlüsselbein. Die Mehrzahl der Erkrankten ist bei der Operation älter als 70 Jahre.
Eingesetzt werden Schrittmacher bei Bradykarie
- mit Schwindel und Ohnmacht,
- unzureichender Pulssteigerung bei Belastung,
- Bradykardie-Tachykardie-Syndrom (kombinierte Rhythmusstörung),
- AV-Block.

Vom Gerät gehen Elektroden aus, die mit der rechten Herzkammer/dem Vorhof verbunden sind und den Herzrhythmus überwachen. Der Schrittmacher gibt dem Herzen entweder immer oder, die häufigere Variante, nur bei Bedarf den fehlenden Impuls zur Kontraktion.
Die Batterie des Herzschrittmachers muss regelmäßig geprüft und alle 5–10 Jahre mittels Operation getauscht werden.
Neueste Technik erlaubt auch Geräte ohne Elektroden, die direkt in die rechte Herzkammer mittels Katheter gelegt und an der Herzwand verankert werden. Ist hier die Batterie leer, wird ein neues Micra®-Gerät eingelegt.
Allgemein können, wie bei jeder Operation, Komplikationen auftreten, selten Infektionen oder Schwellungen an der Implantationsstelle.
Die Deutsche Herzstiftung hat einen Katalog von Hinweisen erarbeitet, die von Trägern eines Herzschrittmachers unbedingt beachtet werden sollten, wobei das Alter des Geräts von Bedeutung ist. Neue Geräte sind umfangreicher gegen Störfelder abgeschirmt als alte.
- MRT nur bei neuen Geräte möglich.
- Metalldetektoren im Flughafen → Implantationsausweis vorzeigen.
- Mindestabstand zu Mobiltelefonen 20 cm → nicht in der Brusttasche aufbewahren.
- Abstand zur Mikrowelle, Elektroherd und anderen Haushaltsgeräten 15–30 cm.
- Abstand zu elektrischen Werkzeugen wie Kettensägen, Rasenmähern, Laubsaugern u. ä. mind. 30 cm.
- Keine Heizdecke oder Heizkissen verwenden.
- Aufenthalt in Industrieanlagen nur nach Rücksprache mit dem Kardiologen.

Medikamentenlehre

Antiarrhythmika

Antiarrhythmika werden eingesetzt, um die Schlagfrequenz des Herzens zu normalisieren. Zusätzlich muss immer eine vorliegende Herzerkrankung behandelt werden.
Achtung: Antiarrhythmika selbst können schwerwiegende Herzrhythmusstörungen verursachen.
Präparate:
- Propafenon
- Ajmalin
- Sotalol
- Amiodaron
- Dronedaron

6.2.6 Vorhofflimmern

VHF = Vorhofflimmern ist die am häufigsten vorkommende Herzrhythmusstörung und erhöht das Risiko einen Schlaganfall zu erleiden signifikant. Aus diesem Grund sind eine frühzeitige Diagnose und Therapie wichtig. Im Anfangsstadium häufig symptomlos, da noch kein andauerndes VHF vorliegt, sondern eher kurze Episoden. Frauen sind häufiger betroffen als Männer, möglich ist auch eine familiäre Disposition.

Ursache

Eine Reihe von Erkrankungen erhöhen das Risiko z. B. Diabetes mellitus, Hypertonie, Herzinsuffizienz, Asthma. Ursache sind irreversible, fortschreitende Veränderungen des Vorhofs.

Symptome

- Unregelmäßiger, häufig auch zu schneller Pulsschlag
- Später dann andauerndes VHF mit Herzstolpern und Herzrasen verbunden mit Angstzuständen
- Schwindel
- Atemnot
- Brustschmerzen
- Reduzierte Belastbarkeit

Therapie

Das Therapieziel ist das Verbessern der Lebensqualität und das Verhindern eines Schlaganfalls. Auch ein Verschlechtern der Herzinsuffizienz soll hinausgezögert werden.

ABC-Therapie:

- **A – Antikoagulantien:** Schlaganfallprophylaxe mit Antikoagulantien
  - ASS und NSAR unter Beurteilung des Blutungsrisikos
  - Direkte orale Antikoagulantien
- **B – Bessere Symptomatik:** Verbesserung der Symptomatik, um die Lebensqualität zu erhöhen
  - Antiarrhythmika
  - Digitalisglykoside
  - Katheterablation
- **C – Kardiovaskuläres Management:** Notwendigkeit, Risikofaktoren zu minimieren, um die Therapie mit Antikoagulantien und Antiarrhythmika zu verbessern.
  - Rauchen aufhören
  - Übergewicht abbauen
  - Cholesterin senken
  - Zuckerspiegel genaue einstellen

6.3 Kreislauferkrankungen

6.3.1 Hypertonie

Von Bluthochdruck spricht man, wenn der systolische Blutdruckwert dauerhaft höher als 140 mmHg und der diastolische Wert über 90 mmHg liegt. Man unterscheidet:

- **Labile Hypertonie:** Spontane Blutdruckschwankungen zwischen erhöhten und normalen Werten. Meist Anfangsstadium einer Hypertonie. Keine Organschäden.
- **Fixierte Hypertonie:** Dauerhochdruck, der nur durch therapeutische Maßnahmen gesenkt werden kann. Deutliche Erhöhung des diastolischen Wertes. Gefäß- und Organschäden.

Einteilung nach dem diastolischen Wert:

- Grenzwerthypertonie: 90–94 mmHg
- Milde Hypertonie: 95–104 mmHg
- Mittelschwere Hypertonie: 115–114 mmHg
- Schwere Hypertonie: ≥ 115 mmHg
- Maligne Hypertonie: ≥ 120 mmHg

Systolischer Wert:

PFLEGE-WISSEN

Die Regel 100 plus Lebensalter beim systolischen Wert ist obsolet.

Angestrebter systolischer Idealwert ist 120 mmHg, Werte zwischen 120 und 139 mmHg sind zu tolerieren, maximaler Zielwert ist 140 mmHg.

Hypertonie im Alter

Ursache ist meist eine Zunahme des peripheren Gefäßwiderstands. Die Gefäße verlieren an Elastizität, dies wird durch eine zunehmende Arteriosklerose verstärkt. Eine systolische Hypertonie ist die Folge. Obwohl bei alten Menschen die Korrelation zwischen Hypertonie und Herz-Kreislauf-Risiko nicht so ausgeprägt ist wie bei Jüngeren, profitieren auch diese von einer Therapie, da sie die Gesamtrate an Schlaganfällen und Herzinsuffizienz deutlich senkt.

Bislang wurden bei Menschen über 75 Jahren auch Werte bis 150 mmHg toleriert, um die Nebenwirkungen (Nierenschäden, Störungen des Elektrolythaushalts, Sturzgefahr) einer medikamentösen Blutdrucksenkung zu reduzieren. Neuere Forschungen haben jedoch gezeigt, dass auch im hohen Alter durch die Senkung des systolischen Wertes bis auf 120 mmHg eine signifikante Senkung der Gesamtsterblichkeit und kardiovaskulärer Probleme erreicht werden kann, jedoch treten dann auch unerwünschte

Ereignisse wie Nierenversagen und Hypotonie häufiger auf. Daher wird bei Hochbetagten eine langsame Blutdrucksenkung auf 140 mmHg angeraten, falls diese problemlos verläuft, kann weiter gesenkt werden.

Ursachen

Primäre (essenzielle) Hypertonie
Der primären Hypertonie liegt keine andere Erkrankung als Ursache zugrunde. Das Zusammenwirken mehrerer Faktoren begünstigt ihr Auftreten, wobei die konkrete Ursache unbekannt ist:
- Familiäre Veranlagung
- Körperlicher und seelischer Stress
- Übergewicht, falsche Ernährung
- Übermäßiger Alkoholkonsum
- Rauchen
- Bewegungsmangel

Häufigste Form. 95 % der Betroffenen könnten durch Änderung ihrer Lebensweise einen wichtigen Beitrag zur Blutdrucknormalisierung leisten.

Sekundäre (symptomatische) Hypertonie
Ursachen können sein:
- Chronische Nierenerkrankungen
- Schilddrüsen-, Nebennierenerkrankungen
- Aortenisthmusstenose
- Schlafapnoe-Syndrom mit nächtlicher Hypertonie
- Medikamente: Anti-Baby-Pille, Glukokortikoide

Pulmonale arterielle Hypertonie (PAH)
Seltene Form, verursacht durch einen erhöhten Gefäßwiderstand in der Lunge

Symptome

Zu Beginn meist keine Beschwerden, werden oft erst festgestellt, wenn Organkomplikationen auftreten:
- Kopfschmerzen
- Schwindelgefühl in den Morgenstunden
- Atemnot
- Nervosität
- Ohrensausen
- Nasenbluten
- Roter Kopf, Augenflimmern
- Herzdruck, Herzklopfen

Komplikationen

Folgeschäden an Gefäßen und/oder Organen durch Arteriosklerose:
- Bauchaorta
  - Bauchaortenaneurysma (➤ Kap. 6.4.3).
- Herz
  - Koronare Herzerkrankung, Angina pectoris, Herzinfarkt
  - Herzinsuffizienz (Herz vergrößert sich aufgrund der übermäßigen Leistung)
  - Plötzlicher Herztod
- Gehirn
  - Hirninfarkt (Schlaganfall)
  - Hirnblutung (infolge von Gefäßrissen)
- Nieren
  - Niereninsuffizienz
  - Arteriosklerotische Schrumpfniere
- Augen
  - Netzhautblutungen
  - Erblindung

Risikoeinschätzung

Hat der Patient zusätzliche kardiovaskuläre Risikofaktoren, z. B. Diabetes mellitus, steigt das Risiko für kardiovaskuläre Ereignisse. Dies muss dem Patienten vermittelt werden, damit er in Eigenverantwortung und -motivation seinen Lebensstil ändert.

Diagnose

- Blutdruckmessen dreimal täglich, 24-Stunden-Blutdruckmessung (Aufzeichnung der Blutdruckwerte über 24 Std.)
- Blutwerte (Blutfette, Schilddrüsenwerte)
- Abklärung, ob bereits Organschäden bestehen, z. B. Augenhintergrunduntersuchung

Therapie

- Gewichtsreduktion
- Salzarme Diät
- Weniger Tee und Kaffee
- Nikotinabstinenz

- Stress vermindern
- Ausdauersport: Jogging, Walking, Fahrradfahren, ausgedehnte Spaziergänge je nach Alter und persönlicher Belastbarkeit
- Medikamente, zuerst als Monotherapie, bei fehlender Normalisierung des Blutdrucks als Zweier- oder Dreierkombination
  - Diuretika
  - β-Blocker
  - Kalziumantagonist
  - ACE-Hemmer
  - Sartane

ACHTUNG

Eine zu rasche Blutdrucksenkung wird in der Regel schlecht vertragen.
Deshalb insbesondere bei älteren Menschen langsame Blutdrucksenkung, möglichst geringe Dosierung, um Nebenwirkungen zu vermeiden; Monotherapie, soweit möglich.

ACHTUNG

Hypertensiver Notfall

Plötzlicher Anstieg der Blutdruckwerte (≥ 230/120 mmHg). Akute Linksherzinsuffizienz, Lungenödem, Herzinfarkt oder Schlaganfall drohen.

Symptome:
- Zerebral. Kopfschmerzen, Verwirrtheit, Sehstörungen
- Kardial. Dyspnoe, Symptome der Angina pectoris, Herzrhythmusstörungen
- Nasenbluten

Therapie:
- Arzt oder Notarzt verständigen.
- Patient bis zum Eintreffen des Arztes beruhigen und hinlegen lassen.
- Blutdruck, Puls, Bewusstseinszustand kontrollieren.

6.3.2 Hypotonie

Niedriger Blutdruck. Von niedrigem Blutdruck spricht man, wenn der systolische Wert ständig unter 100 mmHg liegt.

Ursachen

- Essenzielle = primäre Hypotonie
  - Familiäre Veranlagung
  - Bewegungsmangel
- Symptomatische (sekundäre) Hypotonie
  - Nach Infektionskrankheiten
  - Bettlägerigkeit
  - Schilddrüsenunterfunktion
  - Medikamentenwirkung (z. B. Psychopharmaka, Nitropräparate)
  - Nach Herzinfarkt, Herzinsuffizienz
- Schwangerschaft

Normaler Blutdruck im Sitzen und Liegen, beim Aufstehen oder nach langem Stehen sinkt der Blutdruck zu stark. Durch den Blutdruckabfall kommt es zu einem vorübergehenden Blutmangel im Gehirn.

Symptome

- Blässe
- Schwindel
- Frieren
- Konzentrationsprobleme
- Kalte Gliedmaßen
- Vermehrtes Schlafbedürfnis
- Kreislaufkollaps mit kurzfristiger Bewusstlosigkeit

Therapie

Solange der Patient keine Beschwerden hat, ist die Hypotonie nicht behandlungsbedürftig.

- Regelmäßig Sport
- Kneipp'sche Anwendungen: Wechselduschen, Wassertreten zum Gefäßtraining
- Kein plötzliches Aufstehen aus dem Liegen, sondern zuerst leichte Gymnastik im Bett unter Einsatz der Muskelpumpe, z. B. Fuß auf- und abbewegen, dann Aufsetzen
- Sympathomimetika: Medikamente, die das sympathische Nervensystem anregen

Medikamentenlehre

Medikamente, die das vegetative Nervensystem beeinflussen

α-Sympathomimetika

Sympathomimetika sind Medikamente, die das vegetative Nervensystem (➤ Kap. 12.1) beein-

flussen. Sie erregen die sympathischen Rezeptoren, d. h. durch Medikamente wird die Wirkung des Sympathikus am Organ künstlich erzeugt.
Wirkung:
- Systemische Wirkung bei Hypotonie. Durch die Kontraktion der peripheren Blutgefäße steigt der Blutdruck, z. B. Etilefrin.
- Lokale Wirkung zur Schleimhautabschwellung durch Gefäßverengung.
  - Naphazolin
  - Tramazolin
  - Xylometazolin
  - Oxymetazolin

6.3.3 Synkope

Zusammenbruch des Kreislaufs mit kurz dauernder Bewusstlosigkeit. Laienhaft auch als Ohnmacht oder Kollaps bezeichnet.

Ursachen

Sauerstoffmangel im Gehirn durch vorübergehende Kreislaufschwäche bei
- langem Stehen,
- zu schnellem Aufstehen aus der Horizontallage,
- Infektionen,
- seelischer Belastung.

Symptome

- Kurzzeitige Bewusstlosigkeit
- Blässe
- Kalte Haut
- Blutdruckabfall
- Schneller oder langsamer Puls

Therapie

Positionierung: Körper flach, Kopf tief, Beine hoch.

6.3.4 Schock

Kritische, fortschreitende Verminderung der Durchblutung mit Sauerstoffmangel im Gewebe, die unbehandelt zum Tode führen kann. Allen Schockformen gemeinsam ist das Missverhältnis von Gefäßkapazität und zirkulierendem Blutvolumen.

ACHTUNG
Notfall! Arzt oder Notarzt benachrichtigen. Jeder Schock bedeutet Lebensgefahr.

Ursachen

- Hypovolämischer Schock
  - Starke äußere oder innere Blutungen
  - Flüssigkeitsverlust über die Haut bei Verbrennungen
  - Flüssigkeitsverlust durch starkes Erbrechen und Durchfall
- Kardiogener Schock (Pumpversagen des Herzens)
  - Akuter Herzinfarkt
  - Lungenembolie
  - Herzrhythmusstörungen
- Anaphylaktischer Schock
  - Allergie
  - Abnorme Weitstellung der Blutgefäße in der Peripherie
- Septisch-toxischer Schock

Symptome

- Blutdruckabfall, Tachykardie
- Anfangs: kalter Schweiß, Brechreiz, Kältegefühl
- Später: Unruhe, Benommenheit

PFLEGE-WISSEN
Der Schockindex ist eine rechnerische Größe, mit der grob die Schwere eines Schocks abgeschätzt werden kann. Beim Gesunden beträgt er etwa 0,5. Ist er > 1 besteht Schockgefahr.
Beispielrechnung:
Herzfrequenz: 160 Schläge/Min., systolischer Blutdruck: 80 mmHg = 160 : 80 = Schockindex = 2

6

Therapie

- Rasches Auffüllen des Kreislaufs durch Plasmaersatzmittel ist die wichtigste Sofortmaßnahme (Ausnahme: kardiogener Schock), sonst versagen die Nieren und/oder das Herz.
- Sauerstoffzufuhr.
- Bei Blutverlust: Stoppen der Blutung.
- Bei kardiogenem Schock: Katecholamine (Dopamin, Dobutamin).
- Bei septischem Schock: Antibiotika.
- Bei anaphylaktischem Schock: Kortikosteroide.

6.4 Krankheiten der Arterien

6.4.1 Periphere arterielle Verschlusskrankheit

Ursachen

6

Arteriosklerose der Extremitätenarterien mit Gefäßeinengung bzw. -stenose (pAVK).

Symptome

- Hautblässe
- Puls am Fuß kaum oder nicht zu tasten
- Schmerzen distal der Gefäßverengung

Man unterscheidet 4 Stadien:

- Stadium I: Beschwerdefreiheit
- Stadium II: Claudicatio intermittens (intermittierendes Hinken, Schaufensterkrankheit): Krampfartige Schmerzen nach einer bestimmten Gehstrecke
- Stadium III: Ruheschmerz
- Stadium IV: Nekrose, Ulkus oder Gangrän (Untergang von Gewebe)

Therapie

- Risikofaktoren der Arteriosklerose beheben (Senkung der Blutfettwerte, Gewichtsreduktion, Rauchen einstellen).
- Stadium I und II:
  - Aktives Gefäßtraining, durch die Belastung bilden sich kleine Umgehungsarterien (Kollateralen) hinter der verengten Arterie, die das Gewebe dann mit mehr Blut versorgen.
- Stadium III und IV:
  - Ruhigstellung in Tieflagerung, gleichmäßig warme Temperatur
  - Trockenbehandlung bei Nekrose und Gangrän
  - Antibiotika bei Infizierung
  - Thrombozytenaggregationshemmer
  - Rheologika (durchblutungsfördernde Mittel)
  - Operative Therapie im Stadium II bis IV
  - Ballondilatation: perkutane transluminale Angioplastie (PTA)
  - Stent
  - Thrombendarteriektomie (TEA): Ausschälen des Gefäßes
  - Bypass-Operation

6.4.2 Akuter Verschluss einer Beinarterie

Vollständiger Arterienverschluss durch einen Embolus (verschlepptes Blutgerinnsel) oder aufgrund einer Thrombose.

Ursachen

- Thrombusbildung auf arteriosklerotischen Wandveränderungen
- Embolusbildung im linken Herzen bei
  - Vorhofflimmern,
  - Endokarditis,
  - Herzklappenfehlern,
  - Herzinfarkt.

Symptome

- Plötzliche starke Schmerzen
- Hautblässe des Beines
- Pulslosigkeit
- Gefühllosigkeit
- Beinlähmung
- Schock

Therapie

- Gefäßchirurgischer Notfall, sofortige Einweisung in die Klinik erforderlich
- Operative Entfernung des Gerinnsels innerhalb von 6 Std.
- Auflösung des Blutgerinnsels
- Schmerzbekämpfung
- Antikoagulanzien

6.4.3 Aneurysma

Umschriebene Ausweitung einer Arterie, häufig betroffen sind die Arterien der Hirnbasis und die Bauch- und Brustaorta.

Ursachen

- Angeboren: z. B. Hirnbasisarterien
- Arteriosklerose
- Entzündungen der Arterien, z. B. bei Syphilis

Symptome

- Häufig symptomlos, wird dann zufällig entdeckt.
- Bei großen Gefäßen: Schmerzen oder Pulsationsgefühl.

Komplikationen

- Aneurysma-Ruptur: Notfall mit Lebensgefahr. Im Bereich des Aneurysmas ist die Gefäßwand sehr dünn und kann bei Blutdruckerhöhung platzen, Folge ist eine massive arterielle Blutung.
- Thrombose, Embolie.

Therapie

Operation: Gefäßprothese oder Stent.

6.5 Krankheiten der Venen

6.5.1 Varikose

Venenleiden. Krampfadern sind dauernde schlauchförmige oder knotige Ausweitung des oberflächlichen Venensystems (Varizen) mit Insuffizienz der Venenklappen. Es handelt sich um eine progredient verlaufende Erkrankung, die nicht nur ein kosmetisches Problem darstellt, sondern vor allem die Sauerstoff- und Nährstoffversorgung des umgebenden Gewebes negativ beeinflusst.

Die Erkrankung beginnt mit der Erweiterung kleiner, oberflächlicher Venen, durch den Blutrückstau erhöht sich hier die Belastung auf die folgenden Venen, der steigende Druck führt dazu, dass die Venenklappen nicht mehr richtig schließen, wodurch sich der Rückstau immer weiter fortsetzt. Die Venen verlieren immer mehr an Elastizität. Durch den Druck nimmt die Permeabilität der Venenwände zu, Flüssigkeit tritt ins umliegende Gewebe aus.

Unterscheidung zwischen Varikose und pAVK: venöse Schmerzen verringern sich beim Gehen, arterielle Beschwerden bessern sich in Ruhe.

Ursachen

- **Besenreiser:** Sind nur kleine, ganz oberflächliche Venen betroffen, spricht man von Besenreiservarizen. Diese stellen meist den Beginn einer Varikose dar.
- **Primäre Varikose:** Venenschwäche ohne fassbare Ursache, prädisponierende Faktoren sind
  - erbliche Veranlagung (wird vermutet),
  - weibliches Geschlecht,
  - Schwangerschaft,
  - Übergewicht,
  - Rauchen,
  - Alter (Lockerung des Bindegewebes),
  - Rechtsherzinsuffizienz,
  - stehende oder sitzende Tätigkeit,
  - Bewegungsmangel.
- **Sekundäre Varikose:** Folge einer abgelaufenen Venenthrombose mit teilweise zerstörten Venenklappen, erhöhtem Abflusswiderstand durch ver-

bliebene Gerinnsel Reste, Abflussbehinderung, z. B. bei Tumoren der Bauchhöhle (selten).

Symptome und Verlauf

- Besenreiser
- Schwere, Spannungsgefühl, Schmerzen in den Beinen
- Erweiterung der Venen mit geschlängeltem Verlauf: Krampfadern
- Zunächst reversible, später andauernde Ödeme
- Juckreiz und Ekzeme
- Rot-braune Verfärbungen (Hyperpigmentierung) der Haut am Unterschenkel; Eisenpigmente des Blutes verfärben die Haut
- Ernährungsstörungen der Haut an den Unterschenkeln
  - mit Atrophie der Haut,
  - Verhärtung des Bindegewebes,
  - verminderter Pigmentierung,
  - Wundheilungsstörungen.

Komplikationen

- Ulcus cruris (tiefgreifende Substanzdefekte am Unterschenkel), aufgrund der häufig verzögerten Heilungstendenz der Wunden auch als „offene Beine“ bezeichnet
- Venenentzündung
- Phlebothrombose mit Embolie

Therapie

- Entlastung der Venenwand
  - Beine zeitweise erhöht positionieren
  - Kompressionsverband
  - Kompressionsstrümpfe
- Anregung der Muskelpumpe
  - Gymnastik, auch einfache Fußgymnastik
  - Bewegungsbäder
  - Kneippsche Anwendungen: Wassertreten, Schenkelguss
  - Laufen und Liegen sind günstig, Stehen und Sitzen ungünstig
- Venentherapeutika
- Operative Entfernung der Varizen: Venenstripping, Spezialkatheter (Stripper) wird an einem Ende in die Vene eingeführt und bis zum Ende des zu entfernenden Teils geschoben. Dann wird die gesamte Vene herausgezogen. Die Anschlussstellen werden vernäht und das Bein für mehrere Tage gewickelt
- Sklerosierung (Verödung): Einspritzen von speziellen Verödungs-(= Vernarbungs)mitteln, nur bei oberflächlichen Venen und Besenreisern

Medikamentenlehre

Venentherapeutika

Wirkung:
- Verringerung der Durchlässigkeit der Venenwand → Wasseransammlungen im Gewebe sollen verhindert werden.
- Entwässerung des Gewebes durch die Wiederaufnahme von Ödemflüssigkeit.
- Erhöhung der Spannkraft der Venenwand → rascher Blutrückfluss durch verbesserten Venentonus.

Präparate:
- Aescin: Wirkstoff aus den Samen der Rosskastanie
- Ruscogenin: Wirkstoff aus Mäusedorn
- Rutoside: Pflanzliche Wirkstoffe, z. B. aus der Weinraute

6.5.2 Thrombophlebitis

Venenentzündung: Akute, lokal begrenzte Erkrankung des oberflächlichen Venensystems mit aufgepfropfter Thrombusbildung.

Ursachen

- Meist bei bestehenden Varizen
- Bakterielle Infektion durch Injektion oder Infusion
- Gefäßwandschaden
- Hoher mechanischer Reiz (z. B. Hochdruckmassagedüsen im Schwimmbad)

Symptome

- Lokale Schwellung und strangartige Verhärtungen
- Rötung
- Wärme
- Schmerz
- Evtl. Fieber (vor allem bei bakterieller Thrombophlebitis)

Therapie

- Keine Bettruhe, beim Sitzen Bein erhöht positionieren
- Bewegung
- Gerinnungshemmende Salben
- Kompressionsverband
- Kühlende Umschläge, evtl. mit Alkohol

6.5.3 Tiefe Phlebothrombose

Beinvenenthrombose, Gerinnselbildung in den meisten Fällen in der Becken-Beinvene. Häufigkeit steigt mit dem Alter signifikant.

Bei älteren Patienten kann eine Thromboembolie mit unklarer Ursache ein Hinweis auf eine Tumorerkrankung sein.

Die Rezidivgefahr nimmt unter Therapie nach dem ersten Vierteljahr kontinuierlich ab, bleibt aber nach einer tiefen Venenthrombose dauerhaft bestehen.

Ursachen

Virchow-Trias (benannt nach dem Pathologen Rudolf Virchow)

- Immobilität: fehlende Muskelpumpe durch Bettruhe oder sonstigen Bewegungsmangel, oft verstärkt durch Herzinsuffizienz
- Venenwandschäden
- Erhöhte Gerinnungsneigung des Blutes: Homocysteinämie, Leberinsuffizienz

Symptome

Ein Drittel der Patienten zeigt kaum oder gar keine Symptome, daher bei Immobilität des Beins, Bettlägerigkeit über mehrere Tage oder nach einer Operation immer an das Thromboserisiko denken.

- Schwellung des gesamten Beins
- Zunahme des Wadenumfangs um mehr als 3 cm
- Ödembildung im betroffenen Bein
- Rötung oder Verfärbung der Haut
- Ziehender Schmerz im Bein, Schmerzen in Fuß oder Wade (ähnlich Muskelkater)
- Pulsbeschleunigung
- Evtl. Fieber

Diagnose

- D-Dimer-Bestimmung: D-Dimere entstehen beim Abbau von Fibrinogen, erhöhte Werte treten nach Operationen, Verbrennungen, Entzündungen und venöser Thromboembolie (VTE) auf.
- Bildgebende Untersuchungen wie Kompressionssonografie, Phlebografie.

6

Komplikationen

- Lungenembolie: Gefahren durch ein wanderndes Blutgerinnsel (Embolus), das aus den Beinen durch die großen Venen zum Herzen transportiert wird. Vom Herzen wird das Gerinnsel in die Lunge gepumpt, hier verstopft es ein Gefäß.
- Postthrombotisches Syndrom: Chronische Veneninsuffizienz.

Vorbeugung

- Nach Operation und Geburten: Frühzeitiges Aufstehen mit gewickelten Beinen bzw. Kompressionsstrümpfen
- Bei Bettlägerigkeit: Mehrmals täglich Bewegungsübungen mit den Beinen
- Bei Krampfadern: Kompressionsstrümpfe, außerdem Behandlung bei Herzinsuffizienz
- Bei langen Reisen mit dem Auto oder Flugzeug: Beine nicht übereinander schlagen, Kompres-

sionsstrümpfe tragen, Schuhe ausziehen, regelmäßig kleine Mengen Wasser oder Tee trinken, nach Rücksprache mit dem Arzt Heparin-Injektion.

Therapie

- Horizontale Positionierung der Beine und strikte Bettruhe nur bis zur Antikoagulation oder bei starken Schmerzen.
- Schnelle Mobilisierung ist wichtig, denn durch die Muskelpumpe wird der venöse Abfluss gefördert und die Beschwerden lassen nach.
- Kompressionsverband mit Kurzzugbinden, damit sich der Thrombus nicht von der Venenwand löst, später Kompressionsstrümpfe der Klasse 2 über mindestens 2 Jahre.
- Initialbehandlung: Heparinisierung.
- Langzeitbehandlung mit Antikoagulanzien, Therapiedauer je nach Ursache zwischen 3 Monaten und unbegrenzt.
- In Ausnahmefällen Thrombusbeseitigung mit Katheder-Lyse-Therapie, Operation.

Medikamentenlehre

Antikoagulanzien

Heparin

Verhindert die Fibrinbildung. Die Blutgerinnung wird sofort gehemmt.

Indikation:
- Therapie und Prophylaxe von Thrombose und Embolie
- Therapie beim Herzinfarkt

Präparate:
- Lokale Anwendung in Gelen oder Salben bei Hämatomen, Venenbeschwerden
- Ampullen oder Fertigspritzen: s. c. in die Bauchdecke zur Vorbeugung einer Thrombose bei Bettlägerigkeit
  - Unfraktionierte Heparine
  - Niedermolekulare Heparine: Mittel erster Wahl, da wenige Nebenwirkungen und gute Wirksamkeit
- Hochdosiertes Heparin i. v. als Therapie bei Herzinfarkt, Venenthrombose oder Lungenembolie (Vollheparinisierung; Vorsicht: starke Blutungsneigung)

Cumarine

Vitamin-K-Antagonisten (verdrängen das Vitamin K) hemmen in der Leber die Bildung von Gerinnungsfaktoren, Wirkungseintritt erst nach 1–3 Tagen. So lange sind noch ausreichende Mengen an Prothrombin im Organismus. Erst wenn diese aufgebraucht sind, setzt sich die Wirkung der Cumarine durch und es wird kein neues Prothrombin gebildet. Cumarine verweilen lange im Organismus. Sie werden daher zur Dauertherapie nach Herzoperationen, Lungenembolien sowie bei Thromben in den Herzkammern eingesetzt.

Gegenmittel (Antidot) bei Blutungen oder Überdosierung: Konakion® (Vitamin K als Ampullen oder Tropfen)

Zu beachten:
- Der Patient muss jedes Verletzungsrisiko meiden (Haushalt, Sport, Rasieren).
- Der Patient muss bei der Selbstmedikation darauf achten, dass viele Medikamente kontraindiziert sind.
- Zurückhaltung bei Nahrungsmitteln, die reich an Vitamin K sind: Blumenkohl, Brokkoli, Spinat, Kohl, Sauerkraut, Innereien.
- Keine massive Gewichtsreduktion, Diäten vorher mit dem Arzt absprechen.
- Größere Mengen Alkohol beeinflussen die Blutgerinnung, Alkohol nur in Maßen.
- Rauchen aufhören.
- Häufige und regelmäßige Kontrolle der Blutgerinnung.
- Exakte Einhaltung der Dosierungsvorgaben, da geringe therapeutische Breite.

Präparate:
- Phenprocoumon (Acenocoumarol im Ausland)
- Warfarin

Überprüfung der Cumarin-Therapie:
Die Cumarin-Therapie wird im Labor mit dem Quick-Wert (Thromboplastinzeit, PTT) oder der INR (International Normalized Ratio) überprüft. Der Quick-Wert soll bei ca. 25 % liegen, die INR zwischen 2,0 und 3,0. Die Patienten müssen wöchentlich bis zweiwöchentlich zur Kontrolle. Sie sollen stets einen Marcumar-Pass bei sich tragen. Jeder neue Arzt, den der Patient aufsucht, muss über die Therapie informiert werden.

DOAKS oder NOAKs

Direkte oder **N**eue orale Antikoagulanzien, die zur Prophylaxe von Schlaganfällen und systemischen Embolien durch Vorhofflimmern zugelassen sind und weniger Blutungen verursachen als Phenprocoumon. Eine Kontrolle der Gerinnungszeit ist unter NOAKs nicht notwendig. Für Dabigatranetexilat ist ein sofort wirksames Gegenmittel im Handel (Idarucizumab). Auch alte und sehr alte Patienten profitieren von einer oralen Antikoagulanzientherapie, da das Risiko einer Thromboembolie erheblich reduziert wird.

Präparate:
- Rivaroxaban
- Dabigatran
- Apixaban
- Edoxaban

Thrombozytenaggregationshemmer (TAH)

Acetylsalicylsäure

Die Wirkung von Acetylsalicylsäure (ASS) beruht auf der Synthesehemmung eines Enzyms in den Thrombozyten, das für die Aggregation nötig ist. Da die Thrombozyten keinen Zellkern haben, können sie das Enzym nicht neu bilden, d. h. der Thrombozyt ist für seine gesamte Lebensdauer von ca. 10 Tagen blockiert.

ASS wird nicht zur Erhaltungstherapie nach VTE empfohlen.

Einmal tägliche Applikation ist ausreichend, Dosis 100–300 mg.

Glykoprotein-Antagonisten

Thrombozyten haben in der Zellmembran Glykoproteine, die für die Adhäsion an Verletzungen und die Ausbildung von Fibrinogenbrücken zwischen den Thrombozyten (Aggregation) verantwortlich sind. Glykoprotein-Antagonisten verhindern die Anheftung von Fibrinogen und in der Folge die Aggregation und damit die Thrombenbildung.

Indikation:
Nach Koronarangiografie, bei instabiler Angina pectoris und nach Herzinfarkt

Präparate:
- Bisher nur i. v.-Präparat zugelassen (Abciximab)
- Orale Präparate sind in der klinischen Prüfung: Xemilofiban, Fradafiban.

Thienopyridin-Derivate

Die Wirkstoffe verhindern über die Blockade eines weiteren Mechanismus die Aggregation der Thrombozyten, zeigen eine ähnlich starke Wirkung wie ASS und werden alternativ oder zusammen mit ASS eingesetzt. Sie sollen aufgrund der Erhöhung des Blutungsrisikos, die bis zu 10 Tage nach dem Absetzen anhält, nur nach einem akuten Koronarsyndrom für maximal 12 Monate eingesetzt werden.
- Clopidogrel
- Ticlopidin

6.6 Erkrankungen des Blutes

6.6.1 Anämie

Blutarmut, die durch eine Verminderung des Blutfarbstoffs (Hämoglobin, Hb) und meist auch der roten Blutkörperchen (Erythrozyten) gekennzeichnet ist. Von einer Anämie spricht man, wenn der Hb-Wert beim Mann ≤ 140 g/l, bei der Frau ≤ 120 g/l beträgt.

Ursachen

- Mit 80 % aller Fälle ist der Eisenmangel die häufigste Anämieursache. Eisen (Fe^{2+}) ist das Zentralatom des roten Blutfarbstoffs und zum Sauerstofftransport nötig. Eisen wird mit der Nahrung aufgenommen und im Zwölffingerdarm resorbiert. Eisenmangel tritt u. a. bei chronischen Blutungen bzw. chronischen Blutverlusten auf.
- Niereninsuffizienz (renale Anämie).
- Mangelnde Blutbildung bei Vitamin B_{12}-Mangel, Folsäuremangel (perniziöse Anämie, megaloblastäre Anämie).

- Gesteigerter Blutabbau bei künstlichen Herzklappen, Sichelzellanämie, medikamentös bedingt (hämolytische Anämie).
- Tumoren (Tumoranämie).
- Knochenmarksschädigung.

Symptome

- Blässe von Haut, Schleimhäuten und Bindehaut
- Müdigkeit
- Kopfschmerzen, Schwäche, Schwindel
- Atemnot (Dyspnoe) unter Belastung: Mangelnde Sauerstoffversorgung

Abhängig von der Anämieform treten zusätzlich auf:

- Eisenmangelanämie: brüchige Nägel, trockene Haut, Haarausfall, Mundwinkel-Rhagaden (Einrisse), Zungenbrennen
- Anämie bei Vitamin B_{12}-Mangel: glatte, rote Zunge, neurologische Störungen wie Kribbeln oder Missempfindungen an Händen und Füßen, Gangunsicherheit
- Hämolytische Anämie: vergrößerte Milz und Leber, evtl. Ikterus

Therapie

- Ursache beseitigen.
- Eisenhaltige Ernährung, beispielsweise Fleisch, Kartoffeln.
- Eisenzufuhr oral oder parenteral durch Medikamente, die 2-wertiges Eisen enthalten. Um die Magenverträglichkeit zu verbessern, gibt man häufig magensaftresistent überzogene Präparate, Einnahme mit viel Wasser während der Mahlzeit.
- Zufuhr von Vitamin B_{12} oder Folsäure.

ACHTUNG
Eisenpräparate können den Stuhl schwarz färben.

6.6.2 Chronisch myeloische Leukämie

Maligne Entartung einer Blutstammzelle des Knochenmarks.

Diese Form der Leukämie (CML) tritt vor allem im mittleren bis höheren Lebensalter auf. Sie verläuft langsamer als andere Leukämiearten.

Symptome

Die CML verläuft in drei Phasen.

- Chronische Phase: Nur wenige unreife Zellen (Blasten) befinden sich im Blut, anhaltende Müdigkeit, Appetitlosigkeit, Gefühl der Energielosigkeit, Vergrößerung der Milz.
- Akzelerationsphase: Es finden sich vermehrt Blasten im Blut und im Knochenmark, Fieber, Anämie.
- Blastenschub: Mehr als 30 % aller Zellen in Blut und Knochenmark sind Blasten, diese Phase ist lebensbedrohlich.

Diagnose

- Blutuntersuchung
- Knochenmarkpunktion

Therapie

Medikamente: Tyrosinkinaseinhibitor Imatinib, Hydroxyharnstoff, Interferon-α

6.6.3 Morbus Hodgkin

Maligne Entartung von B-Lymphozyten, die in den Lymphknoten beginnt und sich im lymphatischen System ausbreitet (Lymphogranulomatose).

Symptome

- Allgemeinsymptome (B-Symptome):
  - Gewichtsverlust von mehr als 10 % im vergangenen halben Jahr
  - Fieber über 38 °C
  - Nachtschweiß
- Einzelne schmerzlose Lymphknotenschwellungen (Hals, Achselhöhlen)

- Juckreiz
- Lymphknotenschmerz nach Alkoholgenuss
- Leistungsminderung, Müdigkeit
- Milz-, Lebervergrößerung

Verlauf

Einteilung erfolgt in Stadien:
I: Eine einzelne Lymphknotenregion oder ein lymphatisches Organ ist befallen.
II: Zwei oder mehrere Lymphknotenregionen oder Organe auf einer Seite des Zwerchfells sind befallen.
III: Zwei oder mehrere Lymphknotenregionen oder Organe auf beiden Seiten des Zwerchfells sind befallen.
IV: Disseminierter Befall lymphatischer Organe.

Therapie

- Therapie in Zentren nach Therapieprotokollen
- Bestrahlung
- Zytostatika

6.6.4 Multiples Myelom

Gehört zur Gruppe der Non-Hodgkin Lymphome und tritt vor allem im höheren Alter auf, die meisten Patienten sind über 70 Jahre alt. Das Multiple Myelom ist derzeit nicht heilbar. MM ist die dritthäufigste maligne hämatologische Erkrankung.

Ursachen

Massenhafte Vermehrung von defekten B-Lymphozyten im Knochenmark. MM wird daher auch volkstümlich als „Knochenmarkkrebs" bezeichnet.

Die fehlerhaften B-Lymphozyten verdrängen die Bildung funktionstüchtiger Blutzellen, verdicken das Blut und fördern die Osteoklastenbildung. Ohne Behandlung liegt die mittlere Lebenserwartung unter 11 Monaten, durch immer weiter verbesserte Zytostatika weitaus längeres Überleben möglich. Rezidive sind dennoch häufig.

Symptome

Die Symptomatik ist anfangs eher unspezifisch, daher wird MM oft zufällig entdeckt.

- Knochenschmerzen
- Müdigkeit
- Gewichtsverlust
- Häufige Infektionen
- Schäumender Urin durch vermehrte Proteinausscheidung
- Sehstörungen
- Gedächtnisprobleme
- Erhöhter Kalziumspiegel im Blut
- Später auch Anämie, Niereninsuffizienz, Knochenbrüche

Therapie

- Kombinierte Chemotherapie
- Stammzellentransplantation
- Bisphosphate, um den Knochenabbau zu vermeiden

Wiederholungsfragen

1. Erklären Sie unter Verwendung von Fachbegriffen den Aufbau der Herzwand.
2. Beschreiben Sie den Wandaufbau von Arterien und Venen. Welche Unterschiede bestehen?
3. Nennen Sie die Ursachen für das Zurückströmen des Bluts zum Herzen gegen die Schwerkraft.
4. Das Blut strömt aus den großen Hohlvenen in den rechten Herzvorhof. Beschreiben Sie kurz den Weg des Bluts zur Aorta.
5. Wie ist die Wand von Kapillargefäßen aufgebaut und welche Funktion hat sie?
6. Nennen Sie drei Aufgaben von Lymphknoten.
7. In welchen Schritten läuft die Blutgerinnung an einer Wunde ab?
8. Welche Stadien im Verlauf einer Herzinsuffizienz unterscheidet die NYHA? Geben Sie die Symptome an.

9. Aus welchen Pflanzen werden Herzglykoside gewonnen, wie wirken sie und warum werden sie heute nur noch wenig eingesetzt?
10. Bei welcher Herzerkrankung kommt es zu einem Lungenödem, warum kann es sich bilden und welche Behandlung ist nötig?
11. Was geschieht an der Gefäßwand im Verlauf einer arteriosklerotischen Erkrankung?
12. Welche Symptome treten bei einem akuten Angina-pectoris-Anfall auf, welche Maßnahmen werden ergriffen?
13. Nennen Sie Komplikationen, die eine Endokarditis nach sich ziehen kann.
14. Welche Arten der Herzrhythmusstörungen werden unterschieden?
15. Welche Komplikationen kann eine Hypertonie nach sich ziehen?
16. Geben Sie verschiedene Allgemeinmaßnahmen an, die die Therapie einer Hypertonie sinnvoll ergänzen.
17. Schildern Sie kurz, wie ACE-Hemmer eine Senkung des Blutdrucks erreichen.
18. Bei einer Hypotonie gibt der Arzt α-Sympathomimetika. Beschreiben Sie deren Wirkung.
19. Bei der peripheren arteriellen Verschlusskrankheit unterteilt man den Verlauf der Krankheit in 4 Stufen. Nennen Sie diese und geben Sie dazu Therapiemöglichkeiten an.
20. Ein Marcumar®-Patient hat sich eine blutende Wunde zugezogen. Welche Gefahr besteht und welche Maßnahmen kann der Arzt ergreifen?

KAPITEL

7 Das Atmungssystem und seine Erkrankungen

7.1 Anatomie und Physiologie

Das Atmungssystem (Respirationstrakt) besteht aus oberen und unteren Atemwegen sowie Lunge. Aufgabe des Respirationstrakts ist der Gasaustausch (Aufnahme von Sauerstoff in das Blut und Abgabe von Kohlendioxid in die Ausatemluft) und die Stimmbildung.

7.1.1 Obere Luftwege

Zu den oberen Luftwegen gehören Nase, Nasennebenhöhlen und Rachen.

Nase

Die Nase ist nicht nur Riechorgan, sondern auch der Beginn des Atmungssystems.

Aufbau

Äußere Nase

- Nasenlöcher, Nasenflügel, Nasenscheidewand
- Im Inneren mit relativ festen, langen Härchen und Talgdrüsen versehen; verhindern das Eindringen von größeren Fremdkörpern

Nasenhöhle (Cavum nasi)

- Begrenzungen
  - Oben: Siebbeinknochen (Os ethmoidale)
  - Unten: harter Gaumen
  - Seitlich: Oberkieferknochen
- Die Nasenhöhle wird durch die Nasenscheidewand (Septum nasi) in zwei Hälften geteilt. Die Wände der Nasenhöhle sind mit Flimmerepithel ausgekleidet.
- Die Seitenwände weisen Verdickungen auf, durch die die Oberfläche vergrößert wird, die obere, mittlere und untere Nasenmuschel; sie gliedern die Nasenhöhle in oberen, unteren und mittleren Nasengang.
- In die Nasengänge münden (➢ Abb. 7.1)
  - unterer Nasengang (zwischen Nasenboden und unterer Muschel): Tränennasenkanal,
  - mittlerer Nasengang (zwischen unterer und mittlerer Muschel): Mündung der Stirn- und Kieferhöhle und
  - oberer Nasengang (zwischen mittlerer und oberer Muschel): Mündung der Keilbeinhöhle.

Funktionen

- Reinigung: Die Schleimhaut der Nasenhöhle hält Staub fest und feinste flimmernde Härchen befördern den von der Schleimhaut gebildeten Schleim und den Staub ständig Richtung Rachen. Krankheitskeime werden durch Leukozyten (weiße Blutzellen) abgetötet.
- Befeuchtung: Die Luftfeuchtigkeit wird in der Nasenhöhle durch die schleimbildenden Becherzellen auf ca. 80 % gebracht.
- Erwärmung: Beim Durchströmen der Nasenhöhle erwärmt sich die Luft auf Körpertemperatur, da die Schleimhaut stark durchblutet ist. Deshalb vor allem im Winter durch die Nase, nicht durch den Mund einatmen.
- Überprüfung der Atemluft: Geruchssinn prüft die Atemluft auf schädliche Gase.

Geruchssinn

Das Riechfeld (Regio olfactoria) befindet sich in den oberen Nasengängen am oberen Bereich des Septum nasale und an den oberen Nasenmuscheln. Das Sinnesorgan besteht aus den Riechzellen, deren Riechhärchen durch die Geruchsstoffe gereizt werden. Der Sinnesreiz wird über den Nervus olfactorius ans Gehirn geleitet.

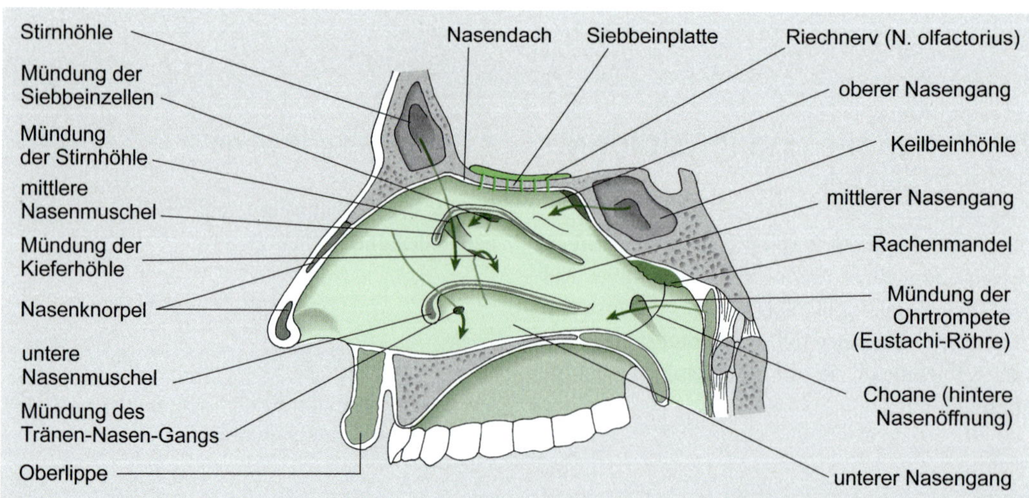

Abb. 7.1 Schnitt durch die Nasenhöhle. [L190]

Nasennebenhöhlen

Die Nasennebenhöhlen sind beidseits der Nase angeordnet, ihre Ausgänge münden in die Nasenhöhle, sie sind unterschiedlich groß.

- Seitlich der Nase: Kieferhöhlen (Sinus maxillares)
- Hinter der Stirn, dicht oberhalb der Augen: Stirnhöhlen (Sinus frontales)
- In der Schädelbasis: Keilbeinhöhle (Sinus sphenoidales)
- Siebbeinzellen (Cellulae ethmoidales)

Die Nasennebenhöhlen sind luftgefüllt:

- Durch die vielen Höhlen vermindert sich das Gewicht des Schädels.
- Die Nasenhöhle und die Nasennebenhöhlen bilden den Resonanzkörper für die Stimme.

Rachen

Der Rachen (Pharynx) ist ein 7–15 cm langer muskulärer Schlauch, der für den Schluckakt wichtig ist. Die Oberfläche des Rachenraums ist mit Schleimhaut ausgekleidet. Im hinteren Rachenraum verlaufen Luftweg und Speiseweg ein Stück gemeinsam. Der lympathische Rachenring mit Rachen- und Gaumenmandeln hat eine wichtige Abwehrfunktion gegen Krankheitserreger.

Der Rachenraum wird unterteilt in

- Nasenrachen (Epipharynx),
- Mundrachen (Mesopharynx),
- Kehlkopfrachen (Hypopharynx).

7.1.2 Untere Luftwege

Zu den unteren Luftwegen gehören Kehlkopf, Luftröhre, Bronchien und Lunge.

Kehlkopf

Der Kehlkopf (Larynx) schließt an den Kehlkopfrachen an und geht in die Luftröhre über.

Der Kehlkopf besteht aus einem Knorpelgerüst, das durch Sehnen und Muskeln bewegt wird. Sein größter Knorpel, der Schildknorpel, ist von außen tastbar und (v. a. beim Mann) als Adamsapfel sichtbar.

Aufgaben des Kehlkopfs:

- Verschluss der unteren Luftwege
- Stimmbildung

Der Kehlkopf trennt Luftröhre und Speiseröhre. Beim Schlucken ist der Kehlkopf durch den Kehldeckel (Epiglottis) geschlossen, sodass die Speisen nicht in die Luftröhre gelangen (➤ Abb. 7.2). Im Kehlkopf wird die Stimme gebildet. Hier liegen die Stimmbänder (Ligamenta vocale), die Öffnung zwischen den Stimmbändern heißt Stimmritze. Bei der Stimmbildung werden die Stimmbänder durch einen Luftstrom in Schwingungen versetzt, sodass ein Ton entsteht.

Luftröhre

Die Luftröhre (Trachea ➤ Abb. 7.3) wird durch ca. 16 nach hinten offene Knorpelspangen gebildet. Zwischen den Knorpelspangen liegt elastisches Bin-

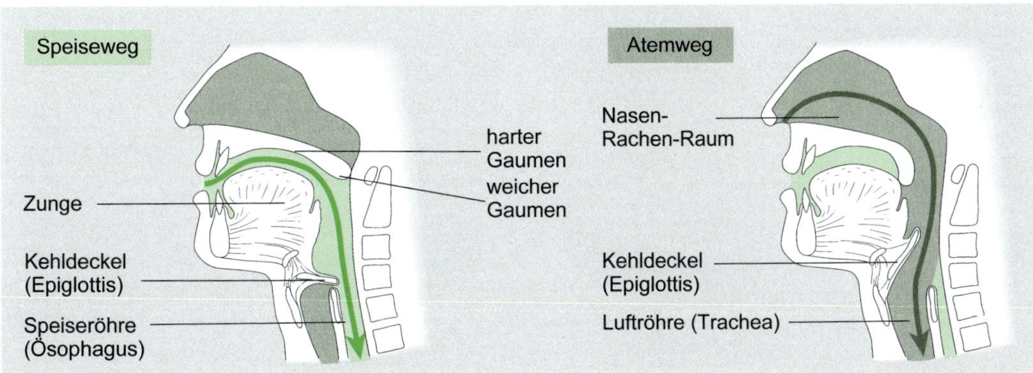

Abb. 7.2 Funktion des Kehlkopfdeckels. [L190]

degewebe. Die Luftröhre endet mit der Verzweigung (Bifurkation) in die beiden Stammbronchien. Die Luftröhre ist mit Schleimhaut und Flimmerhaaren ausgekleidet. Die Härchen des Flimmerepithels bewegen sich Richtung Mund. Dadurch werden Schleim und Staubpartikel nach oben befördert. Durch Husten können gröbere Teilchen nach oben befördert werden.

Bronchien

Im Brustraum verzweigt sich die Luftröhre in die Bronchien (➤ Abb. 7.3):

- **Rechter Hauptbronchus** mit drei Lappenbronchien
- **Linker Hauptbronchus** mit zwei Lappenbronchien

Sie führen in die zwei Lungenflügel, dort verzweigen sie sich nach wenigen Zentimetern entsprechend der Lungenlappen. Die **Lappenbronchien** teilen sich in **Segmentbronchien** und weiter bis zu den **Bronchiolen** (Durchmesser ca. 1 mm). Die Bronchiolen gehen in die **Bronchioli terminales** (Durchmesser ≤ 1 mm) über und teilen sich in die **Bronchioli respiratorii.** Hier schließt sich der **Alveolargang** (Ductus alveolares) mit den Lungenbläschen (Alveolen) an. Die Gesamtheit der Bronchien bezeichnet man als Bronchialbaum.

Große Bronchien sind durch Knorpelspangen, die Lappenbronchien nur durch Knorpelplättchen verstärkt. Die Bronchiolen haben Wände aus glatter Muskulatur. Die Hauptbronchien sind wie die Luftröhre mit mehrreihigem Flimmerepithel und schleimbildenden Becherzellen ausgekleidet. Seine Flimmerbewegung befördert das Bronchialsekret

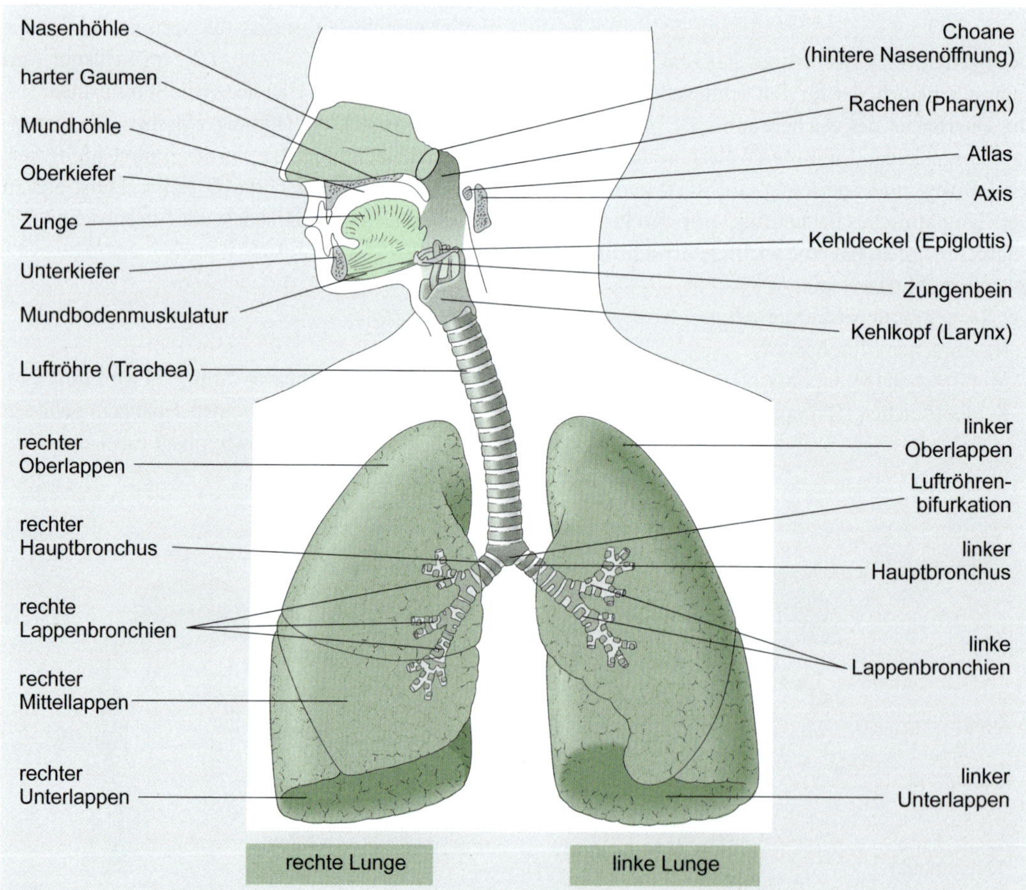

Abb. 7.3 Die Atmungsorgane. [L190]

mit den Schwebeteilchen Richtung Mund. Die Bronchiolen haben nur noch einreihiges Flimmerepithel ohne Becherzellen. Hier übernehmen Makrophagen die Reinigungsfunktion.

Lunge

Die Lunge (Pulmo) ist das Organ der äußeren Atmung (Gasaustausch zwischen Blut und Atemluft). Als innere Atmung (Zellatmung) bezeichnet man die Aufnahme von Sauerstoff in die Zelle. Die Lunge gliedert sich in zwei Lungenflügel (➤ Abb. 7.3). Diese sind in Lappen (Lobus) unterteilt.

- Rechter Lungenflügel; drei Lungenlappen: Ober-, Mittel-, Unterlappen
- Linker Lungenflügel; zwei Lungenlappen: Ober-, Unterlappen

Die Lungenlappen sind in viele Lungensegmente unterteilt. Jedes Lungensegment wird von einem Segmentbronchus und einer Lungenarterie versorgt. Das Lungengewebe besteht aus den Lungenbläschen (Alveolen).

Gasaustausch

Jede Alveole wird von einem Kapillarnetz umschlossen. Sowohl Kapillaren als auch Alveolen haben gasdurchlässige Wände. Hier findet der Gasaustausch (Sauerstoff aus der Einatmungsluft gegen Kohlendioxid aus dem Blut) per Diffusion statt. Dieser Transportmechanismus, bei dem Stoffe vom Ort der höheren zum Ort der niedrigen Konzentration wandern, benötigt keine zusätzliche Energie. Die Austauschfläche der Alveolenmembran hat ungefähr die Größe eines Tennisplatzes.

Atemvorgang

Bei der **Einatmung** (Inspiration) werden Rippen und Brustbein gehoben, der Brustkorb erweitert sich. Vergrößert sich der Brustraum, müssen sich auch die Lungen ausdehnen, Luft strömt in die Lunge. Gleichzeitig mit der Erweiterung des Brustraums senkt sich das Zwerchfell (Muskulatur zieht sich zusammen), der Brustraum vergrößert sich zusätzlich.

Bei der **Ausatmung** (Exspiration) erschlaffen die Brustkorbmuskeln, die Rippen und das Brustbein senken sich, das Zwerchfell wölbt sich kopfwärts, der Brustraum verkleinert sich, sodass die Luft aus der Lunge herausströmt.

Die Aktivität der Atemmuskeln wird zentral gesteuert. Bei der Ruheatmung ist das Zwerchfell der wichtigste Atemmuskel. Bei vermehrter Atmung werden weitere inspiratorische und exspiratorische Muskeln aktiv, z.B. die Zwischenrippenmuskeln (Interkostalmuskeln).

Zwischen Sauerstoffaufnahme und Kohlendioxidabgabe muss ein Gleichgewicht herrschen. Zuviel Sauerstoff im Blut (Hyperventilation, einige Minuten übertrieben tief und rasch atmen) und zuwenig Kohlendioxid im Blut führt zu Schwindel (im Extremfall bis zur Bewusstlosigkeit).

PFLEGE-WISSEN

Die Einatemluft enthält 20 % Sauerstoff und 80 % Stickstoff, die Ausatemluft 16 % Sauerstoff, 80 % Stickstoff und 4 % Kohlendioxid.

Lungen- und Atemvolumina

Bei jedem Atemzug werden ca. 0,5 l Luft eingeatmet (Atemzugvolumen), davon ist ca. ⅓ nicht am Gasaustausch beteiligt. Diese Luft füllt den **Totraum,** das ist der Bereich von Mund bis Bronchiolen, in dem die Luft befeuchtet, erwärmt und gereinigt wird. Bei durchschnittlich 12–16 Atemzügen pro Min. (Atemfrequenz) werden ca. 7,5 l Luft ein- und ausgeatmet (Atemzeitvolumen). Die **Vitalkapazität** ist das Gesamtluftvolumen, das maximal ein- und ausgeatmet werden kann. Sie beträgt 4,5 l. Auch nach maximaler Ausatmung, über das normale Ausatmen hinaus, bleibt immer noch Luft in den Lungen zurück, das **Residualvolumen.** Vitalkapazität und Residualvolumen ergeben zusammen die Totalkapazität der Lunge.

Pleura

Lunge und Herz liegen in einem abgeschlossenen Raum, dem Brustraum. Er wird von den Rippen gebildet und ist mit dem luftdicht schließenden **Rippenfell** (Pleura parietalis) ausgekleidet. Eine zweite, glatte und feuchte Haut umschließt die Lungen, das **Lungenfell** (Pleura visceralis). Die beiden Pleurablätter, Rippenfell und Lungenfell, bilden zusammen das **Brustfell** (Pleura). Zwischen Rippenfell und Lungenfell befindet sich der **Pleuraspalt,** der mit Flüssigkeit gefüllt ist. Richtung Bauch ist der Brustraum durch das Zwerchfell begrenzt. Das Zwerchfell (Diaphragma) ist eine Muskelwand, die sich in den Brustraum wölbt, und durch Kontraktion auf- und abwärts bewegt.

7.2 Krankheiten des Atmungssystems

7.2.1 Infekte im höheren Lebensalter

Infekte der Atemwege nehmen bei alten Menschen häufig einen schwereren und längeren Verlauf als bei jüngeren Erwachsenen.

Ursachen für erhöhte Infektanfälligkeit

- Rückgang sowohl der Immunfunktionen als auch der Reaktionsfähigkeit des Immunsystems mit zunehmendem Alter. Rhino- und Coronaviren verursachen Infektionen der tieferen Atemwege mit länger anhaltendem Husten, Auswurf und reduziertem Allgemeinbefinden. Das RSV (Respiratory-Syncytial-Virus) führt nicht nur zu einer banalen Erkältung, sondern löst Infektionen des tiefen Respirationstrakts bis hin zur Pneumonie aus.
- Langsamere Anpassung an Temperaturschwankung bei Senioren durch Verlust von Muskelmasse und schützendem Körperfett führt zu Unterkühlung und damit zu erhöhter Infektanfälligkeit.
- Unzureichende Versorgung mit Vitaminen und Mineralstoffen schwächt das Immunsystem.
- Bewegungsmangel.

Maßnahmen zur Stärkung des Immunsystems bei älteren Menschen

- Grippe- und Pneumokokkenimpfung
- Bewegung, am besten an frischer Luft
- Ausreichend Schlaf
- Ausgewogene Ernährung
- Bedarfsdeckende Versorgung mit Vitaminen und Mineralstoffen
- Verzicht auf Rauchen
- Wenig Alkohol

Akute Rhinitis

Symptome

- Niesen, laufende Nase (Schnupfen)
- Halsschmerzen, entzündete trockene Schleimhäute
- (Glieder-)Schmerzen, Kopfschmerzen
- Schwäche, Müdigkeit
- Fieber

Therapie

- Inhalation mit Kamille
- Nasendusche (Durchspülen mit Salzlösung)
- Ausreichend trinken
- Nasentropfen (→ α-Sympathomimetika ➤ Kap. 6.3.2)
- NSAR (➤ Kap. 5.2.1) gegen Fieber und Schmerzen
- Desinfizierende oder lokalantibiotische Halstabletten

Sinusitis

Entzündung der Nasennebenhöhlen.

Ursachen

Schnupfen mit anschließender bakterieller Besiedelung der Schleimhaut von Stirn- und/oder Kieferhöhle. Durch die geschwollene Nasenschleimhaut sind die Verbindungsgänge zwischen Nasenhöhle und Nebenhöhlen verlegt, das Sekret in den Nasennebenhöhlen kann nicht abfließen. Pathogene Keime können sich ausbreiten. Schließlich entzündet sich auch das Bindegewebe unter dem Schleimhautepithel.

Symptome

- Schleimig-eitriger Nasenfluss
- Fieber
- Lang dauernder Schnupfen (> 3 Wochen)

- Stärkeres Krankheitsgefühl
- Verlust des Geruchssinns
- Stirnhöhlenentzündung (Sinusitis frontalis): starker Stirnkopfschmerz, vor allem beim Vorbeugen, Druckschmerz am Augenlid
- Kieferhöhlenentzündung (Sinusitis maxillaris): starke klopfende Schmerzen im Wangenbereich bis zu den Zähnen
- Keilbeinhöhlenentzündung (Sinusitis sphenoidalis): Kopfschmerzen, die in den Hinterkopf ausstrahlen
- Siebbeinzellenentzündung (Sinusitis ethmoidalis): Kopfschmerz an der Nasenwurzel, Druckschmerz am inneren Augenwinkel

Komplikationen

Durch die Nähe der Nebenhöhlen zur Augenhöhle und zum Gehirn kann es zu ernsthaften und schwerwiegenden Komplikationen kommen, z. B. Ettereinbruch in die Augen- oder Schädelhöhle.

Therapie

- Nasentropfen (Schleimhaut schwillt ab, besserer Sekretabfluss)
- Spülung der Nasennebenhöhlen durch den Arzt mit antiseptischer Lösung
- Phytopharmaka, z. B. Sinupret® (Kombinationspräparat aus fünf Arzneipflanzen, die schleimlösende und entzündungshemmende Wirkung haben)
- Antibiotika
- Bei chronischem Verlauf: Operation

Medikamentenlehre

Lokalantibiotika

Lokalantibiotika werden bei örtlicher Anwendung nicht resorbiert und sind deshalb frei von systemischen Nebenwirkungen. Sie wirken vor allem an der Oberfläche der Schleimhäute und können nicht in die Tiefe dringen. Durch Kombination mit Antiseptika wird die antibakterielle Wirksamkeit verbessert.

Präparate
- Tyrothricin

Antiseptika für den Rachenraum

Bei allen Entzündungen im Rachenraum ist die Verwendung von lokalen Antiseptika angezeigt, sie vermindern die Zahl pathogener Keime deutlich. Sie können angewendet werden als Lösungen zum Gurgeln, Mundspülen, Einsprühen oder als Lutschtabletten.

Präparate

Mundspülungen:
- Chlorhexidin nicht länger als 6 Wochen anwenden, verfärbt die Zähne reversibel braun.
- Hexetidin
- Dequaliniumchlorid

Halstabletten zum Lutschen:
- Cetylpyridiniumchlorid
- Dequaliniumchlorid

7.2.2 Laryngitis

Entzündung des Kehlkopfs.

Ursachen

- Viraler oder bakterieller Infekt der oberen Luftwege
- Chronische Kehlkopfentzündung
  - Luftverunreinigungen
  - Überbeanspruchung (Sänger, Lehrer)

Symptome

- Heiserkeit
- Stimmlosigkeit
- Evtl. Hustenreiz
- Halsschmerzen

Therapie

- Rauchverbot
- Raumluft feucht halten
- Schonung der Stimme (Sprechverbot)
- Inhalieren mit Kamille oder Salbei
- Bei bakteriellen Infekten: Antibiotikagabe

ACHTUNG

Bei chronischer Laryngitis immer an Larynxtumor denken.

7.2.3 Larynxkarzinom

Kehlkopfkrebs; v.a. bei Männern ab dem 50. Lebensjahr.

Ursachen

- Rauchen
- Chronische Reize, z.B. Staub
- Hoher Alkoholkonsum

Symptome

Supraglottisches (ca. 30 %) Karzinom: Tumor liegt oberhalb der Stimmbandebene

- Fremdkörpergefühl
- Schluckbeschwerden

Glottisches (ca. 60 %) Karzinom: Tumor liegt im Bereich der Stimmbänder

- Heiserkeit

ACHTUNG

Jede Heiserkeit, die länger als 3 Wochen dauert, ist ein Warnsignal, besonders bei Männern, die älter als 40 Jahre sind.

Therapie

- Operative Entfernung des Kehlkopfs, ganz oder teilweise (Laryngektomie). Bei totaler Kehlkopfentfernung muss ein Tracheostoma (Eröffnung der Luftröhre von außen zum Einführen einer Trachealkanüle) angelegt werden, da sowohl die Stimme als auch die Nasenatmung verloren gehen. Atmung erfolgt dann über das Tracheostoma, und Sprechen ist nach dem Erlernen der „Ösophagusstimme" oder mit einer elektronischen Sprechhilfe möglich.
- Bestrahlung (Radiatio).

BEISPIEL

Tracheotomie

Operative Eröffnung der Luftröhre von außen

Indikationen:

- Mechanische Verlegung der Atemwege aufgrund von
  - Tumoren von Luft-, Speiseröhre oder Kehlkopf,
  - Verletzungen des Kehlkopfs und
  - angeborenen Fehlbildungen der oberen Luftwege.
- Verlegung der Atemwege durch Sekret und mangelnde Hustenleistung:
  - Koma
  - Chirurgische Eingriffe im Brust- und Bauchraum
  - Apoplex
- Ateminsuffizienz
  - Vergiftung
  - Lähmung der Atemmuskulatur
  - Chronische Lungenerkrankungen (Emphysem, Lungenentzündung)

Direkt nach dem chirurgischen Eingriff wird eine Trachealkanüle in die noch instabile Öffnung (Stoma) eingesetzt. Die Kanüle hält das instabile Stoma vorübergehend oder längerfristig offen. Die Trachealkanüle darf die Wundheilung nicht nachteilig beeinflussen, auch darf sie keine Reizung des abgeheilten Stomas oder der Luftröhre verursachen. Ist das Stoma stabil, kann ein spezielles Pflaster die Kanüle ersetzen. Trachealkanülen können so gestaltet sein, dass sie das Sprechen ermöglichen.

7.2.4 Bronchiektasen

Bleibende, sack- oder röhrenförmige Erweiterungen der Bronchien.

Ursachen

- Erworben:
  - Chronische Bronchitis, die zur Wandschwäche der Bronchien führt.
  - Tuberkulose.
- Angeboren: z.B. Mukoviszidose (Erbkrankheit, die u.a. mit Bildung von zähem Schleim, Bronchiektasen, Bronchitis einhergeht)

Symptome

- Husten, große Mengen Auswurf, v.a. am Morgen
- Übler Geruch des Sputums (Auswurf) bei Besiedelung mit Bakterien

- Belastungsdyspnoe, im fortgeschrittenen Stadium Zyanose und Ruhedyspnoe
- Trommelschlegelfinger (aufgetriebene Fingerendglieder)

Therapie

- Tägliche Bronchialtoilette: Verflüssigung des Schleims durch Aerosolbehandlung, anschließend Entfernen des Sekrets durch Positionierung und Abklopfen
- Antibiotika
- Bei einzelnen Bronchiektasen evtl. operative Entfernung

Komplikationen

- Wiederholte Lungenentzündungen (Pneumonie)
- Fieberschübe
- Hypertrophie und später Insuffizienz der rechten Herzkammer

7.2.5 Akute Bronchitis

Akute Entzündung der Bronchialschleimhaut, betrifft überwiegend die größeren Bronchien.

Ursachen

- Virusinfekte („Erkältung") der oberen Luftwege, die sich in die Bronchien ausbreiten
- Bakterielle Infekte (meist aufgepfropft)
- Inhalation schädlicher Luftbestandteile, besonders Smog, Ozon

Symptome

- Symptome einer Erkältung
- Fieber, Schwäche, Kopfschmerzen
- Husten (erst trocken, dann schleimig bis eitrig bei bakterieller Infektion)
- Schmerzen in der Brust
- Dyspnoe

Therapie

- Bettruhe in feuchtwarmer Zimmerluft
- Viel trinken (≥ 3 l täglich)
- Expektoranzien
- Schutz vor Abkühlung
- Antibiotika nur bei langanhaltendem Fieber und eitrigem Auswurf (zur Behandlung einer bakteriellen Sekundärinfektion)
- Inhalieren und Einreiben von Brust und Rücken mit ätherischen Ölen
- Codeinhaltige Hustenmittel bei starkem, trockenem Reizhusten
- Rauchverbot

Bei entsprechender Therapie heilt die akute Bronchitis in der Regel folgenlos.

7.2.6 Chronische Bronchitis

Eine chronische Schleimhautentzündung der Bronchien liegt vor, wenn bei einem Patienten in zwei aufeinander folgenden Jahren zumindest drei Monate Husten mit Auswurf bestand (Definition der WHO).

In der Bronchialschleimhaut werden immer mehr Becherzellen gebildet, die vermehrt zähes Bronchialsekret absondern (Hyperkrinie und Dyskrinie). Gleichzeitig nimmt die Zahl und die Beweglichkeit der Flimmerhärchen ab: Erhöhte Anfälligkeit für Infekte.

Ursachen

- Äußere Faktoren: Zigarettenrauch (90 % der Patienten rauchen), Luftverschmutzung, berufliche Staubbelastung (z. B. Bergleute), häufige bronchopulmonale Infekte
- Konstitutionelle Faktoren: Angeborene Überempfindlichkeit der Bronchialschleimhaut

Symptome

Die chronische Bronchitis verläuft in drei Stadien.

- Einfache chronische Bronchitis: „Raucherhusten" mit Auswurf am Morgen

7

- Obstruktive Bronchitis: Bronchiale Obstruktion durch vermehrte Schleimbildung, gleichzeitiger Kontraktion der Bronchialmuskulatur (Bronchospasmus) und Schwellung der Bronchialschleimhaut
  - Zunächst Belastungs-, später Ruhedyspnoe durch zunehmende Einengung des Bronchialsystems
  - Zyanose
- Spätkomplikationen:
  - Herzinsuffizienz
  - Lungenemphysem
  - Bronchiektasen

Verlauf

Durch die Inhalation schädlicher Stoffe kommt es bei den Betroffenen zu einer Obstruktion der Atemwege und zu chronischen Entzündungsreaktionen. Im Verlauf der Erkrankung wird durch diese Entzündungen das Lungengewebe zerstört, an seine Stelle treten Emphyseme. In ihnen findet kein Austausch von Sauerstoff gegen Kohlendioxid statt. Das Lungengewebe normalisiert sich nie wieder, das Fortschreiten des Zerstörungsprozesses kann nicht aufgehalten, sondern durch frühzeitige und konsequente Behandlung lediglich verlangsamt werden.

Therapie

Konsequent und langfristig:

- Rauchen aufgeben; Vermeidung von Passivrauchen
- Expektoranzien (➤ Kap. 7.2.8)
- Viel trinken
- Bei Infektionen frühzeitig Antibiotika
- Inhalation zur Verflüssigung des Sputums
- Atemübungen zur Infektprophylaxe
- Medikamentöse Therapie je nach Schweregrad der Erkrankung in drei Stufen
  - Stufe 1: Inhalative Bedarfsmedikation mit β_2-Sympathomimetika (➤ Kap. 7.2.9) und/oder Parasympatholytika (Dosieraerosol) (➤ Kap. 7.2.9), um im akuten Anfall von Luftnot die Atemwege zu weiten.
  - Stufe 2: Dauermedikation mit β_2-Sympathomimetika und/oder Parasympatholytika.
  - Stufe 3: Dauermedikation mit inhalativen Kortikosteroiden (➤ Kap. 7.2.9).
- Bei Bedarf zusätzlich Sauerstofflangzeittherapie oder Beatmung, evtl. Lungentransplantation

7.2.7 Lungenemphysem

Lungenüberblähung: Irreversible Erweiterung der Lufträume unterhalb der Bronchioli terminales infolge der Zerstörung der Alveolen und des umgebenden Lungengewebes. Bei erhöhtem Druck aufgrund des angestrengten Ausatmens (v. a. beim Husten) überdehnen sich die Lungenbläschen. Trennwände verschwinden, mehrere Alveolen verschmelzen zu einem Hohlraum. Die irreversible Erweiterung der Alveolen vermindert die Atemfläche und vergrößert den Totraum. Gleichzeitig nimmt die Zahl der Lungengefäße ab, sodass sich der Druck im Lungenkreislauf erhöht. Man unterscheidet:

- „Blue bloater" („blauer Bläser"): Durch chronische Bronchitis und Atemwegsverengung verursachtes Lungenemphysem mit ausgeprägter Zyanose, kaum Dyspnoe, Polyglobulie (Erhöhung der roten Blutkörperchen) und übergewichtig durch die Vermeidung von körperlicher Bewegung.
- „Pink puffer" („rosa Schnaufer"): Schwere Dyspnoe, kaum Zyanose, untergewichtig aufgrund des hohen Energieverbrauchs der Atemhilfsmuskulatur (Kachexie).

Ursachen

- Rauchen
- Stäube und Umweltverschmutzung
- Elastizitätsverlust im Alter (relativ normaler Altersprozess), „Altersemphysem"
- Bei Verengung des Bronchialbaums durch
  - chronische Bronchitis,
  - COPD im fortgeschrittenen Stadium,
  - Bronchialasthma.

Symptome

- Fassförmiger, starrer Brustkorb
- Geringe Atembewegungen

- Belastungs-, später Ruhedyspnoe, Zyanose
- Kopfschmerzen, Schwindel
- Husten mit geringem Auswurf

Komplikationen

- Pneumothorax bei Platzen einer Emphysemblase
- Rechtsherzinsuffizienz, Cor pulmonale
- Respiratorische Insuffizienz: Zyanose (Sauerstoffmangel und gleichzeitiger Anstieg des Kohlendioxids) bei massiver Ruhedyspnoe

Therapie

- Rauchen aufgeben
- Atemgymnastik
- Bei Infektionen Antibiotika
- Medikamente siehe Stufenplan der chronischen Bronchitis (➤ Kap. 7.2.6)
- Ärztlich überwachte Sauerstoffbeatmung

7.2.8 Chronisch obstruktive Lungenerkrankung

Lungenerkrankung (Chronic Obstructive Pulmonary Disease, COPD), die durch eine nicht vollständig reversible Atemwegsobstrukion (obstruktiv = verengend) und daraus resultierender Atemflussbehinderung, progredienten Verlauf und Umstrukturierung des Lungengewebes gekennzeichnet ist und dadurch zunehmend die Lebensqualität der Patienten beeinträchtigt.

COPD wird meist erst nach dem 40. Lebensjahr diagnostiziert und ist dann schon weit fortgeschritten. Die Therapie kann den Verlauf verlangsamen und die Symptomatik verbessern. Diese Erkrankung stellt mit rasch steigender Tendenz weltweit die vierthäufigste Todesursache dar.

Als COPD werden zusammengefasst:

- Chronisch obstruktive Bronchitis
- Lungenemphysem
- Chronische Bronchitis mit asthmatischer Komponente

Ursachen

- Rauchen (90 % aller Erkrankten sind langjährige Raucher)
- Passivrauchen
- Einatmen giftiger Dämpfe, Stäube und Gase
- Gendefekt
- Häufige Atemwegserkrankungen in der Kindheit

Symptome

Schleichende Verschlechterung. Wegen der fortschreitenden Atemnot spielt sich das Leben immer mehr im Sitzen ab.

Anfangs AHA-Symptome, die im weiteren Verlauf chronisch werden:

- **A**temnot unter Belastung
- **H**usten
- **A**uswurf

Die Symptome variieren je nach zu Grunde liegender Lungenerkrankung. Bei der chronisch obstruktiven Bronchitis z. B. dominiert starker Morgenhusten mit Auswurf, während bei chronischer Bronchitis mit asthmatischer Komponente anfallsartiger Husten mit Atemnot auftritt.

Aufgrund der Atemnot treten Angst und Depressionen häufig auf.

Verlauf

Durch eine gesteigerte Aktivität des Vagusnervs verkrampfen sich die Bronchien immer mehr und behindern die Ausatmung. Dies führt zu einer anhaltenden Überblähung der Lunge. Es folgt eine Abnahme der inspiratorischen Vitalkapazität, außerdem beschleunigt sich die Atmung. Im fortgeschrittenen Stadium hat der Patient fast keine Atemreserve mehr. Entscheidend für den Verlauf ist eine möglichst frühzeitige Diagnose. Kann der Patient die einschränkenden Beschwerden selbst feststellen, sind die Lungenschädigungen nicht mehr rückgängig zu machen.

Rauchen → dauerhafte, irreversible Schädigung des Flimmerepithels → Schleim und Schadstoffe verbleiben in der Lunge → Nährboden für Bakterien und Viren → Schleimhautreizungen und Entzündungen → vermehrte Schleimbildung, Ödembildung, Konstriktion der Bronchialmuskulatur

- Zunehmende Atemnot, auch in Ruhe. In der Folge wird körperliche Bewegung vermieden, was zu einem Konditionsverlust und immer geringerer Belastbarkeit führt.
- Müdigkeit, schnelle Erschöpfung.
- Engegefühl in der Brust.
- Atemgeräusch wie Giemen oder Pfeifen.
- Anhaltender Husten.
- Fieber und Infektionen mit eitrigem Auswurf.

Exazerbation

Akutes Geschehen, das durch eine plötzliche deutliche Verschlechterung der Symptome mit zunehmender Atemnot, Husten, Auswurf und zunehmender Beklemmung im Brustraum definiert ist und eine sofortige Anpassung der Therapie erfordert.

Mögliche Auslöser:

- Temperaturschwankungen
- Abgase
- Staubbelastung
- Atemwegsinfektion

Sofortmaßnahmen:

- Patienten beruhigen und in ruhige Umgebung bringen.
- Atemerleichternde Körperhaltung: Kutschersitz, Torwarthaltung, Aufstützen der Arme im Stehen.
- Ausatmen mittels Lippenbremse, d. h. die Lippen liegen beim Ausatmen aufeinander, die Luft bleibt so länger im Mund und es bildet sich ein leichter Druck in den Atemwegen.
- Zwei Hübe kurzwirksames β_2-Sympathomimetikum als Notfallmedikation.

Wenn die Symptome nach 15 Min. nicht deutlich nachlassen → Notarzt. Meist ist dann zusätzlich zur Standardtherapie eine Therapie mit Glukokortikoiden und/oder Antibiotika nötig.

Therapie

Nicht heilbar. Die Therapie soll die Lebensqualität verbessern, die Symptomatik und Anfallshäufigkeit verringern.

Allgemeinmaßnahmen:

- Rauchstopp ist die wichtigste Maßnahme, um den schleichenden Verfall der Lungenfunktion aufzuhalten.
- Lungensportprogramme zur Steigerung der körperlichen Leistungsfähigkeit.
- Ausdauersportarten wie Wandern, Schwimmen.
- Physiotherapie.
- Spezielle Atemübungen.
- Ernährungsberatung.
- Sauerstofftherapie über mindestens 16 Std. täglich bei Stufe C oder D.
- Antibiotika bei grün-gelber Verfärbung des Auswurfs und Fieber.
- Schutzimpfungen gegen Influenza und Pneumokokken.

Medikamentöse Dauertherapie:

Beurteilung der Patienten nach dem GOLD-Report:

- Gemessene Lungenfunktion.
- Subjektive Beschwerden.
- Gesamtheit der **Symptome.**
- **Exazerbationsrisiko,** das sich an der Zahl der Exazerbationen im vergangenen Jahr bemisst.

Daraus leitet sich eine Einteilung in vier Risikogruppen (A, B, C, D) ab. Mittelpunkt der Therapie ist die Erweiterung der Bronchien und somit eine Vermeidung von Exazerbationen (≠Asthma, bei dem die antientzündliche Therapie im Vordergrund steht).

LAMA: lang wirksame β_2-Sympathomimetika

LABA: langwirksame Muskarinrezeptor-Antagonisten

- **Gruppe A:**
  Wenig Husten und Auswurf, höchstens 1 Exazerbation im vergangenen Jahr, kaum eingeschränkte Lungenfunktion
  - Inhalation von Bronchodilatatoren zur Erweiterung der Bronchien und Verbesserung der Atmung
- **Gruppe B:**
  Stärkere Symptomatik als Gruppe A
  - Langanhaltende Bronchodilatadoren LAMA und/oder LABA
- **Gruppe C:**
  Häufigere Exazerbationen als bei A und B, schwerere Beeinträchtigung der Lungenfunktion
  - Je nach Schwere Kombinationen aus LAMA, LABA und/oder inhalativen Glukokortikoiden.

- **Gruppe D:**
  Hohes Exazerbationsrisiko, schwere Symptomatik und massive Lungenfunkionsbeeinträchtigung
  - LAMA, LABA und inhalative Steroide
  - Roflumilast: Entzündungshemmende Wirkung
  - Makrolide

PFLEGE-WISSEN

Umgang mit Dosieraerosolen

Für den therapeutischen Effekt ist die korrekte Durchführung der Inhalation ausschlaggebend. Der Arzneistoff kann bei richtiger Applikation auf der gesamten Kontaktfläche der Alveolen wirken. Es gibt verschiedene Inhalationsmöglichkeiten und -hilfen.
Wie tief die Wirkstoffe in die Lunge gelangen, hängt von der Teilchengröße ab:
- Teilchen von 10–30 µm gelangen nicht tiefer als in den Rachenraum und die oberen Bronchien.
- Teilchen von 3–6 µm gelangen in die Bronchien.
- Teilchen ≤ 3 µm erreichen die Alveolen.

Dosieraerosole
Enthalten ein Treibgas (Norfluran, Apafluran), in dem der Wirkstoff gelöst oder fein verteilt vorliegt. Er wird mit dem Sprühstoß freigesetzt.
- Vor der ersten Anwendung muss mehrmals angepumpt werden.
- Vor jedem Gebrauch kräftig schütteln.
- Aufrechte Körperhaltung, Kopf nur leicht in den Nacken legen.
- Tief ausatmen, Ansatzstück in den Mund nehmen.
- Dosieraerosol senkrecht halten.
- Sprühstoß durch Drücken auslösen und gleichzeitig langsam tief einatmen (Richtwert 3 Sek.).
- Atem 5–10 Sek. anhalten.
- Langsam ausatmen, am besten mit Lippenbremse.
- Vor einer ggf. verordneten zweiten Sprühdosis ca. 30 Sek. warten.
- Mund ausspülen, nicht schlucken.

Bei zu schnellem Einatmen können sich Wirkstoffteilchen durch die hohe Beschleunigung im Mund oder Rachen ablagern und hier Nebenwirkungen verursachen oder nach dem Verschlucken systemische Wirkungen entfalten, deshalb soll auch nach der Inhalation der Mund ausgespült werden.

Häufigste Anwendungsfehler:
- Vor der Inhalation nicht tief ausgeatmet
- Nicht tief und langsam inhaliert
- Dosieraerosol vorher nicht geschüttelt
- Schutzkappe nicht abgenommen
- Dosieraerosol falsch herum gehalten

Spacer als Inhalierhilfe:
Man unterscheidet kleinvolumige offene Spacer (Abstandshalter) zur Inhalation von β_2-Sympathomimetika und großvolumige geschlossene Spacer für Kortikosteroide. Der Spacer verhindert Probleme bei der Koordination von Sprühstoß und Einatmen, sodass älteren Menschen die Inhalation leichter fällt. Außerdem hält der Spacer größere Teilchen zurück, sodass sie sich nicht im Mund ablagern. Der Spacer muss nach jeder Anwendung ausgespült und an der Luft getrocknet werden; nicht auswischen, da es sonst zu einer elektrostatischen Aufladung und vermehrten Anlagerung des Wirkstoffs kommen kann. Der Spacer Vortex® ist antistatisch.

Pulverinhalatoren
Bei Pulverinhalatoren sind die Wirkstoffpartikel zumeist an eine Trägersubstanz gebunden und werden im Gerät erst durch einen kräftigen Atemzug freigesetzt. Der Träger verbleibt im Mundraum, die viel kleineren Wirkstoffpartikel gelangen in die Tiefe. Vorteilhaft ist, dass keine Probleme bei der Koordination auftreten, außerdem lagern sich kaum Wirkstoffteilchen im Mundraum ab. Alte Menschen erreichen aber oft die erforderliche Stärke des Atemstroms nicht oder atmen langsam beginnend ein. So gelangen die Pulverteilchen nicht in ausreichender Konzentration in die Lungen und lagern sich in der Mundhöhle ab. Außerdem ist das Pulver sehr feuchtigkeitsempfindlich. Der Patient darf auf keinen Fall in das Gerät ausatmen. Die Geräte müssen nach Herstellerangabe gereinigt werden.
- Herstellerangabe genau beachten, da sich die Geräte unterscheiden.
- Aufrechte Körperhaltung, Kopf leicht in den Nacken legen.
- Tief ausatmen.
- Mundstück in den Mund nehmen.
- Schnell und kräftig einatmen.
- Atem 5–10 Sek. anhalten.
- Langsam ausatmen.

Häufigste Anwendungsfehler:
- Vor der Inhalation nicht tief ausgeatmet
- Nicht tief und schnell inhaliert
- Pulverinhalator nicht richtig geladen
- Nicht richtig an den Mund gesetzt
- Schutzkappe nicht abgenommen

Vernebler
Druckluft- oder ultraschallbetriebene Vernebler erzeugen Aerosole aus gelösten Wirkstoffen und Wasser. Auch alte Patienten können mit Inhaliergeräten umgehen. Es soll langsam und tief inhaliert werden, möglichst mit anschließender kurzer Pause, dann folgt eine normale Ausatmung. Der Verneblungsgrad muss sehr hoch sein, damit die wässrigen Lösungen bis in die Alveolen gelangen. Es sind individuelle Inhalierrezepturen möglich, solange

die Wirkstoffe wasserlöslich sind. Beim Einfüllen der Wirkstofflösung ist die Beachtung der Hygiene besonders wichtig: Vor der Handhabung stets die Hände waschen und das Gerät nach jedem Gebrauch laut Herstellerangaben reinigen. Außerdem ist es regelmäßig zu desinfizieren, damit keine Keime in die Lunge gelangen. Einmal jährlich sind die Zubehörteile zu erneuern.

- Düsenvernebler: Mittels Kompressor wird Druckluft durch die Inhalationslösung geleitet und durch eine Düse fein verteilt, dann kann sie über das Mundstück inhaliert werden.
- Ultraschallvernebler und Membranvernebler: Ultraschallschwingungen wirken auf die Arzneimittellösung und lösen Tröpfchen ab, die dann durch eine Düse gepresst und inhaliert werden.

Regeln der Inhalation unabhängig vom Inhaliersystem

- Zuvor langsam und entspannt ausatmen.
- Mundstück mit den Lippen fest umschließen.
- Zur Inhalation je nach Gerät schnell oder langsam, immer jedoch tief einatmen.
- Atem für etwa 5–10 Sek. anhalten.
- Langsam ausatmen, bevorzugt über die Nase oder mit „Lippenbremse".
- Weitere Inhalationen frühestens nach 30 Sek. durchführen.
- Nach dem Inhalieren von Kortikosteroiden den Mund ausspülen (erhöhte Infektionsgefahr).

7

Medikamentenlehre

Expektoranzien

Sie erleichtern das Abhusten, vermindern die Zähigkeit (Viskosität) des Schleims durch Spaltung der Schleimmoleküle. Außerdem stimulieren sie die Produktion serösen (dünnflüssigen) Sekrets in den Becherzellen. Durch die Expektoranzien wird die Bewegung der Flimmerhaare angeregt und der Abtransport des Schleims beschleunigt. Bei der Einnahme von Expektoranzien muss auf vermehrte Flüssigkeitszufuhr geachtet werden, da sich der Schleim sonst nicht verflüssigt.

Präparate

Synthetische Substanzen:

- Ambroxol
- Bromhexin
- Acetylcystein
- Carbocistein
- Guaifenesin

Pflanzliche Substanzen:

- Ätherische Öle: Anis, Pfefferminze, Eukalyptus, Thymian
- Süßholzwurzel
- Primelwurzel
- Myrtol

Antitussiva

Hustenreizstiller. Peripher an den Hustenrezeptoren der Atemwege oder zentral am Hustenreizzentrum angreifende Stoffe, die trockenen Husten vermindern, d. h. die Hustenfrequenz und Hustenintensität verringern. Erkältungshusten ist in den ersten Tagen immer trocken. Dann nimmt die bronchiale Sekretstörung aufgrund der Infektion zu und der Husten wird produktiv. Länger dauernder trockener Husten erfordert eine ärztliche Abklärung.

Achtung: Antitussiva sedieren und schränken die Fähigkeit ein, Maschinen zu führen oder am Straßenverkehr teilzunehmen.

Präparate

- Codein und Dihydrocodein
- Pentoxyverin
- Dextromethorphan
- Lokalanästhetika
- Benproperin
- Dropropizin

7.2.9 Asthma bronchiale

Asthma bronchiale (Bronchialasthma, Asthma) ist eine chronisch-entzündliche Erkrankung der Atemwege, die durch eine bronchiale Überempfindlichkeit (Hyperreaktivität) und daraus resultierendem variablem Auftreten von hochgradiger Atemnot, pfeifendem Atemgeräusch, Brustenge und anfallsartigem Husten mit zähem Schleim definiert ist. Asthma kann in jedem Lebensalter auftreten, mit steigender Tendenz. Wenn die ersten Symptome im höheren Erwachsenenalter ohne vorherige Erkrankung als Kind oder Jugendlicher kommen, so spricht man von **Late-Onset-Asthma.** Die Symptomatik ist meist schwerer und mit einer stärkeren Reduktion der Lungenfunktion verbunden.

Die Entzündungsreaktion führt zu typischen Veränderungen im Bronchus:
- Schleimhautödem
- Dyskrinie (Bildung zähen Schleims)
- Spasmus der Bronchialmuskulatur

Diese drei Veränderungen bezeichnet man als Asthma-Trias, die zur Verengung (Obstruktion) der Bronchien mit einer Überblähung der Alveolen führt (es wird mehr Luft ein- als ausgeatmet).

Ursachen

- Extrinsisches Asthma: Allergisches Asthma, das nach Kontakt mit Allergenen (z. B. Hausstaub, Blütenpollen, Tierhaare) auftritt.
- Intrinsisches Asthma: Beginnt meist im Erwachsenenalter, häufig nach einem Infekt der Luftwege.
- Mischform aus extrinsischem und intrinsischem Asthma.

Auslöser eines Asthmaanfalls:
- Passivrauchen.
- Allergene.
- Infektionen.
- Schadstoffe in der Luft, z. B. Ozon, Schwefelwasserstoff.
- Staub.
- Kaltluft.
- Arzneimittel: Acetylsalicylsäure, β-Blocker.
- Belastungsasthma durch körperliche Anstrengung, tritt nicht während der körperlichen Anstrengung auf, hier sind die Atemwege geöffnet, sondern 10 bis 15 Min. nach der Aktivität.

Symptome

Anfallsartig treten auf:
- Quälender Hustenreiz
- Dyspnoe mit verlängerter Ausatmung
- Pfeifendes Atemgeräusch (= Giemen)
- Auswurf von zähem Schleim
- Zyanose und kalter Schweiß
- Tachykardie

PFLEGE-WISSEN

Die entzündlichen Prozesse in den Bronchien finden auch in der symptomfreien Zeit weiter statt, was langfristig zu einem Umbau des Bronchial- und Lungengewebes führt und die Lungenfunktion stört.

Komplikationen

- Lungenemphysem
- Rechtsherzinsuffizienz
- Übergang des Asthma-Anfalls in einen „Status asthmaticus“, der durch Verschluss der Bronchien gekennzeichnet und lebensbedrohlich ist.

Therapie

Allgemeinmaßnahmen:
- Atemtherapie. Durch die Atemwegsobstruktion ist die Atemarbeit erschwert. Auch aufgrund der Angst, die bei Atemnot auftritt, atmen die Patienten mit zu kleinen Atemzügen und forcierter Exspiration. Bei der Atemtherapie können sie Techniken lernen, die ein Bewusstsein für die Atmung unter erschwerten Bedingungen vermitteln, die Angst reduzieren und eine Verschlimmerung der Situation verhindern helfen.
- Asthmasport: Körperliche Aktivität führt bei vielen Patienten zu Asthmaanfällen. Gezieltes Bewegungstraining unter entsprechender medikamentöser Therapie kann die körperliche Belastbarkeit deutlich erweitern.
- Entspannungstechniken, wie autogenes Training oder Yoga, zur Beherrschung der Angst und der Atmung.

Medikamentöse Therapie:

2016 wurde die Therapieempfehlung der Global Initiative for Asthma neu gefasst, die nationale Leitlinie befindet sich in Überarbeitung. Die Therapieempfehlungen gehen nun weg von einem starren Schema hin zu individuell zugeschnittenen Therapien.
Man schätzt die Patienten nach dem Beschwerdebild der vergangenen vier Wochen ein:
- Wie häufig traten tagsüber Symptome pro Woche auf? Öfter als 2-mal pro Woche?
- Wacht der Patient aufgrund von asthmatischen Beschwerden nachts auf?

7

- Wie häufig wurde die Bedarfsmedikation benötigt? Öfter als 2-mal pro Woche?
- Wird der Patient durch das Asthma in seiner körperlichen Leistungsfähigkeit eingeschränkt?

Die Arzneimittel heißen je nach ihrer Anwendung

- Reliever; im akuten Asthmaanfall zur raschen Erweiterung der Bronchialmuskulatur eingesetzte schnell wirksame Inhalative,
- Controller; Dauermedikation, hemmen Entzündungen oder erweitern die Bronchien dauerhaft. Inhalativ und/oder oral verabreichte langwirksame Medikamente sollen die Anfallshäufigkeit reduzieren oder Anfälle verhindern.

Nach der aktuellen Leitlinie von 2020 richtet sich die Therapie des folgenden Stufenplans nach der Schwere der Erkrankung, wobei schon **ab Stufe 1 ein niedrig dosiertes inhalatives Kortikoid** eingesetzt wird, da dies langfristig Vorteile für den Erhalt der Lungenfunktion bringt.

- **Stufe 1:** → Asthmasymptome weniger als 2-mal im Monat→ Inhalierbare Kortikosteroide niedrig dosiert als Dauertherapie + das kurzwirkende inhalierbare β_2-Sympathomimetika (SABA) Formoterol bei Bedarf.
- **Stufe 2:** →Asthmasymptome häufiger als 2-mal im Monat, aber nicht täglich → Inhalierbare Kortikosteroide als tägliche Dauertherapie oder der Leukotrien-Rezeptorantagonist Montekulast + bei Bedarf SABA Formoterol.
- **Stufe 3:** Inhalierbare Kortikosteroide in mittlerer bis hoher Dosierung + langwirkende inhalierbare β_2-Sympathomimetika (LABA) oder der Leukotrien-Rezeptorantagonist Montekulast als Dauertherapie + bei Bedarf SABA.
- **Stufe 4:** Therapie wie Stufe 3 und zusätzlich das langwirksame Parasympatholytikum Tiotropium als Tripeltherapie, auch erweiterbar um Montekulast + SABA bei Bedarf.
- **Stufe 5:** Bei schwerem Asthma und einer akuten Verschlimmerung können zusätzlich zur inhalativen Therapie das Biological Omelizumab oder orale Glukokortikoide in niedrigster wirksamer Dosis + bei Bedarf SABA gegeben werden.

Jeder Asthmatiker sollte ein **Peak-Flow-Meter** haben. Dieses Gerät misst den Höchstwert des Luftstroms bei forcierter Ausatmung (FEV = exspiratorisches Volumen). Dies ist ein aussagekräftiger Parameter für die Lungenfunktion. Es sollen regelmäßig morgens und abends zur ähnlichen Zeit drei Messungen vorgenommen und der beste Wert dann in ein Asthmatagebuch eingetragen werden. Die Peak-Flow-Werte stellen ein Frühwarnsystem dar, fallende Werte deuten auf eine Verschlechterung hin.

Ist der Patient gut eingestellt und informiert, kann er anhand eines „Ampelsystems“ seine Krankheit selbst managen. Ein Behandlungsplan des Arztes ermöglicht dem Asthmatiker, den jeweiligen Ampelfarben entsprechende Maßnahmen zu ergreifen.

- **Grün** → Peak-Flow 80–100 % der persönlichen Bestwerte. Husten, keine Symptome, normale Belastbarkeit, ungestörter Schlaf → In diesem Bereich zu bleiben, sollten anstrebt werden, die Therapie bleibt unverändert.
- **Gelb** → Peak-Flow 50–80 % der persönlichen Bestwerte. Husten, verminderte Belastbarkeit, gestörter Schlaf → Dafür sorgen, dass sich der Zustand verbessert, indem je nach Therapieplan die Dosis ergänzt oder erhöht wird.
- **Rot** → Peak-Flow weniger als 50 % der persönlichen Bestwerte → Arzt konsultieren.

Husten, Atemnot, Schwierigkeiten beim Gehen und Sprechen → Notfall. Hilfe ist notwendig.

Das Peak-Flow-Meter muss regelmäßig gereinigt werden, Hinweise der Hersteller beachten.

Auch die Zahl der Sprühstöße des Asthmasprays sollen in das Asthmatagebuch eingetragen werden, da ein gesteigerter Bedarf an β_2-Sympathomimetika auf eine Verschlechterung des Krankheitsbildes hinweist.

Probleme älterer Asthmatiker

Therapie und Diagnose sind wegen der durch Altersprozesse und Vorerkrankungen veränderten Lunge sowie Multimorbidität bzw. Polypharmazie schwieriger. Die Patienten gehen später zum Arzt, da sie asthmabedingte Atemobstruktionen für „Alterserscheinungen“ halten und deutlich länger tolerieren als jüngere Asthmatiker. Auch treten häufiger Adhärenzprobleme wegen mangelnder Einsicht der Behandlungsbedürftigkeit oder Problemen mit Inhalatoren auf.

Gezielte Schulungsprogramme für den Umgang mit Inhalationsmedikamenten und zum Krankheitsverständnis sowie die Kontrolle von Adhärenz und Persistenz (z. B. werden Controller regelmäßig angewendet oder weichen die Betroffenen auf Reliever aus?) verbessern den Behandlungserfolg deutlich.

Medikamentenlehre

Bronchospasmolytika

Bronchospasmolytika wirken direkt krampflösend auf die glatte Bronchialmuskulatur und senken deren Tonus. Sie stellen eine rein symptomatische Therapie gegen Atemnot dar.

β_2-Sympathomimetika

Sympathische Wirkung an den Bronchien. Führen durch Erregung der β_2-Rezeptoren aktiv eine Erschlaffung der Bronchialmuskulatur herbei und erweitern die Bronchien. Es werden kurzwirksame von langwirksamen β_2-Sympathomimetika (β_2-Agonisten) unterschieden. Die Wirkung kurzwirksamer β_2-Sympathomimetika setzt, bei Atemnot inhaliert, rasch (innerhalb von 3–4 Min.) ein. Die Wirkung hält etwa 4 Std. an. Die Wirkungsdauer langwirksamer β_2-Sympathomimetika, z. B. Salmeterol und Formoterol, beträgt 12 Std., bei Indacaterol und Olodaterol 24 Std. Sie dienen zur Prophylaxe nächtlicher Anfälle und zur Dauertherapie.

Nebenwirkungen:

- Unruhe
- Zittern
- Tachykardie
- Angina pectoris

Um systemische Wirkungen so gering wie möglich zu halten, werden die Wirkstoffe inhalativ gegeben. Aber auch bei der Inhalation gelangt ein Teil des Wirkstoffs in den Magen-Darm-Trakt. Um die Nebenwirkungen möglichst gering zu halten, muss auf eine korrekte Anwendung der Aerosole, evtl. unter Verwendung von Spacern geachtet werden.

Präparate:

Kurzwirksame β_2-Sympathomimetika = schnell wirksame β_2-Agonisten = SABA

- Terbutalin
- Salbutamol
- Fenoterol

Langwirksame β_2-Sympathomimetika = lang wirsame β_2-Agonisten = LABA

- Salmeterol
- Formoterol
- Indacaterol
- Olodaterol

Zur orale Dauertherapie eignen sich

- Clenbuterol
- Bambuterol

Parasympatholytika

Hemmen den Parasympathikus, der normalerweise die Kontraktion der Bronchialmuskulatur auslöst (Muscarinrezeptor-Antagonisten). Die Hemmung führt zur Lösung des Spasmus. Werden v. a. bei chronischer Bronchitis eingesetzt, dreimal täglich inhalieren. Tiotropiumbromid ist auch für die Therapie von schwerem Asthma zugelassen.

Präparate:

Kurz wirksame Parasympatholytika = schnell wirksame Muscarinrezeptor-Antagonisten = SAMA

- Ipratropiumbromid

Lang wirksame Parasympatholytika = lang wirksame Muscarinrezeptor-Antagonisten = LAMA

- Aclidiniumbromid
- Tiotropiumbromid
- Glycopyrronium
- Umeclidinium

Theophyllin

Bronchospasmolytische und schwach antientzündliche Wirkung; der Wirkmechanismus ist nicht genau bekannt. Orales Arzneimittel, auch Injektion möglich.

Nebenwirkungen:

- Übelkeit, Kopfschmerzen
- Tachykardie, Arrhythmien
- Unruhe
- Krampfneigung

Wird abhängig von Alter, Raucherstatus und Begleitmedikamenten unterschiedlich schnell verstoffwechselt. Nur anhand des Serumspiegels kann die Dosierung individuell und nebenwirkungsarm erfolgen. Aufgrund des Nebenwirkungsprofils sollen Patienten nicht mehr neu auf Theophyllin eingestellt werden.

Präparate:

- Theophyllin
- Aminophyllin

Leukotrien-Rezeptor-Antagonisten

Leukotriene sind biologisch aktive Stoffwechselprodukte, die bei gesunden Menschen nicht nachzuweisen sind. Während Entzündungsreaktionen werden Leukotriene in Abwehrzellen gebildet. Leukotriene sind bei Asthmatikern im Blutserum, im Urin und in der bronchoalveolären Spülflüssigkeit nachweisbar. Die Leukotriene binden an Rezeptoren und lösen folgende Wirkungen aus:

- Bronchokonstriktionen
- Steigerung der Gefäßdurchlässigkeit und damit der Ödembildung in der Bronchialschleimhaut
- Stimulation der Sekretion von Bronchialschleim
- Entzündungsreaktion

Durch die medikamentöse Blockade der Rezeptoren wird die Leukotrienwirkung vermindert. Orale Einnahme; einmal täglich abends.

Präparate:

- Montelukast

Biologicals

Die Wirkstoffe sind Antikörper, die hemmend in biologische Prozesse eingreifen. Die Applikation erfolgt s. c. oder durch Infusion und wird derzeit noch als therapeutische Zusatzmöglichkeit für manche Patienten betrachtet.

Bei schwerem Asthma, das durch ganzjährig auftretende Allergene ausgelöst wird:

- Omalizumab

Bei nicht-allergischem, schwerem Asthma:

- Reslizumab
- Mepolizumab

Kortikosteroide

Steroidhormone, die in der Nebennierenrinde gebildet werden. Die wichtigsten natürlichen Kortikosteroide (Glukokortikoide) sind Cortisol (Hydrokortison), Kortison und Kortikosteron.

Wirkung:

- Anregung der Glukoneogenese (Glukoseneubildung aus Aminosäuren) dadurch Erhöhung des Blutzuckerspiegels; diabetogene Wirkung.
- Immunsuppressive Wirkung, verringert die Zahl der Lymphozyten und die Tätigkeit des Lymphgewebes.
- Antiphlogistische Wirkung; blockiert entzündliche Prozesse, egal welcher Ursache, daher auch antiallergische Wirkung.
- Stabilisierende Wirkung auf Membranen, wirkt Ödemen entgegen.
- Hemmt in höherer Dosierung bei Kindern das Wachstum.
- Katabole (gewebeabbauende) Wirkung; hemmt die Synthese von Proteinen bzw. fördert den Abbau von Proteinen mit Gefahr der Muskelatrophie (Schwund) und Osteoporose.
- Wirkung auf Fettstoffwechsel; gesteigerter Fettabbau mit Hyperlipidämie (Erhöhung der Blutfette), Fettmobilisation in der Peripherie mit Umverteilung zum Körperstamm (Stammfettsucht).
- Hemmt die Kalziumresorption im Darm.
- Steigert die Erregbarkeit des Gehirns und setzt die Krampfschwelle herab.
- Die Nebennierenrinden-Hormone befähigen den Organismus auf Stress zu reagieren.

Indikationen:

- Rheumatische Erkrankungen
- Allergische Reaktionen
- Chronisch-entzündliche Prozesse
- Asthma, chronische Bronchitis
- Autoimmunerkrankungen

Nebenwirkungen:

- Infektionen, z. B. Pilzinfektionen.
- Magen-Darm-Geschwüre.
- Verzögerte Wundheilung.
- Atrophie von Haut, Muskulatur und Fettgewebe.
- Steroidakne.
- Osteoporose wird begünstigt.
- Latente Epilepsie kann manifest werden.
- Bei hoher Dosierung: Cushing-Syndrom (Vollmondgesicht, Stammfettsucht, Hypertonie, bei Kindern Wachstumsstörungen, Osteoporose).
- Latenter Diabetes kann manifest werden (Steroiddiabetes).

Wegen der starken Nebenwirkungen ist beim Einsatz von Kortikosteroiden zu beachten:

- Individuelle Dosierung, wenn möglich lokale Anwendung.
- Einzeldosis oder Behandlung über nur wenige Tage, dann entwickeln sich meist keine Nebenwirkungen.
- Bei längerer Behandlung nicht plötzlich absetzen, da die Nebennierenrinde die Eigenproduktion langsam beginnt, Ausschleichen der Therapie, d. h. langsame Reduzierung der Dosis über viele Tage.

Präparate:

Inhalative Kortikosteroide (Anwendung 1–4-mal täglich) haben eine hohe lokale Entzündungshemmung und geringe systemische Wirkung. Je höher die Bindung an die Rezeptoren im Lungengewebe ist, desto geringer sind die systemischen Nebenwirkungen. Da inhalative Kortikoide langfristig angewendet werden müssen, ist hier besonders das Osteoporoserisiko zu beachten: niedrigste wirksame Dosierung, regelmäßige Kontrolle der Knochendichte, Calcium- und Vitamin D-Zufuhr, Sport.

- Beclomethason
- Budesonid
- Fluticason
- Ciclesonid

Orale Kortikosteroide

- Hydrokortison
- Prednisolon
- Prednison
- Methylprednisolon
- Betamethason
- Triamcinolon

7.2.10 Bronchialkarzinom

Das Bronchialkarzinom ist die häufigste zum Tode führende Tumorerkrankung bei Männern. In den vergangenen Jahren nahm die Häufigkeit bei Frauen infolge des steigenden Zigarettenkonsums deutlich zu. Der Tumor geht vom Epithel der Bronchialschleimhaut aus.

Man unterscheidet kleinzellige von nicht-kleinzelligen Bronchialkarzinomen.

Ursachen

- Rauchen: Die Zahl der gerauchten Zigaretten steht in direktem Zusammenhang mit der Erhöhung des Krebsrisikos.
- Inhalation von schädlichen Substanzen (z. B. Teer, Asbest, radioaktiver Staub).

Symptome

- Chronischer Husten
- Schleimiger, evtl. blutiger Auswurf
- Gewichtsverlust, Appetitverlust
- Dyspnoe
- Brustschmerzen

Komplikationen

- Metastasierung: Zunächst regionale Lymphknoten, später hämatogen (auf dem Blutweg) in Gehirn, Knochen, Nebenniere, Leber
- Bronchusverschluss
- Kavernenbildung durch Zerfall von Tumorgewebe
- Pleuritis carcinomatosa: Tumorbefall der Pleura

Therapie

- Kleinzelliges Bronchialkarzinom: Chemotherapie, am besten Zytostatika-Kombination. Es kann eine Rückbildung um 90 % erreicht werden, dennoch oft Rezidive.
- Nicht-kleinzelliges Bronchialkarzinom: Im frühen Stadium Operation, aber nur bei ca. 30 % der Patienten wird das Karzinom in operablem Stadium gefunden, im fortgeschrittenen Stadium Chemotherapie.

7.2.11 Pneumonie

Entzündungen des Lungengewebes, die akut oder chronisch verlaufen können. Die Alveolen enthalten anstelle von Luft ein Exsudat (entzündliche Gewebsflüssigkeit). In den Industrieländern die am häufigsten zum Tode führende Infektionskrankheit.

Ursachen

- Infektiös bedingt: vor allem Pneumokokken, Hämophilus oder Influenza-Viren. Nach neuer Definition bezieht sich die Bezeichnung „atypische Pneumonie" nicht mehr auf den Verlauf, sondern auf die Ursache; eine durch untypische Erreger (z. B. Legionellen) ausgelöste Pneumonie ist atypisch.
- Physikalisch bedingt, z. B. Fremdkörper.
- Chemisch bedingt, z. B. durch Magensäure bei Aspiration.
- Vorerkrankungen, z. B. Kreislaufstörung (Stauungspneumonie).

Einteilung nach dem Entstehungsort

- Ambulant erworbene Pneumonie (engl: Community Acquired Pneumonia, CAP): Jede Pneumonie, die im täglichen Leben, z. B. im beruflichen oder privaten Umfeld, erworben wurde. Zusätzlich kann die Health Care Associated Pneumonia (HCAP) abgegrenzt werden, also eine Lungenentzündung bei Patienten in medizinischer Versorgung, z. B. in stationären Pflegeeinrichtungen, bei der Hämodialyse oder in der Rehabilitation. In Deutschland werden pro Jahr ca. 250 000 Menschen wegen einer ambulant erworbenen Pneumonie in Krankenhäusern behandelt.
  Der Schweregrad wird nach dem CRB-65-Score eingeordnet:
  - **C**onfusion = Desorientierung
  - **R**espiratory Rate = Atemfrequenz ≥ 30 spontane Atemzüge/Min.
  - **B**lood pressure = Blutdruck systolisch < 90, diastolisch ≤ 60 mm Hg
  - Alter ≥ **65**
    Für jeden zutreffenden Faktor wird ein Punkt vergeben, woraus sich dann die Wahrscheinlichkeit einer stationären oder intensivmedizinischen Behandlung ergibt.
- Nosokomiale Pneumonie (engl: Hospital Acquired Pneumonia, HAP): Jede Pneumonie, die 48 Std. nach Krankenhausaufnahme oder in den nächsten 1–2 Wochen nach der Entlassung auftritt. Als Sonderform der HAP gilt die Lungenentzündung bei beatmeten Patienten, die beatmungsassoziierte Pneumonie (Ventilator Associated Pneumonia).

Einteilung nach dem röntgenologischen Befund

- Lobäre Pneumonie: Verschattung/Entzündung betrifft einzelne Lungenlappen.
- Bronchopneumonie: Verstreute Entzündungsherde, nicht an Begrenzung der Lungenlappen gebunden.
- Interstitielle Pneumonie: Diffuse Entzündung.

Einteilung nach den Symptomen

Typische Pneumonie

- Plötzlicher Beginn mit Fieber bis 40 °C und Schüttelfrost
- Husten, wenig rotbrauner Auswurf
- Stark beschleunigte Atmung (Tachypnoe)
- Starkes Schwitzen
- Evtl. Schmerzen bei der Ein-/Ausatmung durch die Mitentzündung der Pleura (Pleuritis, Rippenfellentzündung)
- Schonatmung: Oberflächliche, die betroffene Seite stärker schonende Atmung, evtl. Nasenflügelatmung (die Nasenflügel bewegen sich heftig beim Atmen)
- Zyanose und Dyspnoe
- Tachykardie
- Desorientierung

Pneumonie mit untypischen Verlauf

- Langsamer Beginn
- Kopf- und Muskelschmerzen
- Leichtes Fieber
- Trockener Reizhusten

Therapie

- Antibiotikagabe: hochdosiert Amoxicillin, Makrolidantibiotika (auch kombiniert)
- Schleimlösende Medikamente, reichlich Flüssigkeit
- Inhalationstherapie
- Atemgymnastik

Ob die Behandlung ambulant oder stationär durchgeführt wird, richtet sich nach einem Stufenplan, wonach der Schweregrad der CAP per Punktesystem beurteilt wird:

7

- Symptome (Desorientierung, Atemfrequenz)
- Blutdruck
- Alter des Patienten (> 65)

PFLEGE-WISSEN

Mit zunehmendem Alter werden die Symptome einer Pneumonie immer schwächer und treten zeitlich verzögert auf. So entwickelt etwa die Hälfte der über 75-jährigen Menschen kein Fieber. Eine Tachypnoe (Atemfrequenz > 30/Min.) ist bei Menschen > 65 Jahren deutlich häufiger als bei Jüngeren. Weitere Hinweise können Verwirrtheit, verschlechterter Allgemeinzustand und Blutdruckveränderungen sein. Bei besonders gefährdeten alten Menschen muss angesichts dieser Symptome immer an eine Pneumonie gedacht werden.

Hypostatische Pneumonie

Entzündung der unteren Lungenteile. Kommt häufig bei älteren, bettlägerigen Patienten vor.

Ursachen

- Oberflächliche Atmung bei Bettlägerigkeit oder Schmerzen im Bauch und Unterleib und dadurch schlechte Belüftung des am Zwerchfell und rückenwärts (dorsal) liegenden Lungengewebes
- Besiedlung mit Bakterien
- Verschlimmerung bei Linksherzinsuffizienz
- Meist wirken alle Ursachen zusammen

Prophylaxe

- Atemübungen: Mehrmals täglich tiefes Atmen
- Frühe Mobilisierung

Komplikationen

- Ateminsuffizienz
- Schädigung von Herz und Kreislauf, Verschlechterung einer bestehenden Herzinsuffizienz
- Septische Streuung der Erreger: Meningitis, Endokarditis, Otitis media
- Lungenabszess
- Pleuraerguss, Pleuraempyem
- Bronchiektasen

7.2.12 Lungenabszess

Infolge einer bakteriellen Infektion stirbt Lungengewebe ab. Die entstehende Gewebelücke ist mit Eiter gefüllt.

Ursachen

- Nicht ausgeheilte Pneumonie
- Bronchiektasen
- Aspiration von Fremdkörpern
- Eitererreger, meist Streptokokken und Staphylokokken

Symptome

- Husten.
- Fieber, reduzierter Allgemeinzustand.
- Brustschmerzen.
- Wenn der Abszess in einen Bronchus einbricht, kommt es zu eitrigem Auswurf.

Komplikationen

- Sepsis: Bakterien streuen ins Blut und somit in andere Organe
- Pleuraempyem bei Durchbruch durch die Pleura (eitrige Flüssigkeitsansammlung im Pleuraspalt)

Therapie

- Antibiotika
- Operative Entfernung des Eiterherdes oder des betroffenen Lungenlappens
- Drainage: Entleerung und Ableitung des Eiters über einen dünnen Schlauch

Medikamentenlehre

Antibiotika

Arzneimittel, die Mikroorganismen in ihrem Wachstum hemmen oder abtöten:
- Bakterizide Antibiotika. Töten Bakterien ab, indem sie den Aufbau der Bakterienzellwände verhindern und die Zellwände durchlässig machen.
- Bakteriostatische Antibiotika. Hemmen die Vermehrung von Bakterien, dadurch kann die körpereigene Abwehr des Menschen die Bakterien beseitigen.

Einnahmehinweise:
- Viel trinken während einer Antibiotikatherapie (Nierenentlastung).
- Niemals vorzeitig Therapie beenden. Vom Arzt vorgeschriebene Einnahmedauer genau einhalten; Gefahr der Resistenzentwicklung der Erreger und Rezidiventwicklung (Infektion tritt erneut auf).
- Bei manchen Antibiotika ist eine höhere Initialdosis (Eingangsdosis) nötig, diese auch unbedingt wie verordnet einnehmen.

Penicilline

- Aus verschiedenen Schimmelpilzarten gewonnen
- Bakterizid gegen viele Bakterien
- Minimale Toxizität

Nebenwirkungen:
- Allergische Reaktionen (können von Hautausschlägen bis zum allergischen Schock reichen). Nur orale oder parenterale Applikation, nicht lokal: Hier ist die Allergiegefahr am größten.
- Es gibt Bakterien, die durch Penicilline weder getötet noch in ihrem Wachstum gehemmt werden. Man bezeichnet diese Bakterienstämme als resistente Stämme, sie können nicht mit Penicillin bekämpft werden.

Einnahmehinweise:
- Möglichst vor dem Essen nehmen
- Nicht mit Fruchtsaft einnehmen

Präparate:

Nur parenteral anwendbar, da nicht magensäurestabil:
- Penicillin G

Orale Penicilline:
- Penicillin V
- Ampicillin
- Amoxicillin

Cephalosporine

- Chemisch verwandt mit den Penicillinen
- Bakterizid
- Allergiegefahr geringer
- Kaum toxisch
- Gegen penicillinresistente Bakterien einsetzbar

Nebenwirkungen:

Nierenschäden

Präparate:

Orale Anwendung:
- Cefaclor
- Cefadroxil
- Cefalexin
- Ceftriaxon
- Ceftibuten
- Cefuroxim

Tetracycline

- Breitspektrum-Antibiotika (gegen alle penicillin-empfindlichen Keime sowie gegen eine Reihe weiterer Erreger wirksam)
- Sowohl parenteral, als auch oral anwendbar
- Bakteriostatische Wirkung
- Geringe Toxizität

Nebenwirkungen:
- Während Schwangerschaft, Stillzeit und bei Kindern < 8 Jahren (Risiko von Wachstumsstörungen) nicht einsetzen
- Bei hoher Dosis und parenteraler Applikation Leberschäden
- Magen-Darm-Störungen
- Schädigung der Flora von Mund, Darm und Vagina
- Lichtempfindlichkeit

Präparate:
- Tetracyclin
- Doxycyclin
- Minocyclin

Makrolid-Antibiotika

Wirken sehr gut bei Atemwegsinfektionen (Schmalspektrum-Antibiotika), kaum Nebenwirkungen, aber die Bakterien bilden relativ rasch Resistenzen aus.

Präparate:
- Erythromycin
- Roxithromycin

7

7.2.13 Lungenembolie

Verschluss eines Asts einer Lungenarterie durch einen Embolus (auf dem Blutweg verschlepptes Blutgerinnsel).

Ursachen

- Thrombose der tieferen Venen der unteren Extremitäten oder des Beckens (Phlebothrombose). Ein Blutgerinnsel reißt sich von der Thrombose los und gelangt mit dem Blut in die Lunge.
- Embolien durch Fett (nach Fraktur eines Röhrenknochens), Gewebeteile, Luft.

Symptome

- Kleine Embolien können symptomlos bleiben, sind aber häufig Vorboten größerer Embolien.
- Große Embolie:
  - Dyspnoe, Tachypnoe
  - Tachykardie
  - Plötzlich einschießender, stechender Schmerz im Brustkorb
  - Angst, kalter Schweiß
  - Husten mit wenig blutigem Auswurf
  - Hypotonie (Schockgefahr)

Komplikationen

- Lungeninfarkt: Nekrose von Lungengewebe nach einer Embolie, wenn der Embolus nicht rechtzeitig aufgelöst wird.
- Der Verschluss eines großen Arterienasts führt zu einem akuten Rechtsherzversagen.
- Bei Ausheilung: Narbenbildung.

Therapie

- Sofortige Heparingabe, spätere Umstellung auf Cumarine
- Medikamentöse Lysetherapie
- Bettruhe mit erhöht positioniertem Oberkörper
- Sauerstoffgabe
- Beruhigung (Sedierung)

Prophylaxe

- Frühe Zeichen einer Thrombose beachten
- Thromboseprophylaxe durchführen: z. B. Antithrombosestrümpfe, Heparingabe und frühzeitige Mobilisation

7.2.14 Lungenfibrose

Bindegewebiger Umbau des Lungengewebes mit der Folge von Ateminsuffizienz. Je nach Ursache Anerkennung als Berufskrankheit.

Entstehung

Einatmen von Staub bei der Arbeit → Feinstaub gelangt in die Alveolen → Staub wird von Alveolarmakrophagen aufgenommen → Makrophagen zerfallen → Staub wird freigesetzt → Prozess beginnt von vorn → Makrophagenzerfall führt zu chronischen Reizungen des Lungengewebes, das dabei zugrunde geht und durch Bindegewebe ersetzt wird → Lungenfibrose (die Bindegewebszellen sind Füllmaterial, nicht am Gasaustausch beteiligt).

Ursachen

- Anorganische Stäube: Asbest, Silikate (Quarzstaub), Metalle (Eisenstaub)
- Organische Stäube: Vogelkot (Hühnerzüchter), schimmeliges Heu
- Ionisierende Strahlen
- Medikamente
- Kreislaufbedingte Lungenschäden, z. B. chronische Stauungslunge

7

Symptome

- Belastungs-, später Ruhedyspnoe
- Zyanose
- Reizhusten

Komplikationen

- Bei Einatmung von Silikaten vermehrt bronchopulmonale Infekte, Tuberkulose
- Bei Einatmung von Asbest vermehrt Bronchialkarzinome und Pleuratumoren
- Rechtsherzinsuffizienz

Therapie

- Meiden der Ursache
- Medikamente: Kortikosteroide, Immunsuppressiva
- Behandlung der Komplikationen

7.2.15 Lungentuberkulose

Durch das säurefeste Mycobacterium tuberculosis hervorgerufene Krankheit, die hauptsächlich die Lungen, aber auch alle anderen Organe befallen kann. Tuberkulose ist eine meldepflichtige Krankheit. Die Fallzahlen sind nach dem Bericht des Robert-Koch-Instituts relativ konstant. Jährlich erkranken ca. 5 800 Menschen in Deutschland und 10 Millionen weltweit neu an Tbc.

Ursachen

Tröpfcheninfektion von Mensch zu Mensch. Die Infektion erfolgt über die Atemwege.

Ältere Menschen sind besonders gefährdet.

- **Offene Tbc:** Der Kranke scheidet z. B. mit Auswurf, Urin, Stuhl, Eiter Tuberkulosebakterien aus → nur diese Form ist ansteckend
- **Geschlossene Tbc:** Keine Erreger verlassen den Körper, nicht ansteckend → kann jederzeit in offene Form übergehen

Diagnose

- Analyse des Sputums, Bronchialsekrets und u. U. des Liquors, des Urins und von Schleimhautabstrichen.
- Tuberkulintest: Über einen Stempel wird Tuberkuloprotein in die Haut gespritzt. Nach frühestens 72 Std. führt dies evtl. zu einer Hautreaktion (meist ein tastbares Knötchen), die dann auf eine Infektion oder eine durchgemachte Infektion hinweist.
- Röntgen.

Symptome und Verlauf

1. Primär-Tbc
Erstinfektion. Tuberkuloseerreger werden eingeatmet und gelangen in die Lungen. Dort kapseln sie sich ab (Primärkomplex) und können so noch nach Jahren Ausgangspunkt einer erneuten Infektion sein.

Symptome gering, ähnlich einer Erkältung, z. B. subfebrile Temperaturen (axillär < 38 °C), Husten, Nachtschweiß und Appetitverlust.

2. Postprimäre Tbc
Der weitere Krankheitsverlauf hängt von der Abwehrlage des Körpers ab. Bei guter Abwehrlage ist eine lebenslange Symptomfreiheit wahrscheinlich. Ändert sich dies oder war die Abwehr von Anfang an reduziert, kommt es zur postprimären Tbc. Sie betrifft meist die Lunge, seltener Lymphknoten, Pleura, Knochen oder den Urogenitaltrakt.

Therapie

- Medikamentöse Therapie der unkomplizierten Tbc:
  - Zwei Monate: Isoniazid, Rifampicin, Pyrazinamid, Ethambutol
  - Weitere vier Monate: Isoniazid, Rifampicin
- Bei Resistenzen der Tuberkelbakterien oder komplizierten Verläufen längere Behandlung und Ausweichen auf Reservemittel
- Alkohol- und Nikotinverzicht
- Umfangreiche Desinfektionsmaßnahmen
- Anschließende Nachuntersuchungen über 2 Jahre

Medikamentenlehre

Tuberkulostatika

- Isoniazid → früh einsetzende bakterizide Wirkung, Nebenwirkungen: lebertoxische und neurotoxische Effekte möglich
- Rifampicin → bakterizide Wirkung, Nebenwirkungen: Durch Steigerung der Enzymwirkung werden andere Arzneimittel beschleunigt abgebaut, lebertoxisch, teratogene (embryoschädigende) Wirkung. Hinweis: färbt Körperflüssigkeiten rot
- Ethambutol → bakteriostatische Wirkung, Nebenwirkungen: Sehstörungen bis zu Sehnervschäden (Patient muss bei Sehstörungen sofort den Arzt informieren)
- Pyrazinamid → frühe bakterizide Wirkung, Nebenwirkungen: leber- und nierentoxisch, wird in der Einstellphase für 2–3 Monate eingesetzt
- Streptomycin → bakterizid, Nebenwirkungen: ototoxisch (Schädigung des Hör- und Gleichgewichtsnervs), nephrotoxisch, darf nur 2 Monate lang eingesetzt werden

7.2.16 Pleuritis

Entzündung des Brustfells (Pleura).

- Pleuritis sicca: trockene Pleuritis
- Pleuritis exsudativa: Pleuritis mit Pleuraerguss

Ursachen

- Nicht ausgeheilte Pneumonie, Tuberkulose
- Lungeninfarkt
- Bronchialkarzinom, Tumor der Pleura
- Urämie
- Herzinfarkt
- Pankreatitis

Symptome

- Pleuritis sicca
  - Schmerzen beim Atmen, da entzündliche Auflagerungen der Pleurablätter aneinander reiben → Schonatmung, Schonhaltung
  - Reizhusten ohne Auswurf
- Pleuritis exsudativa
  - Pleuraerguss (Flüssigkeitsansammlung im Pleuraspalt)
  - Schmerzen beim Atmen hören auf
- Bei großem Pleuraerguss
  - wird Lungengewebe zusammengedrückt → Atemnot,
  - entsteht Druckgefühl im Brustkorb und
  - wird evtl. das Herz verdrängt.

Therapie

- Behandlung der Ursache
- Schmerzmittel bei Schonatmung
- Bei hartnäckigen Pleuraergüssen Punktion oder Drainage der Flüssigkeit

7.2.17 Pleuraempyem

Eiteransammlung im Pleuraspalt.

Ursachen

- Pneumonie
- Lungenabszess, der in den Pleuraspalt durchbricht
- Sekundäre Infektion eines Pleuraergusses, z. B. nach wiederholter Punktion
- Durchwandern von Eitererregern bei Entzündungen im Bauchraum

Therapie

- Entleerung und Ableitung des Empyems durch Drainage (die Schläuche nach einer Pleurapunktion verbleiben)
- Antibiotika

7.2.18 Pneumothorax

Ansammlung von Luft im Pleuraspalt. Die betroffene Lungenhälfte kollabiert, da das Lungenfell nicht mehr am Rippenfell anhaftet und die Lungenbereiche sich aufgrund ihrer elastischen Eigenschaften beim Ausatmen ungehindert zusammenziehen können.

Ursachen

- Traumatischer Pneumothorax:
  - Offener Pneumothorax. Eröffnung der Thoraxwand (Brustkorbwand) durch äußere Gewalteinwirkung wie Stich- oder Schussverletzung, sodass Luft von außen in den Pleuraspalt gelangt.
  - Geschlossener Pneumothorax. Die Pleura wird von innen verletzt, z. B. bei Rippenbruch, sodass Luft aus der Lunge in den Pleuraspalt gelangt.
- Spontanpneumothorax:
  - Ruptur kleiner Emphysemblasen, meist bei jungen Männern
  - Zerreißen von Lungengewebe durch Überdehnung, z. B. beim Emphysem

Symptome

- Plötzlich einsetzende Dyspnoe
- Plötzlich auftretender stechender Schmerz im Brustkorb
- Husten

ACHTUNG

Spannungspneumothorax – Lebensgefährlicher Notfall

Die verletzungsbedingte Öffnung der Pleura wirkt wie ein Ventil. Durch die Verletzungsstelle dringt bei jedem Atemzug Luft in den Pleuraspalt. Bei der Ausatmung wird die Öffnung verschlossen und es kann keine Luft nach außen dringen. Dadurch vergrößert sich die Luftmenge im Pleuraspalt mit jedem Atemzug. Es kommt zu schweren Verdrängungserscheinungen. Weder Herz noch Lunge können ihre normale Funktion aufrechterhalten. Schocksymptome.

Therapie

- Bei kleineren Luftmengen wird die Luft ohne weitere Therapie resorbiert.
- Absaugen der Luft bei größerem Pneumothorax (Pleurasaugdrainage).
- Behebung der Ursache.

Bei einem Spannungspneumothorax muss sofort eine Druckentlastung des Pleuraraums durch Punktion mit einer möglichst großen Kanüle in den 2. Interkostalraum erfolgen, die Luft kann entweichen und die Kompression von Herz und Lunge wird aufgehoben.

Wiederholungsfragen

1. Nennen Sie die 4 Funktionen der Nase, die sie zu einem wichtigen Teil des Atmungssystems machen.
2. Geben Sie Namen und Lage der Nasennebenhöhlen an.
3. Beschreiben Sie die Vorgänge, die beim Einatmen im Brustkorb ablaufen.
4. Wo und wie findet der Gasaustausch in der Lunge statt?
5. Was versteht man unter „Pleura“? Geben Sie den Aufbau genau an.
6. Warum kann eine Sinusitis mit Antibiotika behandelt werden, ein „normaler“ Schnupfen nicht?
7. Beschreiben Sie, was bei der Anwendung von Dosieraerosolen prinzipiell beachtet werden muss und welche Fehler häufig den Therapieerfolg stören.
8. Warum ist ein Lungenemphysem irreversibel?
9. Was sind Expektoranzien, was Antitussiva? Nennen Sie je zwei typische Wirkstoffe.
10. Was versteht man unter Late-Onset-Asthma?
11. Erklären Sie die Funktion eines Peak-Flow-Meters. Warum sollte jeder Asthmatiker ein solches Gerät verwenden?
12. Was versteht man unter Pneumonie? Nennen Sie typische Symptome.
13. Vergleichen Sie die Vor- und Nachteile einer Antibiotikatherapie mit Penicillin und Tetracyclin.
14. Unterscheiden Sie offene und geschlossene Tbc, welche Form ist ansteckend?
15. Bei der Lungen-Tuberkulose unterscheidet man mehrere Stadien, beschreiben Sie kurz die Besonderheiten der einzelnen Stufen. Nennen Sie den Erreger und drei Arzneistoffe gegen Tbc.

KAPITEL

8 Das Verdauungssystem und seine Erkrankungen

8.1 Anatomie und Physiologie

Verdauung (Digestion): Abbau der Nahrungsbestandteile in für den Organismus verwertbare Bestandteile **und** deren Resorption in das Blut oder die Lymphe.

Verdauungstrakt (Gastrointestinal-Trakt, Magen-Darm-Trakt): umfasst die Mundhöhle, Speiseröhre, Magen, Dünndarm, Dickdarm, Bauchspeicheldrüse und Leber.

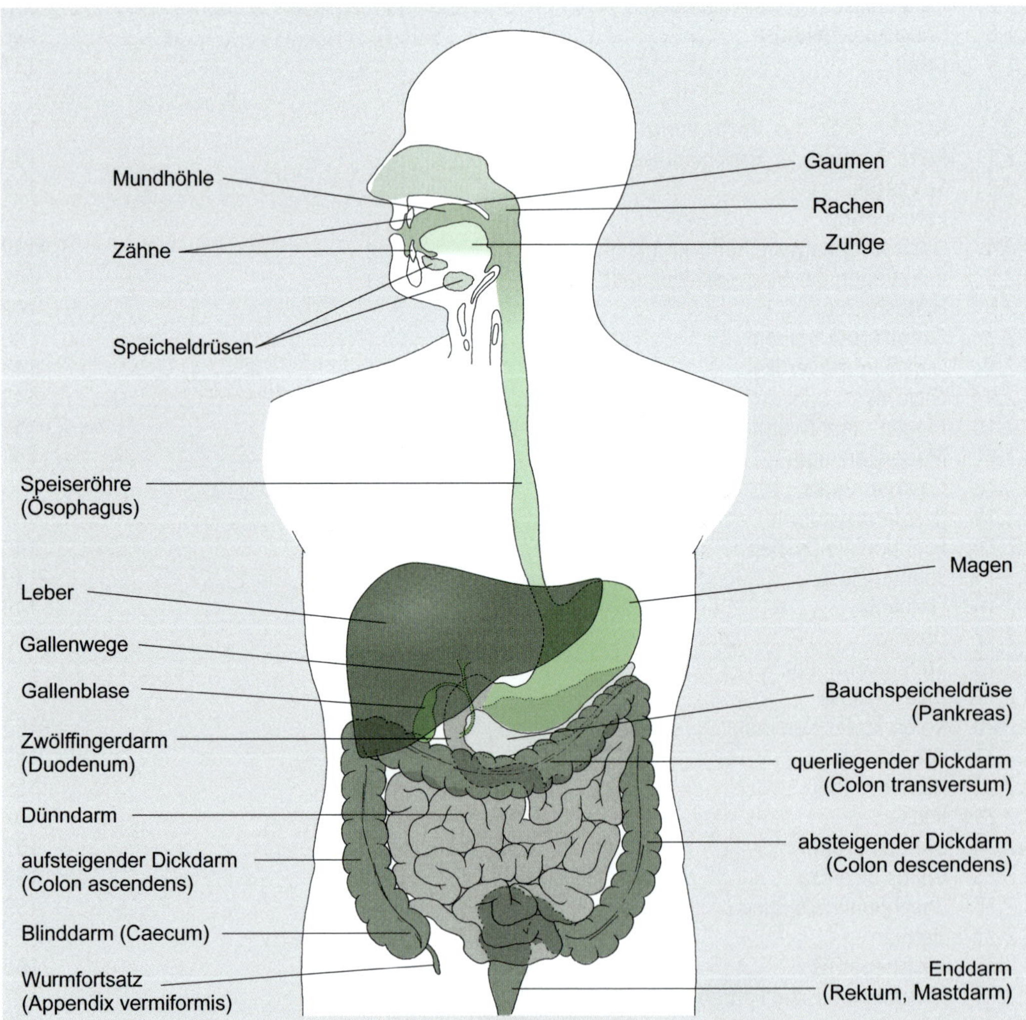

Abb. 8.1 Die Organe des Verdauungssystems. [L190]

8

8.1.1 Mundhöhle

In der Mundhöhle (Cavum oris) wird die Nahrung durch die Zähne mechanisch zerkleinert und vom Speichel befeuchtet. Die Mundhöhle wird durch die Lippen nach außen verschlossen. Den Bereich zwischen den Lippen und den Zähnen bezeichnet man als Mundhöhlenvorhof. Die eigentliche Mundhöhle reicht von den Zähnen zum Rachen (➤ Abb. 8.1). Auf der Mundschleimhaut befindet sich eine Vielzahl von unterschiedlichen Mikroorganismen, die man als Mikrobiota bezeichnet. Die Mikroorganismen (Pilze, Bakterien) liegen in einem Biofilm vor und können auch schädliche Keime enthalten, die für Zahnfleischentzündungen, Karies oder Mundgeruch verantwortlich sind. Durch richtige Mundhygiene und Pflege lässt sich ein gesunder oraler Biofilm fördern und schädliche Mikroorganismen zurückdrängen.

Zähne

Die Anlagen für alle Zähne (Zahnkeime) sind zum Zeitpunkt der Geburt bereits vorhanden.

- 20 Milchzähne (beim Kind nach 2½ Lebensjahren alle durchgebrochen)
- 32 bleibende Zähne: Schneidezähne, Eckzähne, Backenzähne (rücken ab dem 6. Lebensjahr nach)

Aufgaben

- Vorbereitung für die Verdauung durch Zerkleinerung der Nahrung.
- Die Zerkleinerung ist erst durch die Beweglichkeit der Kiefer und die starken Muskeln möglich: Kaumuskel (Musculus masseter) und Schläfenmuskel (Musculus temporalis).

Aufbau

- Der Zahnschmelz ist die härteste Substanz des menschlichen Körpers und schützt die Zahnkrone. Auf der Kaufläche ist der Zahn besonders dick mit Zahnschmelz überzogen. Beschädigungen des Zahnschmelzes kann der Körper nicht reparieren.
- Der Zahnzement überzieht die Zahnwurzel.
- Das Zahnbein bildet die Hauptmasse des Zahns und ist ähnlich hart wie Knochen.

Die Zahnwurzel verankert den Zahn im Kiefer. Sie hat an ihrer Spitze eine Öffnung, durch die Nerven und Blutgefäße in die Zahnhöhle gelangen. Die Zahnhöhle ist mit der Pulpa (feinfaseriges Bindegewebe) gefüllt. Außen sind die Zahnwurzeln mit dem Wurzelhäutchen (Periodontium) überzogen, dieses ist über stark durchblutete Fasern mit dem Zahnfach des Kiefers verwachsen

Zahnfleisch

Gingiva. Leicht rosa gefärbt, blutet bei Berührung oder Zähneputzen nicht.

Freie Gingiva (Gingivasaum: 2–3 mm): Haftet mit Saugnäpfchen am Zahnhals und verhindert das Eindringen von Bakterien und Plaque.

Befestigte Gingiva: Zahnfleisch, das fest mit dem Knochen verwachsen ist.

Zunge

Aufgaben

- Sie schiebt die Nahrung zwischen die Zähne, drückt diese gegen den Gaumen und zerreibt sie.
- Sie formt den Nahrungsbrei zu Bissen und befördert die zerkleinerte Nahrung Richtung Rachen zum Schlucken.
- Prüfstelle der Speisen: Geschmackssinn (es gibt vier Geschmacksqualitäten ➤ Abb. 8.2, aus

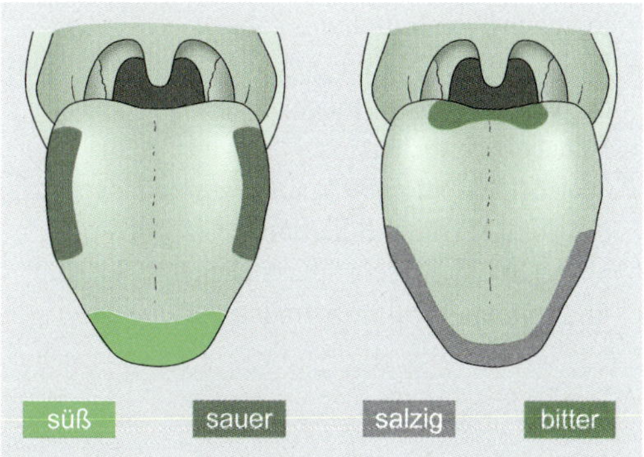

Abb. 8.2 Auf dem Zungenrücken liegende Papillen enthalten Geschmacksknospen für den Geschmackssinn (Sinnesorgane) und Spüldrüsen zum Lösen fester Geschmacksstoffe. [L190]

8

denen alle anderen Geschmacksempfindungen zusammengesetzt sind).
- Sprachbildung.

Aufbau

Muskel, der mit Schleimhaut überzogen ist. Der Zungenrücken ist von Papillen bedeckt, die als Geschmacks- und Tastorgane dienen:
- Frei bewegliche Zungenspitze (Apex lingua)
- Zungenkörper (Corpus lingua)
- Festgewachsener Zungengrund (Radix lingua)
- Zungenbändchen (Frenulum): Schleimhautfalte, die die Zungenunterseite mit dem Mundboden verbindet
- Zungenmandel (Tonsilla lingualis), Lymphdrüse am Zungengrund → Teil des lymphatischen Rachenrings

Speicheldrüsen

Sechs Speicheldrüsen produzieren pro Tag ca. 1½ l Speichel. Der Speichel wird durch Ausführungsgänge in den Mundraum abgegeben. Der Speisebrei wird im Mund durchwässert und so schluckbar gemacht.

Aufgaben des Speichels

- Befeuchten der Nahrung (Mucin/Schleimstoff und Wasser)
- Teilweise Spalten von Stärke in Zucker (Verdauungsenzym: Amylase)
- Abwehr von Bakterien durch Immunglobuline
- Reinigung von Mund und Zähnen
- Löst Geschmacksstoffe auf, nur mithilfe des Speichels ist Schmecken möglich
- Hilfe beim Sprechen
- Speichel besteht zu 99 % aus Wasser, in dem sich Natrium, Kalzium, Bikarbonat, Chlorid, Phosphat, Fluorid, weitere Spurenelemente, Enzyme und Immunglobuline befinden

Ohrspeicheldrüse

Glandula parotis
- Paarig, liegen zwischen dem aufsteigenden Unterkieferast, dem äußeren Gehörgang und dem Kaumuskel.
- Ausführungsgang mündet gegenüber dem zweiten oberen Mahlzahn in den Mundhöhlenvorhof.
- Dünnflüssiger Speichel mit viel Amylase.

Unterkieferspeicheldrüse

Glandula submandibularis
- Paarig, liegen im Unterkiefer dicht unter den Mundbodenmuskeln.
- Ausführungsgang endet an einer kleinen walzenförmigen Erhebung seitlich des Zungenbändchens.
- Schleimig-dünnflüssiger Speichel enthält Amylase und Mucin.

Unterzungendrüsen

Glandula sublingualis
- Paarig, liegen unterhalb der Zunge auf der Mundbodenmuskulatur.
- Ausführungsgang mündet in vielen kleinen Erhebungen unterhalb der Zunge.
- Zäher, schleimiger Speichel.

Gaumen

Der **Gaumen** (Palatum) wird unterteilt in den **harten** (Palatum durum) und den **weichen Gaumen** (Palatum molle).

Aufbau

Der **harte Gaumen** liegt im vorderen Bereich der Mundhöhle und ist ein Teil des Oberkieferknochens.

Der **weiche Gaumen,** auch Gaumensegel genannt, ist eine Muskelplatte, die mit Sehnen am harten Gaumen befestigt ist und einen Bogen zum Zungengrund und Rachen spannt. Das Gaumensegel bildet zwei Bögen:
- Der vordere Gaumenbogen reicht bis zum seitlichen Zungengrund. Am höchsten Punkt des Bogens liegt das Zäpfchen (Uvula).
- Der hintere Gaumenbogen ist mit dem Rachen verbunden.

Zwischen diesen Bögen liegen die Gaumenmandeln (Tonsillae palatinae).

Aufgaben

- Trennt Mundhöhle von der Nasenhöhle.
- Durch Zusammenziehen der Gaumensegelmuskeln verschließt sich der Nasen-Rachen-Raum, was wichtig für den **Schluckvorgang** ist:
  - Die breiige Nahrung wird von der Zunge geformt und nach hinten befördert.
  - Sobald der Nahrungsbrei eine bestimmte Stelle im Rachen berührt, muss er geschluckt werden (Schluckreflex).
  - Der Kehlkopfdeckel schließt sich automatisch und das Gaumensegel zieht sich zusammen, sodass keine Nahrung in die Luftröhre und die Nasenhöhle gelangt.
- Ohne harten Gaumen ist die Bildung bestimmter Buchstaben beim Sprechen nicht möglich.

8.1.2 Speiseröhre

Aufbau

- 22–25 cm langer Muskelschlauch, ca. 1 cm Durchmesser (Ösophagus ➤ Abb. 8.1), verbindet Rachen und Magen
- Aufbau der Ösophaguswand:
  - Schleimhaut
  - Innere Ringmuskelschicht
  - Äußere Längsmuskelschicht
- Die oberen zwei Drittel der Muskelschichten bestehen aus quergestreifter Muskulatur, das untere Drittel aus längsgestreifter Muskulatur.

Drei physiologische Engen, in denen zu große Nahrungsteile hängen bleiben können:

- Obere Enge auf Höhe des Kehlkopfs
- Mittlere Enge hervorgerufen durch den aufliegenden Aortenbogen und den linken Hauptbronchus, in Höhe der Gabelung der Luftröhre in die zwei Hauptbronchien
- Untere Enge am Zwerchfelldurchtritt

Die Speiseröhre wird vom unteren Schließmuskel zum Magen hin verschlossen.

Aufgaben

Der Ösophagus befördert die Nahrung durch aktive Muskelbewegung in den Magen. Abwechselnde Kontraktionen der Ring- und Längsmuskulatur transportieren den Nahrungsbrei (Peristaltik). Am Ende der Speiseröhre öffnet sich der untere Schließmuskel und der Bissen gelangt in den Magen.

ACHTUNG

Ösophagusschäden durch Arzneimittel

Eine Vielzahl von Arzneimitteln können entweder durch falsche Einnahme oder andere Faktoren eine arzneimittelinduzierte Ösophagitis verursachen.

Wirkstoffe, die bei oraler Einnahme Schäden am Ösophagus verursachen können:

- Biphosphate
- Antibiotika
- Eisensulfat
- Retardiertes Kaliumchlorid
- NSAR

Ursachen

Faktoren, die eine schnelle und vollständige Passage des Wirkstoffs durch den Ösophagus verhindern, führen zu Schäden an der Speiseröhre:

- Verminderte Speichelproduktion
- Einnahme mit wenig oder keiner Flüssigkeit
- Einnahme kurz vor dem Schlafenlegen
- Einnahme im Liegen
- Nichteinhaltung spezieller Einnahmehinweise
- Große Tabletten
- Höheres Alter
- Schluckstörungen
- Selten: Störung der Ösophagusmotilität, anatomische Veränderungen am Ösophagus

Symptome

- Brennende Schmerzen, plötzlich auftretend beim Schlucken oder Essen
- Schluckstörungen
- Dauerhaft auftretende Schmerzen hinter dem Brustbein

Vermeidungsstrategien

Wichtig ist es, den Patienten nicht zu verunsichern, da sonst die Adhärenz leidet und das Medikament eventuell nicht eingenommen wird.

Anleitung geben, das Arzneimittel in aufrechter Körperhaltung mit 200–250 ml stillem Wasser einzunehmen. Ist die Trinkmenge auf einmal zu groß, dann eine kurze Trinkpause empfehlen, bevor der Rest getrunken wird. Nach der Einnahme von Risikowirkstoffen mindestens 30 Min. in aufrechter Haltung bleiben, also nicht direkt vor dem Schlafengehen einnehmen. Arzneimittel, die am Abend eingenommen werden müssen, verzögern das Schlafengehen. Die Trinkmenge darf auch nicht reduziert werden, um einen nächtlichen Toilettengang zu vermeiden.

8.1.3 Magen

Aufbau

Magenabschnitte (➤ Abb. 8.3):

- Kardia (Mageneingang): Mündung der Speiseröhre.
- Fundus (Magengewölbe): direkt unter dem Zwerchfell, oberer Bereich des Magens (hier sammelt sich geschluckte Luft).
- Korpus (Magenkörper): Raum zwischen kleiner und großer Kurvatur.
- Antrum: Übergangsbereich zum Dünndarm.
- Pylorus (Magenpförtner): ringförmiger Schließmuskel zwischen Magen und Zwölffingerdarm. Er öffnet sich alle 10–20 Sek. und entlässt den dünnflüssigen Speisebrei schubweise in den Dünndarm.

Die **Magenwand** ist etwa 3 mm dick und besteht aus 4 Schichten (von außen nach innen):

- Serosa: dünne, feuchte Haut, die das reibungsfreie Verschieben der Organe im Bauchraum ermöglicht.
- Muskularis: drei Schichten aus glatter Muskulatur, die ringförmig, längs und schräg verlaufen; mischen durch peristaltische Bewegungen den Speisebrei mit dem Magensaft und befördern den Mageninhalt zum Magenausgang.
- Submukosa: unter der Mukosa gelegene Schicht, die Muskularis und Mukosa miteinander verbindet.
- Mukosa (Schleimhaut):
  - verläuft in Längsfalten, die zum Pylorus führen,
  - besteht aus einschichtigem Zylinderepithel. Hier münden zahlreiche Drüsen, die Magenschleim und Magensaft produzieren.
- Magensaftproduzierende Drüsen in Fundus und Korpus (vier Zellarten):
  - Hauptzellen; bilden Pepsinogen.
  - Belegzellen; bilden Salzsäure und Intrinsic Factor.
  - Nebenzellen; bilden Magenschleim.
  - G-Zellen im Antrum: produzieren u. a. das Hormon Gastrin, das die Salzsäureproduktion im Fundus und die Bewegung des Antrums Richtung Pylorus anregt. Es wird bei Füllung des Antrums, nach Alkohol- oder Coffeingenuss abgegeben.

Magensaft

- In der Magenschleimhaut sind schlauchförmige Drüsen eingelagert, die täglich rund 2 l Magensaft produzieren.

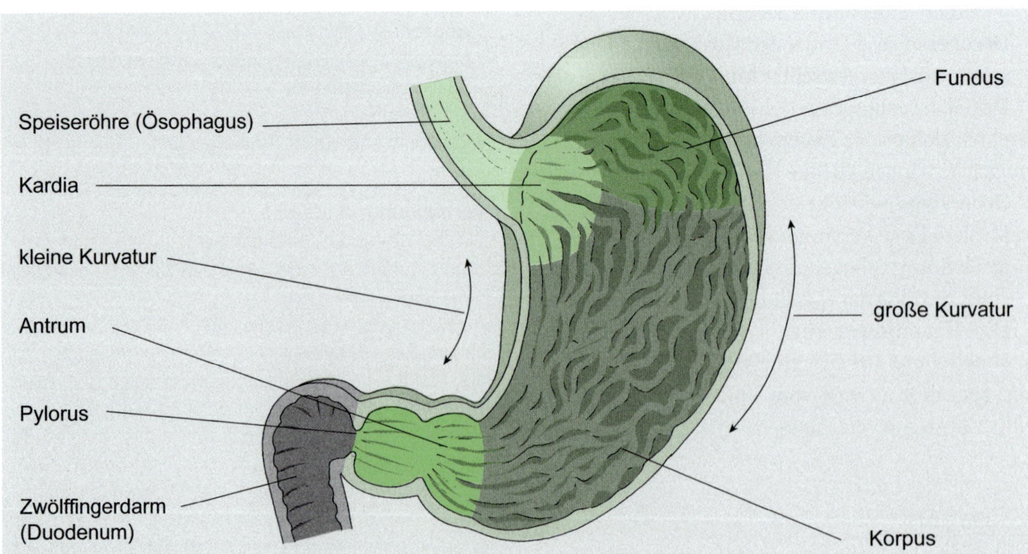

Abb. 8.3 Der Magen im Längsschnitt. [L190]

- Der Magensaft ist aufgrund der Salzsäure stark sauer, pH-Wert 1,0–1,5:
  - Desinfektion des Mageninhalts, vernichtet z. T. mit der Nahrung eingeschleppte Bakterien und Viren
  - Aktivierung von Pepsinogen zu Pepsin
  - Zersetzt Proteine (Eiweiße)
- Pepsin: leitet die Proteinverdauung ein, zerlegt Eiweiß in kleinere Bausteine.
- Magenschleim: schützt die Magenschleimhaut vor der Selbstverdauung durch Salzsäure und Pepsin.
- Intrinsic-Faktor: unentbehrlich für die Vitamin-B_{12}-Aufnahme im Dünndarm.

Aufgaben

Im Magen (Gaster) werden die Speisen gemischt und so verändert, dass sie als Brei im Dünndarm weiterverarbeitet werden können. Außerdem wird im Magen die Nahrung gespeichert und portionsweise an den Dünndarm abgegeben. Der Magen fasst 1–2 l.

8.1.4 Dünndarm

Aufbau

Direkt an den Magenpförtner (➢ Abb. 8.3) schließt sich der Dünndarm (Intestinum tenue ➢ Abb. 8.1) an, er gliedert sich in
- Zwölffingerdarm (Duodenum): ca. 0,3 m lang,
- Leerdarm (Jejunum): ca. 1,2 m lang und
- Krummdarm (Ileum): ca. 1,8 m lang.

Die Dünndarmschlingen sind am Gekröse aufgehängt.

Die **Dünndarmwand** besteht aus
- Serosa,
- Muskularis: innen Ring- und außen Längsmuskeln aus glatter Muskulatur,
- Submukosa und
- Mukosa (Schleimhaut).

Sowohl Muskularis als auch Submukosa sind von Nerven durchzogen, dem Plexus myentericus und dem Plexus submucosus.

Das Besondere der Dünndarmschleimhaut ist die starke Oberflächenvergrößerung durch
- Schleimhautfalten (Kerckring'sche Falten),
- Zotten; etwa 1 mm hohe, fingerförmige Ausstülpungen der Kerckring'schen Falten und
- Mikrovilli; das Epithel **jeder** Zotte besteht aus Zylinderepithelzellen, diese tragen Mikrovilli als Fortsätze.

Die Oberfläche des Dünndarms umfasst insgesamt 200 m^2.

Aufgaben

Die Dünndarmschleimhaut bildet in vielen Drüsen Verdauungsenzyme, die die Nahrung in die kleinsten Nahrungsbestandteile (Proteine in Aminosäuren, Fette in Fettsäuren und Kohlenhydrate in Einfachzucker spalten).

Im Duodenum befindet sich die Mündungsstelle des Gallengangs und des Ausführungsgangs der Bauchspeicheldrüse, die Papilla vateri. Hier werden dem Nahrungsbrei Galle und die Verdauungsenzyme der Bauchspeicheldrüse zugesetzt, pro Tag
- ½ l Galle,
- ¾ l Bauchspeichel,
- 3 l Dünndarmsekrete.

Außerdem werden ca. 6 l Flüssigkeit rückresorbiert, die dem Nahrungsbrei in Form von Mundspeichel, Magensaft und -schleim sowie Galle, Bauchspeichel- und Dünndarmsekreten zugemischt wurden.

Im Ileum lässt die Faltung der Darmschleimhaut nach. Hier dominieren die Folliculi lymphatici (Peyer-Plaques), lymphatisches Gewebe, das Krankheitserreger vernichtet. **Blutgefäße** nehmen Einfachzucker, Aminosäuren, Vitamine, Mineralsalze und Wasser auf. **Lymphgefäße** nehmen Fettbestandteile auf.

Dünndarmbewegungen:
- Darmperistaltik; rhythmische, wellenartige Bewegungen, die den Speisebrei transportieren
- Darmbewegungen zur Durchmischung des Speisebreis
- Zottenbewegungen; eigenständige Bewegungen der Darmzotten

Die Darmbewegungen und Pumpbewegungen der Zotten werden vom vegetativen Nervensystem gesteuert.

8.1.5 Dickdarm

Aufbau

Das Ileum mündet in der Valva ileocaecalis (Ileozaekalklappe) in den Dickdarm. Der Dickdarm (Intestinum crassum) wird unterteilt in:

- Blinddarm (Caecum), ca. 8 cm lang, mit dem Appendix vermiformis (Wurmfortsatz).
- Grimmdarm (Colon), ca. 1,3 m lang, 6–8 cm weit:
  - Colon ascendens (aufsteigend)
  - Colon transversum (quer verlaufend)
  - Colon descendens (absteigend)
  - Colon sigmoidum/Sigma (s-förmig)
- Mast- oder Enddarm (Rektum): ca. 15–20 cm lang. Der obere Teil des Rectums speichert den Kot bis zur Darmentleerung, dieser Bereich heißt Ampulle (Ampulla recti). Daran schließt sich die Hämorrhoidalzone an, ein arteriovenöses Gefäßpolster, das durch Schwellung zum Verschluss des Afters beiträgt.

Die Dickdarmwand besteht aus

- streifenförmiger Längsmuskulatur (Taenien),
- Ausbuchtungen in der Darmwand (Haustren), die aufgrund der Einschnürungen durch die Ringmuskulatur entstehen,
- Schleimhaut ohne Zotten, aber mit besonders vielen Schleim produzierenden Becherzellen. Der Darmschleim macht den fester werdenden Darminhalt gleitfähig.

Im Rektum finden sich keine Taenien und Haustren.

8

Aufgaben

Der dünnflüssige, geruchlose Speisebrei verlässt den Dünndarm portionsweise durch eine Klappe (Ileozäkalklappe) in den oberen Teil des Blinddarms. Diese Klappe verhindert den Rückfluss von Darminhalt in den Dünndarm.

- Entzug von Wasser, Eindickung des Speisebreis
- Transport zum After durch peristaltische Wellenbewegungen
- Resorption von Elektrolyten
- Stuhlspeicherung bis zur endgültigen Entleerung

Stuhlzusammensetzung

Der Dickdarm ist reichlich mit Bakterien (Darmflora) besiedelt, die nützliche Aufgaben übernehmen. Durch die Gärungs- und Fäulnisvorgänge im Dickdarm entstehen Gase, die für den typischen Geruch verantwortlich sind. Die Kotmenge ist abhängig von der Ernährung und liegt bei ca. 200–500 g/Tag. Der Kot besteht aus den unverdaulichen Resten der Nahrung:

- Zellulose
- Stoffwechselprodukte, die beim Abbau von Medikamenten oder anderen chemischen Stoffen übrig bleiben
- Bakterien und andere körpereigene Substanzen, z. B. Darmepithelzellen
- Farbstoff; Abbauprodukt des Blutfarbstoffs Hämoglobin (Sterkobilin)
- Andere Endprodukte, die vom Körper nicht gebraucht werden
- Mehr als 70 % Wasser

Stuhlentleerung

Ist das Rektumende gefüllt, lösen die dort befindlichen Rezeptoren Stuhldrang aus. Der Darmausgang (Anus) ist durch einen inneren Schließmuskel (glatte Muskulatur) und einen äußeren Schließmuskel (quergestreifte Muskulatur) verschlossen. Der innere Schließmuskel unterliegt dem vegetativen Nervensystem. Mithilfe des äußeren Schließmuskels kann der Mensch die Darmentleerung (Defäkation) steuern.

8.1.6 Mikrobiom des Darms

Als Mikrobiom oder Mikrobiota bezeichnet man die Gesamtheit aller Mikroben im Körper. Die Zusammensetzung des Mikrobioms variiert von Mensch zu Mensch und verändert sich während des Lebens. Das Mikrobiom wird mittlerweile als eigenständiges Organ betrachtet und intensiv erforscht. Man geht davon aus, dass eine Vielzahl von Faktoren auf die antimikrobielle Abwehr einwirken und dadurch Immunreaktionen des Organismus entstehen. Untersucht wird derzeit der Einfluss des Mikrobioms auf:

- Adipositas, Diabetes mellitus, Fettstoffwechselerkrankungen

- Asthma, Allergien, Morbus Crohn u. a.
- Hauterkrankungen wie Psoriasis
- Abstoßungsreaktionen nach Transplantationen
- Migräne

Ebenso wird daran geforscht, welche Konsequenzen die Veränderungen des Mikrobioms durch

- Antibiotik,
- Ernährung,
- Probiotika und
- Alter

haben und wie diese ggf. beeinflusst bzw. wieder rückgängig gemacht können.

Es gibt zudem Versuche, durch Stuhlübertragung ein gestörtes oder verarmtes Mikrobiom wieder aufzubauen.

Darmmikrobiom im Alter

Im Alter verändert sich das Mikrobiom, es altert genauso wie der Mensch. Forschungen haben ergeben, dass sich die Zusammensetzung des Mikrobioms hin zu für den Menschen ungünstigen und gefährlichen Arten verschiebt, während die Besiedlungsdichte mit vorteilhaften Spezies immer mehr abnimmt. Dadurch werden wahrscheinlich typische Alterskrankheiten gefördert. Mit zunehmendem Alter entzieht das Mikrobiom dem Menschen wichtige Nährstoffe für seinen eigenen Stoffwechsel und produziert weniger für den Wirt vorteilhafte Substanzen.

Forschungen wollen gerade klären, welche Wirkstoffen das Mikrobiom verjüngen und dadurch ggf. die Gesundheit günstig beeinflussen können. Ein vielversprechender Ansatz ist die Einnahme von ausgewählten Prä- und Probiotika, die eine positive Neubesiedlung des verarmten Microbioms anstoßen.

In Versuchen hat auch die Einnahme von Metformin eine günstige Wirkung auf die Aktivität des Mikrobioms gezeigt. Durch intensive Forschung hofft man, hier Vorschritte zu erzielen, um typische Altersprozesse verlangsamen können.

8.1.7 Gallenblase und Gallengänge

Die Gallenblase (Vesica fellae) ist ein rund 10 cm langer, birnenförmiger Beutel an der Unterseite der Leber (➤ Abb. 8.1). Sie hat ein Fassungsvermögen von ca. 50 ml. Ihre Wand besteht unter anderem aus glatter Muskulatur. Durch Kontraktion der Gallenblase wird die Flüssigkeit bei Bedarf ausgeschüttet.

Die Gallenblase (➤ Abb. 8.4) ist durch den Gallenblasengang (Ductus cysticus) mit dem Lebergallengang (Ductus hepaticus) verbunden. Sie vereinigen sich zum Ductus choledochus, der Leber und Duodenum verbindet. Dieser Gang mündet an der Papilla vateri in das Duodenum.

Aufgaben

- Rückresorption von Wasser durch die Mikrovilli der Gallenblasenwand aus der Gallenflüssigkeit. Die Galle wird immer konzentrierter, je länger sie in der Gallenblase bleibt.
- Speicherort für die Galle.
- Die Gallenblase ist nicht lebensnotwendig. Nach Entfernung fließt Galle direkt und ständig von der Leber in den Dünndarm.

8

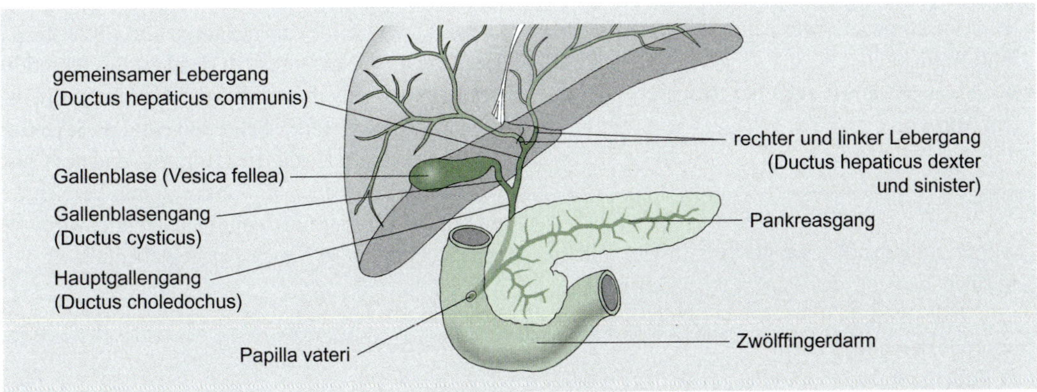

Abb. 8.4 Leber, Bauchspeicheldrüse, Gallenblase und Gallenwege. [L190]

Galle

Die Galle wird von der Leber produziert (täglich ca. 0,5 bis 1 Liter) und entweder in das Duodenum abgegeben oder in der Gallenblase gespeichert.
Die Galle enthält:

- Wasser, Elektrolyte.
- Gallensäuren; zerlegen die großen Fetttropfen in sehr feine Tröpfchen (Emulgation), die dann durch fettspaltende Enzyme des Bauchspeichels aufspaltbar sind. Ohne die Gallensäuren wäre die enzymatische Fettspaltung nicht möglich.
- Gallenfarbstoff Bilirubin.
- Cholesterol.
- Hormone, Medikamente.
- Stoffwechselprodukte.

8.1.8 Bauchspeicheldrüse

Funktionell besteht die Bauchspeicheldrüse (Pankreas ➤ Abb. 8.4) aus zwei Organen.

- **Hormonbildende Drüse** (endokriner Teil): Langerhans-Inseln, inselartig eingestreute Zellverbände, die Hormone produzieren
- **Verdauungssaftbildende Drüse** (exokriner Teil): Ähnlich den Mundspeicheldrüsen, produziert Pankreassaft.

Aufbau

Das Pankreas ist ca. 15 cm lang und besteht aus

- Pankreaskopf (Caput pancreatis); liegt am Duodenum an,
- Pankreaskörper (Corpus pancreatis); kreuzt Aorta und Wirbelsäule,
- Pankreasschwanz (Cauda pancreatis); reicht bis zur Milz.

Endokriner Teil

Die hormonbildenden Langerhans-Inseln sind im exokrinen Gewebe des Pankreas inselartig eingestreut. Jede Insel besteht aus verschiedenen hormonproduzierenden Zellen.

- **A-Zellen:** produzieren Glukagon; es fördert den Aufbau von Glukose (Glukoneogenese) und den Abbau des Mehrfachzuckers Glykogen (Glykogenolyse) → stellt dem Organismus Glukose zur Verfügung
- **B-Zellen:** produzieren Insulin
- **D-Zellen:** produzieren Somatostatin (hemmt die Freisetzung von Glukagon und Insulin)
- **PP-Zellen:** produzieren pankreatisches Polypeptid (hemmt die Produktion von Pankreassaft)

Exokriner Teil

Die serösen Pankreaszellen sind zu kleinen Läppchen vereinigt und durch kleine Kanäle mit dem großen Ausführungsgang (Ductus pancreaticus) verbunden, der das ganze Pankreas längs durchquert. Der Ductus pancreaticus mündet gemeinsam mit dem Gallengang an der Papilla vateri in das Duodenum.

Pankreassaft

Pro Tag werden ca. 1,0 bis 1,5 l Pankreassaft (Bauchspeichel) produziert. Er ist alkalisch und dient dazu, den durch den Magensaft stark sauren Speisebrei zu neutralisieren. Auch durch den Darmsaft wird der Nahrungsbrei weiter neutralisiert. Die Enzyme des Bauchspeichels können nur im neutralen Milieu wirken:

- Amylase und Maltase zerlegen die Kohlenhydrate (z. B. Stärke) in kleine Zuckerbausteine, die dann von der Darmwand aufgenommen werden (Einfachzucker, z. B. Glukose, Fruktose).
- Proteasen, vor allem Trypsin und Chymotrypsin, spalten Proteine in Aminosäuren.
- Lipasen zerlegen das von der Galle emulgierte Fett (Triglyzeride) in Fettsäuren und Glyzerin.

Das vegetative Nervensystem reguliert die Sekretion des Pankreassafts. Bereits bei der Nahrungsaufnahme setzt eine verstärkte Sekretion ein. Das Sekretin, ein im Duodenum gebildetes Hormon, und das Cholezystokinin, das auch als Pankreozymin bezeichnet und in der Dünndarmschleimhaut gebildet wird, regen die Bildung des Bauchspeichels ebenfalls an.

8.1.9 Leber

Über den Pfortaderkreislauf wird das Blut der unpaaren Bauchorgane, z. B. Magen, Dünn- und Dickdarm, zuerst durch die Leber (Hepar) gepumpt. Mit dem Blut gelangen auch alle aufgenommenen Zucker und Aminosäuren in die Leber.

Aufbau

Die Leber ist mit einem Gewicht von 1,5 kg die größte Drüse des menschlichen Körpers. Sie ist aus zahlreichen Leberläppchen aufgebaut. Die Leber liegt im rechten Oberbauch direkt unter dem Zwerchfell und reicht bis zur linken Bauchseite.

- Die Oberseite der Leber (Facies diaphragmatica) ist mit dem Zwerchfell verwachsen.
- Die Leberunterseite (Facies visceralis) liegt auf den Baucheingeweiden.
- Zwei unterschiedlich große Hauptlappen: Lobus dexter und Lobus sinister (rechter und linker Leberlappen).
- Zwei kleinere Nebenlappen: Lobus quadratus und Lobus caudatus an der Unterseite der Leber.
- Zwischen den beiden kleinen Lappen befindet sich die **Leberpforte** (Porta hepatis):
  - Hier verlassen die beiden Lebergallengänge (Ductus hepaticus dexter und sinister) die Leber, diese vereinigen sich zum Ductus hepaticus communis.
  - Hier führen die Leberarterie (Arteria hepatica) sauerstoffreiches Blut und die Pfortader (Vena portae) venöses Blut aus dem Bauchraum in die Leber hinein.
- Die Leber ist in einer Bindegewebskapsel eingeschlossen, die von vielen Nerven durchzogen ist.
- Drei große Lebervenen (Venae hepaticae) führen aus der Leber hinaus und münden in die untere Hohlvene (Vena cava inferior).

Die **Pfortader** transportiert das gesamte Blut aus dem Bauchraum mit allen darin gelösten Stoffen. Sie teilt sich sofort nach dem Eintritt in die Leber in viele kleine und immer kleinere Venen auf. Jedes dieser Pfortadergefäße endet an drei zusammen liegenden **Leberläppchen,** die auch von einer Leberarterienkapillare und einem winzigen Gallengang (Glisson-Trias) versorgt sind. Die Leberläppchen sind hoch spezialisierte Labors, z. B. für Entgiftungsprozesse. Eine kleine Lebervene verlässt die zusammengelegten Leberläppchen.

Aufgaben

Entgiftungsfunktion:
Verschiedene Enzyme machen körpereigene und -fremde Stoffe unschädlich, die über die Darmwand und mit dem Wasser aufgenommen wurden oder im Körper selbst entstanden sind, z. B. Umwandlung von Ammoniak in Harnstoff, Abbau von Hämoglobin zu Bilirubin oder Abbau von Alkohol und Medikamenten.

- Abfallprodukte, die sich gut in Wasser lösen, werden in die Lebervene abgegeben und über den Blutkreislauf zur Niere transportiert, die sie mit dem Urin ausscheidet.
- Abfallprodukte, die schlecht oder gar nicht wasserlöslich sind, werden in die Gallenkapillaren und mit der Gallenflüssigkeit in den Darm abgegeben, dem Kot beigemischt und so ausgeschieden.

Stoffwechselzentrale:

- Kohlenhydratstoffwechsel: Nicht unmittelbar benötigte Glukose wird in die Speicherform Glykogen umgewandelt. Bei Bedarf spaltet die Leber das Glykogen in Glukose und gibt sie in das Blut ab. Das gespeicherte Glykogen deckt den Energiebedarf des Körpers für ca. 24 Stunden. Wird dann keine Glukose nachgeliefert, stellt die Leber Glukose aus Aminosäuren her; dieser Vorgang heißt Glukoneogenese. Wird viel zu viel Glukose angeliefert, baut die Leber aus Glykogen Fett auf.
- Proteinstoffwechsel: Aufbau von körpereigenem Eiweiß (Protein) aus den angelieferten Aminosäuren, z. B. Albumine, Immunglobuline, Gerinnungsfaktoren, Fibrinogen und Prothrombin.
- Fettstoffwechsel: Fettbestandteile gelangen über Umwege (Lymphe → untere Hohlvene → Herz → Leberarterie) zur Leber. Herstellung von Cholesterin. Bei der Lipolyse (Fettabbau) werden Ketonkörper frei. Bei gesteigerter Lipolyse in Folge von starkem Hunger oder auch bei Insulinmangel durch Diabetes mellitus entstehen so viele Ketonkörper, dass der pH-Wert des Blutes lebensgefährlich sinkt (metabolische Azidose).
- Produktionsstätte: Herstellung des Gallensafts.
- Speicherstätte: In der Leberzelle werden Glykogen, Proteine und Vitamine gespeichert.

8.2 Krankheiten des Verdauungssystems

8.2.1 Erkrankungen der Speicheldrüsen

Mundtrockenheit

Trockenheit der Mundschleimhaut (Xerostomie) durch mangelnde Speichelsekretion. Mundtrockenheit kann Durst signalisieren und ist für viele Betroffene ein quälendes Problem, das auch ernste Komplikationen nach sich ziehen kann.

Ursachen

Physiologischerweise verringert sich der Speichelfluss bei jedem Menschen in Stresssituationen, bei Angst oder Nervosität (Sympatikussteuerung). Außerdem arbeiten die Speicheldrüsen nachts weniger, was zu morgendlicher Mundtrockenheit und Mundgeruch führen kann.

- Krankheiten und Störungen, durch die der Speichelfluss verringert sein kann: Diabetes mellitus (➤ Kap. 8.2.34), Refluxerkrankung (➤ Kap. 8.2.3), Leberzirrhose (➤ Kap. 8.2.31), KHK (➤ Kap. 6.2.2), Bluthochdruck (➤ Kap. 6.3.1), Apoplex (Schlaganfall ➤ Kap. 12.2.5), Depressionen (➤ Kap. 12.3.4), Sjögren-Syndrom (Autoimmunerkrankung).
- Medikamente, die Mundtrockenheit als Nebenwirkung haben können (Auswahl): Psychopharmaka, Antihistaminika, Ibuprofen, Morphin und Abkömmlinge, Kortikosteroide, trizyklische Antidepressiva, β-Blocker, Kalziumantagonisten, Diuretika, Statine.
- Alter: Schätzungen zufolge leidet fast ¼ aller alten Menschen an Mundtrockenheit.
  - Natürliche Alterung der Speicheldrüsen: mit zunehmenden Alter wird das gesunde Gewebe der Speicheldrüsen nach und nach von Fett und Bindegewebe verdrängt.
  - Allgemeiner Flüssigkeitsmangel: Alte Menschen trinken häufig viel zu wenig.
- Folge von Chemotherapie oder Bestrahlungen.
- Dialyse.

Symptome

- Zäher, klebriger Speichel.
- Brennende, schmerzende Zunge; Entzündungen der Mundschleimhaut mit Zahnfleischbluten, da die Reinigungs- und Pufferfunktion des Speichels wegfällt.
- Metallischer Geschmack im Mund.
- Eingerissene Lippen.
- Mundgeruch: Auf der trockenen Schleimhaut siedeln besonders leicht Bakterien.
- Verstärkter Kariesbefall.
- Schluckstörungen: Das Schlucken der trockenen Bissen bereitet Schwierigkeiten, was zu Nahrungsverweigerung, Unterernährung und Mangelerscheinungen führen kann.
- Durch den fehlenden Speichel fehlt dem Essen der Geschmack.
- Sprachprobleme: Durch die trockene Zunge und die klebrigen Lippen fällt es den Betroffenen schwer, verständlich zu sprechen.
- Prothese haftet schlecht.

Therapie

- Je nach Ursache Behandlung der Grunderkrankung, Umstellung der medikamentösen Therapie oder Anregung des Speichelflusses mit Arzneimitteln.
- Viel trinken.
- Saure Lutschbonbons.
- Künstlicher Speichel zum regelmäßigen Befeuchten der Mundschleimhaut von außen:
  - Glandosane® (enthält Schleimbildner)
  - Saliva natura® (enthält tierisches Mucin)
  - Saseem®

BEISPIEL

Tipps bei Mundtrockenheit

- Mindestens 1,5–2 Liter am Tag trinken, z. B. stilles, fluoridhaltiges Mineralwasser, Kräuter- und Früchtetee, Buttermilch.
- Zuckerfreie Salbei-Bonbons, Eiswürfel aus Fruchtsaft, Weingummis, Kaugummis.
- Keine harten und trockenen Speisen, sondern weiche, feuchte Gerichte auswählen (viel Soße, Cremes, Suppen).

8

- Mundpflege: regelmäßige Mundspülungen mit schwarzem Tee (enthält Fluorid), Salzlösung (günstig für das Flimmerepithel), Lösungen mit Salbei oder mit Dexpanthenol.
- Lippen mit Dexpanthenolcreme oder Vaseline eincremen.
- Auf feuchte Raumluft achten.
- Nicht Rauchen – Rauchen macht den Speichel dickflüssig.

Parotitis acuta

Entzündung der Ohrspeicheldrüsen (Glandula parotis).

Ursachen

Infektionen mit Streptokokken oder Staphylokokken.

Begünstigende Faktoren

- Verminderter Speichelfluss
- Mangelnde Kautätigkeit
- Speichelsteine (Sialolithiasis), die den Ausführungsgang der Speicheldrüse verlegen
- Schwere Operationen
- Schwere Infektionskrankheiten
- Ernährung per Sonde (z. B. perkutane endoskopische Gastrostomie)
- Hohes Alter und Kachexie (➤ Kap. 14.2.1, ➤ Kap. 14.6.2)

Symptome

- Schwellung vor dem Ohr, die stark schmerzend und druckempfindlich ist
- Rötung und Hitzegefühl der betroffenen Region
- Evtl. Kieferklemme (Funktionseinschränkung des Kaumuskels)
- Schwellung des Ausführungsgangs mit Eiterabsonderung

Therapie

- Antibiotika
- Anregung des Speichelflusses
  - Saure Lebensmittel, z. B. Zitronenscheiben, Bonbons, Limonade
  - Parasympathomimetika
- Bei Abszessbildung: Operation
- Bei Speichelsteinen: operative Entfernung
- Regelmäßige Mundpflege, Pflege von Lippen und Schleimhaut

8.2.2 Stomatitis

Entzündung der Mundschleimhaut.

Ursachen

- Mangelnde Mundhygiene
- Infektionen mit Krankheitserregern
  - Stomatitis aphthosa (Mundfäule): Herpes simplex-Viren
  - Stomatitis mycotica (Candidose, Soor): Candida albicans
- Therapie mit Immunsuppressiva
- Reduzierter Allgemeinzustand, z. B. bei Strahlentherapie oder AIDS

Symptome

- Rötung der Mundschleimhaut
- Brennende Schmerzen im Mund
- Mundgeruch
- Bei Soor: weiße, abwischbare Schleimhautbeläge
- Bei Viren: Aphthenbildung (oberflächliche Gewebsdefekte mit weißen Belägen)
- Mangelnder Geschmackssinn

Therapie

- Mundspülungen
- Bei Soor: Antimykotika

8.2.3 Parodontitis

Zahnfleischentzündung, die unbehandelt zu freiliegenden Zahnhälsen und langfristig zum Zahnverlust führen kann.

Ursachen

- Zahnsteinbildung
- Plaqueanlagerung
- Bakterien im Zahnbelag
- Hormonelle Gründe (Schwangerschaft)
- Chronische Erkrankungen, z. B. Rheuma, Diabetes
- Rauchen
- Arzneimittel (Antihypertonika, Antiepileptika)

Symptome

- Rötung und Schwellung
- Schmerzen und Blutungen bei Berührung des Zahnfleisches
- Schmerzen an den freiliegenden Zahnhälsen

Therapie

- Professionelle Zahnreinigung zur Plaqueentfernung und richtiges Zähneputzen.
- Behandlung der Wurzeloberfläche und Zahnfleischtaschen, danach haftet das Zahnfleisch wieder am Zahnhals. Die Neigung zur Parodontitis bleibt meistens bestehen, sodass eine regelmäßige Reinigung der Zahnhälse unterhalb des sichtbaren Bereichs nötig ist.
- Behandlung von Grunderkrankungen.

8

BEISPIEL

Prävention von Mundkrankheiten

Die Verbesserung der Mundgesundheit hat dazu geführt, dass die Zahl der Totalprothesenträger sinkt und die Zähne häufiger bis ins hohe Alter erhalten bleiben. Damit steigt aber die Gefahr, an Sekundär- und Wurzelkaries sowie Parodontitis zu erkranken. Dies wird durch Mundtrockenheit, altersbedingt erhöhte Anfälligkeit für bakterielle Entzündungen und mangelnde Pflege verstärkt.
Wichtig auch im Alter:
- Zweimal täglich Zähneputzen mit fluoridhaltiger, bei Entzündungen mit antibakterieller Zahnpasta.
- Zahnzwischenraumbürstchen oder Zahnseide verwenden.
- Halbjährliche Kontrolle des Mundraums durch den Zahnarzt.
- Eventuell professionelle Zahnreinigung, da Zahnbeläge und Zahnstein die Gefahr von Parodontitis und Karies erhöhen.
- Zahnprothesen regelmäßig auf Passform, Stabilität und bakterielle Beläge kontrollieren lassen.

8.2.4 Gastroösophageale Refluxkrankheit

Ursachen

- Mangelhafte Funktion des unteren Ösophagusschließmuskels, z. B. durch Alterungsprozesse oder bei Übergewicht → der obere Magenschließmuskel erschlafft (Kardiainsuffizienz) → Säurehaltiger Nahrungsbrei fließt zurück.
- Hiatushernie.

Symptome

- Sodbrennen.
- Saures Aufstoßen.
- Schmerzen beim Schlucken.
- Morgendliche Heiserkeit.
- Brennen und Druckgefühl hinter dem Brustbein.
- Beschwerden treten vor allem nach dem Essen und im Liegen auf.

Komplikationen

- Refluxösophagitis (Speiseröhrenentzündung durch aufsteigende Magensäure)
- Blutungen
- Narbige Stenosen
- Nächtliche Aspiration von Mageninhalt
- Ösophaguskarzinom

Therapie

- Medikamente: Antazida, H_2-Antagonisten, Protonenpumpenblocker
- Allgemeine Maßnahmen:
  - Übergewichtige Patienten sollten abnehmen.
  - Fette Speisen vermeiden, nicht zu scharf würzen.
  - Viele kleine Mahlzeiten anstelle weniger großer Portionen.

- Keinen Kaffee, keinen Alkohol, keine Süßigkeiten → regen den Säurefluss an.
- Nach dem Essen wenigstens eine Stunde nicht hinlegen.
- 2–3 Std. vor dem Schlafengehen nichts mehr essen.
- Mit erhöhtem Oberkörper liegen.
- Keine einengende Kleidung tragen.

ACHTUNG

Bei bettlägerigen Menschen mit einer Ernährung über eine Sonde, z. B. PEG, besteht die Gefahr der Aspiration.

8.2.5 Infektionen der Magenschleimhaut

Helicobacter pylori (H. p.) liegt nach den Kariesbakterien in der Rangfolge der häufigsten Infektionen an zweiter Stelle. Mehr als 50 % der Weltbevölkerung und ca. 30 % der Bevölkerung der Industrienationen sind infiziert.

Ursachen

Helicobacter pylori: kommaförmiges, bewegliches Bakterium (1983 entdeckt).

Das Bakterium ist in der Lage, im stark sauren Magenmilieu zu überleben. Helicobacter bildet das Enzym Urease, das die Spaltung von Harnstoff in Ammoniak und Kohlendioxid katalysiert. Der Ammoniak neutralisiert die Magensäure in unmittelbarer Nähe des Bakteriums. Die Bakterien nisten sich in der Magenschleimhaut ein und vermehren sich.

- Systemische Immunantwort: Bildung von Antikörpern
- Lokale Immunantwort: Entzündungssymptome

Folge: akute Gastritis, die unbehandelt chronisch wird. Ist die Magenschleimhaut dauerhaft geschädigt, verursacht der saure Magensaft eine fortschreitende Zerstörung des Gewebes → Ulkus (➢ Kap. 8.2.9).

Infektionsquellen

Übertragung hauptsächlich über den fäkal-oralen Weg. Enges Zusammenleben und ungünstige hygienische Bedingungen fördern Infektionen. Helicobacter kommen auch in der Zahnplaque vor. Übertragung durch Fliegen auf Nahrungsmitteln wird diskutiert.

Symptome und Folgeerkrankungen

- Funktionelle Dyspepsie: Sodbrennen, Völlegefühl, Magenschmerzen
- Chronische Gastritis
- Magengeschwür (Ulcus ventriculi)
- Zwöffingerdarmgeschwür (Ulcus duodeni)
- Magenkarzinom.

Nachweismethoden

- Gastroskopie und Probenentnahme
  - Direkter Nachweis der Erreger unter dem Mikroskop
  - Zellkultur: Anzucht der Bakterien auf Standardmedien
- Atemtest: dem Patienten wird oral radioaktiv markierter Harnstoff verabreicht und nach einer definierten Zeit die Konzentration an radioaktivem CO_2 in der Atemluft gemessen → zeigt die hohe Urease-Aktivität an
- Serologische Nachweisverfahren (Schnelltest): Nachweis der Antikörper im Blut (→ erster Hinweis: keine Unterscheidung möglich, ob eine Infektion früher durchgemacht wurde oder Bakterien vorhanden sind)

Therapie

Tripeltherapie: durch den Protonenpumpenhemmer (PPH) wird das Ulkus zum Abheilen gebracht, die Antibiotika vernichten den Erreger:

- Protonenpumpenhemmer + Clarithromycin + Metronidazol
- Protonenpumpenhemmer + Clarithromycin + Amoxicillin (derzeit vom BfArM empfohlene Therapie)
- Protonenpumpenhemmer + Metronidazol + Amoxicillin (oder Tetracyclin)

Quadrupeltherapie: Austausch einzelner oder Verwendung anderer Antibiotika aufgrund zunehmender Resistenzentwicklung. Die Wirksamkeit von Bismut gegen H. pylori ist seit Längerem bekannt, die Wirkungsweise aber nicht vollständig geklärt.

- Protonenpumpenhemmer + Clarithromycin + Amoxicillin + Metronidazol
- Protonenpumpenhemmer + Tetracyclin + Metronidazol + Bismut-Kalium-Salz

Medikamentenlehre

Protonenpumpenhemmer

Substanzen, die das Enzym H^+/K^+-ATPase in den Belegzellen der Magenschleimhaut blockieren, bezeichnet man als Protonenpumpenhemmer (PPH). Dieses Enzym ist für die Magensäureproduktion nötig.

Nebenwirkungen:
Auch bei Langzeittherapie selten. Durchfall oder Verstopfung, Blutbildveränderungen, Sehnervenstörungen

Präparate:
Am besten abends mit Wasser einnehmen, die AM hemmen sowohl die Basis- als auch die stimulierte Säurebildung. Die volle Wirkung setzt erst nach einigen Tagen ein.

- Omeprazol
- Pantoprazol
- Esomeprazol
- Rabeprazol

H_2-Blocker, H_2-Antagonisten

Blockieren Histamin-Rezeptoren, sodass die histamin-stimulierte Säuresekretion verhindert wird. Die Wirkung tritt nach 30–60 Min. ein und hält 6–10 Std. an.

Wirkung:

- Nimmt den Schmerz
- Beschleunigt die Heilung

Nebenwirkungen:
Durchfälle, Muskelschmerzen, Impotenz, bei älteren Patienten: Verwirrtheitszustände, Nierenfunktionsstörungen

Präparate:

- Cimetidin
- Ranitidin
- Famotidin

Antazida

Substanzen, die Salzsäure neutralisieren oder binden, z. B. bei Sodbrennen, akuter Gastritis und unspezifischen dyspeptischen Beschwerden. Die Antazida üben oft auch eine Schutzfunktion auf die Magenschleimhaut aus. Hat die Therapie bei Selbstmedikation nach 3–7 Tagen keinen Erfolg, Arzt aufsuchen.

Nebenwirkungen:

- Hemmen die Resorption von Tetracyclinen (Antibiotika) und Eisen
- Generell andere Medikamente zeitlich versetzt einnehmen

Präparate:
Mindestens 1–3 Std. nach der Mahlzeit, evtl. noch mal vor dem Schlafengehen einnehmen.

- Aluminiumverbindungen
  - Aluminiumphosphat
  - Aluminiumhydroxid
- Schichtgitterantazida
  - Hydrotalcid
  - Magaldrat

Alginate

Aus der Braunalge Laminaria Hyperborea gewonnen. Der Wirkstoff bildet einen Schutzfilm auf dem Mageninhalt, diese Barriere verhindert einen Rückfluss in die Speiseröhre. Die Wirkung hält einige Stunden an. Wirkeintritt nach ca. 15 Min.

- Natriumalginat

8.2.6 Hiatushernie

Zwerchfellbruch: Die Bruchlücke liegt an der Durchtrittsstelle des Ösophagus durch das Zwerchfell, dem Hiatus. Verlagerung des Mageneingangs in den Brustraum als Folge einer erweiterten Durchtrittsöffnung der Speiseröhre im Zwerchfell (Gleithernie).

Ursachen

Meist Veranlagung, gehäuftes Auftreten im Alter durch Muskel- und Bindegewebsschwäche.

Symptome

- Häufig sind die Patienten beschwerdefrei.
- Gastro-ösophagealer Reflux mit Aufstoßen und Sodbrennen: Gefahr einer Refluxösophagitis.
- Schmerzen hinter dem Brustbein.

Therapie

- Evtl. Operation
- Schlafen mit erhöhtem Oberkörper
- Häufige kleine Mahlzeiten
- Säurebindende Medikamente
- Nach dem Essen aufrecht sitzen

8.2.7 Ösophaguskarzinom

Speiseröhrenkrebs. Maligne Entartung der Zellen der Speiseröhrenschleimhaut. Die Krankheit betrifft mehr Männer als Frauen, der Häufigkeitsgipfel liegt zwischen dem 50.–60. Lebensjahr.

Risikofaktoren

Chronische Schleimhautschädigung.

Symptome

- Zunehmende Schluckbeschwerden (zuerst bei festen, später auch bei flüssigen Speisen)
- Druck hinter dem Brustbein
- Gewichtsabnahme mit Kachexie (➤ Kap. 14.2.1, ➤ Kap. 14.6.2)

Komplikationen

- Einbruch in Nachbarorgane (z. B. Bronchien, Herzbeutel, Aorta)
- Metastasierung in Leber, Lunge und Lymphknoten

Therapie

- Im Frühstadium: Operation
- Später Bestrahlung, Chemotherapie
- Palliativ: Stenteinlage (röhrenförmige, selbstentfaltende Gitterprothese; hält die Ösophaguslichtung offen; sichert die Passage von Nahrung)

8.2.8 Ösophagusdivertikel

Beutelförmige Ausstülpung aller Wandschichten eines Hohlorgans nach außen (echtes Divertikel). Stülpt sich lediglich Schleimhaut durch eine Muskellücke, liegt ein unechtes Divertikel vor.

Ursachen

- Wandschwäche
- Narbige Veränderungen der Wand nach Entzündungen

Symptome

- Fremdkörpergefühl.
- Schluckbeschwerden, die Speisen bleiben in der Tasche liegen und die gefüllte Tasche engt die Speiseröhre ein.
- In großen Divertikeln im oberen Drittel des Ösophagus können sich Teile der Nahrung sammeln, beim Herauswürgen der unverdauten Nahrung (Regurgitation) in den Mund entsteht Aspirationsgefahr.

Therapie

Operation bei Beschwerden.

8.2.9 Gastritis

Magenschleimhautentzündung mit oberflächlichen Schleimhautläsionen, die akut oder chronisch verlaufen kann.

Ursachen

Akute Gastritis:
- Verdorbene Nahrungsmittel
- Exzessiver Alkoholkonsum
- Stress (Trauma, Operation)
- Medikamente (z. B. Schmerzmittel: Acetylsalicylsäure, Kortikosteroide)

Chronische Gastritis:
- **Typ A:** Autoimmunerkrankung (ca. 5 %), Autoantikörper gegen die säureproduzierenden Zellen der Magenschleimhaut und gegen den Intrinsic-Faktor, tritt vorwiegend bei älteren Menschen auf.
- **Typ B:** Bakteriell bedingt (ca. 80 %) meist durch Helicobacter pylori. Etwa 60 % der über 60-Jährigen sind infiziert, aber nur etwa die Hälfte der Infizierten entwickelt eine Erkrankung.
- **Typ C:** Einwirkung toxischer Substanzen auf die Magenschleimhaut (ca. 15 %); zurückfließender Gallensaft, Medikamente.

Symptome

- Übelkeit, Erbrechen.
- Appetitlosigkeit.
- Krampfartiger Schmerz im Oberbauch, Magendruck.
- Gastrointestinale Blutung.
- Bei chronischer Gastritis, Typ A: Vitamin-B_{12}-Mangel mit perniziöser Anämie.
- Bei chronischer Gastritis entwickeln sich vermehrt Ulzera der Magenschleimhaut.

8

Therapie

Akute Gastritis
- Ursache beseitigen, z. B. Absetzen entbehrlicher Medikamente
- Fasten mit anschließender Aufbaudiät über zwei Tage: 1. Tag: Tee, Zwieback; 2. Tag: Schleimsuppe
- Verzicht auf Alkohol, Nikotin, Kaffee
- Evtl. Medikamente: Antazida

Chronische Gastritis
- Medikamentöse Therapie: Eradikationstherapie (Triple-Therapie) mittels Protonenpumpenblocker + Clarithromycin + Amoxicilin, mit der Helicobacter pylori beseitigt wird
- Bei Typ-A-Gastritis Vitamin B_{12} i. v. lebenslang alle drei Monate

8.2.10 Magen- und Zwölffingerdarmgeschwür

Ulcus duodeni = Zwölffingerdarmgeschwür
Ulcus ventriculi = Magengeschwür

Umschriebener, meist kreisrunder Schleimhautdefekt, der die Muskularis durchbricht

Ursachen

Gestörtes Gleichgewicht zwischen der aggressiven Magensäure und der schützenden Schleimhautschicht. Zu viel Magensäure und/oder zu wenig Magenschleim führen zur Selbstandauung der Magenwand.
- Infektion mit Helicobacter pylori
- Familiäre Häufung
- Psychische Belastung
- Ernährungsfehler (Rauchen, Alkohol)
- Medikamente (z. B. nichtsteroidale Antirheumatika, Kortikosteroide)

Symptome

Nur die Hälfte aller Patienten zeigt die typischen Symptome.
- Brennender nagender Schmerz im Oberbauch (Epigastrium)
- Schmerzen nach dem Essen: Verdacht auf ein Magengeschwür
- Nüchternschmerz, der sich nach Nahrungsaufnahme bessert: Verdacht auf ein Zwölffingerdarmgeschwür

Komplikationen

- Ulkusblutung:
  - Teerstuhl; schwarzgefärbter, glänzender Stuhl (Blut ist verdaut worden)

  - Hämatemesis (Bluterbrechen); kaffeesatzartig (angedautes Blut ist dem Erbrochenem beigemischt), frisches Blut
- Perforation (Magendurchbruch); Das Ulkus hat die Magenwand durchbrochen, Mageninhalt gelangt in die Bauchhöhle mit der Folge einer Peritonitis (Bauchfellentzündung).
- Penetration (Eindringen) des Ulkus in ein angrenzendes Organ, z. B. Bauchspeicheldrüse, Kolon.
- Magenausgangsstenose durch Narbenbildung; dauerndes Erbrechen, Gewichtsverlust.
- Magenkarzinom durch maligne Entartung eines chronischen Ulkus.

Therapie

- Medikamente
  - Eradikationstherapie (Triple-Therapie), mit der Helicobacter pylori beseitigt wird: Protonenpumpenblocker + Clarithromycin + Amoxicilin
  - Wird Helicobacter pylori nicht nachgewiesen: Protonenpumpenblocker oder H_2-Blocker
- Lebensumstellung
  - Häufige kleine Mahlzeiten (es ist dann fast immer Speisebrei im Magen, der Säure bindet)
  - Meiden von Säure-Lockern wie Kaffee, Alkohol, scharf gewürzten und gebratenen Speisen
  - Rauchverbot: Rauchen hemmt den Heilungsvorgang
- Bei Komplikationen Operation

ACHTUNG

Bluterbrechen und Teerstuhl zeigen eine Blutung im oberen Verdauungssystem an, ein Arzt muss verständigt werden. Blutdruck- und Pulskontrolle, Patienten beruhigen, nichts essen oder trinken lassen.

8.2.11 Magenkarzinom

Maligne Entartung der Drüsen- oder Epithelzellen des Magens. Häufigkeitsgipfel zwischen dem 50.–70. Lebensjahr

- Magenfrühkarzinom: Mukosa und Submukosa (➤ Kap. 8.1.3) betroffen, keine Lymphknotenmetastasen → günstige Prognose
- Fortgeschrittenes Karzinom: ausgedehnt in die Tiefe wachsend, Lymphknotenmetastasen → ungünstige Prognose, Gastrektomie erforderlich

Risikofaktoren

- Chronische Gastritis
- Chronisches Magenulkus
- Magenresektion
- Genetische Faktoren
- Nikotin und Alkohol
- Krebsfördernde Stoffe in Nahrungsmitteln (z. B. Nitrit, Nitrosamine, Benzpyrene)

Reichlicher Verzehr von Obst und Gemüse sowie ausreichende Bewegung gelten als protektive Faktoren.

Symptome

Im Frühstadium uncharakteristische Oberbauchbeschwerden:

- Appetitlosigkeit
- Widerwillen gegen Fleisch
- Druckschmerzen
- Übelkeit, Erbrechen

Im Spätstadium:

- Gewichtsabnahme, Kachexie
- Blutungen (Hämatemesis, Teerstuhl)
- Magenausgangsstenose
- Perforation (Magendurchbruch)

Komplikationen

- Metastasierung besonders in regionale Lymphknoten sowie über die Blutbahn in Leber, Lunge, Gehirn, Knochen
- Einwachsen des Tumors in Nachbarorgane wie Ösophagus, Duodenum, Pankreas, Kolon
- Akute Magenblutung

Therapie

- Gastrektomie (operative Entfernung des Magens) unter Mitnahme des umliegenden Gewebes, gro-

ßes und kleines Netz, Milz, Lymphknoten, unterer Ösophagus
- Palliative (die Beschwerden lindernde) Therapie bei fortgeschrittenem Karzinom

8.2.12 Gastroenteritis

Schleimhautentzündung von Magen (Gastritis) und Dünndarm (Enteritis), je nach Ursache ist der Dickdarm ebenfalls betroffen.

Ursachen

- Bakteriell bedingt: Infektionen mit E. coli, Clostridium difficile, Salmonellen, Campylobacter jejuni, Staphylococcus aureus u. a.
- Viral bedingt: Rotaviren, Noroviren
- Medikamentös bedingt: z. B. Antibiotika

Symptome

- Fast immer plötzlicher und dramatischer Beginn
- Erbrechen
- Kolikartige Bauchschmerzen, starke Darmgeräusche
- Heftige Durchfälle (Diarrhö)
- Flüssigkeitsverlust
- Elektrolytverlust
- Evtl. Fieber
- Hypotonie, Tachykardie: Schockgefahr

ACHTUNG

Gefahr der Austrocknung (Exsikkose) und des Elektrolytmangels v. a. von Bedeutung bei Kindern, kranken und alten Menschen.
Vitalzeichenkontrolle, auf ausreichende Flüssigkeitszufuhr achten.

Erbrechen

Übelkeit und Erbrechen (Emesis, Vomitus) werden durch eine Vielzahl reflektorischer Vorgänge ausgelöst, z. B. Impulse aus dem Magen-Darm-Trakt, visuelle Reize, Erregung von Chemorezeptoren im Gehirn. Beim Erbrechen ziehen sich die Bauchmuskulatur und das Zwerchfell krampfartig und unfreiwillig zusammen. Durch den ruckartigen Druck auf den Magen bei gleichzeitigem Erschlaffen des Magenfundus und des Schließmuskels wird der Inhalt des Magens nach oben ausgestoßen.

Ursachen

- Akute Gastritis, Pankreatitis
- Medikamente: Zytostatika, Digitalis, Anästhetika
- „Reisekrankheit“ (schaukelnde Bewegungen mit Wirkung auf das Gleichgewichtsorgan im Innenohr)
- Starke Schmerzen, z. B. Gallenkolik, Herzinfarkt, Glaukomanfall
- Passagestörungen, z. B. Ileus, Ösophagusstenose
- Urämie, diabetische Ketoazidose

Therapie

- Ursache beheben
- Medikamente: Antiemetika
- Wasser- und Elektrolythaushalt korrigieren
- Leichte Kost
- Gabe von Flüssigkeit bzw. Elektrolytlösungen
- Antibiotika (Ciprofloxacin, Cotrimoxazol)
- Bettruhe
- Evtl. Antiemetika und Antidiarrhoika
- Nach Aufhören von Durchfall und Erbrechen: Diät (z. B. geraspelter Apfel, Banane, Brei, Schleimsuppe)

PFLEGE-WISSEN

Bei der Erkrankung einer Gruppe von Menschen sollte das vor der Erkrankung gemeinsam gegessene Nahrungsmittel zur Untersuchung sichergestellt werden.

Medikamentenlehre

Antiemetika

Medikamente, die Erbrechen (gleich welcher Ursache) unterdrücken, bezeichnet man als Antiemetika.

Gastrokinetika

- Dopaminantagonisten, die sowohl peripher als auch zentral wirken
- Beschleunigung der Magenpassage
- Co-Medikation für Wirkstoffe, die schnell in den Dünndarm gelangen sollen

8

Nebenwirkungen:
Selten motorische Bewegungsstörungen
Präparate:
- Metoclopramid
- Domperidon

Antihistaminika

Verlangsamen die Magenentleerung, werden vor allem bei Kinetosen (Reisekrankheit) eingesetzt.
Nebenwirkungen:
- Müdigkeit
- Beeinträchtigung der Fahrtüchtigkeit

Präparate:
- Dimenhydrinat

Serotonin-Antagonisten

Bei Reizung der Dünndarmschleimhaut durch bakterielle Erreger, Zytostatika oder chirurgische Eingriffe im Bauchraum wird aus Zellen des Dünndarmepithels Serotonin freigesetzt. Serotonin wird vom Blut ins Gehirn transportiert und erregt dort Rezeptoren, die Angst und Erbrechen auslösen.
Wirkung:
- Hemmung der Serotonin-Rezeptoren
- Einsatz bei Zytostatika-Therapie

Nebenwirkungen:
- Kopfschmerzen
- Obstipation

Präparate:
- Ondansetron
- Tropisedron
- Granisetron

8.2.13 Reizdarmsyndrom

Oft zusammen mit Reizmagensyndrom auftretend. Zumeist lässt sich keine körperliche Ursache finden, dennoch handelt es sich nicht um eine psychische oder psychiatrische Erkrankung. Die Ursache der Beschwerden liegt im Darm. Es werden u. a. Störungen der Darmbarriere und des Mikrobioms, Verarbeitungsstörungen von Nervensignalen oder des Immunsystems vermutet. In der neuen Leitlinie zum RDS bekommen Veränderungen des Darmmikrobioms eine größere Rolle als Verursacher. [5]

Das Reizdarmsyndrom (Colon irritabile; RDS) ist keine Vorstufe von Krebs oder anderen Darmerkrankungen.

Ursachen

Zahlreiche Faktoren konnten in den vergangenen Jahren bei Betroffenen nachgewiesen werden, z. B.:
- Störung der Darmsekretion und -motilität
- Erhöhte Dichte von Nervenzellen in der Darmwand, die die Empfindlichkeit auf chemische und mechanische Reize erhöhen
- Veränderte Mikrobiom-Zusammensetzung
- Glutenempfindlichkeit
- Histaminintoleranz
- Ernährungssensibilitäten
- Örtlich begrenzte Entzündung

Drei Kriterien müssen vorliegen, damit die Diagnose RDS gestellt werden kann:
- Die Beschwerden müssen länger als drei Monate auftreten und auch den Stuhlgang betreffen.
- Die Beschwerden schränken die Lebensqualität deutlich ein.
- Es liegen keine anderen Veränderungen vor, die auf ein anderes Krankheitsbild hindeuten.
- Werden diese Kriterien erfüllt, erfolgt eine Einteilung nach den Leitsymptomen:
  - RDS mit vorherrschender Obstipation
  - RDS mit vorherrschendem Durchfall
  - RDS mit wechselndem Stuhlverhalten
  - RDS mit Schmerzen und/oder Blähungen
- Der Patient fühlt sich durch die Beschwerden stark beeinträchtigt und sucht deswegen Hilfe des Arztes.
- Keine ursächliche Erkrankung konnte gefunden werden, die derartige Symptome hervorrufen würde → Ausschlussdiagnostik.

Symptome

Die Symptome können im Wechsel oder nebeneinander auftreten.
- Krampfartige Bauchschmerzen
- Obstipation, Diarrhö oder gemischtes Stuhlverhalten (Im Gegensatz zu organisch bedingter Diarrhö führen die Durchfälle beim Colon irrita-

8

bile in der Regel nicht zu einem Gewichtsverlust und treten nicht in der Nacht auf.)
- Blähungen
- Häufig auch Beschwerden wie Kopfschmerzen, Schlafprobleme, Rückenschmerzen

Therapie

Auf Grund der sehr unterschiedlichen Leitsymptome gibt es keine Standardtherapie, es wird hauptsächlich symptomatisch behandelt:
- Diätberatung und Ernährungsberatung: Lebensmittel-Unverträglichkeiten fördern die Beschwerden. Eliminationsdiäten werden nach der neuen Leitlinie nicht mehr empfohlen.
- Probiotika, deren Wirksamkeit für jeden einzelnen verwendeten Stamm erbracht werden muss. Die Wirksamkeit ist also spezifisch für jedes Präparat.
- Ausreichend Flüssigkeit
- Ausdauersport
- Symptombezogene Therapie; das Leitsymptom, das dem Patienten die meisten Probleme macht, wird in erster Linie behandelt:
  - N-Butylscopolaminiumbromid (Buscopan) gegen die Bauchschmerzen
  - Fenchel-, Kümmelextrakt bei Blähungen
  - Ballaststoffe und Laxanzien bei Obstipation
  - Loperamid bei Diarrhö
- Psychotherapie: Entspannungsverfahren, Stressbewältigung, Problemlösungsverfahren, Behandlung affektiver Störungen, Verhaltenstherapie, Antidepressiva.

8

8.2.14 Funktionelle Dyspepsie

Funktionelle Magenbeschwerden (FD, Reizmagen, Reizmagensyndrom/RMS), die durch endoskopische Untersuchung mit Probenentnahme und andere Untersuchungen nicht erklärt werden können.

Ursachen

- Selten: Helicobacter-pylori-Infektion der Magenschleimhaut
- Arzneimittelnebenwirkung: z. B. ASS, NSAR
- Idiopathische Gastroparese: Magenentleerung erfolgt verzögert

Drei Kriterien müssen vorliegen, damit die Diagnose FD gestellt werden kann:
- Die Beschwerden müssen seit drei Monaten auftreten und vor mind. 6 Monaten angefangen haben.
- Der Patient fühlt sich durch die Beschwerden stark beeinträchtigt und sucht deswegen die Hilfe eines Arztes.
- Keine ursächliche Erkrankung konnte gefunden werden, die derartige Symptome hervorrufen würde.

Symptome

- Vorzeitiges Sättigungsgefühl
- Völlegefühl
- Schmerzen im Magenbereich
- Sodbrennen
- Aufstoßen, Übelkeit, Blähungen
- Gewichtsabnahme
- Kolikartige Beschwerden sind möglich

Man unterscheidet:
- Durch Mahlzeiten hervorgerufene Symptome – mind. 3 Tage/Woche
- Unabhängig von Mahlzeiten auftretende Symptome – mind. 1 Tag/Woche

Therapie

- Stress abbauen
- Rauchen aufhören
- Kein Alkohol
- Fettarme, kleine Mahlzeiten über den Tag verteilen
- Individuell unverträgliche Lebensmittel vermeiden
- Bei Nachweis Helicobacter-Behandlung
- PPI oder H_2-Rezeptorantagonisten
- Phytotherapeutika mit Pfefferminz, Kümmel, bitterer Schleifenblume
- Enzympräparate
- Evtl. Antidepressiva

8.2.15 Salmonellose

Salmonellen sind Bakterien. Es gibt ca. 3 000 Arten Salmonellen, sie verursachen über 99 % der Gastroenteritiden. Nach der Ansteckung bricht die Erkrankung meist nach 9–72 Std. aus. Die Ausscheidung nach der Infektion dauert meist bis zu 4 Wochen, manchmal, vor allem bei Kindern, erheblich länger. Nicht alle Infizierten erkranken. Es gibt auch gesunde Personen, die die Keime im Stuhl ausscheiden (Dauerausscheider).

Ursachen

- Infektion mit Salmonellen durch salmonellenverseuchte Lebensmittel. Die Ansteckung erfolgt meist über Tiere und Tierprodukte, z. B. Eier, Eipulver, Milch, infizierte Speisen, Fleisch.
- Ansteckungsquellen sind auch Kranke und Dauerausscheider durch Schmierinfektion.

Symptome

Inkubationszeit 12–24 Std.
- Dramatischer Beginn mit Bauchkoliken und Diarrhö (grünlicher Stuhl mit Blut und Schleim)
- Massives Krankheitsgefühl
- Übelkeit, Erbrechen
- Fieber selten > 39 °C mit Schüttelfrost.

Komplikationen

Vor allem bei Säuglingen und alten Menschen
- Dehydratation mit Krämpfen und Kreislaufversagen
- Oligurie
- Urämie

Therapie

Antibiotika, z. B. Amoxicillin oder Ofloxacin

Die meisten Salmonellosen heilen von selbst aus, dann kommt es zu einer Ausscheidung von Salmonellen über 3–6 Wochen.

Vorbeugung

Vor allem Eier und Eierspeisen im Sommerhalbjahr immer vollständig garen oder sofort verzehren. Bei weich gekochten Eiern können sich innerhalb weniger Stunden die Salmonellen auf der Schale explosionsartig vermehren und von dort ins Innere hineinwachsen.

8.2.16 Flatulenz

Blähungen. Durch das Schlucken von Luft beim Essen, bestimmte Nahrungsmittel und diverse Stoffwechselprozesse im Körper entstehen Darmgase die täglich über das Rektum ausgeschieden werden und großteils geruchslos sind. Beim bakteriellen Eiweißabbau entstehen Schwefelverbindungen, die den üblen Geruch verursachen.

Ursachen

- Übermäßiges Luftschlucken
- Rauchen
- Kaugummikauen
- Bestimmte Lebensmittel, die nicht ausreichend verdaut werden können wie Kohlarten, Hülsenfrüchte
- Lactoseunverträglichkeit
- Fruktoseunverträglichkeit

Symptome

Eine übermäßige Menge an Darmgas heißt Meteorismus und verursacht ein Druckgefühl und Schmerzen im Unterbauch.

Therapie

- Ernährung beobachten und blähende Nahrungsmittel meiden
- Gründlich kauen
- Entschäumer (Simeticon) lösen Gasschäume auf und nehmen das Druckgefühl
- Karminativa (ätherische Öle) wirken spasmolytisch und gärungswidrig

- Enzympräparate unterstützen die Verdauung
- Bitterstoffe regen den Gallenfluss an
- Bewegung und Bauchmassage

8.2.17 Diarrhö

Durchfall, definiert durch
- häufige (> 3-mal tgl.) Entleerungen,
- erhöhtes Stuhlvolumen, mehr als 250 g pro Tag,
- weichen, ungeformten bis wässrigen Stuhl.

Keine Krankheit im eigentlichen Sinn, sondern ein Symptom mit verschiedenen Ursachen.

Ursachen

Akute Diarrhö
- Krankheitserreger: Viren, Bakterien, Pilze, Parasiten
- Lebensmittelvergiftungen
- Therapie mit Zytostatika oder Antibiotika
- Strahlenschäden
- „Reisediarrhö"
- Reizdarmsyndrom (➢ Kap. 8.2.12)

Chronische Diarrhö (länger als 2 Wochen anhaltend oder rezidivierend)
- Organische Dickdarmerkrankung
- Resorptionsstörungen
- Missbrauch von Laxanzien

Paradoxe Diarrhö
Entleerung eines Gemischs von festem und dünnflüssigem Kot, der durch eine bakterielle Verflüssigung entstanden ist.

Symptome

- Häufige Entleerung von wässrig-breiigen Stühlen
- Krampfartige Bauchschmerzen
- Gewichtsverlust, Schwäche, Appetitlosigkeit
- Evtl. Fieber

Therapie

Eigentlich muss keine Behandlung erfolgen, da eine Diarrhö normalerweise nach einigen Tagen von allein endet. Bei erheblicher Beeinträchtigung des normalen Lebens genügt eine symptomatische Behandlung, wobei eine Diät nicht mehr empfohlen wird. Wenn der Patient Appetit hat, darf er essen.
- Ersatz des Flüssigkeits- und Elektrolytverlusts mittels Elektrolytlösungen (oral oder i. v.)
- Bananen gegen den Kaliumverlust
- Krampflösende Medikamente
- Antidiarrhoika
- Wichtig: Hygienemaßnahme, um weitere Übertragung zu vermeiden, ist der Einsatz viruzider Desinfektionsmittel

ACHTUNG

Abklärung durch einen Arzt bei:
- Säuglingen, Kleinkindern, Schwangeren, Personen > 65 Jahren oder mit schweren Erkrankungen
- Durchfall, der länger als drei Tage andauert
- Wechsel von Durchfall und Verstopfung
- Starke, kolikartige Schmerzen
- Hoher Flüssigkeitsverlust, mehr als 5 % des Körpergewichts
- Fieber > 39 °C
- Blut oder Schleim im Stuhl
- Kollektives Auftreten des Durchfalls in stationären Pflegeeinrichtungen oder Kantinen
- Durchfall nach einem Auslandsaufenthalt

Medikamentenlehre

Medikamentöse Therapie der Diarrhö

Die Therapie muss sich nach der Ursache richten.

Bei Säuglingen, Kleinkindern und älteren Menschen besteht immer die Gefahr der Dehydratation (zu großer Wasserverlust) → viel Flüssigkeit, Elektrolytersatz.

Elektrolytlösungen

Diese senken nicht die Stuhlfrequenz oder -menge. Pulver, das Glukose und Natrium/Magnesiumsalze enthält, wird in abgekochtem, erkaltetem Trinkwasser aufgelöst und in großer Menge getrunken.
- Wenn kein Fertigprodukt vorhanden ist:
  - 1 l abgekochtes Wasser
  - 1 Teelöffel Salz
  - 8 Teelöffel Zucker

Die Lösung ist einen Tag bei Kühlung verwendbar, ansonsten immer frisch herstellen.

8

Adsorbenzien

Durch die große Oberfläche der Teilchen nehmen die Wirkstoffe Wasser, Toxine, Bakterien auf (Adsorption).
Beispiele:
- Aktivkohle
- Smektid

Quellstoffe

Nehmen viel Flüssigkeit aus dem Darminhalt auf, bilden ein Gel, dicken den Stuhl ein.
Präparate:
- Pektin

Gerbstoffe

Gerbstoffe wirken „adstringierend" (zusammenziehend) auf die Darmschleimhaut. Die Sekretion wird gehemmt und die Darmschleimhaut wird resistenter gegen schädigende Darminhalte.
Präparate:
- Tanninalbumat
- Heidelbeerblätter

Opiumabkömmlinge

Mittel der Wahl für Erwachsene und Kinder > 12 Jahren. Selbstmedikation ist auf 2 Tage beschränkt. Vermindern die beschleunigte Darmperistaltik (Vorsicht: Ileus-Gefahr), dadurch verbleibt der Stuhl länger im Darm → eingeströmtes Wasser wird resorbiert; Hemmung der Darmsekretion. Startdosis bei Erwachsenen: 2 Tabletten, dann nach jedem ungeformten Stuhl 1 weitere Tablette bis zu maximal 6 Tabletten in 24 Std.
Präparate:
- Loperamid
- Opiumtinktur (bei schweren Durchfällen)

Sekretionshemmer

Hemmen die krankhaft erhöhte Ausscheidung von Flüssigkeit und Salzen. Kein Einfluss auf die Darmpassagezeit. Startdosis 2 Tabletten, dann zu jeder Hauptmahlzeit 1 Tablette, maximal 4 Tabletten am Tag.
Präparate:
- Racecadotril

Probiotika

Lebende, nicht pathogene Mikroorganismen (Hefen, Bakterien) die die Gesundheit ihres Wirts verbessern, wenn sie in ausreichender Zahl vorhanden sind. Sie verändern den pH-Wert des Darminhalts sodass sich Krankheitserreger schlechter vermehren, stärken die Barrierefunktion des Darms und scheiden auch Stoffe aus, die pathogene Keime bekämpfen.
Präparate:
- Lactobacillus rhamnosus GG
- Saccharomyces boulardii

8.2.18 Stuhlinkontinenz

Unwillkürlicher Abgang von Darminhalt. Man geht davon aus, dass 5 % der Bevölkerung betroffen sind; in Deutschland ca. 5 Mio. Menschen – Frauen bis zu fünfmal häufiger als Männer.

Ursachen

- Angeborene Fehlbildungen
- Geburtstraumen (Frauen)
- Tumoren des Enddarms
- Beckenbodenschwäche
- Operationsschäden
- Hämorrhoiden
- Querschnittslähmung, Schlaganfall
- Multiple Sklerose
- Chronisch-entzündliche Darmerkrankungen

Symptome

- Grad 1: Abgang von Darmgasen
- Grad 2: Abgang von kleinen Mengen zumeist flüssigen Stuhls und Darmgasen
- Grad 3: Abgang von festem und flüssigem Stuhl

Therapie

- Beckenbodengymnastik; stärkt die Muskulatur des Afterschließmuskels.
- Ernährung; Patient führt ein Stuhltagebuch, um unverträgliche oder blähende Nahrungsmittel erkennen und meiden zu können.
- Toilettentraining; um den Darm an feste Entleerungszeiten zu gewöhnen.
- Hilfsmaßnahmen (wenn die Toilette bei Stuhldrang nicht schnell genug erreicht wird); z. B. geeignete Kleidung, Toilettenstuhl im Schlafzimmer, gut beleuchteter Weg zur Toilette.
- Ausreichende Flüssigkeitszufuhr; eine zu geringe Trinkmenge begünstigt Obstipation, wodurch der intraabdominelle Druck auf die Beckenbodenmuskulatur steigt.
- Elektrostimulation/Biofeedback spricht Fasern der Schließmuskeln an. Bei Biofeedback-Trainingsgeräten werden über Elektroden die Muskelpotenziale direkt gemessen. Optische oder akustische Signale zeigen dem Patienten sofort, ob er die richtigen Muskeln mit der richtigen Anspannung trainiert.
- Operation: Wiederherstellung des Darmschließmuskels.

8.2.19 Divertikulose

Falsche Divertikel: Ausstülpungen der Dickdarmschleimhaut durch Lücken in der Muskelwand
Echte Divertikel: Ausstülpung aller Darmwandschichten nach außen

Zivilisationskrankheit als Folge ballaststoffarmer Ernährung. Häufigkeitszunahme mit dem Lebensalter: 10 % der 40-Jährigen, 30 % der 50-Jährigen und 80 % der 80-Jährigen Menschen sind erkrankt.

Ursachen

- Alter
- Angeborene Wandschwäche
- Chronische Obstipation
- Ballaststoffarme Ernährung
- Bewegungsmangel
- Adipositas

Symptome

Kann zunächst symptomlos bleiben. Später uncharakteristische Schmerzen im Oberbauch.

Komplikationen

- Divertikulitis (Entzündung der Divertikel) mit starken Schmerzen, Fieber
- Abszess- oder Fistelbildung
- Stenosen
- Blutungen, Perforation

Therapie

- Ballaststoffreiche Kost und ausreichende Flüssigkeitszufuhr
- Bei Komplikationen: Nahrungskarenz, Spasmolytika, Antibiotika, evtl. Operation

8.2.20 Kolorektales Karzinom

Kolonkarzinom, Dickdarmkarzinom: Maligne Entartung von Drüsenzellen in der Darmwand. Vor allem zwischen dem 50.–80. Lebensjahr auftretend. Am häufigsten im Bereich des Rektums und Sigmas.

Risikofaktoren

- Polypen: Gutartige, stecknadelkopf- bis walnussgroße Schleimhautwucherungen des Dickdarms, die im Alter sehr häufig sind. Mehr als 40 % aller kolorektalen Tumoren entstehen aus Darmpolypen.
- Genetische Disposition: In Deutschland sind bei 20 % der Bevölkerung die an der Tumorentstehung beteiligten Erbfaktoren vorhanden.
- Alter.
- Adipositas.
- Rauchen und Alkoholkonsum.
- Colitis ulcerosa.

Vorbeugung

- Regelmäßige Vorsorgeuntersuchungen
  - Frühtest (z. B. Hämoccult-Test®) auf okkultes (verstecktes) Blut sollte alle 1–2 Jahre durchgeführt werden. In der Regel bluten Polypen oder Tumoren im Verlauf einer Woche, daher sind mehrere Proben von aufeinander folgenden Stuhlgängen nötig, bereits ein einmaliges positives Testergebnis sollte endoskopisch abgeklärt werden.
  - Ab dem 50. Lebensjahr sollte alle 10 Jahre eine Darmspiegelung vorgenommen werden.
- Körperliche Bewegung: 30–60 Min. täglich
- Übergewicht (BMI > 25) abbauen
- Rauchen aufgeben
- Vermehrt Obst und Gemüse essen (fünf Portionen am Tag laut der Deutschen Gesellschaft für Ernährung)
- Auf den täglichen Konsum von rotem Fleisch verzichten
- Ballaststoffanteil der Ernährung erhöhen

Symptome

- Verändertes Stuhlverhalten (Abwechseln von Diarrhö und Obstipation).
- Blut- und Schleimauflagerungen auf dem Stuhl. Vorsicht: Das Blut ist oft nicht makroskopisch (mit den Augen) sichtbar. Andererseits wird nicht jede geringe Menge Blut im Stuhl durch Darmkrebs verursacht (Hämorrhoiden).
- Anämie.
- Schmerzen.
- Appetitlosigkeit, Gewichtsverlust.

Bei Rektumkarzinom: ständiger Stuhldrang bei geringer Stuhlmenge.

Komplikationen

- Darmverschluss
- Perforation in die Bauchhöhle
- Infiltration in Nachbarorgane (z. B. Blase, Prostata)
- Metastasierung auf dem Lymphweg
- Metastasierung auf dem Blutweg (z. B. in Leber, Lunge)

Therapie

- Im Rektumbereich: Rektumamputation mit Anlage eines Enterostomas (künstlicher Darmausgang) im linken Unterbauch
- Übriges Kolon: Resektion (Entfernung) weit im Gesunden (Darmkontinuität kann meist erhalten werden), Entfernung von regionalen Lymphknoten und Mesenterium
- Chemotherapie, Bestrahlung

8.2.21 Obstipation

Stuhlverstopfung. 10–20 % der Deutschen leiden unter Verstopfung, Frauen und ältere Menschen sind häufiger betroffen. Grundsätzlich unterscheidet man zwischen chronischer (habitueller) Obstipation, die bei verlangsamter Motorik und ballaststoffarmer Ernährung auftritt, und akuter Obstipation.

Ursachen

- Veränderte Lebensumstände, z. B. längere Bettruhe, Ortswechsel
- Dehydratation
- Bewegungsmangel
- Ballaststoffarme Kost
- Unterdrückung des Toilettengangs aus Scham oder Zeitmangel
- Krankheiten, die eine Verstopfung auslösen oder fördern können: Darmstenose, Darmtumor, Hypothyreose (Schilddrüsenunterfunktion), Diabetes mellitus, Morbus Parkinson, Multiple Sklerose
- Medikamente, die eine Verstopfung auslösen können: Opioide, Kalziumantagonist Verapamil, Diuretika, Clonidin (Antihypertonikum), Psychopharmaka, Parkinsonmittel, Gyrasehemmer (Antibiotika), ionenhaltige Mittel: Ca-, Fe-, Al-Salze

Symptome

Chronisch funktionelle Obstipation: Während der vergangenen 12 Wochen sind mindestens zwei der folgenden Kriterien aufgetreten:

- Weniger als dreimal pro Woche Stuhlgang.
- Pressen, um den Stuhl zu entleeren.
- Der Stuhl ist hart und knollig.
- Gefühl der unvollständigen Entleerung.
- Gefühl, der Enddarm ist blockiert.
- Man muss den Finger zu Hilfe nehmen, um den Stuhl zu entleeren.

ACHTUNG

Wenn eine Verstopfung von Blut im Stuhl, schnellem Gewichtsverlust oder kolikartigen Schmerzen begleitet wird, sollte umgehend ärztlicher Rat eingeholt werden.

Therapie

- Ballastoffreiche Ernährung
- Ausreichende Flüssigkeitszufuhr
- Körperliche Bewegung
- Laxanzien
- Biofeedback-Methoden, damit sich die Patienten an einen regelmäßigen Stuhlgang gewöhnen
- Operation, falls eine mechanische Behinderung vorliegt

Medikamentenlehre

Laxanzien

Laxanzien beschleunigen die Darmtätigkeit und die Stuhlentleerung.

Indikation:

- Einmalig oder kurzfristig zur Darmentleerung bei Röntgenuntersuchungen oder vor Operationen
- Daueranwendung bei anders nicht beeinflussbarer chronischer Obstipation
- Bei schmerzhaften Analfissuren

Nebenwirkungen:

Elektrolytstörungen, besonders Kaliumverlust

Natürliche und synthetische Quellstoffe

Milde Laxanzien, die keine Störungen im Elektrolythaushalt verursachen. Die Substanzen sind quellfähige, nicht verdaubare Stoffe, die viel Wasser aufnehmen. Das Volumen des Darminhalts nimmt zu, der Darm ist stärker gefüllt, dies führt zu einer Anregung der Darmbewegungen. Die Wirkung tritt nach einigen Tagen der Einnahme ein.

Nebenwirkungen:

Bei der Einnahme von Quellstoffen genügend Wasser trinken, sonst Verkleisterung des Darminhalts mit Ileusgefahr. Häufig treten Blähungen und Völlegefühl auf.

Präparate:

- Leinsamen
- Flohsamen
- Weizenkleie

Osmotisch wirksame Laxanzien

Schwer resorbierbare Salze, Zuckerstoffe oder Macrogole. Diese ziehen Wasser ins Darminnere, der Stuhl wird weicher und das Volumen des Darminhalts nimmt zu.

Nebenwirkungen:

Bei der Einnahme von osmotisch wirksamen Laxanzien viel trinken, sonst wird Wasser aus dem Darmgewebe ins Innere abgegeben, Austrocknungsgefahr.

Präparate:

- Glaubersalz (Natriumsulfat): ca. 10–20 g auf 0,5 l Wasser
- Bittersalz (Magnesiumsulfat): ca. 15 g auf 0,4 l Wasser
- Lactulose: 10–20 g täglich
- Milchzucker (Lactose)
- Polyethylenglykol

Auch rektale Anwendung in Form von Klistieren möglich.

Laxanzien mit peristaltikanregender Wirkung

Durch die lokale Reizung der Darmwand wird weniger Wasser resorbiert, der Stuhl wird wasserhaltiger.

- Lokale Reizung der Dünndarmwand
  - Rizinusöl: Zuverlässig, kaum Nebenwirkungen, 10–30 g, nach ca. 2 Std. Wirkung bei nüchterner Einnahme
- Lokale Reizung der Dickdarmwand
  - Anthrachinone: Aloe, Faulbaumrinde, Sennesblätter, Rhabarberwurzel. Wirkung nach 10–12 Std., verfärben den Urin dunkel

- Bisacodyl: Ca. 2–10 Std. bei oraler, 30–60 Min. bei rektaler Anwendung. Wirkt direkt im Dickdarm, Angriff an der glatten Muskulatur, Steigerung der Peristaltik
- Natriumpicosulfat: Wirkeintritt nach 8–12 Std., als Tropfen oder flüssiggefüllte Kapseln

Nebenwirkungen:
Elektrolytverlust bei häufiger/chronischer Anwendung von Laxanzien mit peristaltikanregender Wirkung.

Gleitmittel

Gleitmittel als Zusatz zu manchen Abführmitteln sollen den Stuhl aufweichen und gleitfähiger machen.
Präparate:
- Docusat-Natrium
- Paraffinum liquidum

Substanzen mit Wirkung auf den Defäkationsreflex

Suppositorien oder Mikroklistiere zum Auslösen des Defäkationsreflexes durch lokale Reizung des Rektums. Wirkeintritt nach 20 Min.
Präparate:
- Glyzerin
- Sorbitol

Prokinetika

Wirken über die direkte Anregung der Darmmotorik und der Wassersekretion in den Darm
Präparate:
- Prucaloprid

8.2.22 Hämorrhoiden

Als Hämorrhoiden bzw Hämorrhoidalplexus wird ein stark von Blutgefäßen durchzogenes Gewebepolster im Bereich zwischen Mastdarm und Enddarm bezeichnet. Zusammen mit dem inneren und äußeren Schließmuskel stellt dieses Polster die Abdichtung des Darms dar. Soll der Darm verschlossen sein, kontrahieren die Schließmuskeln, die Hämorrhoiden füllen sich mit Blut und schwellen. Bei der Darmentleerung erschlafft der Schließmuskel, gleichzeitig fließt das Blut aus den Hämorrhoidalpolstern ab und sie werden zur Seite geschoben.

Ist dieses Gefäßpolster durch Erweiterungen der arteriellen kleinen Blutgefäße und knotige Vorwölbungen der Schleimhaut vergrößert, liegen krankhafte Erweiterungen der Hämorrhoiden vor. Der Verschluss des Afters kann beeinträchtigt sein.

Ursachen

- Pressen bei chronischer Obstipation
- Häufige Entleerungen bei langanhaltendem Durchfall oder Abführmittelmissbrauch
- Schwangerschaft; die Gebärmutter drückt auf die ableitenden Venen, sodass ein Blutstau entsteht
- Sitzende Tätigkeit
- Übergewicht, Kraftsport
- Bindegewebsschwäche, meist familiär gehäuft, im Alter zunehmend
- Leberzirrhose mit portaler Hypertension (Umgehungskreislauf)

Symptome

Stadium I:
- Nur gering vergrößerte Hämorrhoiden, von außen nicht sichtbar.
- Juckreiz und Brennen: Darmschleim gelangt auf die Afterhaut.
- Gelegentliche hellrote Blutungen.

Stadium II:
- Hämorrhoiden mäßig vergrößert.
- Beschwerden bei Stuhlgang: Hämorrhoiden drücken sich heraus (Prolaps/Vorfall), ziehen sich aber von allein zurück (spontane Reposition).
- Juckreiz, Brennen, Nässen.

Stadium III:
- Hämorrhoiden stark vergrößert.
- Prolaps bleibt nach dem Stuhlgang bestehen, lässt sich aber manuell zurückschieben (reponieren).
- Prolaps tritt nicht nur bei der Stuhlentleerung sondern auch bei körperlicher Belastung auf.
- Gefühl der unvollständigen Stuhlentleerung.
- Juckreiz, Brennen, Schmerzen und hellrote Blutungen.

8

- Schleimabsonderungen.
- Entzündungen der Analschleimhaut.

Stadium IV:

- Permanenter Prolaps. Die gesamte innere Schicht des Afters wird nach außen geschoben und ist auch von Hand nicht zurückschiebbar → fixierter Analprolaps.
- Schmerzen, Entzündungen.
- Stuhlinkontinenz.
- Druck und Fremdkörpergefühl.

Therapie

Allgemeine Maßnahmen:

- Stuhlregulierung: Ballaststoffreiche Ernährung (sorgt für weichen Stuhl und regelmäßige Entleerung).
- Bei Obstipation Quellmittel und ausreichend Flüssigkeit.
- Ausreichende Flüssigkeitszufuhr.
- Analhygiene: Anus mit lauwarmem oder kühlem Wasser ohne Seife täglich reinigen, Haut evtl. lauwarm trockenföhnen, regelmäßige Hautpflege mit weicher Zinkpaste oder anderen Analpflegeprodukten.
- Salben und Zäpfchen.
- Ab Stadium II–III
  - Sklerosierung: Einspritzen eines Wirkstoffs in die Hämorrhoiden durch den Arzt, der dazu führt, dass die Gefäße schrumpfen (Verödung).
  - Hämorrhoiden-Arterien-Ligatur (HAL): Arterien, die in die Hämorrhoiden münden, werden mit Ultraschall ausfindig gemacht und mit einer Naht abgeschnürt. Dadurch wird die Blutversorgung vermindert und die Hämorrhoiden sacken zusammen.
  - Gummiring-Ligatur: Über die Knoten der Hämorrhoiden wird jeweils ein Gummiring gezogen, dadurch wird die Durchblutung unterbrochen und das abgeklemmte Knotengewebe stirbt ab.
  - Operation.

8

ACHTUNG

Ärztliche Abklärung nötig:

- Dunkelrotes, geronnenes Blut im oder auf dem Stuhl
- Erstmaliges Auftreten der Symptome oder dauerhaft nur ein Symptom
- Starke Schmerzen und/oder Fremdkörpergefühl im Analkanal
- Symptome ab Stufe 3
- Chronische Symptome trotz Selbstmedikation

Medikamentenlehre

Hämorrhoidenmittel

Die Präparate entfalten ihre Wirkung nur lokal:

- Analtampons (Zäpfchen mit Mulleinlage). Normale Suppositorien sind nicht geeignet, da sie zu tief in das Rektum aufgenommen werden und sich mit dem Kot mischen; sie sind hier wirkungslos.
- Salben mit antientzündlicher Wirkung.

Die Auswahl der AM richtet sich nach den Symptomen, die im Vordergrund stehen:

- Lokalanästhetika bei Juckreiz, Schmerzen, Brennen:
  - Lidocain
  - Quinisocain
- Adstringenzien bei blutenden und nässenden Hämorrhoiden. Diese wirken entzündungshemmend und blutstillend, auch der Juckreiz wird gelindert. Es kommen Salben und/oder Sitzbäder zum Einsatz.
  - Hamamelisextrakt
  - Eichenrindeextrakt
  - Synthetische Gerbstoffe
  - Kamillenextrakt
- Kortikosteroide bei Entzündungen und stark nässend-rhagadiformen Hämorrhoiden. Die Anwendung darf aber nicht länger als 8–14 Tage erfolgen, da sonst eine Atrophie der Schleimhaut droht.

8.2.23 Ileus

Gestörte Darmpassage durch Darmlähmung oder Darmverschluss.

Ursachen

Mechanischer Ileus (Darmverschluss durch mechanische Verlegung des Darmlumens):
- Einengung von innen: Tumoren, Polypen, Gallensteine, Kotsteine, Fremdkörper, Würmer
- Einengung von außen: Tumoren der Darmwand oder der Organe im Bauchraum
- Inkarzerierte Hernie: Einklemmung von Darmschlingen

Paralytischer Ileus (Störung der Darmpassage durch Lähmung/Paralyse des Darms):
- Peritonitis, Bauchspeicheldrüsenentzündung (Pankreatitis)
- Frühe Komplikation nach Bauch-Operationen

Symptome

- Bei mechanischem Ileus:
  - Heftige, kolikartige Schmerzen (der Darm versucht, durch gesteigerte Tätigkeit das Hindernis zu überwinden)
  - Stuhl- und Windverhalt
  - Erbrechen (das Hindernis kann nicht überwunden werden; Darm entleert sich retrograd/gegen die physiologische Richtung)
  - Evtl. Koterbrechen (Miserere), nur bei Dickdarmilieus → Kot gibt es nur im Dickdarm
  - Schocksymptomatik
  - Heftige Darmgeräusche
- Bei paralytischem Ileus:
  - Keine Darmkrämpfe
  - Stuhl- und Windverhalt
  - Fehlende Darmgeräusche („Totenstille“ im Bauch)
  - Geblähter Bauch

Therapie

- Flüssigkeitsersatz durch Infusionen
- Beheben der Ursache, z. B. Operation
- Ableiten des Darminhalts
- Peristaltikanregende Mittel bei paralytischem Ileus

8.2.24 Morbus Crohn

Der **Morbus Crohn** (MC, Enteritis regionalis) ist eine chronisch entzündliche Darmerkrankung (CED), die den **gesamten** Gastro-Intestinal-Trakt vom Mund bis zum After befallen kann, am häufigsten aber im Verbindungsbereich vom unteren Ileum und Kolon vorkommt. Die Entzündungen reichen bis in tiefere Schichten der Darmwand (Unterschied zur Colitis ulcerosa: hier nur die oberen Schleimhautschichten betroffen). Es können sich Fisteln und entzündliche Gänge zwischen Darmwand und anderen Organen oder der Haut bilden. Die Krankheit verläuft in Schüben und progredient. MC beginnt meist im jungen Erwachsenenalter. Die Beschwerden nehmen häufig mit zunehmendem Alter ab.

Ursachen

Ungeklärt. Bisher geht man von einer überschießenden Immunreaktion als Ursache aus. Weiterhin scheinen Umwelt- und genetische Einflüsse eine Rolle zu spielen. Rauchen verdoppelt das Risiko.

Symptome

- Chronische Durchfälle mit Schleimbeimengungen
- Krampfartige Bauchschmerzen, lokal oder den gesamten Bauchraum betreffend
- Appetitlosigkeit und Gewichtsverlust
- Eisenmangelanämie
- Fieber
- Gelenkschmerzen
- Allgemeine Krankheitssymptome: Müdigkeit, Leistungsabfall

Die Krankheit verläuft schubweise. Die befallenen Darmabschnitte sind scharf gegen das gesunde Gewebe abgesetzt. Man findet Fisteln und Abszesse. Es kann zu einer begleitenden Arthritis (Gelenkentzündung) kommen.

Therapie

Art und Umfang der Therapie richten sich nach dem Krankheitsstadium und dem individuellen Krankheitsverlauf bzw. dem aktuell betroffenen Darmabschnitt. MC ist derzeit nicht heilbar.

- Antidiarrhoika (➤ Kap. 8.2.12)
- Spasmolytika (krampflösende Medikamente)
- Stuhltransplantation (Übertragung von behandeltem Kot eines Gesunden in den Darm eines Erkrankten)
- Schmerztherapie mit Paracetamol oder Metamizol (keine NSAR)

Therapie zur Remissionsinduktion

Stufenplan je nach Schwere der Symptome.

Neue Studien zeigen Vorteile einer glukokortikoidsparenden Therapie, die auf Immunmodulatoren und TNF-α-Blockern fußt. Hier kam es zu signifikant weniger Fistelbildung. Weitere Studien sollen diesen Therapieansatz nun belegen.

- Leichte bis mittlere Symptomatik:
  - Glukokortikoide lokal in Form von Rektalschaum bzw. Suppositorien
  - Systemisch Budesonid oder Prednisolon
- Mittlere bis schwere Schübe:
  - TNF-α-Blocker
  - Immunsuppressiva: Azathioprin und 6-Mercaptopurin
- Schwere bis sehr schwere Schübe:
  - Vedolizumab
  - TNF-α-Blocker
  - Methotrexat (➤ Kap. 5.2.1)

Remissionserhaltende Therapie

- Azathioprin oder 6-Mercaptopurin
- Methotrexat
- Evtl. TNF-α-Blocker

Ernährungsrichtlinien

- Manche Patienten entwickeln eine Laktoseintoleranz, da durch Dünndarmbeteiligung eine verminderte Laktase-Aktivität (Laktase ist das Enzym zum Laktoseabbau) möglich ist, also besser Milch und Milchprodukte vermeiden. Joghurt wird normalerweise gut vertragen.
- Stark blähende Nahrungsmittel vermeiden.
- In akuten Krankheitsphasen kann eine enterale („Astronautenkost") oder parenterale Ernährung angezeigt sein. Nach Abklingen der akuten Entzündungserscheinungen soll der Darm an ballaststoffreichere Kost gewöhnt werden. Ernährungsaufbau zunächst mit ballaststoffarmer und laktosefreier Kost.

8.2.25 Colitis ulcerosa

Chronische entzündliche Darmerkrankung (CED) mit Ulzerationen, die sich kontinuierlich vom Rektum über das **gesamte Kolon** erstrecken kann und auf die **obere** Darmschleimhaut beschränkt ist. Colitis ulcerosa (CU) beginnt meist im 15.–40. Lebensjahr, verläuft schubförmig und progredient. CU ist nicht heilbar.

Ursachen

Unbekannt. Man vermutet eine Störung der Immunregulation. Es besteht eine familiäre Häufung. Ob psychosomatische Ursachen eine Rolle spielen, ist nicht belegt. Stress beeinflusst den Krankheitsverlauf negativ.

Symptome

Akute Krankheitsphasen wechseln mit Remissionsepisoden von unterschiedlicher Dauer.

- Chronische Durchfälle
- Blut- und Schleimauflagerungen auf dem Stuhl
- Heftige Tenesmen (Krämpfe)
- Starke Bauchschmerzen, vor allem im Unterbauch
- Massives Krankheitsgefühl
- Gewichtsabnahme
- Verringerte Leistungsfähigkeit, Müdigkeit
- Fieber
- Erhöhtes Karzinomrisiko

Therapie

- Ruhe
- Allgemeintherapie wie bei Morbus Crohn
- Bei massiven Blutungen oder Perforation: Operation

Therapie zur Remissionsinduktion

Stufenplan je nach Schwere der Symptome:

- Leichte bis mittlere Symptomatik
  - 5-Aminosalicylate oral oder rektal
- Mittlere bis schwere Symptome
  - Immunsuppressiva: Azathioprin und 6-Mercaptopurin
  - Glukokortikoide: Budesonid oder Prednisolon
- Schwere bis sehr schwere Symptome
  - Vedolizumab
  - TNF-α-Blocker

Remissionserhaltende Therapie

- 5-Aminosalicylate in niedriger Dosierung, dadurch reduziert sich das Dickdarmkrebsrisiko
- Evtl. Azathioprin oder 6-Mercaptopurin

Medikamentenlehre

5-Aminosalicylate (5-ASA)

Die Wirkung beruht auf lokalen Effekten an und in der Kolonschleimhaut (systemische Wirkungen sind unerwünscht): lokale Synthesehemmung von entzündungsauslösenden Faktoren und positiver Effekt auf die Barrierefunktion der Darmepidermis. Auf Grund des Wirkortes kein Einsatz bei MC.

Nebenwirkungen:

- Kopfschmerzen
- Veränderungen des Blutbilds
- Durchfall
- Bauchspeicheldrüsenentzündung
- Nierenschäden

Präparate:

- Sulfasalazin: Prodrug aus Sulfapyridin und Mesalazin, wird im Dickdarm durch die Darmbakterien in die eigentliche Wirkform gespalten.
- Mesalazin: Muss bei oraler Einnahme sowohl magensaftresistent als auch retardiert eingesetzt werden, da die Substanz im Magen zerstört würde, außerdem soll die Wirkung erst im Kolon eintreten. Lokale Applikation per Zäpfchen, Rektalschaum und Klysma (Einlauf). Die Art der Applikationsform richtet sich danach, welcher Darmabschnitt befallen ist.
- Olsalazin: Darmbakterien spalten erst im Dickdarm Mesalazin von einem unschädlichen Träger. Keine systemische Wirkung, wirkt aber nur bei intakter Darmflora. Wird deshalb ausschließlich zur Rezidivprophylaxe eingesetzt. Muss direkt zu einer Mahlzeit eingenommen werden, da sonst vermehrt Durchfälle auftreten.

TNF-α-Blocker

Biologicals, die langanhaltend die Heilung der Darmwandschäden sowie eine Reduzierung der Entzündungstätigkeit bewirken. Die Antikörper werden im mehrwöchigen Abstand i. v. (Infliximab) oder s. c. appliziert. Alle sind für eine Langzeittherapie zugelassen, allerdings spricht ein Teil der Patienten nicht darauf an.

- Infliximab
- Adalimumab
- Certolizumab
- Golimumab

Vedolizumab

Integrin-hemmender Antikörper. Verhindert den Einstrom von Lymphozyten in das Darmgewebe. Infusion nach 2, dann nach 6 Wochen; später im 8-wöchigen Abstand.

Nebenwirkungen: Kopfschmerzen, Fieber, Infektionen der oberen Atemwege

8.2.26 Bauchfellentzündung

Entzündung des Bauchfells (Peritonitis) als schwerste Folge einer anderen Krankheit.

Ursachen

- Entzündungen der Becken- und Bauchorgane, die sich auf das Peritoneum ausbreiten
- Perforation von Bauchorganen, besonders Magen, Gallenblase, Darm oder Appendix
- Durchwanderungsperitonitis bei Ileus, Mesenterialinfarkt

Symptome

- Heftige, flächenartige Schmerzen im Bauchraum
- Schonhaltung
- Abwehrspannung der Bauchdecke (brettharter Bauch)
- Brechreiz, Blähungen
- Paralytischer Ileus mit Blähbauch
- Schocksymptomatik
- Fieber
- Leukozytose (Vermehrung der weißen Blutkörperchen)

Therapie

- Behandlung des Grundleidens, Operation
- Spülung der Bauchhöhle
- Antibiotika
- Intensivmedizinische Überwachung

8.2.27 Hernien

Austreten von Baucheingeweiden aus der Bauchhöhle durch Lücken (meistens) in der Bauchwand.

- Man unterscheidet
  - Bruchpforte; Lücke in der Bauchwand,
  - Bruchsack; Umhüllung der ausgetretenen Baucheingeweide durch Bauchfell und
  - Bruchinhalt; Teile der Eingeweide, z. B. Darm, Netz.
- Die Bruchpforten (häufig an bestehenden Schwachstellen) können sein:
  - Nabel (Nabelhernie); Eintrittsstelle der Nabelgefäße,
  - Leiste (Leistenhernie); Austrittstelle des Samenstrangs, wobei der Bruchsack im Hoden erscheinen kann,
  - Oberschenkel (Schenkelhernie); entlang der Gefäße, die unterhalb des Leistenbands zum Oberschenkel führen,
  - Zwerchfell (Zwerchfellhernie); Durchtritt des Mageneingangs durch eine Zwerchfelllücke in den Brustraum und
  - Narbenhernie; bei fehlender oder mangelhafter Vernarbung der Bauchmuskulatur nach Operationen.

Ursachen

- Angeborene Hernien: Nabelhernien oder Leistenhernien, z. B. ist das Peritoneum zum Zeitpunkt der Geburt nicht vollständig verschlossen.
- Angeborene Bauchwandschwäche.
- Bauchoperationen.
- Überanstrengung durch Heben schwerer Lasten.
- Übergewicht.

Symptome

- Bruchgeschwulst zu tasten
- Schmerzen beim Anspannen der Bauchmuskulatur

Komplikationen

- Inkarzeration (Einklemmung) mit Gefahr von Ileus bzw. Peritonitis
- Mechanischer Ileus

Therapie

- Sofortige Operation bei eingeklemmter Hernie; je schneller operiert wird, desto höher ist die Chance, dass die Funktion des Darms erhalten bleibt.
- Zeitlich geplante Operation mit Verschluss der Bruchlücke.

PFLEGE-WISSEN

Die Verordnung eines Bruchbands ist obsolet.

8.2.28 Virushepatitis

Entzündung der Leberzellen, die durch Viren verursacht ist. 95 % aller Virushepatitiden sind durch Hepatitis-Viren verursacht, die man mit Großbuchstaben von A–E bezeichnet. Meldepflichtig bei Erkrankungs- und Todesfall. Hepatitis A und E kommen in den Industrieländern nur bei weniger als 10 % der Bevölkerung vor. In den tropischen Ländern ist die Bevölkerung nahezu vollständig durchseucht, kann als Reisekrankheit mitgebracht werden.

8

Etwa 6 % der Weltbevölkerung ist mit dem Hepatitis-B-Virus infiziert. Die Infektion geht durch vermehrte Impfung und den Gebrauch von Kondomen zurück. Eine Infektion mit dem Hepatitis-D-Virus tritt ausschließlich als Co- oder Superinfektion einer Hepatitis-B-Virus-Infektion auf.

Ursachen

Hepatitisvirus A oder E werden fäkal-oral übertragen, z. B. durch

- verunreinigtes Trinkwasser,
- Nahrungsmittel; ungewaschenes Obst und Salat, der mit Fäkalien gedüngt wurde,
- Toiletten (Schmierinfektion).

Die Hepatitisviren B, C und D finden sich in Samenflüssigkeit, Muttermilch, Speichel, Tränen, Aszites, Liquor, Urin und Blut. Sie werden parenteral und sexuell übertragen, durch

- Transfusionen,
- unsaubere Spritzen (Drogenmissbrauch),
- Hautwunden (z. B. Tätowierung, Piercing), es reicht eine winzige Menge infizierten Bluts aus,
- Kinder bei der Geburt durch infizierte Mutter.

Symptome

- Grippale Symptome: Müdigkeit, leichtes Fieber, Gelenkschmerzen
- Gastrointestinale Symptomatik: Appetitlosigkeit, Übelkeit, evtl. Diarrhö
- Ikterus mit braungefärbtem Urin und entfärbtem Stuhl (anikterische Verläufe – ohne Ikterus – möglich)
- Schmerzen und Druckgefühl im Oberbauch
- Leber vergrößert, evtl. Milzvergrößerung
- Hautjucken

Therapie

- Alkoholabstinenz, auch wenn keine alkoholbedingte Hepatitis vorliegt
- Schonkost, Ruhe

Hepatitis B:

- Interferon alpha regt das Immunsystem an
- Antivirale Therapie, seit kurzem auch gegen das Hepatitis D Virus möglich

8.2.29 Nichtalkoholische Fettleber

Mehr als 25 % der Bevölkerung sind von Fettspeichererkrankungen der Leber betroffen. Da die Symptomatik eher gering ist, wird die Erkrankung meist durch Zufall entdeckt.

Ursachen und Verlauf

Dem Körper werden beständig mehr Kohlehydrate zugeführt, als für die Ernährung nötig sind → die Glykogenspeicher der Leber und Muskulatur sind maximal angefüllt → die Leber schaltet auf Lipogenese um, das überschüssige Fett wird als Bauchfett abgelagert → im weiteren Verlauf wird auch Fett in den Leberzellen abgelagert → dadurch entsteht oxidativer Stress und Entzündungsreaktionen der Leberzellen → langfristig kommt es zum Funktionsverlust, Leberzirrhose und Leberzellkarzinomen.

Risikofaktoren

- Adipositas
- Diabetes mellitus
- Fettstoffwechselstörungen
- Gestörte Darmflora

Symptome

- Müdigkeit
- Oberbauchbeschwerden rechts

Da die Leberwerte zumindest im Anfangsstadium im Normalbereich liegen, ist bei Adipositas, Diabetes und metabolischem Syndrom ein Fettleberscreening angeraten, mittels Ultraschalls und Leberbiopsie ist das Ausmaß der Leberzellveränderungen feststellbar.

Therapie

Die Leberzellveränderungen sind in den Anfangsstadien komplett reversibel, wenn der Lebensstil geändert wird. Es ist derzeit keine medikamentöse Behandlung verfügbar.

- Richtige Ernährung: Low-Carb- besser als Low-Fat-Diät, ballaststoff- und proteinreich. Keine Zwischenmahlzeiten, zwischen jeder Mahlzeit sollten 4–5 Std. liegen
- Fruktosezufuhr stark reduzieren
- Steigern der körperlichen Aktivität: regelmäßiges Ausdauer und Krafttraining
- Gewichtsreduktion
- Kaffeekonsum, auch koffeinfreier Kaffee: in Studien haben mindestens 4 Tassen täglich das Risiko für chronische Leberkrankheiten reduziert

8.2.30 Ikterus

Gelbfärbung von Haut, Schleimhäuten und der Bindehaut (Sklera) durch die Einlagerung von Bilirubin in das Gewebe (Gelbsucht).

Die Einteilung der Ikterusformen erfolgt bezogen auf den Ort der Störung im Bilirubinstoffwechsel:

- Prähepatisch. Die Störung im Bilirubinstoffwechsel liegt **vor** (prae) der Leber.
- Intrahepatisch. Die Störung im Bilirubinstoffwechsel liegt **in** (intra) der Leber.
- Posthepatisch. Die Störung im Bilirubinstoffwechsel liegt **hinter** (post) der Leber.

8

Prähepatischer (hämolytischer) Ikterus

Meist Folge eines Abbaus großer Mengen roter Blutkörperchen (Hämolyse). Die Leber kann die anfallende Menge an Bilirubin nicht verstoffwechseln, der Bilirubin-Wert im Blut steigt.

Ursachen

Hämolytische Anämien, Transfusionszwischenfall.

Symptome

Urin dunkel, Stuhl nicht entfärbt, kein Juckreiz.

Intrahepatischer Ikterus

Ikterus als Folge von Lebererkrankungen, z. B. Hepatitis, Leberzirrhose.

Ursachen

Hepatitis, Leberzirrhose, Gifte, Medikamente.

Symptome

Stuhl hell, Urin dunkel, Juckreiz.

Posthepatischer Ikterus

Durch Verlegung der Gallenwege kommt es zur Rückstauung der Galle (Verschlussikterus). Die Leber ist **nicht** geschädigt. Das Bilirubin tritt in das Blut über.

Ursachen

Verschluss des Ductus choledochus durch Cholelithiasis (Gallensteine), Gallengangkarzinom.

Symptome

Heller Stuhl durch Fehlen der Abbauprodukte des Bilirubins, Juckreiz.

Komplikationen

Infektionen mit Hepatitisviren B, C oder D können chronisch verlaufen, d. h. sie sind nach sechs Monaten noch nicht ausgeheilt. Eine chronifizierte Hepatitis B ist nicht heilbar. Es kann zu folgenden Komplikationen kommen:

- Akutes Leberversagen
- Leberzirrhose
- Leberzellkarzinom

Therapie

- Bettruhe
- Konsequente Beachtung der Hygieneregeln (Schutz der Umgebung)
- Weglassen aller Medikamente, die leberschädigend sein können
- Absolute Alkoholkarenz
- Bei einer akuten Hepatitis C: Interferon, Ribaverin

- Bei einer chronischen Hepatitis B, C oder D: Interferon, Lamivudin

Vorbeugung

Eine Hepatitis A oder E hinterlässt lebenslange Immunität. Gegen Hepatitis A und B gibt es eine aktive und passive Immunisierung.

Medikamentenlehre

Interferon

Hemmstoffe der reversen Transkriptase. Stören die Vermehrung der Hepatitisviren, indem sie eine intrazelluläre Resistenz gegen die Viren hervorrufen und Killerzellen aktivieren. Interferon wird gentechnisch hergestellt.

Nebenwirkungen:

- Grippeähnliche Erscheinungen, Müdigkeit, Muskel und Kopfschmerzen
- Reizbarkeit
- Depressionen

Präparate:

- Interferon-α: z. B. Intron A (Roferon® A) mind. 6 Monate lang 3-mal wöchentlich s. c. verabreicht

Nukleosidanaloga

Greifen in die Vermehrung der Viren ein. Für das Therapieziel ist die Lebensdauer der infizierten Zellen entscheidend, in die das Virus eingeschlossen ist.

Nebenwirkungen:

- Gastrointestinale Beschwerden
- Muskelschmerzen
- Kopfschmerzen (selten)

Präparate:

- Lamivudin

8.2.31 Leberzirrhose

Chronische Lebererkrankung. Leberzellen gehen zugrunde und werden durch Bindegewebe ersetzt, das keine Leberfunktionen erfüllt. Folge ist deren Ausfall, der Blutfluss durch die Leber ist erschwert, das Blut staut sich in die Pfortader zurück.

Ursachen

Jede chronische Lebererkrankung kann zu einer Zirrhose führen.

- Infektionen wie Hepatitis B–D
- Leberstauung bei Rechtsherzinsuffizienz
- Chronische Gallenwegserkrankung
- Alkoholmissbrauch: Alkoholzirrhose (in mehr als der Hälfte der Fälle)
- Stoffwechselerkrankungen, z. B. Hämochromatose (erblich bedingte Eisenspeicherkrankheit → Therapie: Aderlass)

Risikofaktoren

- Arzneimittel wie MTX, Isoniazid
- Erhebliches Übergewicht
- Fettleber

Symptome

- Müdigkeit, Appetitlosigkeit
- Mangelnde Infektabwehr, erhöhtes Sepsisrisiko
- Übelkeit
- Vergrößerte und verhärtete Leber
- Ikterus
- Aszites (Bauchwassersucht): Flüssigkeitsansammlung in der Bauchhöhle mit aufgetriebenem Bauch, Druckgefühl und Schmerzen
- Ödeme
- Portale Hypertension (Pfortaderhochdruck). Als Folge der portalen Hypertension entstehen Umgehungskreisläufe, sodass das Blut über andere Wege zum rechten Herzen gelangt:
  - Ösophagusvarizen (Erweiterung der Venen im unteren Ösophagus)
  - Erweiterung der Nabelvenen (Medusenhaupt)
  - Hämorrhoiden
- Milzvergrößerung
- Hormonstörungen
  - Beim Mann: Potenzverlust, Verlust der männlichen Sekundärbehaarung (Bauchglatze), Brustdrüsenschwellung (Gynäkomastie)
  - Bei der Frau: Menstruationsstörungen
- Gefäßsternchen (Spider naevi)
- Lackzunge (glatte, rote Zunge)
- Rötung der Handinnenflächen (Palmarerythem)

Komplikationen

Ösophagusvarizenblutung

- Schwere Blutung mit Bluterbrechen und Schock, in 5–15 % der Fälle letal
- Regelmäßige endoskopische Kontrolluntersuchungen und Prophylaxe mit β-Blocker und/oder Ligatur der Varizen
- **Therapie:** Kreislaufstablisierung, endoskopische Blutstillung durch Sklerosierung der Varizen

Hepatische Enzephalopathie

U. a. durch mangelhafte Entgiftung ZNS-schädigender Stoffwechselprodukte (Ammoniak) und genetische Prädisposition; Komplikation bei akuten und chronischen Lebererkrankungen. Es kommt immer wieder zu Rezidiven, daher Prophylaxe mit Lactulose und/oder Rifaximin.

Die zunehmende Bewusstseinseintrübung wird in vier Stadien eingeteilt.

- Stadium I: Stimmungsschwankungen, Unruhe, Verwirrtheit, Muskelzittern (Tremor), fahrige Handschrift, Tachykardie, Hypotonie
- Stadium II: Desorientierung, stärkere Schläfrigkeit, Apathie
- Stadium III: leberähnlicher Geruch (Foetor hepaticus), andauernde Schläfrigkeit, nur noch mit Schmerzreizen erweckbar (Sopor)
- Stadium IV: tiefe Bewusstlosigkeit

Therapie: Reduktion der bakteriellen Ammoniakbildung im Darm durch Antibiotika (Rifaximin) und Lactulose; hyperkalorische Ernährung, die reich an pflanzlichem Eiweiß ist

Leberkarzinom

Gewichtsverlust, Druckgefühl im rechten Oberbauch, Appetitlosigkeit. Bei Leberzirrhose alle 6 Monate Kontrolluntersuchungen auf Leberkarzinom.

Therapie: Zytostatika, Leberteilresektion oder Komplettentfernung mit anschließender Transplantation.

Aszites

Die Wasseransammlung im Bauchraum muss nicht vollständig entfernt werden, denn eine forcierte Diurese belastet die Nieren und beeinträchtigt häufig die Hirnfunktion.

Therapie:

- Allgemeinmaßnahmen wie eiweißreiche Ernährung
- Monotherapie mit Spironolacton
- Bei unzureichender Wirkung zusätzlich weitere Diuretika
- Punktion und Anlage eines Shunts zur Ableitung der Peritonealflüssigkeit

Therapie

- Therapie der Grunderkrankung; Behandlung von chronischen Gallenwegserkrankungen, chronischer Hepatitis, Herzinsuffizienz
- Absolute Alkoholabstinenz
- Ausreichende Kalorien- und Eiweißzufuhr
- Vitamin D
- Therapie der Komplikationen
- Lebertransplantation

8.2.32 Cholelithiasis

Gallensteinerkrankung: Bildung von Steinen unterschiedlicher Zusammensetzung und Größe in der Gallenblase oder in den Gallengängen. Die Gallenflüssigkeit ist zu konzentriert, deshalb bilden sich Kristalle (Feststoffe, die nicht in Lösung gehalten werden können). Etwa 10–15 % der Bevölkerung sind von Gallensteinen betroffen. Die Gallensteine können entweder als Einzelstein, mehrere kleine Steine oder als feine Ablagerungen (Gallengries) vorliegen. Je nach Zusammensetzung lassen sie sich unterscheiden:

- Cholesterinsteine; z. T. recht groß, gelb, bestehen zu 70 % aus Cholesterin
- Pigmentsteine; meist klein, braun bis schwarz, Cholesterinkern mit aufgelagertem Gallenfarbstoff (Bilirubin)
- Gemischte Steine; vielfarbig, Mischung aus Cholesterin, Bilirubin und Kalk

8

Ursachen

- Risikofaktoren: Weibliches Geschlecht, Alter, Adipositas, Diabetes mellitus, Hypercholesterinämie, Schwangerschaft
- Gallenstauung
- Entzündung der Gallenblase (Cholezystitis)
  - Symptome: heftiger Dauerschmerz im rechten Oberbauch, Übelkeit, Erbrechen, Blähungen, Fieber, Schüttelfrost, evtl. Ikterus
  - Therapie: Antibiotika, Schmerzbekämpfung, parenterale Ernährung, langsamer Nahrungsaufbau, evtl. Operation nach Abklingen der Entzündung

Symptome

- Oft kaum Beschwerden (ca. 75 % der Gallensteinträger)
- Gallenkolik: heftige, krampfartige Schmerzen bei Einklemmung kleiner Steine in den Gallenwegen
- Evtl. Ikterus infolge Gallengangsverschluss

Die Beschwerden sind flüchtig, wenn der Stein abgeht, anhaltend, wenn der Stein stecken bleibt.

Therapie

- Bei Koliken
  - Spasmolytika, Analgetika
- Medikamentöse Steinauflösung: bei Cholesterinsteinen < 2 cm mit Chenodeoxycholsäure oder Ursodeoxycholsäure
- Endoskopische Steinentfernung bei Steinen dicht an der Einmündung des Gallengangs in das Duodenum
- Operative (meist endoskopische) Entfernung der Gallenblase im beschwerdefreien Intervall

8.2.33 Akute Pankreatitis

Akute Entzündung der Bauchspeicheldrüse durch Selbstandauung (Autolyse) des Pankreas mit Bauchspeichel.

Ursachen

- Alkoholkrankheit
- Rückstau von Bauchspeichel durch Gallensteine im Papillenbereich
- Medikamente: Kortikosteroide, Östrogene, Diuretika
- Nach Bauchoperationen

Symptome

- Extrem starke Bauchschmerzen, oft nach einer reichlichen Mahlzeit
- Kreislaufkollaps bis zum Schock
- Massive Blähungen
- Paralytischer Ileus
- Übelkeit, Erbrechen

Komplikation

- Volumenmangelschock
- Pankreasabszess, Sepsis
- Zerfall (Nekrose) von Pankreasgewebe
- Blutungen

Therapie

- Schmerzbekämpfung
- Kreislaufstabilisierung, großzügige Volumengabe
- Ruhigstellung des Pankreas durch Nahrungskarenz, Infusionen, parenterale Ernährung
- Stressulkus-Prophylaxe (Protonenpumpenblocker)
- Thrombembolie-Prophylaxe

8.2.34 Chronische Pankreatitis

Chronische Entzündung der Bauchspeicheldrüse.

Ursachen

Chronischer Alkoholabusus.

Symptome

- Meist intermittierende Oberbauchschmerzen.
- Erbrechen.
- Unverträglichkeit von Süßigkeiten, Fett, Milch, Alkohol.
- Völlegefühl.
- Verstopfung oder Durchfall.
- Gewichtsverlust.
- Die fortschreitende Umwandlung des Pankreasgewebes in Bindegewebe führt zu Verdauungsinsuffizienz: Fettstühle, weil zu wenig Fett resorbiert wird, Diabetes mellitus.

Therapie

- Absolute Alkoholabstinenz
- Fettarme, kohlenhydratreiche Diät, kein Kaffee, Tee
- Ersatz der Pankreasenzyme
- Insulin bei Diabetes mellitus
- Vitaminzufuhr der fettlöslichen Vitamine A, E, D, K

8.2.35 Pankreaskarzinom

Ausgehend von den Epithelzellen der Pankreasgänge, meist im Pankreaskopf lokalisiert, tritt meist um das 60. Lebensjahr auf; insgesamt schlechte Prognose.

Symptome

- Gewichtsverlust
- Appetitlosigkeit
- Oberbauchschmerzen
- Verschlussikterus

Therapie

- Evtl. Operation
- Zytostatika (Gemcitabin)

8.2.36 Metabolisches Syndrom

Das metabolische Syndrom wird auch als „tödliches Quartett" bezeichnet, denn die Faktoren erhöhen die Wahrscheinlichkeit einen Herzinfarkt oder Schlaganfall zu erleiden bzw. an koronarer Herzkrankheit zu erkranken stark. Symptome treten nur in seltenen Fällen auf, nur der wachsende Bauchumfang und Übergewicht sind auffällig. Neben dem Rauchen ist das metabolische Syndrom der wichtigste Risikofaktor für eine ganze Reihe schwerer Erkrankungen.

Taillenumfang bei Frauen ≥ 80 cm, bei Männern ≥ 95 cm und das Auftreten von zwei der folgenden Kriterien wird als metabolisches Syndrom bewertet (nach der Internationalen Diabetes Federation IDF):

- Triglyzeridwert ≥ 150 mg/dl
- HDL-Cholesterin ≤ 40 mg/dl bei Männern oder ≤ 50 mg/dl bei Frauen
- Blutdruck ≥ 140/85 mmHg
- Nüchternglucose ≥ 5,6 mmol/l oder Typ2-Diabetes

Das Risiko ist auch erhöht, wenn eine medikamentöse Behandlung erfolgt.

Diese Faktoren beeinflussen und verstärken sich gegenseitig, so kann eine Senkung des Blutdrucks auch den Blutzuckerspiegel senken bzw. durch einen erhöhten Blutzuckerspiegel steigt das Risiko für einen Herzinfarkt. Viele Patienten haben gleichzeitig auch erhöhte Harnsäurewerte, Gerinnungsstörungen und andere Auffälligkeiten.

Ursachen

Man vermutet eine erbliche Prädisposition und begünstigende Risikofaktoren als Auslöser:

- Man geht davon aus, dass durch Überernährung und Adipositas zunächst eine Insulinresistenz (mangelhafte Wirkung des Insulins an seinem Rezeptor) entsteht, die zunächst durch eine vermehrte Insulinproduktion ausgeglichen wird (Hyperinsulinämie).
- Als Gegenreaktion auf die gesteigerte Insulinmenge verringert sich die Zahl der Insulinrezeptoren.
- Das Insulin kann nicht richtig wirken und erfüllt seine Aufgabe nicht, den Blutzucker als Energielieferanten in erforderlichem Umfang in die Zel-

len zu schleusen → Insulinresistenz → weiter erhöhter Blutzucker.
- Ein Insulinmangel als Folge der Überforderung der B-Zellen der Langerhans-Inseln bildet sich aus.

Durch das metabolische Syndrom treten Schäden an den Blutgefäßen auf, die nur noch auf dem Status quo gehalten werden können, aber nicht mehr zu beheben sind. Daher muss der Schwerpunkt der Maßnahmen auf der **Prophylaxe** liegen:
- Ernährungsumstellung: Da durch Diäten zwar eine kurzfristige Gewichtsreduktion aber keine langfristige Änderung der Nahrungszusammensetzung erreicht wird, sollten hier langfristige Maßnahmen ergriffen werden z. B. wie beim Diätprogramm gegen hohen Blutdruck.
- Abstand zwischen den Mahlzeiten von 4–5 Std., keine Zwischenmahlzeiten, um den Glukose- und damit den Insulinspiegel absinken zu lassen. Auch das intermittierende Fasten kann hier hilfreich sein.
- Ausreichender Schlaf zwischen 6 und 8 Std.
- Bewegung: mehrmals pro Woche Ausdauersport.
- Gute Versorgung mit Vitaminen und Mineralstoffen.

8.2.37 Diabetes mellitus

Die Zuckerkrankheit ist eine Stoffwechselerkrankung, bei der aufgrund absoluten oder relativen Mangels an Insulin die Glukose-Konzentration im Blut erhöht ist (➢ Tab. 8.1). Der Nüchtern-Blutzucker liegt über 125 mg/dl.

Insulin

Hormon, das in den Langerhans-Inseln des Pankreas gebildet wird. Insulin reduziert die Glukosemenge im Blut. Es dockt an die Rezeptoren der Zellmembran an und öffnet diese, sodass die Zelle Glukose aufnehmen kann. Außerdem werden Stoffwechselprozesse beschleunigt: Die Leberzellen bauen vermehrt Glukose zu Glykogen um und die Muskelzellen nehmen Glukose auf und wandeln sie in Energie um. Normalerweise wird die Hormonproduktion durch die Glukosekonzentration im Blut geregelt. Befindet sich viel Glukose im Blut, wird viel Insulin ausgeschüttet. Insulin wird schnell in der Leber abgebaut, sobald der Glukosespiegel im Blut gesunken ist.

Folgen von Insulinmangel

- Die Leber kann die Glukose nicht in die Speicherform Glykogen umwandeln.
- Glukose kann nicht in die Muskelzellen aufgenommen werden. Anstelle von Glukose werden im Muskel Eiweiß und Fett verarbeitet, um Energie zu gewinnen:
  - Azeton als Abbauprodukt der Fettsäuren entsteht, der Azetongehalt des Blutes steigt → Ketonurie
  - Säuregehalt des Blutes steigt → Azidose
- Da die Glukoseverwertung gestört ist, nimmt der Glukosegehalt des Blutes zu:
  - Glukosespiegel im Blut steigt (> 125 mg %) → Hyperglykämie
  - Überschüssige Glukose wird mit dem Urin ausgeschieden → Glukosurie
- Mehr Flüssigkeit wird ausgeschieden:
  - Polyurie; Harnmenge stark erhöht. Wenn über den Urin Glukose ausgeschieden wird, muss zusätzlich auch mehr Flüssigkeit ausgeschieden werden.
  - Polydipsie; massiver Durst.

Formen des Diabetes mellitus

Tab. 8.1 Formen des Diabetes mellitus.

Typ	Ursachen und Kennzeichen
Typ 1	Immunologische B-Zellenzerstörung und absoluter Insulinmangel
Typ 2 a	Schlank, im Vordergrund relativer Insulinmangel (15 %)
Typ 2 b	Übergewichtig, im Vordergrund Insulinresistenz bei ausreichender Insulineigenproduktion (85 %)
Typ 3	Spezielle Typen durch Krankheiten, z. B. Pankreatitis oder als Medikamentennebenwirkung, z. B. Kortikosteroide
Typ 4	Gestationsdiabetes: im Rahmen einer Schwangerschaft erstmals aufgetretener Diabetes mellitus

8

Diabetes mellitus Typ 1

In Deutschland sind ca. 400 000 Menschen Typ-I-Diabetiker (früher auch als juveniler Diabetes bezeichnet). Sie sind von Krankheitsbeginn an auf eine Insulin-Substitution angewiesen. Typ-1-Diabetes tritt meist im Kindes- bis frühen Erwachsenenalter auf, typischerweise vor dem 30. Lebensjahr, und beruht auf **absolutem Insulinmangel.** LADA (latent autoimmune diabetes in adult) ist ein im fortgeschrittenen Alter auftretender, relativ seltener Typ-1-Diabetes.

Ursachen

Autoimmunprozess, der wahrscheinlich durch eine Virusinfektion in Gang gesetzt wird.

- Diese Autoimmunreaktion wird für die Zerstörung der B-Zellen der Langerhans-Inseln des Pankreas verantwortlich gemacht (Insulitis).
- Durch die Zerstörung der Zellen kommt die körpereigene Insulinproduktion zum Erliegen.

Diabetes mellitus Typ 2

Typ-2-Diabetes kann als Volkskrankheit eingestuft werden. Immer häufiger wird diese durch relativen Insulinmangel und Insulinresistenz gekennzeichnete Störung des Kohlehydratstoffwechsels infolge zunehmender Fettleibigkeit auch bei jüngeren Menschen diagnostiziert. Derzeit leben etwa 8 Millionen Diabetiker in Deutschland. Von den über 70-Jährigen sind 20 % Diabetiker. Typ-2-Diabetes ist die bedeutendste zivilisationsbedingte Krankheit. Die Lebenserwartung ist auf Grund von Schäden an Gefäßen und Organen um bis zu 7 Jahren verringert.

- Symptome: Man vermutet eine erbliche Prädisposition und begünstigende Risikofaktoren als Auslöser:
  - Adipositas, vor allem Fettansatz an der Taille
  - Bewegungsmangel
  - Stress
  - Medikamente
- Man geht davon aus, dass durch Überernährung und Adipositas zunächst eine Insulinresistenz (mangelhafte Wirkung des Insulins an seinem Rezeptor) entsteht, die zunächst durch eine vermehrte Insulinproduktion ausgeglichen wird (Hyperinsulinämie).
- Als Gegenreaktion auf die gesteigerte Insulinmenge verringert sich die Zahl der Insulinrezeptoren.
- Das Insulin kann nicht richtig wirken und erfüllt seine Aufgabe nicht, den Blutzucker als Energielieferanten im erforderlichen Umfang in die Zellen zu schleusen → Insulinresistenz → weiter erhöhter Blutzucker.
- Ein Insulinmangel als Folge der Überforderung der B-Zellen der Langerhans-Inseln bildet sich aus.

Prädiabetes

Typ-1-Diabetes manifestiert sich meist innerhalb kurzer Zeit und zeigt deutliche Symptome, während ein **Typ-2-Diabetes** sich meist schleichend bemerkbar macht.

- Juckreiz
- Heißhunger
- Sehstörungen (schlechteres Sehen)
- Potenzstörungen
- Vorübergehende Hypoglykämien mit Heißhunger, Schwitzen, Bewusstseinsstörungen
- Gewichtsverlust
- Schwäche, Schwindel, Müdigkeit
- Polyurie mit Glukosurie: erhöhte Zuckerausscheidung mit dem Urin
- Polydypsie: massiver Durst, der trotz vielen Trinkens nicht zu stillen ist → Exsikkosegefahr
- Häufigere Infektionen mit Bakterien und Pilzen, z. B. Harnwegsinfekte, Furunkulose, Mykosen

Man unterscheidet sechs deutlich voneinander unterscheidbare Subtypen des Prädiabetes. Anhand dieser Klassifizierung lässt sich das Risiko für die Entwicklung eines Diabetes einschätzen und eventuell noch gegensteuern.

- Niedriges Risiko, niedrige Mortalität
  a) Übergewicht (BMI ~26–27)
  b) Normalgewichtig
  c) Adipös (BMI ≥ 31), aber das Fett ist vor allem subkutan angesiedelt
- Hohes Diabetesrisiko, hohes Herz-Gefäßerkrankungsrisiko, hohes Nephropathierisiko
  a) Adipös (BMI ≥ 34), Insulinresistenz, starke Fettleber, niedrige Insulinausschüttung
  b) Übergewichtig (BMI ~30), niedrige Insulinsekretion, hoher Anteil an Bauchfett und Pankreasfett

- Moderates Diabetesrisiko, aber höhere Mortalität, da erhöhtes Risiko für Nierenschäden besteht
  a) Adipös (BMI ≥ 35), hoher Anteil viszerales Fett, hoher Anteil Nierenfett, wenig Leberfett und höhere Insulinsekretion

Diagnostik

- **Urinzucker:** ungenau in Bezug auf die Bestimmung des Blutglukosespiegels, da der Harnzucker individuell unterschiedlich erst bei Blutzuckerwerten von 180 mg/dl auftritt.
- **Nüchtern-Glukose:** Vor der Entnahme von Kapillarblut aus Fingerbeere oder Ohrläppchen sollte eine mindestens zehn- bis zwölfstündige Nahrungskarenz liegen. Normbereich ist ein Blutzuckerwert < 110 mg/dl, Werte zwischen 110–125 mg/dl liefern einen Hinweis auf einen möglicherweise bestehenden Diabetes, Werte > 125 mg/dl sprechen für eine manifeste Erkrankung.
- **Glukose-Wert 2 Std. nach einer Mahlzeit:** Im Normbereich liegen Werte < 140 mg/dl. Liegen die Werte zwischen 140–200 mg/dl, liegt eine gestörte Glukosetoleranz vor. Von einem bestehenden Diabetes geht man bei Werten > 200 mg/dl aus.
- **Glukosetoleranztest:** Wenn ein Verdacht auf eine Erkrankung vorliegt, wird ein oraler Glukosetoleranztest durchgeführt. Hierfür muss der Patient mindestens 10 Std. nüchtern sein. Dann wird Blut zum Bestimmen eines Ausgangswertes abgenommen. Der Patient trinkt daraufhin innerhalb von 5 Min. eine standardisierte Glukoselösung (75 g Glukose in 300 ml Wasser). Nach 2 Std. wird erneut der Blutzuckerwert gemessen. Bei Gesunden liegt er < 140 mg/dl, Werte bis 200 mg/dl weisen auf eine gestörte Glukosetoleranz hin. Ein Wert > 200 mg/dl belegt einen Diabetes mellitus. Kontraindiziert ist der orale Glukosetoleranztest bei diagnostiziertem Diabetes, erhöhten Nüchternglukosewerten (> 126 mg/dl) oder einem Blutzuckerwert > 200 mg/dl zu einem beliebigen Tageszeitpunkt.
- **HbA_{1c}:** Dieser Wert spiegelt den mittleren Blutglukosewert über einen längeren Zeitraum (Bestimmung der Menge des glykosylierten Hämoglobinanteils). Hämoglobin wird in einer nichtenzymatischen Reaktion glykosyliert, die abhängig ist von der vorhandenen Glukosemenge im Blut. Diese Reaktion ist nicht reversibel, sondern bleibt über die Lebensdauer der Erythrozyten (etwa 8–12 Wochen) bestehen. Angestrebt wird ein Langzeitwert unter 6,5 %, bis 7 % gilt als tolerabel. Höhere Werte zeigen eine schlechte Einstellung an.
- **Mikroalbumin:** Albuminausscheidung im Urin weist auf eine Funktionsstörung der Niere hin.

Folgeschäden

Probleme bereiten weniger die akuten Stoffwechselentgleisungen, sondern die schwer wiegenden Folgeerkrankungen mit Organkomplikationen:
- Jeder zweite Diabetiker stirbt einen vorzeitigen Herztod.
- Die Schlaganfallrate ist verdoppelt.
- Zwei von drei Menschen mit Amputation sind Diabetiker.
- 40 % der Dialyse-Neuzugänge sind Diabetiker.
- 30 % der Neuerblindeten sind Diabetiker.

Mikroangiopathie

Durch andauernd zu hohen Blutzuckerspiegel verdicken sich die Wände der Kapillargefäße. Dadurch kommt es in diesen kleinsten Blutgefäßen zu Durchblutungsstörungen. Je höher der HbA_{1c} desto größer ist die Gefahr von Gefäßschäden.
Betroffen sind insbesondere die Gefäße von
- Netzhaut (Retina) → Retinopathie,
- Niere (Glomerula) → Nephropathie,
- Nerven (die Nerven besitzen kleinste Blutgefäße, die für die Versorgung mit Nährstoffen verantwortlich sind) → Neuropathie,
- Diabetisches Fuß-Syndrom.

Diabetische Retinopathie

Häufigste Erblindungsursache in den westlichen Industrienationen, in Deutschland jedes Jahr 7 000 Menschen. Mikroangiopathie in der Retina, erkennbar an Veränderungen des Augenhintergrunds, ist keine Spätfolge, sondern besteht in vielen Fällen bereits bei der Diagnosestellung.

- Nichtproliferative Retinopathie – v. a. bei Typ 2 – Lipidablagerungen in den Netzhautgefäßen, Netzhautblutungen, Ödembildung
- Proliferative (wuchernde) Retinopathie – v. a. bei Typ 1 – zusätzlich zu Gefäßneubildungen und Glaskörpereinblutungen

Warnzeichen:

- Veränderung der Sehschärfe im Laufe des Tages durch Schwankungen des Blutzuckerspiegels.
- Je höher der Zuckerspiegel, desto höher der osmotische Druck im Auge → die Linse wird durch Wassereinlagerung verdickt → Sehschärfe lässt nach.

Diabetische Nephropathie

In Deutschland erkranken jedes Jahr ca. 9 000 Menschen auf Grund von Diabetes an einer Niereninsuffizienz mit späterer Dialysepflicht. Die diabetische Nephropathie ist charakterisiert durch

- Albuminausscheidung (normalerweise wird kein Albumin über den Urin ausgeschieden),
- Abnahme des gefilterten Blutvolumens,
- Entwicklung und Verstärkung einer Hypertonie,
- Fortgeschrittene Nierenschädigung mit Niereninsuffizienz, die zu Nierenversagen führt. Weiterleben nur mit Dialyse oder Nierentransplantation möglich,
- Störung des Knochenstoffwechsels und Anämieentwicklung als Folgen der Niereninsuffizienz.

Früherkennung: Mikroalbumin-Nachweis im Urin

Urinuntersuchungen alle 3–6 Monate: Bei Albuminausscheidungen von 20–200 mg in 24 Std. liegt eine Mikroalbuminurie vor. Dies ist nicht nur ein Hinweis auf Nierenschäden, sondern auch auf andere Organmanifestationen des Diabetes.

Diabetische Neuropathie

Die Zeichen der Neuropathie lassen sich in allen Teilen des peripheren Nervensystems nachweisen, sowohl in den sensiblen, motorischen, als auch in den vegetativen Fasern. Vermutlich leiden die Nerven unter der Mangelversorgung mit Sauerstoff durch geschädigte kleine Blutgefäße, außerdem fehlen wichtige Bausteine der Nerven. Von einer diabetischen Neuropathie sind etwa 25 % aller Diabetiker sowie ungefähr 45 % der Diabetiker im Alter > 60 Jahren betroffen.

Wichtig ist, dass bereits die ersten Zeichen ernst genommen werden, da langfristig die peripheren Nervenfasern absterben und das Schmerzempfinden herabgesetzt wird. Dies führt oft zu schweren Verletzungen und die Wunden heilen wegen des Diabetes verzögert.

- Periphere sensomotorische Polyneuropathien insbesondere an den unteren Extremitäten: Brennen, einschlafendes Gefühl als Zeichen der Parästhesie, Abnahme des Temperatur- und Schmerzempfindens mit schmerzlosen Rhagaden und Ulzerationen an den Füßen (Diabetischer Fuß)
- Autonome Neuropathien, Störungen des vegetativen Nervensystems:
  - Herz; stumme Myokardischämie, stummer Herzinfarkt (Minderdurchblutung verläuft ohne die typische Schmerzsymptomatik)
  - Urogenitaltrakt; Blasenatonie und Blasenentleerungsstörungen mit gehäuftem Auftreten von Harnwegsinfekten
  - Magen-Darm-Trakt; Magenfunktionsstörung

Makroangiopathie

Veränderungen an den großen (Makro) Blutgefäßen (Angiopathie, Krankheit der Blutgefäße), in den meisten Fällen handelt es sich um Arteriosklerose. Bei Diabetikern tritt dies früher als im Altersdurchschnitt auf, da Blutfette durch erhöhte Blutzuckerwerte verzuckert werden und sich so vermehrt an die Gefäßwände lagern. Diese Moleküle können schwer abgebaut werden und sind teilweise sogar toxisch.

Diabetiker haben ein erhöhtes Risiko, folgende Erkrankungen zu erwerben. Die Faktoren des metabolischen Syndroms, vor allem Übergewicht, steigern das Risiko zusätzlich.

- Koronare Herzerkrankung, Herzinfarkt
- Arterielle Verschlusskrankheit an den Hirngefäßen; Apoplex
- Arterielle Verschlusskrankheit der Beine (pAVK)

Diabetischer Fuß

Kleinste Verletzungen am Fuß können zu Geschwüren mit Knochenbeteiligung und Gangrän führen.

Ursachen

- Diabetische Polyneuropathie.
  - Ausfall des Schmerzempfindens und deshalb gestörter Schutzreflex → mangelnde Druckentlastung
  - Gestörte Mikrozirkulation
- Infektionen.
- Periphere arterielle Verschlusskrankheit aufgrund der Makroangiopathie. (Durch Ischämie üblicherweise hervorgerufene Schmerzen können durch Neuropathie vermindert oder aufgehoben sein.)
- Verstärkte Druckbelastung des Vorderfußes durch behinderte Abrollbewegung der Zehen.
- Verminderte bis fehlende Schweißsekretion fördert Rhagaden, Schwielen und Hyperkeratosen.
- Auslöser: zu enge bzw. mit hohem Absatz versehene Schuhe, Bagatellverletzungen, falsche Fußpflege.

Symptome

- Schwere Gewebsschäden: trockene Gangrän (Schwarzverfärbung, Schrumpfung und Austrocknung des betroffenen Hautbezirks), feuchte Gangrän (Verflüssigung des abgestorbenen Gewebes infolge bakterieller Abbauprozesse)
- Oft Schmerzlosigkeit wegen gleichzeitiger Nervenschäden: erhöhte Verletzungsgefahr

Therapie

- Konsequente Druckentlastung
  - Orthopädische Schuhe
  - Bettruhe bei Abszess und größeren Nekrosen
- Lokale Therapie
  - Abtragung der Nekrosen in 3 Phasen: enzymatisch (andauend), granulationsfördernd (gewebeaufbauend), epithelaufbauend
  - Lokal antiseptisch evtl. lokal antimykotisch
- Systemische Antibiotikatherapie
- Blutzuckereinstellung optimieren
- Bei reduzierter Durchblutung: Bypass-Operation
- Amputation

Prophylaxe

Patienten müssen die notwendigen Vorbeugungsmaßnahmen lernen und konsequent befolgen:

- Tägliche Fußinspektion
- Keine heißen, nur warme Bäder
- Vorsicht beim Kürzen der Nägel (nicht mit der Schere)
- Nicht barfuß gehen
- Geeignete Schuhe
- Keine Eigenbehandlung von Hühneraugen

Chronischer Pruritus

Chronisches Hautjucken, länger als 6 Wochen anhaltend. Man unterscheidet drei Gruppen:

- Primär veränderte Haut; Es liegt eine Hauterkrankung vor.
- Primär unveränderte Haut; Es liegt keine ursächliche Hauterkrankung vor.
- Chronischer Pruritus mit Kratzläsionen; Keine Zuordnung zu den beiden anderen Formen möglich.

Ursachen

Nicht abschließend geklärt. Möglicherweise liegt die Ursache beim Diabetes selbst oder bei den Folgeerkrankungen Nephropathie und Neuropathie.

- Oxidativer Stress
- Trockene Haut
- Störungen im Säureschutzmantel der Haut durch vermindertes Schwitzen

Symptome

- Generalisiert
- Lokal: vor allem an Füßen, Beinen, Armen, Vulva, Anus, Kopfhaut
- Kratzläsionen, die sich infizieren können

Therapie

- Hautpflege mit W/O-Emulsionen, die Glycerin oder Urea enthalten
- PH-neutrale Seife zur Hautreinigung
- Hautaustrocknung durch Hitze, Sonnenbaden, trockene Raumluft vermeiden
- Gute Blutzuckereinstellung
- Systemische Therapie: Gabapentin, Pregabalin.
- Topische Therapie:
  - Kortikoide kurzzeitig.
  - Capsaicin-Creme in individueller Rezeptur: Capsaicin leert die Neurotransmitter-Speicher der Prurizeptoren (Sonderform der Nozizeptoren = freie Nervenenden in der Epidermis) und setzt so deren Empfindlichkeit herab.

8

Hypoglykämie

Hypoglykämie: Unterzuckerung, Glukosemangel im Blut.

Hypoglykämischer Schock: Unterzuckerungsschock.

Man macht diese Stoffwechselentgleisung inzwischen nicht mehr an Grenzwerten fest, da Symptome einer Unterzuckerung auch nach länger dauernder Hyperglykämie auftreten können. Relevant ist eher, ob der Patient sich noch selbst helfen kann oder nicht.

Ursachen

- Überdosierung von Insulin oder oraler Antidiabetika
- Zu große körperliche Anstrengung (viel Glukose wird verbraucht)
- Zu große Pausen zwischen den Mahlzeiten
- Durchfälle, Erbrechen
- Alkohol (hemmt die Neubildung von Glukose)

Symptome

Typisches Auftreten: nachts, frühmorgens, einige Stunden nach der Mahlzeit.

Allgemeine Symptome:

- Übelkeit, Erbrechen
- Kopfschmerzen
- Angst, Unruhe

Autonome Symptome durch die Anregung des Sympathikus:

- Kalter Schweiß
- Tremor
- Heißhunger
- Tachykardie

Symptome durch Glukosemangel im zentralen Nervensystem. Das Gehirn reagiert auf Glukosemangel am empfindlichsten:

- Koordinations- und Konzentrationsstörungen
- Benommenheit
- Lähmungen, Krämpfe
- Bewusstlosigkeit

ACHTUNG

Der hypoglykämische Schock beginnt innerhalb weniger Minuten.

Therapie

- Bei vorhandenem Bewusstsein (Die meisten Diabetiker kennen die Vorboten einer Hypoglykämie und reagieren sofort.):
  - Würfelzucker, Traubenzucker lutschen
  - Stark mit Traubenzucker gesüßten Tee trinken
- Bei Bewusstlosigkeit:
  - Glukagon-Fertigspritze i. m. Glukagon ist ein Hormon, das in der Leber die Freisetzung von Glukose aus der Speichersubstanz Glykogen und Neubildung von Glukose aus Aminosäuren und Laktat veranlasst.
  - 40-prozentige Glukose-Lsg. i. v.

ACHTUNG

- Einem Diabetiker mit Schocksymptomen im Zweifelsfall immer Traubenzucker geben.
  - Eine Unterzuckerung wird sofort therapiert.
  - Eine Überzuckerung wird nicht verschlimmert (der Zuckerspiegel im Blut ist so hoch, dass die kleine verabreichte Menge keine Auswirkung hat).
- Glukagon-Fertigspritze: Kann von Helfern in Oberarm, Oberschenkel oder Gesäß selbst durch dünne Kleidung hindurch gespritzt werden. Ein Schaden kann für den Patienten nicht entstehen, daher bei einem bewusstlosen Diabetiker immer anwenden, wenn der Verdacht auf eine Hypoglykämie besteht.
- Arzt benachrichtigen.

Hyperglykämisches Koma

Coma diabeticum (diabetisches Koma): Überzuckerung (Hyperglykämie) als Folge des Insulinmangels im Stoffwechsel mit zunehmender Symptomatik.

Ketoazidotisches Koma: Bei absolutem Insulinmangel bei Typ-1-Diabetes folgt der Hyperglykämie eine Lipolyse (Fettabbau). Dabei entstehen Ketonkörper und eine Azidose (Übersäuerung des Blutes). Blutzucker 300–700 mg/dl.

Hyperosmolares Koma: Bei extrem hohen Glukosespiegeln bei Typ-2-Diabetes kommt es zu einer Glukosurie und Polyurie mit folgendem Volumenmangel bis zur Exsikkose. Blutzucker > 700 mg/dl.

Ursachen

- Unzureichende Insulintherapie (Spritze vergessen)
- Schwere Diätfehler (zuviel Kohlenhydrate)
- Zu wenig Bewegung (z. B. plötzliche Bettlägerigkeit)

- Seelische Belastung
- Bisher unerkannter Diabetes
- Akute Infekte, z. B. Harnwegsinfekte, Pneumonie
- Herzinfarkt

Symptome

- Durst bedingt durch Polyurie
- Schwächegefühl
- Übelkeit und Erbrechen
- Bewusstseinstrübung, Bewusstlosigkeit
- Typ 1: Azidose, Azetongeruch der Ausatemluft, Kußmaul-Atmung (der Körper versucht über eine vertiefte Atmung vermehrt Azeton abzuatmen)
- Typ 2: Exsikkose, Hypotonie, Tachykardie

ACHTUNG

Das diabetische Koma ist ein lebensbedrohender Notfall. Der Patient muss sofort ins Krankenhaus gebracht werden.

Therapie

- Insulin intravenös
- Rascher Flüssigkeitsersatz durch Infusionen (bereits während des Transports in die Klinik)
- Gabe von Kalium und evtl. Bikarbonat

Therapie

Therapieziel:

- Fettstoffwechselstörung vorbeugen
- Übergewicht abbauen
- Pausen zwischen den Mahlzeiten, damit in dieser Zeit der Blutzucker abgebaut werden kann
- Bewegung
- Stress vermindern
- Blutzuckerspiegel im Normbereich
- Bei älteren Patienten gelten laut den Leitlinien der Deutschen Diabetes Gesellschaft etwas höhere Zielwerte für HbA_{1c} und Nüchternglukose, die sich an der Patientencharakteristik (➤ Tab. 8.2) orientieren (> 75 Jahre)
- Vorgerücktes Alter allein ist kein Grund, auf eine Insulintherapie zu verzichten, da gerade bei geriatrischen Patienten hierdurch eine anabole Stoffwechsellage (➤ Kap. 14.1.1) erreicht werden kann.

Tab. 8.2 Charakteristik von Diabetikern.

Körperlicher Zustand	HbA_{1c} (%)	Nüchternglukose (mg/dl)
Fit, ohne Multimorbidität (go-go-Diabetiker)	6,5–7,0	154–171
Funktionseingeschränkt, vergesslich, gebrechlich (slow-go-Diabetiker)	7,0–7,5	171–189
Bettlägerig, schwer demenzkrank, stark funktionsbeeinträchtigt (no-go-Diabetiker)	7,5–8,0	189–207

- Bei alten Patienten stehen in der Therapie vor allem die Erhaltung der Lebensqualität sowie die Vermeidung schwerer Komplikationen im Vordergrund. Die Prävention von Folgekrankheiten wie Mikroangiopathien muss in Relation zum Lebensalter und der Lebenserwartung gesehen werden. Das Ziel sind lebenswerte, behinderungsfreie Jahre.
  - Gewichtsreduktion unter einen BMI von 23 vermeiden.
  - Fehl- und Mangelernährung ausschließen.
  - Bewegungstraining mit dem Ziel, die Muskelkraft zu steigern und das Gleichgewichtsgefühl zu fördern.
  - Strukturierte Schulungen für ältere Menschen, die bereits leichte geriatrische Einschränkungen haben, damit sie den Umgang mit Messgeräten und Medikamenten erlernen.
  - Spezielle Messgeräte mit großer Anzeige, Fertigpens, verständliche Therapiepläne.

Maßnahmen:

- Diät
  - Qualitativ vollwertige und hochwertige Ernährung: Deckung physiologischer Bedürfnisse.
  - Die Ernährung soll einer ausgewogenen Vollkost entsprechen.
  - Die Ernährung soll auf 5–6 kleine Mahlzeiten (Haupt- und Zwischenmahlzeiten) verteilt werden, um einen massiven Blutzuckeranstieg zu vermeiden.
  - Reduktion versteckter Fette.
  - Ballaststoffreiche Kost (verzögert die Resorption von Glukose aus dem Darm).
  - Kost bezüglich der Kohlenhydrate (KH) anpassen. Berechnung der KH-Portionen nach KH-

8

Einheiten (KE) oder Broteinheiten (BE): 1 KE = 10 g KH, 1 BE = 12 g KH. Die KH/BE-Portionen können über Austauschtabellen ermittelt werden. Bei konventioneller Insulintherapie werden die BE auf Haupt- und Zwischenmahlzeit im Verhältnis 2:1 verteilt.
  - Diabetiker können auch Kuchen oder andere Süßigkeiten essen, müssen diese nur entsprechend in ihren Tagesbedarf einrechnen.
  - Glykämischer Index: gibt an, welcher Anteil der kalorisch verwertbaren Kohlenhydrate blutzuckererhöhend wirkt (wird selten verwendet).
- Bewegung
- Orale Antidiabetika, nur bei Typ-2-Diabetikern
- Insulin
  - **Supplementäre Insulintherapie** (SIT). Eine vom Arzt festgelegte Menge Normalinsulin oder kurz wirksames Analoginsulin wird dreimal täglich kurz vor den Hauptmahlzeiten gegeben. Es kann auch ein kurzwirksames Analogon je nach Essensmenge kurz nach dem Essen gegeben werden.
  - **Konventionelle Insulintherapie.** Eine Mischung aus einer kleinen Menge Normalinsulin und einer größeren Menge Depotinsulin wird ein oder zweimal täglich gespritzt.
    - Vorteil: einfache Handhabung.
    - Nachteil: keine physiologischen Blutzuckerspiegel zu erreichen, Patient muss seine Mahlzeiten und seinen Tageslauf einem Plan unterwerfen, ansonsten drohen hypo- oder hyperglykämische Krisen.
  - **Intensivierte konventionelle Therapie** (ICT), auch Basis-Bolus-Therapie. Ein langwirkendes Depotinsulin wird als Basis eingesetzt, d. h. morgens und abends gespritzt und dann wird den Mahlzeiten entsprechend eine passende Menge Normalinsulin (Bolus) zusätzlich angewendet. Eine weitere Verbesserung stellen Insulinanaloga als Bolus dar. Diese Therapie ist für einen Typ-1-Diabetiker Standard.
    - Vorteil: Essen und Tagesablauf sind individuell wählbar, Gefahren von hyper- und hypoglykämischen Zuständen sind gering, Folgeschäden werden hinausgeschoben.
    - Nachteil: Patient muss gut informiert und geschult sein.

8

Medikamentenlehre

Orale Antidiabetika

Biguanide

Mittel erster Wahl bei übergewichtigen Typ-2-Diabetikern (Typ 2b), die aufgrund ihres Übergewichts meistens eine Hyperinsulinämie aufweisen.

Metformin vermindert die intestinale Glukoseresorption und die Glukoneogenese und stimuliert die periphere Glukoseaufnahme, es stimuliert nicht die Insulinausschüttung.

Nebenwirkungen:
- Gastrointestinale Beschwerden → Einnahme direkt nach der Mahlzeit verbessert die Verträglichkeit, einschleichender Beginn der Medikation
- Gefahr von Laktazidosen (nicht geben bei niereninsuffizienten Patienten, Alkoholismus, schweren Lebererkrankungen)
- Verminderte Aufnahme von Folsäure und Vitamin B_{12}

Präparate:
- Metformin: Einnahme **nach** den Mahlzeiten.

α-Glucosidase-Hemmstoffe

Stickstoffhaltiges Kohlenhydrat, kommt vornehmlich bei übergewichtigen Typ-2-Diabetikern in Frage.

Wirkung:
Konkurriert im Dünndarm mit den Oligosacchariden um das Enzym α-Glucosidase → verzögerte Kohlenhydrataufnahme ins Blut

Nebenwirkungen:
Gesteigerte Gärung im Darm → Blähungen, Durchfall

Präparate:
- Acarbose
- Miglitol

Sulfonylharnstoffe

Wirkung:
Die Sulfonylharnstoffe greifen an den insulinproduzierenden Zellen an und binden an einen Rezeptor → Erhöhung der Insulinsekretion. Die Wirkstoffe haben deutliche Unterschiede hinsichtlich Wirkdauer und Wirkstärke.

Nebenwirkungen:
Auslösung von Hypoglykämien → Essen auf sechs Mahlzeiten verteilen, eher schwächer wirkende Substanzen einsetzen
Präparate:
Schwächer wirkend:
- Tolbutamid
- Gliclazid

Stärker wirkend:
- Glibenclamid
- Glimepirid

Glinide

Wirkung:
Steigern die Insulinsekretion durch eine kurz anhaltende, aber schnell anflutende Stimulation der B-Zellen im Pankreas → werden direkt zu den Mahlzeiten genommen und relativ schnell unwirksam → kaum Hypoglykämien zu befürchten
Präparate:
- Repaglinid
- Nateglinid

Insulinsensitizer/Glitazone

Wirkung:
Sie vermindern die Insulinresistenz, vor allem im Frühstadium des Typ-2-Diabetes, indem sie Muskel-, Leber- und Fettzellen für die Insulinwirkung sensibilisieren. Das körpereigene Insulin kann so besser wirken. Im Fettgewebe bewirkt dies, dass Glukose und Fettsäure vermehrt aufgenommen werden. Dadurch wird der Blutzuckerspiegel gesenkt, die diabetische Fettstoffwechselstörung gebessert und der erhöhte Insulinspiegel gesenkt.
Präparate:
- Pioglitazon

Insulinsensitizer werden in Kombination mit Metformin oder Sulfonylharnstoffen oder als Monotherapeutikum eingesetzt.

Gliptide

Wirkung:
Durch die Hemmung entsprechender Enzyme wird mehr Insulin nach dem Essen ausgeschüttet.
Nebenwirkungen:
Verstopfung, Kopfschmerzen, Schwindel
Präparate:
- Sitagliptin
- Saxagliptin

Insuline

Insulin senkt den Blutzuckerspiegel, indem es
- die Aufnahme von Glukose in die Zelle verbessert,
- den Glukoseabbau steigert,
- die Glykogenbildung fördert,
- den Glykogenabbau hemmt und
- die Bildung von Fett und Eiweiß aus Glukose fördert.

Insulin ist ein Protein und wird vom Magensaft zerstört, daher ist nur eine parenterale Applikation möglich. Gebräuchlich ist die subkutane Gabe mittels Einmalspritze oder Injektionshilfe (Pen).

Humaninsulin

Humaninsulin wird gentechnisch hergestellt. Das für die Insulinproduktion zuständige menschliche Gen wird einem Mikroorganismus übertragen, der dann das Insulin herstellt. Der Tagesbedarf liegt ca. bei 40 I.E.

Die Wirkeigenschaften des Insulins, insbesondere seine Wirkdauer, können durch unterschiedliche Zusatzstoffe beeinflusst werden:
- Altinsulin (Normalinsulin)
  - Wirkt rasch, i. v.-Gabe möglich, kann mit Verzögerungsinsulin gemischt werden.
  - Nach der Applikation muss ein Spritz-Ess-Abstand von ca. 10–15 Min. eingehalten werden. Das Insulin erreicht nach ca. 2–3 Std. sein Wirkmaximum und wirkt ca. 5–8 Std. → Zwischenmahlzeiten für den Insulinüberhang sind nötig.
- Depotinsulin (Verzögerungsinsulin)
  - Wirkt langsam, lange Zeit blutzuckersenkend (bis zu 30 Std.), Gabe ca. 30 Min. vor dem Essen.
  - Verzögerungsinsuline erhält man durch Zusatz von Aminoquinurid oder Suspension von Insulin mit Zinkionen (dürfen nicht i. v. verabreicht werden).
- Mischinsuline (vorgefertigte Gemische aus Normal- und Verzögerungsinsulinen, z. B. NPH-Insuline ➤ Abb. 8.5).

8

Beispiele für Insulin-Mischungen

Normal(Human-)insulin	+ NPH-Insulin	= Präparat
15 % Insuman RAPID	85 % Insuman BASAL	Insuman® COMB 15 (Sanofi Aventis)
25 % Insuman RAPID	75 % Insuman BASAL	Insuman® COMB 25 (Sanofi Aventis)
30 % Huminsulin Normal	70 % Huminsulin Basal	Huminsulin Profil® III (Lilly)
30 % Actrapid	70 % Protaphan HM	Actraphane® 30 (Novo Nordisk)
30 % Berlinsulin H Normal	70 % Berlinsulin H Basal	Berlinsulin® H 30/70 (Berlin-Chemie)
50 % Insuman RAPID	50 % Insuman BASAL	Insuman® COMB 50 (Sanofi Aventis)
50 % Actrapid	50 % Protaphan HM	Actraphane® 50 (Novo Nordisk)

Abb. 8.5 Insulin-Mischungen aus Humaninsulin und NPH-Insulin. [18]

Insulinanaloga

Diese Substanzen entstehen durch strukturelle Abwandlung des Insulinmoleküls. Man hat Aminosäuren vertauscht und ein Derivat erhalten, das wesentlich schneller, stärker und kürzer wirkt als Humaninsulin.

Das Insulinanalogon kann unmittelbar vor der Mahlzeit angewendet werden und ist bereits nach 120 Min. so weit abgebaut, dass keine physiologische Wirkung mehr nachweisbar ist. Die Lebensqualität der Patienten steigt, weil sie dadurch einen flexibleren Lebensstil führen können.

Präparate:

- Insulin lispro

In Entwicklung befindet sich ein Ultralanginsulin, das nur einmal pro Woche gespritzt werden muss (Insulin Icodec).

8

Wiederholungsfragen

1. Geben Sie die Aufgaben des Mundspeichels an. Nennen Sie die Speicheldrüsen und die Lage der Ausgänge.
2. Der Gaster wird in verschiedene Zonen unterteilt. Nennen Sie diese und verwenden Sie Fachausdrücke.
3. Wie setzt sich der Magensaft zusammen, welche Funktion haben die einzelnen Bestandteile?
4. Die Dünndarmschleimhaut hat eine Oberfläche von 200 qm. Wie wird diese enorme Größe erreicht?
5. Wo liegt die Gallenblase? Warum kann der Mensch ohne Gallenblase leben?
6. Geben Sie die Enzyme (Fermente) des Bauchspeichels und deren Funktionen an.
7. Warum bezeichnet man die Leber als Stoffwechselzentrale? Beschreiben Sie **einen** Stoffwechselvorgang genauer.
8. Welche Medikamente können eine Xerostomie verursachen? Welche Maßnahmen können Linderung bringen?
9. Zu welcher Tageszeit werden Protonenpumpenhemmer am besten eingenommen? Nennen Sie zwei Wirkstoffe.
10. Wodurch wird eine akute Gastritis ausgelöst? Welche Symptome treten auf und welche Maßnahmen empfehlen Sie?
11. Ulcus ventriculi und duodeni:
    - Welches Symptom kann zur Unterscheidung dienen?
    - Geben Sie die Ziele einer Ulkustherapie an.
    - Geben Sie zwei mögliche Ulkustherapeutika und deren Wirkweise an.
    - Nennen Sie zwei Symptome, die auf eine Ulkusblutung hinweisen.
12. In welchen Fällen muss bei Durchfall ein Arzt hinzugezogen werden?
13. Wie wird eine chronische Obstipation definiert?
14. Beschreiben Sie die verschiedenen Stadien von Hämorrhoiden anhand der Symptome.

15. Unterscheiden Sie anhand von typischen Symptomen den paralytischen vom mechanischen Ileus.
16. Was ist der Morbus Crohn, wo liegen die Unterschiede zur Colitis ulcerosa?
17. Wo können Hernien auftreten?
18. Unterscheiden Sie anhand der Übertragungswege Hepatitis A und B. Warum ist die Hepatitis C so gefährlich? Gegen welche Formen der Hepatitis gibt es eine Impfung?
19. Beschreiben Sie die Ursachen, den Verlauf und die Folgeerkrankungen einer nichtalkoholischen Fettlebererkrankung.
20. Erklären Sie, wie es zu dem Symptom des Ikterus kommt.
21. Was verursacht eine hepatische Enzephalopathie? Welche Stadien treten im Verlauf auf?
22. Was ist eine Cholelithiasis? Welche Diät ist anzuraten?
23. Erklären Sie den Unterschied zwischen einem Typ-1- und einem Typ-2-Diabetes.
24. Erläutern Sie die Diagnostik zum Diabetes.
25. Was muss ein Diabetiker unbedingt bei der Fußpflege beachten?
26. Beschreiben Sie die typischen Symptome eines hypoglykämischen Schocks genau. Welche Ursachen können dafür verantwortlich sein?
27. Was bewirkt Insulin im Körper, warum kann es nicht oral verabreicht werden?

KAPITEL

9 Das Urogenitalsystem und seine Erkrankungen

9.1 Anatomie und Physiologie

9.1.1 Nieren und ableitende Organe

Niere

Dicht unter dem Zwerchfell, links und rechts von der Wirbelsäule liegen die Nieren (lat., Einzahl: Ren). Jede ist ca. 10 cm lang, 5 cm breit und 120–150 g schwer. Die Nieren sind bohnenförmig: Am inneren Bogen tritt die Nierenarterie ein, die Nierenvene und der Harnleiter verlassen die Niere. Diese Stelle heißt Nierenhilus. Die Nieren und der Harnleiter sind nicht von Bauchfell (Peritoneum) umschlossen, sondern nur bedeckt. Somit liegen Nieren und Harnleiter in einem Raum, der von Rückenmuskulatur und Peritoneum begrenzt wird (Retroperitonalraum).

Bau

Die Niere wird durch verschiedene Schichten vor Stößen geschützt und an ihrem Platz gehalten. Von außen nach innen sind dies:

- Fascia renalis: dünne Bindegewebsschicht
- Capsula adiposa: Nierenfettgewebe
- Capsula fibrosa renalis (Nierenkapsel) aus derbem Bindegewebe.

Die **Nierenrinde** (➤ Abb. 9.1) liegt zwischen der Nierenkapsel und der Basis der Pyramiden des Nierenmarks. Das Rindengewebe füllt auch den Raum zwischen den Markpyramiden. Diese Ausläufer des Rindengewebes heißen Nierensäulen (Columnae renales).

Das **Nierenmark** bildet bis zu 20 Nierenpyramiden (Pyramides renales), die mit ihrer Spitze (Papillae renales) in das Nierenbecken reichen und in die Nierenkelche münden. Ihre Basis liegt an der Nierenrinde.

Die Nierenkelche (Calices renales) vereinigen sich zum **Nierenbecken.** Das Nierenbecken ist ein Hohlraum in der Niere zum Sammeln des Urins. Am Nierenhilus verjüngt sich das Nierenbecken und mündet in den Harnleiter.

Blutversorgung

In jede Niere tritt am Nierenhilus eine Arterie ein, die von der Aorta abzweigt. Die A. renalis verzweigt sich in der Niere in die Aa. interlobares, die in den Rindensäulen zwischen den Pyramiden verlaufen, dann teilen sie sich immer weiter bis zu den Nieren-

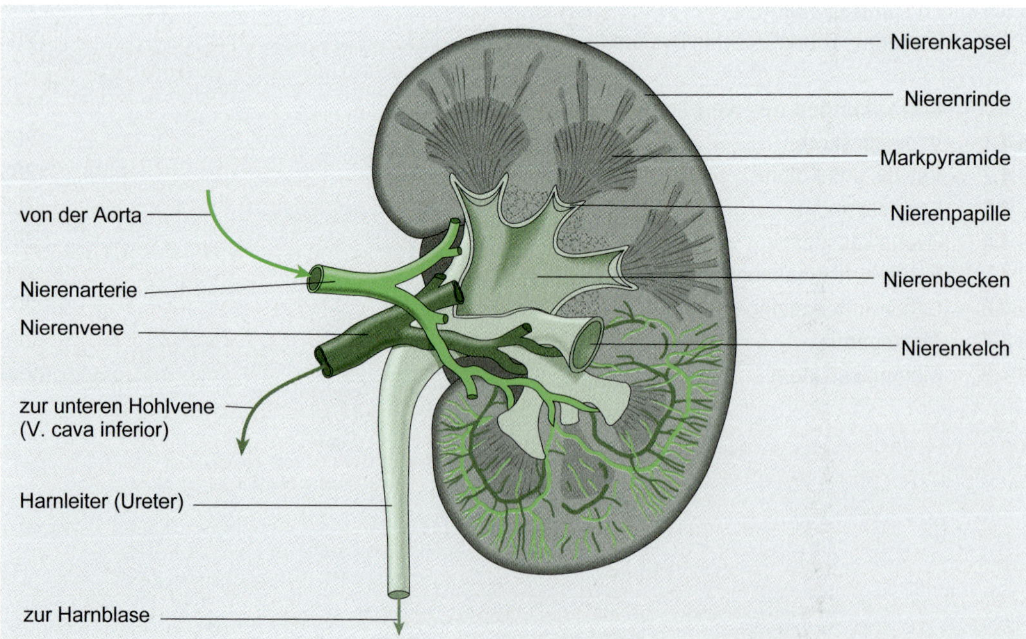

Abb. 9.1 Die Niere. [L190]

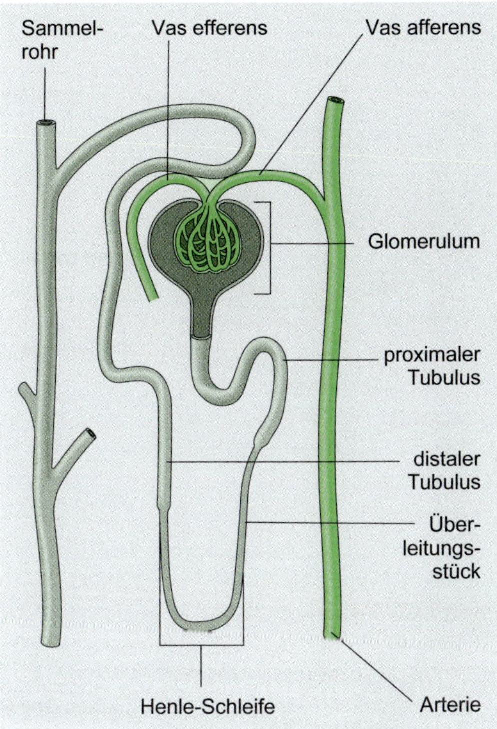

Abb. 9.2 Nierenkörperchen und Tubulusapparat sowie zu- und ableitende Nierengefäße in schematischer Darstellung. [L190]

körperchen, ein Teil der kleinsten Funktionseinheit (Nephron) der Niere. Diese Arteriolen (Vas afferens) bringen Blut zu den Nierenkörperchen, verzweigen sich im Inneren weiter zu Kapillaren und bilden ein Gefäßknäuel, das Glomerulum (➤ Abb. 9.2). Direkt neben der afferenten Arteriole verlässt eine kleine Arterie das Nierenkörperchen (Vas efferens) und teilt sich nach kurzer Strecke erneut in ein Kapillarnetz auf. Dieses Netz umgibt die Nierenkanälchen.

Nephron

Das Nephron (➤ Abb. 9.2) ist die Funktionseinheit der Niere. Es besteht aus Nierenkörperchen und den anschließenden Nierenkanälchen (Tubulusapparat).

Nierenkörperchen liegen in der Nierenrinde und bestehen aus:

- Glomerulum; Gefäßknäuel aus Kapillaren. Hier wird das Blut gefiltert. Wasser und darin gelöste Stoffe (Abfallstoffe und Elektrolyte) treten durch die Kapillarwände in die umgebende Bowman-Kapsel. Es entsteht der **Primärharn.**
- Bowman-Kapsel; Pro Tag fangen sie ca. 170 l Primärharn auf und leiten ihn in die Nierenkanälchen.

Nierenkanälchen:

- Die Nierenkanälchen fangen den Primärharn aus den Nierenkörperchen auf.
- Der Anfangsteil liegt in der Nierenrinde. Daran schließt sich ein gerader Teil des Tubulus, der in das Nierenmark führt, sich hier stark verjüngt und im Bogen zur Rinde zurückkehrt (Henle-Schleife). Die Henle-Schleife ist von einem dichten Haargefäß-Netz umschlossen.
- Es erfolgt die Weiterbearbeitung des Primärharns. Stoffe werden aus dem Primärharn rückresorbiert oder aktiv dem Primärharn zugesetzt.
- An der Henle-Schleife findet die Rückresorption von Wasser, Glukose, Natrium u. a. Stoffen statt.
- Übrig bleibt der **Sekundärharn** (Endharn, ca. 1,5–2,0 l/Tag), der in das Sammelrohr weitergeleitet wird.

Aus den Sammelrohren gelangt der Harn in das Nierenbecken, von hier in den Harnleiter.

Aufgaben

- Die Nieren regulieren den Wasser- und Elektrolythaushalt des Körpers, indem sie dem Körper je nach Bedarf Wasser und Elektrolyte entziehen (Harnkonzentrierung).
- Endprodukte des Stoffwechsels werden ausgeschieden (z. B. Harnstoff).
- Endokrine Funktion:
  - Das Hormon Renin wird gebildet, es aktiviert Angiotensin und ist so an der Regulation des Blutdrucks beteiligt.
  - Das Hormon Erythropoetin wird produziert, das die Bildung der roten Blutkörperchen (Erythropoese) anregt.

Harnleiter

Die Harnleiter (Ureter ➤ Abb. 9.3) sind ca. 30 cm lang und ca. 4 mm dick, sie verlaufen im Retroperitonealraum.

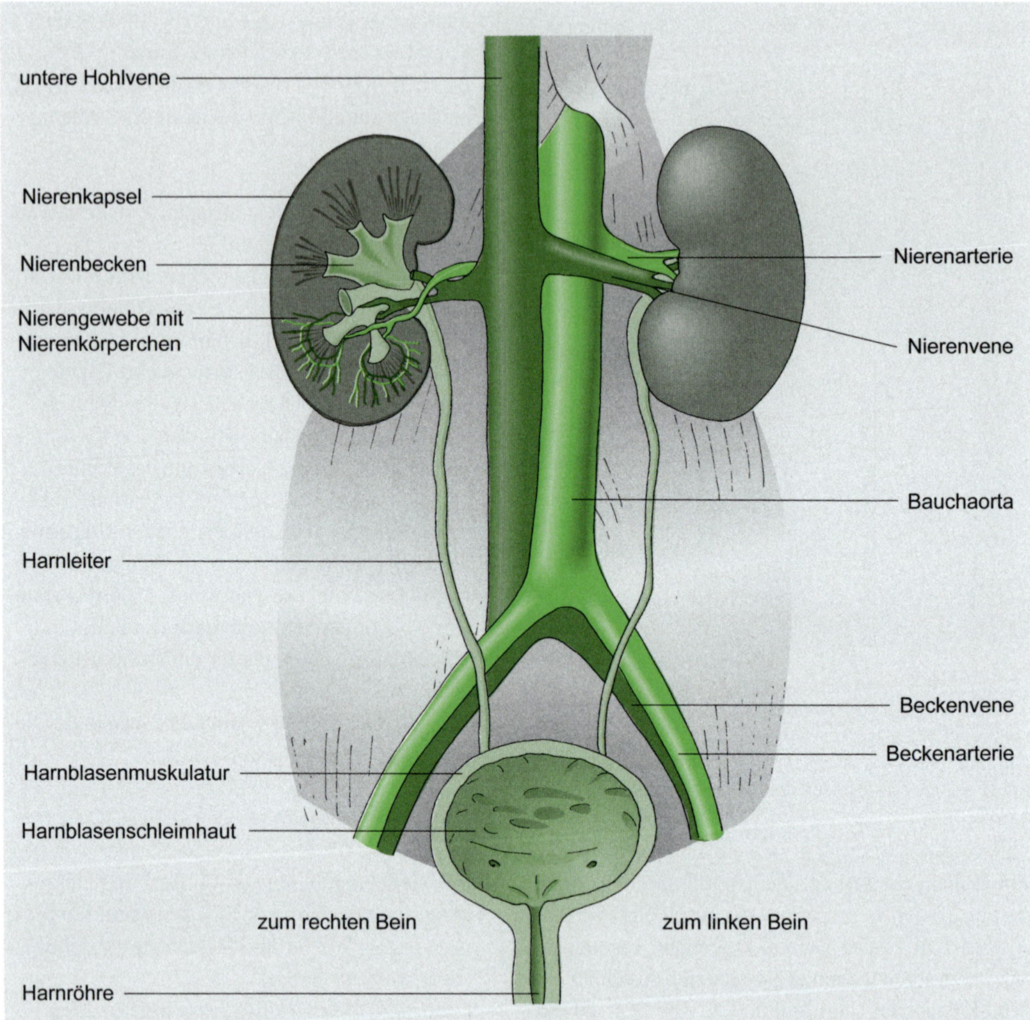

Abb. 9.3 Nieren und ableitende Harnwege. [L190]

Aufbau

- Zwei mit Schleimhaut ausgekleidete Muskelschläuche.
- Drei physiologische Engen, an denen Nierensteine hängen bleiben können:
  - Direkt nach dem Nierenbecken
  - Kreuzungsstelle mit der Beckenarterie
  - Einmündungsstelle in die Harnblase
- Die Ureteren münden ventilartig in die Harnblase: Der Urin kann nur in die Blase hinein, aber nicht wieder zurückfließen. Dadurch können Krankheitskeime in der Regel nicht aufsteigen.

Aufgaben

Die Ureteren verbinden Nierenbecken und Harnblase. Durch wellenförmige Muskelbewegungen befördern sie den Harn von der Niere in die Harnblase.

Harnblase

Die Harnblase (Vesica urinaria ➤ Abb. 9.3) fasst ca. 200–500 ml Urin. Sie liegt extraperitoneal, im oberen und hinteren Bereich liegt die Blase dem Peritoneum an.

Aufbau

Hohlorgan, dessen Wand aus glatter Muskulatur (Detrusor vesicae) besteht und mit stark gefalteter Schleimhaut ausgekleidet ist. Die Harnblase wird unterteilt in
- Blasenkörper (Corpus),
- Blasenscheitel (Apex),
- Blasengrund. Fundus mit Trigonum vesicae (Blasendreieck). Das Trigonum vesicae wird markiert durch die Einmündungen der Harnleiter in die Blase und nach unten durch die Austrittsstelle der Harnröhre. In diesem dreieckigen Gebiet ist die Blasenschleimhaut nicht gefaltet.
- Blasenhals (Cervix). Hier verlässt die Harnröhre die Harnblase. An dieser Stelle bildet die Muskulatur den inneren Schließmuskel der Harnblase (Musculus sphincter internus).

Aufgaben

Die Harnblase ist das Reservoir für den Harn. Ist sie zu ⅔ gefüllt, tritt Harndrang auf. Das Wasserlassen kann jedoch aufgrund zentraler Hemmung solange unterdrückt werden, bis die Bedingungen für die Blasenentleerung günstig sind. Selbst bei intraabdomineller Druckerhöhung durch Niesen oder Husten bleibt die Harnröhre verschlossen (Kontinenz).

Blasenentleerung (Miktion):
- Blasenwandmuskulatur zieht sich zusammen.
- Der innere Schließmuskel erschlafft.
- Harn wird in die Harnröhre gedrückt, dabei sind die Einmündungen der Harnleiter verschlossen, um einen Rückfluss zur Niere zu verhindern.
- Der äußere Schließmuskel erschlafft.
- Harn kann mit kräftigem Strahl restlos abfließen.

Harnröhre

Aufbau

Die Harnröhre (Urethra) beginnt am inneren Schließmuskel der Blase.
- Weibliche Harnröhre. Etwa 3–5 cm lang, mündet an einer kleinen Vorwölbung im Scheidenvorhof.
- Männliche Harnröhre. Etwa 20–30 cm lang, mündet an der Eichel (Glans) des Penis.
- Die Beckenbodenmuskulatur bildet den äußeren Schließmuskel.

Zusammensetzung des Harns

- 95 % Wasser
- Enthält etwa 25–30 g gelöste Substanzen, z. B.:
  - Harnstoff. Endprodukt des Eiweißstoffwechsels, Normalwert: 10–50 mg/dl Blut
  - Kreatinin. Endprodukt des Muskelstoffwechsels, Normalwert: 0,5–1,2 mg/dl Blut
  - Harnsäure
  - Natrium
  - Kalium
  - Chlorid
  - Zitronensäure, Oxalsäure
  - Urobilinogen. Abbauprodukt des Bilirubins, für die gelbe Farbe des Harns verantwortlich.

PFLEGE-WISSEN

Urinuntersuchung

Uringewinnung
- 24-Std.-Sammelurin: Der Urin wird einen ganzen Tag gesammelt, normalerweise wird am Tag 1 der Morgenurin verworfen und danach der gesamte Urin bis zum Tag 2 (inklusive Morgenurin) gesammelt.
- Morgenurin: Der erste Urin nach der Nacht. Da der Urin während der Nacht in der Blase bleibt, konzentrieren sich darin auch die nur in Spuren vorhandenen Stoffe → Schwangerschaftsfrühtests am besten mit Morgenurin.
- Mittelstrahlurin: Spontanurin, bei dem der sterile Auffangbecher während des Wasserlassens kurz in den Urinstrahl gehalten wird, sodass weder der Anfangsurin, der noch Keime aus der Harnröhre enthalten kann, noch der Endurin, der bereits verdünnter ist, aufgefangen wird.
- Katheterurin: Gewinnung mittels Einmalkatheter.

Optische Untersuchung

Normaler, frischer Urin ist beinahe geruchlos, klar und durch Abbauprodukte des Hämoglobins schwach gelblich gefärbt.
- Trübungen, Schlieren: organische Bestandteile, z. B. Mikroorganismen
- Stark schäumender Urin: zu hoher Proteingehalt
- Hellrosa oder grünliche Färbung: Bakterien
- Rote Färbung:
  - Blut im Urin, ab 1 ml/1 l ist Blut sichtbar
  - Nahrungsmittel mit hohem Farbstoffgehalt: Rote Bete, Möhren

9

- Farbänderungen durch AM:
  - Rot: Bärentraubenblätterpräparate
  - Rot-braun: Rifampicin, Sulfonamide
  - Schwarz: Levodopa, Metronidazol
  - Blau: Triamteren
  - Grün: Amitriptylin, Indometacin

Urinteststreifen

Der Mittelstrahlurin sollte möglichst frisch zum Testen verwendet werden. Ist das nicht möglich, kann der Urin im Kühlschrank zwischengelagert werden, muss vor der Durchführung des Tests aber wieder auf Zimmertemperatur gebracht werden. Den Urin zur Durchmischung schwenken und dann den Teststreifen kurz eintauchen, abtropfen lassen und auf ein Papiertuch legen. Die Ablesezeit muss genau eingehalten werden, später oder früher auftretende Farbveränderungen der Testfelder sind irrelevant. Nach der exakten Zeit den Teststreifen neben die mitgelieferten Vergleichsfelder halten und ablesen.
Mögliche Parameter:

- Nitrit. Im Normalfall nicht im Urin vorhanden, daher immer Nachweis für Bakterien. Achtung: Da nicht alle Bakterien Nitrit bilden, kann auch bei fehlendem Nitritnachweis eine bakterielle Infektion vorliegen.
- pH-Wert. Der physiologische pH des Urins liegt zwischen 4,5 und 7,5, je nach Tageszeit und Ernährung, daher ist eine Einzelmessung nicht aussagekräftig. Dauerhaft basische Werte deuten auf einen Harnwegsinfekt hin.
- Hämoglobin. 0,15 ml/1 l Urin können mit dem Teststreifen nachgewiesen werden, kleinste Mengen Blut im Urin sind Begleiterscheinungen einer Infektion, können aber auch auf Nierensteine, Entzündungen anderer Ursache oder Tumoren hinweisen.
- Albumin/Proteinfeld. Dauerhaft erhöhte Werte deuten auf Nieren oder Harnwegserkrankungen hin.
- Leukozyten. Infektionen mit Bakterien, Viren u. a. der Harnwege.
- Glukose. Urin ist normalerweise glukosefrei → Hinweis auf erhöhte Blutzuckerwerte.

9

9.1.2 Geschlechtsorgane des Mannes

Man unterscheidet äußere und innere Geschlechtsorgane (Genitalorgane), die der Fortpflanzung und dem Geschlechtsverkehr dienen, sowie die sekundären Geschlechtsmerkmale, die sich erst während der Pubertät durch den Einfluss von Hormonen ausbilden (➢ Abb. 9.4).

- Äußere Geschlechtsorgane: Glied (Penis) , Skrotum (Hodensack)
- Innere Geschlechtsorgane: Hoden (Testis), Nebenhoden (Epididymis), Samenstrang (Funiculus spermaticus), Samenleiter (Ductus deferens), Geschlechtsdrüsen (Prostata, Samenbläschen)
- Sekundäre männliche Geschlechtsmerkmale: z. B. Bartwuchs, tiefere Stimme

Penis

Der Penis (➢ Abb. 9.4) besteht aus

- Penisschaft und
- Eichel (Glans penis).

An der Unterseite des Penisschafts verläuft die Harnröhre, die gleichzeitig der Samenweg ist (Harnsamenröhre), in einem Schwellkörper. Dieser Harnröhrenschwellkörper (Corpus spongiosum) geht vorn in die Eichel über. Der gesamte Penisschaft wird von zwei weiteren Schwellkörpern durchzogen, den Penisschwellkörpern (Corpora cavernosa).

Durch Blutstau in den Schwellkörpern versteift sich das Glied (Erektion) und ermöglicht damit den Geschlechtsakt. Der Penis ist mit einer elastischen Haut überzogen. Im Bereich der Eichel verdoppelt sich diese Haut und kann zurückgezogen werden (Vorhaut, Präputium).

Hoden

Aufbau

- Paarig
- Jeweils von kräftiger Bindegewebskapsel (Tunica albuginea) umhüllt
- Eiförmig, ca. 4–6 cm lang

Jeder Hoden besteht aus ca. 250 Hodenläppchen (Lobuli testes), die durch Bindegewebe voneinander getrennt sind. In den Hodenläppchen verlaufen feine Kanälchen (Samen- oder Hodenkanälchen, Tubuli seminiferi).

Aufgaben

In den Hodenkanälchen findet die Spermatogenese (Bildung der Spermien, Samenzellen) statt. Die Hoden müssen außerhalb des Körpers liegen, da die Samenzellenreifung nur bei einer Temperatur < 37 °C

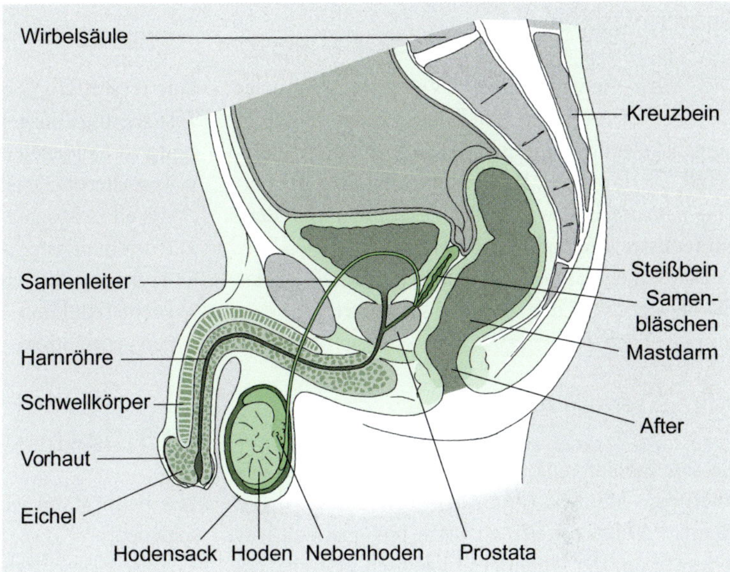

Abb. 9.4 Die männlichen Beckenorgane. [L190]

stattfindet. In den Hoden befinden sich auch Zellen, die das männliche Hormon Testosteron bilden.

Nebenhoden

Der Nebenhoden (➤ Abb. 9.4) liegt an der Ober- und Rückseite des Hodens. Er enthält in seinem oberen Teil die Ausführungsgänge (Ductuli efferentes testis) der Hoden, die die in den Hodenkanälchen gebildeten Spermien aufnehmen. Sie leiten die Spermien in den Nebenhodengang (Ductus epididymidis). Hier werden die Spermien gespeichert. Durch die Muskulatur der Nebenhoden können die Spermien schnell in den Samenleiter gepresst werden, der aus dem Nebenhodengang hervorgeht.

Samenleiter

Der Samenleiter (➤ Abb. 9.4) beginnt am unteren Ende des Nebenhodens, verläuft durch den Leistenkanal in die Bauchhöhle, hinter der Harnblase und weiter durch die Prostata. In der Prostata münden Samenleiter und Harnröhre ineinander und bilden nun die Harnsamenröhre (glatte Muskulatur und ein Venengeflecht verhindern bei Erregung das Eindringen von Harn).

Prostata

Die Prostata (Vorsteherdrüse ➤ Abb. 9.4) hat etwa die Größe einer Kastanie und umschließt die Harnröhre. Sie besteht aus glatter Muskulatur, Bindegewebe (Stroma) und dem Drüsengewebe.

Aufgaben

Die Prostata besteht aus vielen Einzeldrüsen, die ein milchiges, dünnflüssiges Sekret produzieren. Es

- macht prozentual den größten Teil der Samenflüssigkeit aus,
- ist verantwortlich für den typischen Geruch,
- enthält PSA (prostataspezifisches Antigen), das für die Verflüssigung des Samens verantwortlich ist. PSA gelangt in geringer Menge auch ins Blut.

Das Muskelgewebe der Prostata zieht sich beim sexuellen Höhepunkt zusammen, sodass das Sekret der Prostata sowie die Samenzellen ausgestoßen werden. Bei einem Samenerguss befinden sich in der Samenflüssigkeit ca. 40–100 Mio. Spermien pro Milliliter.

Nach der Pubertät stagniert das Wachstum der Prostata, bis sich nach dem 50. Lebensjahr bei 50–70 % der Männer eine erneute Gewichtszunahme einstellt. Diese ist durch Proliferation von Stroma und Epithel (Prostataadenom) und nur in selteneren Fällen durch maligne Veränderungen bedingt.

Samenbläschen

Die zwei Samenbläschen (Vesiculae seminales ➢ Abb. 9.4) bestehen jeweils aus einem 15–20 cm langen, gewundenen Kanal. Sie liegen an der Hinterwand der Harnblase. Der Ausführungsgang der beiden Samenbläschen mündet zusammen mit dem Samenleiter innerhalb der Prostata.

Die Samenbläschen produzieren ein Sekret, das die Beweglichkeit der Spermien stimuliert.

Klimakterium des Mannes

Bessere Bezeichnung: partielles Androgendefizit des alternden Mannes (PADAM). Etwa jeder dritte Mann > 60 Jahre besitzt zu wenig biologisch aktives Testosteron. Der Anteil des biologisch aktiven Testosterons nimmt zwischen dem 40. und 70. Lebensjahr kontinuierlich pro Jahr um etwa 1,2 % ab.

Testosteron ist beim Mann an vielen Aufbauprozessen beteiligt. Es

- setzt lokal Wachstumshormone frei,
- fördert den Knochenstoffwechsel,
- kräftigt die Muskulatur,
- stimuliert die Talgbildung,
- steigert die Potenz und
- bedingt die Fertilität.

Symptome eines Androgendefizits

- Osteoporose: Rückenschmerzen, Frakturen, Abnahme der Körpergröße
- Atrophie der Muskeln mit nachlassender Kraft
- Libidoverlust und Impotenz
- Zunahme des Fettgewebes vor allem am Bauch, Adipositas
- Trockene Haut, reduzierte Sekundärbehaarung
- Anämie
- Müdigkeit, Schlafstörungen
- Vermehrtes Schwitzen
- Antriebsschwäche
- Nachlassen der kognitiven Fähigkeiten
- Stimmungsschwankungen mit Übellaunigkeit, Gereiztheit, Missmut

Therapie

Eine Testosteron-Substitution wird meist erst bei Testosteron-Konzentrationen < 12 mmol/l bei gleichzeitig vorhandenen Beschwerden durchgeführt.

- Testosteron-Ersatz durch Injektion von Testosteron alle 3 Monate (Testoviron®)
- Hormonpflaster und -gele
- Änderung der Lebensführung: mehr Schlaf, Gewichtsreduktion, Atem- und Entspannungsübungen gegen Stress

9.1.3 Geschlechtsorgane der Frau

Wie beim Mann werden auch bei der Frau unterschieden:

- Äußere Geschlechtsorgane (Vulva ➢ Abb. 9.5): Sie bestehen aus Venushügel (Mons pubis), äußeren Schamlippen (Labia maiora), inneren Schamlippen (Labia minora), Schamspalte mit Klitoris, Harnröhrenausgang und Scheideneingang (Introitus vaginae)
- Der Bereich zwischen Schamspalte und After heißt Damm. Der Venushügel und die äußeren Schamlippen sind mit Schamhaaren (Pubes) bewachsen.
- Innere Geschlechtsorgane (liegen im kleinen Becken): Eierstöcke (Ovarien), Eileiter (Tuba uterina), Gebärmutter (Uterus), Scheide (Vagina). Eierstöcke und Eileiter sind von Bindegewebe umgeben und werden als Adnexe bezeichnet.
- Sekundäre Geschlechtsmerkmale, z. B. Brüste, weibliche Körperformen.

Eierstöcke

Weibliche Keimdrüsen (➢ Abb. 9.6), liegen rechts und links neben dem Uterus an der Wand des kleinen Beckens und sind dort durch Bänder in ihrer Lage fixiert. Die Eierstöcke (Ovarien) bilden die Hormone Östrogen und Progesteron. Bei der Geburt eines Mädchens enthält jeder Eierstock ca. 400 000 Eizellen (Primärfollikel). Nur ein Bruchteil von ihnen reift im Laufe des Lebens heran.

9

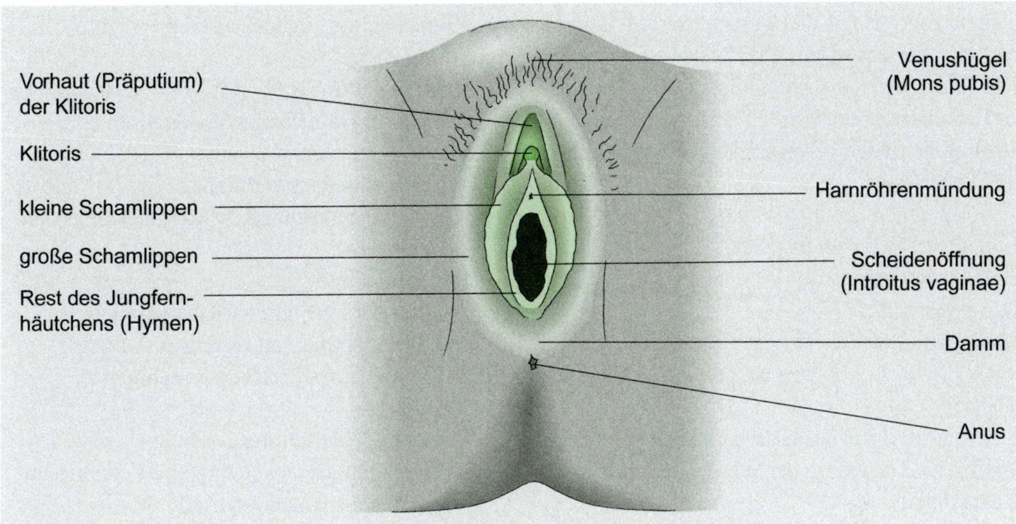

Abb. 9.5 Vulva. [L190]

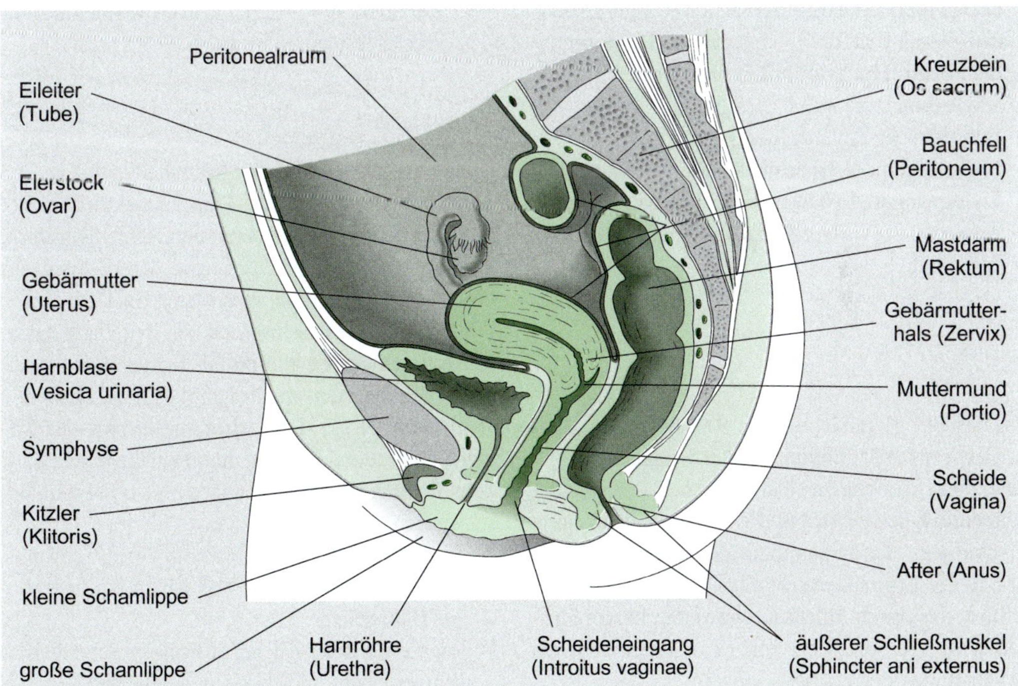

Abb. 9.6 Die weiblichen Beckenorgane. [L190]

Eileiter

Die Eileiter (Tuba uterina ➤ Abb. 9.6) verbinden Eierstock und Gebärmutter. Sie sind 10–18 cm lang, haben einen trichterförmig-fransigen Beginn, ein Teil der Fransen liegt fest am Eierstock an. Sie sind mit Schleimhaut ausgekleidet, diese weist Längsfalten und Flimmerepithel für den Transport von Sekret, Eizelle und Samenzellen auf. Die männlichen Samenzellen wandern durch die Gebärmutter in den

Eileiter. Hier erfolgt die Befruchtung. Ei- und Samenzelle verschmelzen, die Zellkerne vereinigen sich. Sofort setzen die Zellteilung und der Transport zur Gebärmutter ein. Dieser Transport erfolgt durch aktive wellenartige Bewegung der Muskelschicht in der Eileiterwand.

Gebärmutter

Die Gebärmutter (Uterus) ist ein muskuläres Hohlorgan, das ca. 7–9 cm lang ist, und das sich wie folgt gliedert:

- Corpus uteri (Gebärmutterkörper). Im oberen, größeren Teil reift in der Schwangerschaft das Kind heran.
- Isthmus uteri (Gebärmutterenge) zwischen Gebärmutterkörper und Gebärmutterhals.
- Cervix uteri (Gebärmutterhals). Der untere Teil des Uterus dient dem Verschluss und ragt mit der Portio (Muttermund) in die Scheide hinein.

Wandaufbau (von außen nach innen):

- Perimetrium; Bauchfellüberzug
- Myometrium; dicke Schicht glatter Muskulatur
- Endometrium; Gebärmutterschleimhaut, die ihr Aussehen im Verlauf eines Menstruationszyklus verändert

Scheide

Die Scheide (Vagina ➢ Abb. 9.6) ist ein ca. 9 cm langer, muskulär-bindegewebiger Schlauch. Sie ist mit mehrschichtigem Plattenepithel ausgekleidet und enthält keine Drüsen. Die Sekrete in der Vagina entstammen der Schleimhaut des Gebärmutterhalses. In der Vagina herrscht physiologisch ein saures Milieu, das durch Milchsäurebakterien hervorgerufen wird. Der pH-Wert von ca. 4 verhindert das Wachstum von Krankheitserregern.

Klimakterium der Frau

In der Regel beginnen die Wechseljahre (Klimakterium) zwischen dem 40. und 45. Lebensjahr, die letzte Blutung tritt etwa um das 50. Lebensjahr auf. Es werden unterschieden:

- **Klimakterium.** Zeit der ausklingenden Geschlechtsreife
- **Prämenopause**
  - Ca. 5–10 Jahre vor der Menopause
  - Unregelmäßigerer Zyklus
  - Gestagenbildung vermindert
  - Erste Wechseljahresbeschwerden können auftreten
- **Perimenopause**
  - 1 Jahr vor bis 1 Jahr nach der Menopause
  - Hormonproduktion verringert sich stark
  - Wechseljahresbeschwerden nehmen zu
- **Menopause**
  - Letzte Monatsblutung
  - Hitzewallungen und depressive Verstimmungen treten am häufigsten auf
- **Postmenopause**
  - Ab 1 Jahr nach der Menopause
  - Eierstöcke produzieren kein Östrogen mehr
  - Wechseljahresbeschwerden lassen nach

Symptome

Das Klimakterium ist keine Krankheit, sondern Teil des Alterungsprozesses der Frau. Klimakterische Beschwerden betreffen jede Frau unterschiedlich stark. Sie entwickeln sich entsprechend der rückläufigen Ovarialfunktion häufig über Jahre. Ein Drittel aller Frauen hat keine Beschwerden. Ein Drittel gibt vegetative Beschwerden an und ein Drittel aller Frauen geben Beschwerden an, die Krankheitswert haben.

Ab dem 40.–45. Lebensjahr macht sich das Klimakterium durch Zyklusunregelmäßigkeiten bzw. dem Ausbleiben der Blutungen mit typischen Beschwerden bemerkbar.

- Vegetative Symptome: Hitzewallungen, Schweißausbrüche (4–5-mal pro Tag, nachts häufiger), rote Hautstellen
- Somatische (körperliche) Störungen: Scheide ist weniger feucht und elastisch, Uterus verkleinert sich, äußere Genitalien werden kleiner
- Psychische Symptome: Angstgefühle, Herzjagen, Schwindel, Nervosität, Schlafstörungen, depressive Verstimmungen
- Kopfschmerzen
- Trockene Augen
- Gewichtszunahme
- Osteoporose

In dieser Phase sinken die Östrogenspiegel, die klassischen klimakterischen Symptome gehen meist mit einem absoluten Östrogen- (≤ 20 pg/ml) und Progesterondefizit einher.

Medikamentenlehre

Östrogene

Bei der Substitution von Östrogenen ist zu beachten:

- Beschwerdefreie Frauen brauchen keine Hormonsubstitution.
- Bei deutlichen Symptomen sollte eine Hormonsubstitution im Einzelfall erwogen werden.
- Ältere Frauen mit spezifischen Risiken, z. B. Osteoporose, sollte man weiter spezifisch behandeln.
- Die Östrogendosis soll so niedrig wie möglich gewählt werden.
- Die Hormonsubstitution soll so kurz wie möglich erfolgen.

Östrogensubstitution erfolgt bei

- Wechseljahresbeschwerden,
- Osteoporose, das Risiko für Oberschenkelhalsfrakturen sinkt um 25 %, für Wirbelkörperfrakturen um 50 %,
- Menstruationsstörungen z. B. Amenorrhö, Dysmenorrhö,
- Unterentwicklung des Uterus,
- Akne vulgaris bei Frauen und
- Prostata-Karzinom.

Wirkungen:

- Stimulation des Geschlechtstriebs
- Unterstützung des Knochenaufbaus
- Anstieg der Fette im Blut
- Während der Pubertät: Brustwachstum, Scham- und Achselbehaarung, spezifisch weibliche Fettverteilung

Nebenwirkungen:

- Erhöhung der Thrombose-Mortalität
- Erhöhung des Brustkrebsrisikos
- Endometriumkrebsrisiko erhöht sich
- Gewichtszunahme durch Rehydrierung (Wassereinlagerung) um 1–2 kg
- Bei erhaltener Gebärmutter: Aufrechterhalten der Blutung
- Brustspannen

Präparate:

- Estriol
- Aus Stutenharn gewonnene Östrogensulfate
- Östrogenhaltige Pflaster und Gele, die als transdermale Systeme das Östrogen durch die Haut transportieren

Gestagene

Wirkungen:

- Fördern das Wachstum der Uterusmuskulatur
- Regulieren die Monatsblutung
- Schwangerschafts-Hormon

Indikationen:

- Drohender Abort
- Mastopathie
- Mamma- und Uteruskarzinom im fortgeschrittenen Zustand
- Menstruationsverschiebung

Kombination mit Östrogenen in der Postmenopause, dadurch wird das Endometriumkarzinomrisiko gesenkt.

Nebenwirkungen: Selten bei zyklusgerechter Anwendung.

Präparate:

- Medroxyprogesteronacetat
- Norgestrel
- Chlormadinonacetat
- Kombinationspräparate aus Östrogen und Gestagen

Selektive Östrogenrezeptor-Modulatoren

- Der selektive Östrogenrezeptor-Modulator (SERM) Raloxifen wirkt auf Brust und Gebärmutter wie ein Östrogenantagonist, auf Knochen und Cholesterinspiegel wie ein Östrogenagonist.
- Erhöhung der Knochendichte.
- Verbesserung mehrerer Risikofaktoren für kardiovaskuläre Erkrankungen:
  - Senkung von LDL-Cholesterin, Lipoprotein und Fibrinogen
  - Erhöhung von HDL-Cholesterin

Raloxifen hat keinen Einfluss auf die typischen Wechseljahresbeschwerden. In den ersten 6 Behandlungsmonaten treten sogar verstärkt Hitzewallungen auf. Außerdem ist das Thromboembolierisiko erhöht. Da keine Stimulation auf das Endometrium ausgeübt wird, scheint das Risiko für ein Endometriumkarzinom nach derzeitigem Wissenstand gering zu sein.

Phytoöstrogene

Bei den Phytoöstrogenen handelt es sich um Pflanzeninhaltsstoffe unterschiedlicher chemischer Struktur, die in bestimmten Merkmalen chemisch den Steroiden ähneln. Sie werden mit der Nahrung aufgenommen und zirkulieren, manchmal in höherer Konzentration als die Steroide, frei im Blut.

Präparate:

- Traubensilberkerze (Cimicifuga racemosa)
  - Verringerung der Hitzewallungen, Schlafstörungen, depressiven Verstimmungen
  - Im Tierexperiment signifikante Hemmung der Abnahme der Knochendichte
  - Keine unerwünschte Wirkung auf die Uterusschleimhaut
- Präparate aus Soja und Rotklee
  - Enthalten Isoflavone, die mit den Östrogenrezeptoren interagieren und so Wechseljahresbeschwerden lindern können.
  - Bei Rotklee gelten Dosierungen bis zu 43,5 mg Isoflavone über 3 Monate und bei Soja Dosierungen bis zu 100 mg Isoflavone über bis zu 10 Monate als ungefährlich.
- Mönchspfeffer (Agnus castus)
  - In Studien östrogenartige Wirkung
- Sibirischer Rhabarber (Rheum rhapontikum)
  - Extrakt vermindert Wechseljahresbeschwerden

Weibliche Brust

Die weibliche Brust (Mamma ➤ Abb. 9.7) gehört zu den sekundären Geschlechtsmerkmalen.

Im Brustgewebe finden sich zahlreiche Milchdrüsenlappen. Diese bestehen aus kleineren Läppchen und enthalten die Milchbläschen/Milchsäckchen. Hier findet die Milchbildung statt. Die Lappen sind in Fettgewebe eingebettet. Von ihnen gehen die Milchausführungsgänge aus und enden in der Brustwarze (Mamille). Hier enden ebenfalls zahlreiche sensible Nerven.

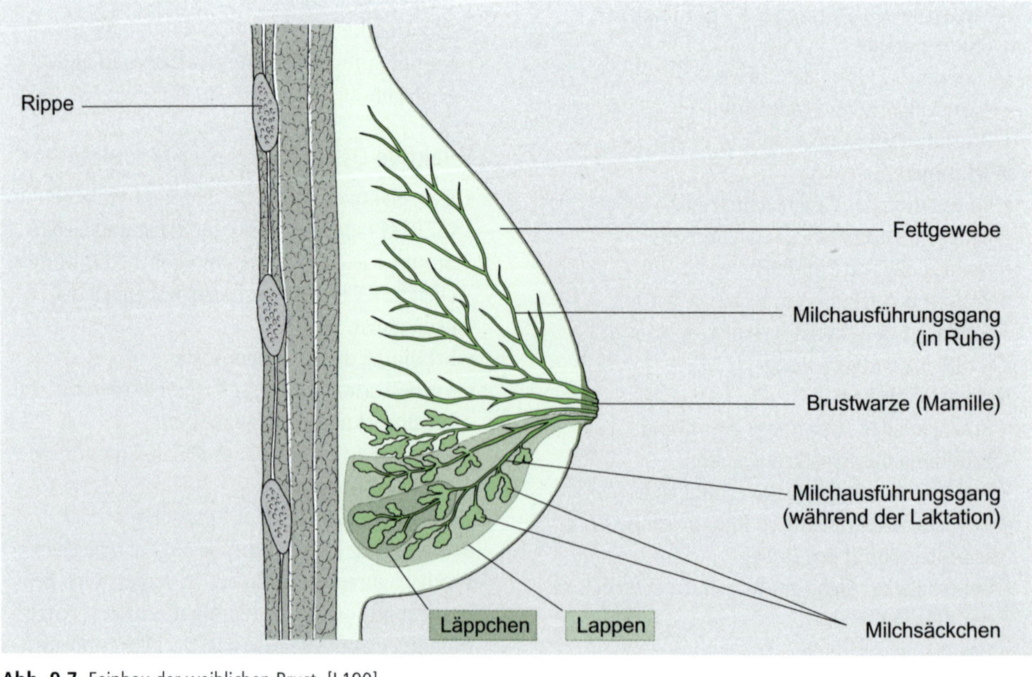

Abb. 9.7 Feinbau der weiblichen Brust. [L190]

9

9.2 Krankheiten der Nieren und ableitenden Harnwege

9.2.1 Glomerulonephritis

Entzündung der Glomeruli, die nicht durch Bakterien hervorgerufen wird.

Akute postinfektiöse Glomerulonephritis

Tritt 2–3 Wochen nach einer Streptokokkeninfektion (z. B. Angina, Scharlach, Sinusitis, eitriger Zahn) auf. Antigen-Antikörper-Komplexe lagern sich an den Kapillarwänden der Glomeruli ab. Die Prognose ist gut: Ausheilung bei Kindern 90 %, bei Erwachsenen ca. 70 %.

Rapid-progressive Glomerulonephritis

Findet sich bei Systemerkrankungen, tritt jedoch auch ohne erkennbare Ursache auf. Verlauf rasch progredient, schlechte Prognose. Meist entsteht bereits nach einigen Wochen Dialysepflicht.

Chronische Glomerulonephritis

Verläuft schleichend, selten ausgehend von einer akuten Glomerulonephritis, die langsam (über Jahre) in eine chronische Glomerulonephritis übergeht.

Symptome

- Wenig Urin (Oligurie)
- Hämaturie
- Proteinurie (Ausscheidung von Proteinen, die normalerweise nicht über den Urin ausgeschieden werden)
- Bluthochdruck, evtl. Nasenbluten, Kopfschmerzen
- Ödeme, besonders der Lider, Gefahr: Lungenödem, Hirnödem
- Massives Krankheitsgefühl
- Fieber

Therapie

- Bei Streptokokkeninfekt: Antibiotika
- Bei rapid progressiver Glomerulonephritis: Kortikosteroide, Immunsuppressiva
- Diät: salz-, eiweiß-, flüssigkeitsarm
- Blutdrucksenkende Medikamente
- Diuretika
- Bettruhe über mehrere Wochen, dann noch Schonung

9.2.2 Akutes Nierenversagen

Kompletter oder teilweiser Ausfall der Nierentätigkeit mit Abfall der glomerulären Filtrationsrate. Folge ist die Urämie, sodass sich harnpflichtige Substanzen, Elektrolyte und Wasser im Körper ansammeln.

Ursachen

- Schock infolge
  - großer Blutverluste,
  - schwerer Infektionen (z. B. Peritonitis, Blutvergiftung) und
  - extremer Wasser- und Elektrolytverluste (Durchfälle, heftiges Erbrechen).
- Vergiftung (z. B. Pilze, Quecksilber)
- Medikamente, z. B. ACE-Hemmer (➤ Kap. 6.2.1), nichtsteroidale Antirheumatika (➤ Kap. 5.2.1), Zytostatika (➤ Kap. 2.6), Aminoglykosid-Antibiotika
- Glomerulonephritis
- Verschluss einer Nierenarterie
- Abflussbehinderung in den ableitenden Harnwegen, z. B. Tumor, Nierenstein

Symptone und Verlauf

Das Nierenversagen verläuft unabhängig von der Ursache relativ gleichartig in vier Stadien.

- Schädigungsstadium: dauert je nach Ursache Stunden bis Tage → Symptomatik gering, evtl. Oliqurie
- Oligurie-/Anurie-Stadium: Ödeme, Harnmenge < 500 ml pro Tag, Gefahr der Überwässerung mit

9

Lungenödem, periphere Ödeme Herzinsuffizienz, sowie Hyperkaliämie, Azidose, urämische Gastroenteritis
- Polyurie-Stadium: Azidose geht zurück, Gefahr von Exsikkose und Kaliummangel, Harnmenge > 4 l pro Tag
- Regenerations-Stadium: langsame Rückkehr zur Normalfunktion der Nieren

Therapie

Die Therapie richtet sich nach dem Stadium (➤ Tab. 9.1) der Erkrankung.
- Stadium 1 und 2:
  - Diuretika i. v.
  - Notfalls kurzzeitige Dialyse
  - Nur so viel Flüssigkeit ergänzen, wie ausgeschieden wurde
  - Antibiotika, um einer Infektion vorzubeugen
- Stadium 3:
  - Hohe Flüssigkeitszufuhr
  - Kochsalz- und kaliumreiche Kost, evtl. Kalium medikamentös zuführen (Kalinor® Brausetabletten)

9.2.3 Chronische Niereninsuffizienz

Funktionseinschränkung der Niere, wobei die Nieren zunächst zwar Wasser ausscheiden, aber immer weniger Schadstoffe, die sich dann im Blut sammeln (Urämie). In der Folge sind die Nieren nicht mehr in der Lage, Wasser und Elektrolyte ausreichend auszuscheiden.

Ursachen

- Wiederholte schwere Entzündungen der Niere führen zur Verletzung des Nierengewebes mit Narbenbildung, Filterfunktion kann immer weniger ausgeübt werden:
  - Chronische Glomerulonephritis
  - Chronische Nierenbeckenentzündung
- Jahrelanger Schmerzmittelmissbrauch
- Jahrelange Hypertonie
- Folgeschäden des Diabetes mellitus

Tab. 9.1 Stadieneinteilung der Niereninsuffizienz.

Stadium	Merkmale
1	**Kompensiertes** (ausgeglichenes) Dauerstadium; Nierenerkrankung ist latent vorhanden, die Nierenfunktion ist leichtgradig eingeschränkt. Polyurie und Nykturie (nächtliches Wasserlassen).
2	**Kompensierte Retention** (Zurückhalten); Kreatinin und Harnstoff sind im Serum konstant leicht erhöht. Renale Anämie, Hypertonie, diffuser Knochenschmerz.
3	**Dekompensierte** (entgleiste) **Retention:** Kreatinin und Harnstoff sind stark erhöht. Verminderte Wasserausscheidung, Ödeme, Herzinsuffizienz, Lungenödem, Juckreiz, erhöhte Infektanfälligkeit.
4	**Terminale** Niereninsuffizienz; komplettes Versagen aller Funktionen der Niere, Dialysepflicht, ansonsten urämisches Koma.

Therapie

Nur ein akutes Nierenversagen kann rückgängig gemacht werden. Eine chronisch fortschreitende Niereninsuffizienz führt früher oder später zwangsläufig zu Dialyse oder Nierentransplantation.
- Behandlung der Grunderkrankung
- Zusätzlich:
  - Diät (eiweißarm, salzarm, kaliumarm).
  - Flüssigkeitsaufnahme muss je nach Ödemneigung gesteuert werden.
  - Arzneimitteldosis muss an die verlangsamte Ausscheidung angepasst, d. h. reduziert werden.
  - Erythropoetin bei renaler Anämie.
  - Einstellung einer Hypertonie.
  - Kalzium und Phosphat im Blut müssen im Normbereich gehalten werden.

9.2.4 Harnwegsinfektionen

Harnwegsinfekte treten auf, wenn Krankheitserreger in die ableitenden Harnwege eindringen und sich dort vermehren. Es werden unterschieden:
- **Akute und rezidivierende unkomplizierte Zystitis.** Entzündungen der Harnblase, die erstmalig oder mehrmals im Jahr auftreten. Sie kommt sehr häufig vor, bei Frauen ca. 10-mal häufiger als bei

Männern. Mit zunehmendem Alter steigt auch die Wahrscheinlichkeit einer Harnwegsinfektion bei Männern durch eine gutartige Prostatavergrößerung.
- **Asymptomatische Bakteriurie:** Bakterien im Urin, ohne dass es zu Beschwerden kommt.
- **Akute Pyelonephritis.** Nieren- und Nierenbeckenentzündung. Bakterielle Entzündung, die sich im Nierenbecken und im Gewebe des Nierenmarks abspielt und ein- oder doppelseitig auftritt, vor allem Frauen betroffen.
- **Chronische Pyelonephritis.** Chronische Nieren- und Nierenbeckenentzündung bei wiederholter, nicht ausgeheilter akuter Pyelonephritis, Schmerzmittelmissbrauch.

Ursachen

Meist aufsteigende Infektion aus den ableitenden Harnwegen mit Bakterien, in den meisten Fällen Escherichia coli. Es kommen auch in seltenen Fällen Viren oder Pilze vor. Begünstigend wirken
- Diabetes mellitus,
- gestörter Abfluss des Harns, z. B. durch Harnsteine, Tumoren,
- Verengung der Harnröhre mit Restharnbildung (bei älteren Männern durch Prostatavergrößerung),
- unsteriles Katheterisieren,
- Schwangerschaft,
- Analgetika-Missbrauch.

Risikofaktoren

- Mangelhafte (oder zu intensive) Intimhygiene
- Häufiger Geschlechtsverkehr und verzögerte Blasenentleerung nach dem Verkehr
- Kälte, Nässe
- Verwendung eines Diaphragmas
- Verwendung von Spermiziden
- Häufige Blasenentzündungen
- Geringe Trinkmenge
- Östrogenmangel im Klimakterium

Symptome

Zystitis:
- Ständiger Harndrang mit häufigen Entleerungen kleinster Urinmengen (Pollakisurie).
- Brennen und Stechen beim Wasserlassen (Dysurie).
- Krämpfe im Blasenbereich (Blasentenesmen).
- Urin evtl. trüb, übelriechend, verfärbt.
- Der Urin kann Leukozyten und/oder Keime enthalten, am häufigsten Escherichia coli (Bakteriurie).

Komplikationen:
- Häufige Rezidive. Langzeitbehandlung mit niedrig dosierten Antibiotika ist möglich.
- Selten Nierenbeckenentzündungen.

Akute Pyelonephritis:
- Plötzlicher Beginn mit hohem Fieber, Schüttelfrost.
- Häufiges, schmerzhaftes Wasserlassen.
- Druck- und Klopfschmerz in der Nierengegend.
- Schwäche, Krankheitsgefühl.
- Übelkeit, Erbrechen.
- Bakterien sind in großer Zahl im Urin nachweisbar, auch Eiweiß und Blut.

Chronische Pyelonephritis:

Meist unspezifische Symptome
- Wiederholte leichte Fieberschübe, Kopfschmerzen, Anämie, Müdigkeit
- Vernarbungen auf der Nierenoberfläche im Ultraschall

Therapie

Allgemeinmaßnahmen:
- Bettruhe
- Wärme
- > 3 l pro Tag trinken
- Katheterpflege bei liegendem transurethralem Blasendauerkatheter und Zystitisprophylaxe

Medikamentöse Therapie:
- Schmerztherapie mit Ibuprofen
- Paracetamol, bei Krämpfen kombiniert mit Butylscopolaminiumbromid
- Phytopharmaka

Nach der neuen Behandlungsleitlinie von 2017 ist eine Antibiotikatherapie bei der unkomplizierten Zystitis und der asymptomatischen Bakteriurie nicht mehr in allen Fällen vorgeschrieben. Eine Risikobewertung ist immer bei Schwangeren, Diabetikern mit instabiler Stoffwechsellage, Männern und bei verschiedenen Begleiterkrankungen nötig. [6]

- Antibiotikum immer bei diagnostizierter Pyelonephritis, evtl. Umstellung der Antibiotikatherapie nach Keimartbestimmung

Medikamentenlehre

Chemotherapeutika für Harnwegsinfekte

Sulfonamide

Bakterien stellen Folsäure zum Aufbau ihrer Zellwände selbst her. Dies wird durch Sulfonamide unmöglich gemacht.

Nebenwirkungen:
- Übelkeit.
- 1–3 % allergische Reaktionen.
- (Vermeidbare) Nierenschäden. Bei zu wenig Flüssigkeitszufuhr können manche Sulfonamide in den Nieren auskristallisieren.

Aufgrund der Nebenwirkungen vor allem lokale Anwendung in Salben und Augensalben.

Präparate:
- Sulfacetamid
- Sulfadiazin

Trimethoprim

- Bakteriostatisch
- Mit Sulfonamiden kombiniert, um viele Keime zu erreichen

Nebenwirkungen:
- Übelkeit
- Bei längerer Anwendung Blutbildveränderungen

Präparate:
- Trimethoprim + Sulfamethoxazol = Cotrimoxazol

Nitrofurane

- Bakterizid.
- Nach oraler Applikation wird im Urin sehr schnell eine ausreichende Wirkkonzentration erreicht, da die Substanz nicht verstoffwechselt, sondern in der Wirkform über die Nieren ausgeschieden wird.

Präparate:
- Nitrofurantoin

Gyrasehemmer

Das Bakterienenzym Gyrase wird blockiert, sodass die Bakterienzellen viele für sie lebensnotwendige Funktionen nicht mehr ausführen können und sterben.

- Für Menschen und Tiere ungiftig, da sie keine Gyrase benötigen
- Bakterizid
- Breites Wirkungsspektrum, aber Resistenzentwicklung bei einigen Bakterien

Nebenwirkungen:
- Kopfschmerzen
- Übelkeit
- Allergische Hautreaktionen

Präparate:
- Norfloxacin → nur für Harnwegsinfekte
- Ofloxacin
- Ciprofloxacin, breites Wirkungsspektrum, auch bei bakteriellen Infektionen anderer Organe geeignet

Fosfomycin

Fosfomycin ist ein Epoxid-Antibiotikum. Für die Behandlung von unkomplizierten Harnwegsinfektionen wird es als Einmaldosis-Granulat in Wasser aufgelöst und nüchtern getrunken.

Als Infusion wird es auch zur Infektionsprophylaxe vor Operationen verwendet.

Nebenwirkungen: Übelkeit, Bauchschmerzen und Durchfall

Phytotherapeutika bei Harnwegsinfekten

Harntreibende Arzneidrogen

- Orthosiphonblätter (Katzenbart)
- Hauhechelblätter
- Echtes Goldrutenkraut
- Birkenblätter
- Bohnenschalen
- Brennnesselkraut
- Schachtelhalmkraut

Die Arzneipflanzen werden einzeln oder in Kombination als Tee oder extrahiert in Tropfen oder Kapseln eingesetzt. Wichtig ist, dass zusätzlich zu dem Arzneitee noch viel Flüssigkeit getrunken wird, es soll eine Harnmenge von 1,5–2 l erreicht werden.

Harntreibene Tees werden auch zusätzlich zur Antibiotikatherapie empfohlen und sollen noch einige Wochen nach dem Abklingen der Symptome getrunken werden.

Harndesinfizierende Arzneidrogen

- Bärentraubenblätter

Bärentraubenblätter enthalten einen Stoff, der im Körper zur Wirkform Hydrochinon verstoffwechselt wird, die bakteriostatisch wirkt. Es muss eine ausreichende Konzentration im Urin erreicht werden, daher muss die Dosierung genau eingehalten werden, aber nicht länger als 7 Tage und maximal 5-mal im Jahr. Bei einer Anwendung als Tee werden die Blätter kalt angesetzt und nach 10–12 Std. Kaltmazeration abgeseiht, einmal aufgekocht und über den Tag verteilt getrunken.

- Kapuzinerkressenkraut
- Meerrettichwurzel

Die Pflanzen enthalten Senföle, die eine antimikrobielle Wirkung haben. Eine Kombination aus beiden Pflanzenauszügen in Tablettenform hatte in Studien eine gleichwertige Wirkung wie eine Antibiotikatherapie.

9.2.5 Harnsteinerkrankung (Urelithiasis)

Es kommt zur kristallinen Ablagerung von mehr oder weniger großen Konkrementen im Harntrakt. Zusammensetzung der Steine (Urolithe):

- 70–80 % Kalziumsalze
- 10–20 % Harnsäure

Nach dem Auftreten der Steine wird unterschieden:

- Im Nierenbecken: Nephrolithiasis
- Im Harnleiter: Ureterolithiasis
- In der Harnblase: Zystolithiasis
- In der Harnröhre: Urethralithiasis

Größe der Steine: Nierengrieß → Reiskorn- → Linsen- → Erbsengröße bis Ausgussstein (d. h. füllt das ganze Nierenbecken aus).

Ursachen

Der Harn enthält zu viele steinbildende Substanzen wie Kalzium, Oxalat, Harnsäure, Zystin. Wenn deren Konzentration einen bestimmten Sättigungswert übersteigt, fallen Kristalle aus. Begünstigt wird das Auftreten von Harnsteinen durch:

- Chronische Harnwegsinfekte
- Aufstauung des Harns durch Abflusshindernisse
- Nebenschilddrüsenerkrankungen,
- Genetische Veranlagung

Risikofaktoren

- Falsche Ernährung: zu viel tierisches Eiweiß, zu viele Phosphate und Oxalate
- Zu wenig Bewegung
- Übergewicht
- Höheres Alter
- Zu geringe Flüssigkeitsaufnahme

Zur Prophylaxe von Rezidiven müssen die Risikofaktoren minimiert werden:

- Steigerung der täglichen Trinkmenge und bessere Verteilung der Flüssigkeit über den Tag, um die Konzentration des Harns gleichmäßig zu gestalten
- Saure und zuckergesüßte Getränke vermeiden
- Ballaststoffreiche Ernährung mit hohem Pflanzenanteil
- Purinhaltige Nahrungsmittel vermeiden
- Regelmäßige Bewegung
- Übergewicht reduzieren
- Bei Hochrisikopatienten regelmäßige Blut- und Harnuntersuchungen

Symptome

Kleine Steine verursachen häufig keine Symptome und gehen unbemerkt mit dem Urin ab.

Größere Steine behindern den Harnabfluß und können auch die Wände der Harnorgane verletzen. Sie rufen dann eine **Kolik** hervor:

- Plötzlich auftretende, krampfartige Schmerzen mit begleitender Übelkeit und Erbrechen.
- Die Schmerzen strahlen je nach Lage des Steins vom Rücken bis in den Schambereich aus und

können einer ersten Lokalisierung des Steins dienen.
- Schmerzen beim Wasserlassen, Abflußstörungen bis zum Harnstau.
- Evtl. Blut im Urin, wenn der Stein den Harnleiter verletzt.
- Blässe, Unruhe, Fieber.

Therapie

Steine bis zu 7 mm können nach der neuen Leitlinie der Deutschen Gesellschaft für Urologie (DGU) konservativ behandelt werden unter Kontrolle des Abgangs des Steins.
- Krampflösende Medikamente, z. B. Buscopan®.
- Analgetika (➤ Kap. 13).
- Viel Flüssigkeit, d. h. > 3 l täglich trinken, um den Stein auszuschwemmen.
- Wärme und Bäder.
- Bewegungstherapie, sobald die Schmerzen nachlassen, z. B. Seilhüpfen, um den Stein auszutreiben.
- Bei akuter Harnwegsinfektion Antibiotika.
- 80 % der Steine gehen während einer Kolik ab.
- Endoskopische oder operative Entfernung der Steine.
- Stoßwellenlithotripsie.

9.2.6 Nierenzellkarzinom

Ursachen

Die Ursachen sind nicht bekannt. Als Risikofaktoren gelten:
- Rauchen
- Schmerzmittelabusus
- Risiko steigt ab dem 50. Lebensjahr

Symptome

- Hämaturie
- Rückenschmerzen

Therapie

- Zytostatika
- Operation: Betroffene Niere wird mit Nebenniere und Harnleiter entfernt

9.2.7 Blasenkarzinom

Das Blasenkarzinom liegt meist im Bereich des Fundus und tritt vermehrt im höheren Lebensalter auf.

Risikofaktoren

- Karzinogene der industriellen Fertigung (aromatische Amine),
- Karzinogene in Nahrungsmitteln (Nitrosamine),
- Nikotin und
- chronische Entzündungen.

Symptome

- Meist lange schmerzlos, bemerkt wird höchstens Blut im Urin
- Später Brennen beim Wasserlassen
- Schmerzen in der Blasengegend

Therapie

- Operation:
  - Endoskopische Tumorentfernung
  - Bei fortgeschrittenen Tumoren Zystektomie und künstlicher Harnausgang
- Zytostatika, lokal in die Blase eingebracht
- Bestrahlung

PFLEGE-WISSEN

Das Blasenkarzinom ist bei Früherkennung vollständig heilbar.

9

9.2.8 Harninkontinenz

Unfreiwilliger Abgang von Harn („Blasenschwäche"). Nach Angaben der GIH (Gesellschaft für Inkontinenzhilfe) litten bereits vor 15 Jahren mehr als 4 Mio. Menschen in Deutschland unter Harninkontinenz. Diese Zahl ist seither noch gestiegen. Ein großer Teil der betroffenen Personen ist über 60 Jahre alt. Damit ist Inkontinenz eine der häufigsten Erkrankungen im Alter. Man unterscheidet international fünf Hauptformen hinsichtlich der Symptomatik und Ursache der Inkontinenz:

- Belastungsinkontinenz (Stressinkontinenz)
- Dranginkontinenz
  - Motorische Dranginkontinenz
  - Senorische Dranginkontinenz
- Reflexinkontinenz
  - Supraspinale Reflexinkontinenz
  - Spinale Reflexinkontinenz
- Überlaufinkontinenz
  - Obstruktive Überlaufinkontinenz
  - Funktionelle Überlaufinkontinenz
- Extraurethrale/-vesikale Inkontinenz

Die größte Bedeutung haben die Belastungsinkontinenz und die Dranginkontinenz, in etwa 30 % der Fälle treten die Symptome kombiniert auf (Mischinkontinenz).

Formen

Belastungsinkontinenz, Stressinkontinenz

Häufigste Form der Inkontinenz (bis 40 %).

Ursachen

Insuffizienz der Verschluss- und Haltemechanismen von Blasenhals und Beckenboden. Bei Belastung, also beim Husten, Niesen, Lachen oder körperlicher Anstrengung, übersteigt der Druck in der Blase (intravesikaler Druck) passiv den Schließmuskeldruck. Bei Frauen häufig bedingt durch eine Beckenbodeninsuffizienz, die durch Schwangerschaften, Alter, Übergewicht entstehen kann. Bei Männern sind Verletzungen infolge einer Prostataoperation als Ursache möglich.

Symptome

Unwillkürlicher Urinverlust bei Druckerhöhung im Abdominalraum durch körperliche Belastungen, z. B. Niesen, Husten, Lachen, Treppensteigen, Sport.

- Grad 1: Nur bei starker Druckerhöhung und nur in aufrechter Haltung.
- Grad 2: Bereits bei leichter Druckerhöhung oder Anstrengung, nur in aufrechter Haltung.
- Grad 3: Auch im Liegen geht unwillkürlich Harn ab.

Dranginkontinenz

Die Speicherfunktion der Blase ist gestört durch vorzeitige, nicht hemmbare Kontraktionen der Blasenmuskulatur bei intaktem Schließmuskelsystem (Urge-Inkontinenz).

Sensorische Dranginkontinenz
Häufige Ausscheidung meist kleiner Urinmengen. Auf Grund einer Überempfindlichkeit der sensorischen Rezeptoren, die den Füllzustand der Blase an das Gehirn melden, kommt es zu einem vorzeitigen Füllungsgefühl, das Gehirn veranlasst willentlich nicht zu hemmende Kontraktionen der Blasenmuskulatur.

Motorische Dranginkontinenz
Durch eine Enthemmung der Nervenbahnen zum Musculus Detrusor kommt es zu vorzeitigen, nicht zu unterdrückenden Kontraktionen des Detrusors. Durch diese Druckerhöhung in der Blase entsteht ein plötzlicher Harndrang, dem sehr schnell nachgegeben werden muss.

Ursachen

Sensorische Dranginkontinenz
Hyperaktivität der glatten Blasenmuskulatur durch zentralnervöse Störung bei

- chronischen Harnwegsinfekten,
- Blasensteinen,
- Prostatahyperplasie und
- Blasentumoren.

Motorische Dranginkontinenz
Neurogene Störung des Detrusors bei

- Multipler Sklerose,
- Diabetes mellitus,
- Schlaganfall,

- Morbus Parkinson und
- Morbus Alzheimer.

Symptome

- Anfangs Pollakisurie: Häufiger Harndrang, obwohl nur kleine Mengen Urin in der Blase sind
- Später nicht mehr beherrschbarer Harndrang mit unfreiwilligem Urinabgang, oft bis zur völligen Blasenentleerung

Therapie

- Blasentraining, um das Füllungsvolumen der Blase zu vergrößern und dem Betroffenen ein Gefühl für die Blase zu vermitteln
- Bei Harnwegsinfektionen Antibiotika
- Östrogene in der Menopause
- Spasmolytika
- Muskelrelaxanzien
- Medikamente, die auf das ZNS wirken

Reflexinkontinenz, neurogene Inkontinenz

Die willentliche Kontrolle über die Miktion ist infolge von Erkrankungen oder Schädigung des Gehirns oder des Rückenmarks verloren gegangen. Es kommt zu unkoordinierter, oft gleichzeitiger Kontraktion von Detrusor und Sphinkter.

Ursachen

Spinale Reflexinkontinenz

- Erkrankung des Rückenmarks, z. B. fortgeschrittenes Stadium der Multiplen Sklerose
- Verletzung des Rückenmarks, z. B. Querschnittslähmung

9

Supraspinale Reflexinkontinenz

Die Kontrolle über die Miktion ist durch Hirnleistungsstörungen verloren, z. B. bei

- Morbus Alzheimer
- Demenzen
- Schlaganfall

Symptome

Die Blase entleert sich unkontrolliert, ohne dass vorher Harndrang spürbar war und ohne dass der Harnfluss willentlich unterbrochen werden kann.

Komplikationen

- Restharnbildung
- Gefahr von Harnstau
- Niereninsuffizienz

Therapie

Primär muss verhindert werden, dass die genannten Komplikationen zu einer Schädigung der Nieren führen, die Behandlung der Inkontinenz steht erst an zweiter Stelle der Therapie.

- Konservative Therapie, die durch Selbstkatheterisierung (4–6-mal täglich) eine möglichst vollständige Entleerung und damit eine Verhinderung von zu hohem Druck in der Blase erreicht
- Operative Therapie, z. B. Blasenschrittmacher bei intakten Nerven des kleinen Beckens

Überlaufinkontinenz

Durch Detrusorinsuffizienz und mangelnde Kontraktilität weitet sich die Blase aus und verliert die Fähigkeit, sich zusammenzuziehen. Ist die Blase maximal gefüllt, läuft sie über. Die Überlaufinkontinenz ist die häufigste Inkontinenzform bei Männern.

Ursachen

- Bei Männern: Prostatahyperplasie und daraus resultierende Harnröhrenverengung
- Harnsteine
- Harnröhrenobstruktionen durch Verletzungen, Tumoren
- Nebenwirkung von Medikamenten: ACE-Hemmer, β-Blocker, Antidepressiva, Sedativa

Symptome

- Anfangs Pollakisurie.
- Dann tropfenweise Harnabgang, zunehmende Restharnbildung mit Überdehnung der Blasenmuskulatur.
- Schließlich ist die Blasenentleerung nur über die Bauchpresse möglich.

Therapie

- Operation bei mechanischer Obstruktion
- Akut mit Harnableitung durch Katheter
- Selbstkatheterisierung

Extraurethale/-vesikale Inkontinenz

Weder die Speicherfunktion noch die Verschlussfähigkeit der Blase sind gestört, dennoch ständiger Harnabgang. Es tritt ein Urinverlust durch Öffnungen außerhalb der Harnröhre auf.

Ursachen

- Angeborene Fehlbildung der oberen Harnwege
- Fistelbildung, z. B. nach Entzündungen, Bestrahlungen

Therapie

Operation.

Ursachen

Harninkontinenz bei Frauen

Insgesamt kommt die Harninkontinenz bei Frauen dreimal so häufig vor wie bei Männern. Dies hat zum einen anatomische Ursachen, zum anderen kommen bei Frauen viele Risiken über die gesamte Lebenszeit hinzu:

- Frauen haben einen größeren Beckenboden mit weiterer Öffnung des unteren Beckenrings als Männer.
- Bei Männern verschließt die Prostata die Harnröhre zusätzlich.
- Bindegewebsschwäche aufgrund genetischer Disposition.
- Andauernde Druckerhöhung im Beckenbereich durch Übergewicht, schwere körperliche Arbeit, chronische Bronchitis, chronische Obstipation.
- Vaginale Geburten.
- Allgemein Muskel- und Gewebsschwäche durch Hormonrückgang im Alter.

Harninkontinenz bei Männern

- Benigne Prostatahyperplasie
- Prostatakarzinom
- Altersbedingte Insuffizienz des Blasenmuskels oder des Schließmuskels
- Blasensteine
- Rezidivierende Infektionen
- Nach Prostataoperationen

Therapie

Konservative Maßnahmen:

- Trainingsmaßnahmen für die Beckenbodenmuskulatur
  - Während des Wasserlassens auf der Toilette immer wieder den Strahl unterbrechen.
  - Mehrmals täglich Beckenbodenmuskulatur anspannen (so wie bei Unterbrechen des Harnstrahls) und so lange wie möglich Spannung halten.
- Biofeedbacktraining. Beckenbodentraining mit einem Heimgerät, das die korrekte Anspannung der Beckenbodenmuskulatur optisch oder akustisch wahrnehmbar macht. Dazu wird eine Sonde, die über ein Kabel mit dem Messgerät verbunden ist, in die Scheide eingeführt. Bei Anspannung des Beckenbodens entstehen in den Muskeln elektrische Impulse, die das Gerät verstärkt und anzeigt. So kann der korrekte Trainingsablauf kontrolliert werden.
- Vaginalkonen (Scheidengewichte). Tamponförmige Konen mit unterschiedlichem Gewicht werden täglich 2-mal eingeführt und durch Anspannen der Beckenbodenmuskulatur 15 Min. festgehalten, dabei wird das Gewicht langsam gesteigert.
- Elektrostimulation (automatische Beckenbodengymnastik). Über eine Sonde, die Stromimpulse einer Stromstärke von etwa 40–80 mA im 5–10-Sekundentakt abgibt, wird die Beckenbodenmuskulatur täglich meist 2-mal 30 Min. stimuliert. Nach einem halben Jahr tritt bei den meisten Patienten eine deutliche Verbesserung der Symptomatik ein.
- Bei Frauen Vaginalpessare, falls eine Belastungsinkontinenz durch Uterussenkung hervorgerufen wird. Das Pessar wird in der Vagina platziert und verhindert, dass der Druck in der Blase höher steigt als in der Harnröhre, dadurch wird einem unfreiwilligen Harnabgang vorgebeugt.
- Inkontinenztagebuch. Da besonders ältere Menschen meist einen exakten Tagesablauf mit konstanten Essenszeiten haben, lassen sich auch die Toilettenzeiten mit Hilfe eines über einige Tage geführten Tagebuchs leicht bestimmen. So fällt es den Betroffenen leichter, ihren Tagesrhythmus etwa dem Blasenrhythmus anzupassen bzw. pro-

phylaktisch zu vermuteten Zeiten des Toilettengangs die Blase zu entleeren, auch wenn noch kein Harndrang spürbar ist.
- Miktionstraining. Sobald der Patient (z. B. durch Nutzung des Tagebuchs) in der Lage ist, dem Füllzustand der Blase zuvor zu kommen, wird geübt, den Entleerungsreflex besser zu kontrollieren. Der Patient übt, möglichst ruhig zu bleiben und den Beckenboden anzuspannen, um den Harndrang zu steuern. Sicherheit geben hier Inkontinenzvorlagen.
- Regelmäßige Blasenentleerung.
- Tagsüber mehr, abends wenig trinken.
- Hilfsmittel, z. B. Vorlagen, Inkontinenzslips.
- Bei Männern Kondomurinal (Kondom mit Schlauch am Ende, der zum Urinauffangbeutel führt. Dieser wird mit Haltebändern am Bein befestigt).

Operative Maßnahmen (werden erst eingesetzt, wenn alle anderen Maßnahmen keinen Erfolg zeigen)
- TVT (Tension-free Vaginal Tape) Kunststoffbänder zur Unterstützung der Harnröhre
- Künstliche Blasenschließmuskel
- Implacement-Therapie

Medikamente:
Medikamentös behandelt werden zurzeit ca. 20 % der Patienten, v. a. bei Drang- und Reflexinkontinenz kann mit Arzneimitteln geholfen werden:
- Östrogene bei Frauen in oder nach der Menopause
- Parasympatholytika
- Spasmolytika
- Duloxetin: Antidepressivum, das die Konzentration an Neurotransmittern im Gehirn erhöht

9

Medikamentenlehre

Medikamente gegen Inkontinenz

Parasympatholytika

Parasympatholytika werden bei motorischer Drang- und Reflexinkontinenz eingesetzt, da beide Formen mit einer vermehrten Aktivität des Detrusors einhergehen. Der Parasympathikus wirkt erregend auf den Blasenmuskel und entspannend auf den Blasenausgangsbereich. Durch oral verabreichte Parasympatholytika wird der überaktive Blasenmuskel effektiv gedämpft.

Wirkungen:
- Senkung der Häufigkeit der Miktionen
- Reduktion der Inkontinenzereignisse
- Steigerung der Füllmenge der Blase

Nebenwirkungen:
- Restharnmenge erhöht sich, da die Blasenmuskulatur gedämpft ist.
- Gewisses Maß an Inkontinenz bleibt bestehen.
- Nebenwirkungen durch die Blockade des Parasympathikus, z. B. Mundtrockenheit, Herzrasen, gastrointestinale Beschwerden, Sehstörungen.

Präparate:
- Trospiumchlorid
- Tolterodin
- Darifenacin
- Solifenacin

Neurotrop-muskulotrop wirkende Spasmolytika

Wirkungen:
Wirken direkt erschlaffend auf die glatte Muskulatur u. a. der Blase. Daher kommt es zu einer Erhöhung der Harnblasenkapazität und verzögertem Beginn des Harndrangs.

Nebenwirkungen:
Da die Substanzen nicht spezifisch auf die Blase wirken, kommt es zu Nebenwirkungen an anderen Organen:
- Akkomodationsstörungen (Sehstörungen)
- Mundtrockenheit
- Obstipation

Präparate:
- Oxybutynin
- Propiverin

Desmopressin

Synthetisch hergestelltes Analogon des Hypophysenhormons Vasopressin, chemisch so abgewandelt, dass die blutdrucksteigernde Wirkung minimiert und die antidiuretische Wirkung des Hormons verstärkt ist.

Die Einnahme erfolgt eine Stunde vor dem Schlafen. Bei normaler Nierenfunktion ist die Wirkdauer auf die Nacht beschränkt.

Achtung: unterschiedliche Dosierung für Frauen und Männer. Frauen benötigen auf Grund sensiblerer Nierentubuli nur die Hälfte der Dosierung für Männer.

Eine Stunde vor und 8 Stunden nach der Einnahme soll nichts mehr getrunken werden.

Nebenwirkungen: Hyponatriämie mit Kopfschmerzen, Übelkeit, Erbrechen.

9.3 Erkrankungen der männlichen Genitalorgane

9.3.1 Prostatitis

Prostataentzündung. Man unterscheidet zwischen akuter chronischer und nicht bakterieller Prostatitis.

Ursachen

- Akute bakterielle Prostatitis (ABP): Bakterien (z. B. Streptokokken, Kolibakterien, Clamydien), die entweder über die Harnröhre oder über das Blut einwandern, setzt plötzlich ein und ist sehr schmerzhaft.
- Chronische bakterielle Prostatitis: kann sich in seltenen Fällen bei zu kurzer oder unzureichender Antibiose aus der ABP entwickeln.
- Abakterielle Prostatitis = Chronisches Beckensyndrom: unklare Ursachen, eventuell nicht kultivierbare Erreger, psychosomatische Ursachen u. a.

Symptome

- Starkes Krankheitsgefühl
- Pollakisurie
- Schmerzen beim Stuhlgang
- Blutiger, manchmal eitriger Urin
- Fieber, Schüttelfrost
- Schmerzen in den Hoden, im Rücken und in der Leiste

Komplikationen

- Bei unzureichender Behandlung Potenzprobleme möglich
- Chronische Prostatitis
- Fistel- und Abszessbildung, Operation nötig

Therapie

- Antibiotika (Bei chronischer Prostatitis müssen die Antibiotika monatelang genommen werden.)
- Spasmolytika, z. B. Buscopan®
- Analgetika (➤ Kap. 13)
- Bettruhe
- Lokale Wärme, Sitzbäder

9.3.2 Benignes Prostatasyndrom

Prostatavergrößerung (BPH, Prostatahyperplasie), Prostataadenom, gutartiger Tumor. Häufiges Leiden älterer Männer. In Deutschland sind ca. 5,2 Mio. der über 55-Jährigen davon betroffen. Bei über 2 Mio. liegt der maximale Harnstrahl unter 10 ml/s. Wird die BPH nicht behandelt, schreitet sie langsam fort. [7]

Test auf PSA (prostataspezifisches Antigen): Das Antigen wird in den Ausführungsgängen der Prostata gebildet und dient der Verflüssigung des Samens. Kleine Mengen dieses Enzyms gehen auch regelmäßig ins Blut über und können hier mengenmäßig bestimmt werden. Ein erhöhter PSA-Wert zeigt ein Wachstum der Prostata an.

Ursachen

- Alterserscheinung.
- Anhäufung von 5α-Dihydrotestosteron (DHT) in der Prostata. DHT entsteht durch die enzymatische Reduktion von Testosteron und ist etwa 5-mal so aktiv wie Testosteron.
- Ungleichgewicht von Wachstums- und Inhibitorfaktoren in der Prostata, dessen Ursache wahrscheinlich in einem gestörten Gleichgewicht von Östrogenen und Androgenen liegt.

Symptome

- Irritative (durch Reizung hervorgerufene) Symptome (verursacht durch die Tonusveränderung

der Prostata selbst, ihrer Kapsel oder des Blasenhalses mit prostatischer Harnröhre):
  - Pollakisurie (häufiger Harndrang, mehr als 3-mal stündlich)
  - Nykturie (nächtlicher Harndrang)
  - Dysurie (Schmerzen beim Wasserlassen)
  - Dranginkontinenz
  - Restharngefühl
- Obstruktive (durch Verengung bedingte) Symptome (verursacht durch die Vermehrung von Drüsengewebe, Stroma und Muskulatur):
  - Verzögerter Miktionsbeginn („Startschwierigkeiten")
  - Verlängerte Miktionsdauer
  - Abschwächung des Harnstrahls
  - Harnstottern
  - Nachträufeln

Verlauf

Stadium I

Wird auch Stadium der Kompensation oder Reizstadium genannt.

- Pollakisurie
- Nykturie
- Verzögerter Miktionsbeginn
- Schwacher Harnstrahl trotz Pressens (durch die Anstrengung verdicken sich die Blasenwandmuskeln)
- Nachträufeln
- Geringe Restharnbildung

Stadium II

Auch Stadium der inkompletten Harnretention, Restharnstadium, beginnende Dekompensation genannt.

- Zunehmende Miktionsbeschwerden, besonders in der Frühe nach dem Aufstehen, Gefühl der unvollständigen Blasenentleerung
- Gehäufte Nykturie
- Zunehmend häufige Miktion
- Restharnbildung zwischen 50–100 ml (Die überanstrengte Blasenmuskulatur erlahmt. Es bilden sich Ausbuchtungen in der Blasenwand, die nicht mehr entleert werden können. → Restharn)

Stadium III

Auch Stadium der völligen Dekompensation, komplette Harnretention genannt.

Die Blasenmuskulatur ist völlig erschlafft, eine Blasenentleerung ist nicht mehr möglich. Die Blase ist immer gefüllt, nur die durch den Harnleiter neu zufließende Harnmenge wird ständig abgelassen.

- Überlaufinkontinenz.
- Ständiges Harnträufeln.
- Harnstauungsniere.
- Schleichende Urämie.
- Akuter Harnverhalt: Unfähigkeit zur willkürlichen Blasenentleerung. Bis zu 1,5 l Harn können sich in der Blase ansammeln, dies ist unangenehm und schmerzhaft. Eine sofortige Einmal-Katheterisierung zur Harnblasenentleerung ist notwendig. Nachfolgend Katheterisierung zur Blasenentleerung für 2–3 Tage, dann sollte ein „Versuch ohne Katheter" unternommen werden, da bei dieser Verweildauer über die Hälfte der Patienten Chancen auf eine Katheterfreiheit haben.
  - Bei erfolglosem Katheterauslassversuch mit erneutem Harnverhalt Operation
  - Bei erfolgreichem Katheterauslassversuch:
    - Alfuzosin; verdoppelt die Chance auf eine Wiederaufnahme der Spontanmiktion
    - Operation; ist ohne bestehende Katheterisierung risikoärmer

Therapie

Die BPH wird in unterschiedliche Schweregrade nach dem internationalen Prostatasymptome Score (IPSS) eingeteilt.

- Leichte Symptomatik: „kontrolliertes Zuwarten", d. h. halbjährliche Kontrollen, evtl. unterstützende Therapie mit Phytopharmaka und Verhaltensmaßnahmen wie Blasentraining, Reduktion von Kaffee und Alkohol.
- Mittlere bis schwere Symptomatik: medikamentöse Therapie mit synthetischen Arzneimitteln.
- Operation bei Blasenauslassobstruktion, wiederkehrendem Harnverhalt, rezidivierenden Harnwegsinfekten, eingeschränkter Nierenfunktion: Bei der Prostata-Operation bleibt die Potenz meistens erhalten, nur die Zeugungsfähigkeit

geht verloren. (Der Samen kann nicht mehr ausgespritzt werden, sondern fließt bei der Blasenentleerung ab.) Goldstandard ist die transurethrale Resektion.
- Dauerkatheter, wenn eine Operation nicht möglich ist.

Medikamentenlehre

Pflanzliche Prostata-Medikamente

Die Phytotherapeutika verkleinern die Prostata nicht, sondern lindern die Beschwerden, indem sie die Miktionsmenge erhöhen und die Restharnmenge reduzieren.
- Extrakte aus Früchten der Sägepalme (Serenoa repens)
  In Studien sehr gute Wirksamkeit bei geringer Nebenwirkungsrate.
- Extrakte aus Brennnesselwurzeln
  Es existieren kaum aussagekräftige Studien, die Wirksamkeit scheint schlechter zu sein als die der Sägepalme.
- Phytosterole
  Besserung der subjektiven Beschwerden.
- Kürbissamen
  Studien, die die Wirksamkeit belegen sollen, sind noch nicht abgeschlossen.
- Pollenextrakte
  Verbesserung der subjektiven Symptomatik.

α-1-Rezeptorenblocker

Die α-1-Rezeptorenblocker relaxieren den Tonus der glatten Muskulatur des Blasenhalses, der Harnröhre und der Prostata und wirken so der Obstruktion der Urethra entgegen. Es kommt zu einer schnellen Symptomlinderung.
Präparate:
- Tamsulosin
- Alfuzosin
- Terazosin
- Doxazosin
- Silodosin

Nebenwirkungen:
Hypotonie, Schwindel, Kopfschmerzen, Erektions- und Ejakulationsstörungen

5-α-Reduktasehemmer

5-α-Reduktasehemmer unterbinden die Umwandlung von Testosteron in Dihydrotestosteron und wirken somit hemmend auf das Wachstum der Prostata. Das Prostatavolumen verringert sich während der Therapie um ca. 30 %, der PSA-Wert sinkt ebenfalls deutlich. Wird vor allem bei mittelschwerer bis schwerer BPH eingesetzt und verringert die Zahl schwerer Komplikationen. Die Wirkung setzt langsam ein, evtl. erst nach Monaten.
Präparate:
- Finasterid
- Dutasterid

Nebenwirkungen:
Kopfschmerzen, Schwäche, abnehmende Libido, Erektionsprobleme

Auch Kombinationspräparate aus Dutasterid und Tamsolusin sind im Handel. Allerdings werden sie nur bei schwerer Symptomatik eingesetzt, da ihr Nebenwirkungsprofil ungünstiger ist als bei der Monotherapie.

Phosphodiesterase-5-Inhibitoren

Muskelrelaxierende Wirkung auf den Harntrakt. Wirkungseintritt nach ca. 2 Wochen. Es dürfen keine Nitrate eingenommen werden, sonst fällt der Blutdruck ab!
Präparate:
- Tadalafil

Nebenwirkungen:
Kopfschmerzen, verstopfte Nase, Schwindel.

9

9.3.3 Prostatakarzinom

Das Prostatakarzinom ist in Deutschland der häufigste bösartige Tumor bei Männern. Bei der jährlichen Krebsvorsorgeuntersuchung kann ein Prostatakarzinom frühzeitig rektal getastet werden. Manche Karzinome wachsen sehr langsam, sodass nicht jedes Prostatakarzinom sofort entfernt oder behandelt werden muss.

Ursachen

Wahrscheinlich spielen hormonelle Faktoren bei der Entstehung eines Prostatakarzinoms eine Rolle. Im Alter und bei familiärer Belastung tritt es gehäuft auf.

Symptome

Beschwerden treten meist erst spät auf.
- Häufiger Harndrang
- Blasenentleerungsstörungen
- Bei Metastasen in der Wirbelsäule Rückenschmerzen

Therapie

- Operation im Frühstadium, wenn der Tumor auf die Prostata begrenzt ist
- Strahlentherapie
- Hormontherapie zur Senkung der männlichen Geschlechtshormone
  - Chemische, d. h. medikamentös induzierte Kastration: z. B. Enantone®, Trenantone®, als Dreimonatsspritze, die Wirkung ist reversibel, Therapie muss lebenslang durchgeführt werden. Eventuell wird durch die Überwindung der Blut-Hirn-Schranke das Sturzrisiko der Patienten erhöht.
  - Orchiektomie: operative Entfernung der Hoden.

9.3.4 Erektionsstörung, erektile Dysfunktion

Impotenz, d.h. Unfähigkeit des Mannes, Geschlechtsverkehr auszuüben, weil er keine Erektion bekommen oder diese nicht lange genug aufrechterhalten kann. Schätzungsweise jeder 8. Mann leidet wenigstens zeitweise unter Impotenz, wobei sie mit höherem Alter zunehmend auftritt. Bei den über 70-Jährigen haben 70 % Erektionsprobleme, als dauerhaft impotent gelten ca. 20 % der über 65-Jährigen.

Ursachen

- Diabetes mellitus
- Arteriosklerose
- Verletzungen der Nervenbahnen
- Endokrine Erkrankungen
- Medikamente (z. B. Psychopharmaka)
- Alkohol- und Drogenabusus
- Psychische Ursachen

Medikamentenlehre

Therapeutika gegen erektile Dysfunktion

Peripher erektogene Substanzen

Substanzen, die peripher eine Erektion auslösen. Autoinjektion von erektogenen Substanzen direkt in den Schwellkörper des Penis (SKAT-Therapie) .

Nebenwirkungen:
- Schmerzen an der Einstichstelle
- Selten Priapismus (schmerzhafte Dauererektion)
- Alprostadil ist fötusschädigend

Präparate:
- Alprostadil

Periphere konditionierende Wirkstoffe

Wirkstoffe, die das Entstehen einer Erektion verstärken, ohne sie direkt auszulösen. Bei sexueller Erregung wird über die Freisetzung von NO (Stickoxid) aus Nerven- und Endothelzellen in den Schwellkörpern Guanosinmonophosphat (cGMP) gebildet. Dadurch erschlafft die glatte Muskulatur der Schwellkörper, es fließt vermehrt Blut in die Schwellkörper und es kommt zur Erektion.

Nebenwirkungen:
- Kopfschmerzen
- Gesichtsrötung
- Sehstörungen
- Verdauungsstörungen
- Bei gleichzeitiger Einnahme von organischen Nitraten, Glyzeroltrinitrat, Molsidomin kann es zu lebensbedrohlichem Blutdruckabfall kommen, da Sildenafil die Nitratwirkung verstärkt.

Präparate:
- Sildenafil
- Vardenafil
- Tadalafil

9.4 Erkrankungen der weiblichen Genitalorgane

9.4.1 Vaginalmykosen

Pilzinfektionen der Scheide.

Ursachen

Die meisten Vaginalmykosen werden durch Candida albicans, seltener auch durch Candida glabrata hervorgerufen.
- Übertriebene Hygiene mit Intimpflegemitteln, die durch alkalische Inhaltsstoffe die Lactobazillen am Wachstum hemmen.
- Mangelnde Hygiene nach dem Stuhlgang: Im Enddarm sind Pilze angesiedelt, die durch falsche Wischtechnik (richtig: von der Scheide zum After) auf die Vaginalschleimhaut gelangen.
- Medikamente: Antibiotika, Kortikosteroide.
- Diabetes mellitus.

Symptome

- Rötung der Vaginalschleimhaut sowie juckendes und brennendes Gefühl
- Typischer weißlich-krümeliger Ausfluss, kaum riechend
- Kann auch symptomarm verlaufen, sodass die Mykose eher zufällig bei einer Routineuntersuchung entdeckt wird.

ACHTUNG
Stark bzw. faulig riechender Ausfluss weist auf bakterielle Infektionen hin.

Therapie

- Lokale Behandlung mit antimykotischer Vaginalcreme und/oder -tabletten, z. B. Clotrimazol, Nystatin.
- Antiseptika nur bei leichterer oder beginnender Pilzerkrankung.
- Mikroorganismen: gefriergetrocknete Kulturen von Lactobacillus grasseri oder Lactobacillus azidophilus. Diese besiedeln die Vaginalschleimhaut und verdrängen die krankheitserregenden Pilze. Durch die Bildung von Milchsäure kommt es zusätzlich zu einer Senkung des pH-Werts, dadurch kann die physiologische Vaginalflora aufgebaut werden. Auch diese Präparate sind nur für Pilzinfektionen im Anfangsstadium geeignet, zur Vorbeugung während einer Antibiotikatherapie oder bei bekannter Neigung zu Pilzinfektionen.

BEISPIEL
Pingpong-Effekt
Partnermitbehandlung ist bei Infektionen wichtig, da ansonsten eine ständige gegenseitige Wiederansteckung droht (Pingpong-Effekt).

9.4.2 Vulvitis und Kolpitis

Entzündung der Vulva (Vulvitis) und/oder der Scheide (Kolpitis).

Ursachen

- Mechanische Reizung.
- Übertriebene Hygienemaßnahmen.
- Allergie auf Seife und Deos.
- Die normale Besiedlung mit Milchsäurebakterien ist zerstört (z. B. Nebenwirkung von Antibiotika, Scheidenspülungen), dadurch
  - Infektion mit Pilzen oder
  - Infektion mit Bakterien.
- Östrogenmangel nach der Menopause.
- Diabetes mellitus.
- **Kolpitis senilis:** Scheidenatrophie im Alter mit unspezifischer Entzündung. Durch den Mangel an Östrogenen atrophiert die Vaginalschleimhaut, die Sekretbildung nimmt ab. Das Scheiden-

epithel kann den Säureschutzmantel nicht aufrechterhalten und eine Infektion mit unspezifischen Bakterien wird begünstigt.

Symptome

- Fluor (vermehrter Ausfluss): gelblich bis bräunlich und übelriechend
- Entzündung der Schamlippen durch den Ausfluss
- Schmerzen beim Geschlechtsverkehr
- **Pruritus vulvae:** Hautjucken mit zwanghaftem Kratzen im Bereich der Scheide, der durch Wärme (Bett) verstärkt wird, hervorgerufen durch Östrogenmangel

Therapie

- Ein Vulvakarzinom muss ausgeschlossen werden.
- Lokale Antibiotika-/Antimykotika-Therapie in Form von Vaginalovula oder -tabletten und für die Vulva als Salbe.
- Bei Östrogenmangel Östrogensalbe.

9.4.3 Vulvakarzinom

Relativ seltene Karzinomform, die v. a. bei Frauen zwischen dem 65.–80. Lebensjahr auftritt.

Risikofaktoren

- Bei 50 % der Fälle geht eine **Kraurosis** (atrophische Vulvadystrophie) voraus. Die Haut der Vulva bildet sich zurück, wird papierdünn, trocken und leicht verletzlich, kann bis zum Verschwinden der kleinen Labien und des Kitzlers führen, ist mit starkem Juckreiz verbunden.
- Herpes-Viren werden als mögliche Ursache diskutiert.

Symptome

- Starker Juckreiz
- Kleine, nässende, nicht heilende, schmerzende Hautverletzungen oder Schwellungen

Therapie

- Entfernung des Tumors und des umliegenden Gewebes.
- Bestrahlung.
- Kraurosis muss engmaschig kontrolliert werden.
- Östrogene, Kortisonsalben (juckreizstillend), Sitzbäder z. B. Kamille.

9.4.4 Ovarialkarzinom

Ausgehend vom Oberflächenepithel der Ovarien (Eierstöcke). Vor allem Frauen über 60 Jahren sind betroffen. Tumor wird häufig erst entdeckt, wenn er Metastasen im Körper gebildet hat.

Ursachen

Die genauen Ursachen sind nicht bekannt.

Risikofaktoren sind familiäre Häufung und Kinderlosigkeit.

Symptome

- Keine Frühsymptome
- Vergrößerung des Bauchumfangs, evtl. Aszites
- Probleme beim Wasserlassen und Stuhlgang
- Leistungsminderung, Gewichtsverlust

Therapie

- Radikale Operation
- Chemotherapie

9.4.5 Gebärmuttersenkung und -vorfall

Bei der Gebärmuttersenkung (Descensus uteri) liegt der Uterus in der Schiede tiefer und die Portio kann unter Umständen im Scheideneingang sichtbar werden. Beim Uterusprolaps (Gebärmuttervorfall) liegt ein Teil des Uterus außerhalb der Vulva.

Ursachen

Lockerung des Bindegewebes und der Bänder, die die Organe des Unterbauches halten durch
- Geburten,
- schwere körperliche Arbeit,
- angeborene Bindegewebsschwäche,
- Adipositas.

Symptome

- Druckgefühl nach unten
- Kreuzschmerzen
- Vermehrter Harndrang
- Stressinkontinenz

Therapie

- Beckenbodengymnastik.
- Gewichtsreduktion.
- Pessar: Stützring hält Gebärmutter und Blase oben. Wird in die Scheide eingelegt, muss vom Arzt monatlich gewechselt oder überprüft werden. Gefahr von Reizung und Entzündung der Vagina.
- Operation: Raffung des überdehnten Beckenbodens, meist bei gleichzeitiger Entfernung des Uterus.

9.4.6 Gebärmutterkarzinom

Zervixkarzinom

Ein Zervixkarzinom (Gebärmutterhalskrebs) entsteht meist im Übergangsbereich zwischen dem Plattenepithel der Portio und dem Zylinderepithel der Zervix.

Ursachen

Als begünstigende Faktoren gelten
- frühzeitiger Geschlechtsverkehr,
- Rauchen,
- Infektionen mit dem menschlichen Warzenvirus (humanes Papilloma Virus, HPV).

Symptome

- Kontaktblutungen
- Zwischenblutungen
- Vaginaler Ausfluss
- Im Spätstadium Schmerzen im Unterbauch

Therapie

- Konisation: Entfernung des Karzinoms unter Erhalt der Gebärmutter
- Hysterektomie: Entfernung der Gebärmutter
- Bestrahlung

PFLEGE-WISSEN

Vorsorgeuntersuchung

Durch einen Zellabstrich bei der Vorsorgeuntersuchung der Frau können Zellveränderungen, die erst später in ein Karzinom übergehen, sehr früh erkannt werden. Durch jährliche Vorsorgeuntersuchungen kann dieses Karzinom vermieden werden.

Endometriumkarzinom

Gebärmutterkrebs, ausgehend vom Endometrium (Korpuskarzinom). Der Gebärmutterkrebs tritt vor allem nach der Menopause auf.

Risikofaktoren

- Übergewicht der Östrogenwirkung gegenüber den Gestagenen, z. B. bei östrogenbetonter Hormontherapie oder sehr später Menopause
- Adipositas
- Diabetes mellitus
- Hypertonie

Symptome

- Schmierblutungen vor und nach der Menstruation, Zwischenblutungen
- Ungewöhnlich lange, starke Menstruation
- Blutungen nach der Menopause
- Eitriger oder blutiger Fluor (Ausfluss)

Therapie

- Entfernung von Uterus und Eileitern
- Anschließend Bestrahlung
- Hormontherapie

9.4.7 Mastopathie

Hormonabhängige Veränderungen der Milchgänge und des Drüsengewebes der Brust, besonders in den Wechseljahren.

Ursachen

- Zu viele Östrogene
- Gestörtes Verhältnis Östrogen/Gestagen

Symptome

- Kleine Schwellungen oder Knoten, die sich gut auf der Unterlage verschieben lassen
- Evtl. Schmerzen bei Berührung

Komplikation

Bösartige Entartung bei ausgeprägten Formen möglich.

Therapie

- Regelmäßige Kontrolle
- Bei Beschwerden Hormone in Salben zur lokalen Applikation

9.4.8 Mammakarzinom

Brustkrebs. Häufigster maligner Tumor der Frau. Frauen, die geboren und gestillt haben, erkranken seltener. Die Metastasierung erfolgt meist frühzeitig über die Lymphknoten der Achselhöhle. Wichtig ist eine rechtzeitige Entdeckung des Tumors. Deshalb sollte die weibliche Brust regelmäßig abgetastet werden. Dies sollte monatlich durch die Frauen selber und einmal jährlich im Rahmen der Krebsvorsorgeuntersuchung durch einen Arzt geschehen. ⅔ aller kanzerogenen Erkrankungen des Brustgewebes sind hormonabhängig, Östrogene begünstigen das Wachstum.

Risikofaktoren

- Familiäre Disposition
- Frühes Eintreten der Regelblutung (≤ 12 Jahre), späte Menopause (≥ 55 Jahre)
- Kinderlosigkeit, Verzicht auf Stillen
- Schwere Mastopathie
- Frauen mit Ovarialkarzinom, Endometriumkarzinom, Kolonkarzinom
- Diabetes mellitus
- Übergewicht

Symptome

- Knoten im Brustgewebe, die einseitig auftreten, schmerzlos sind und sich nicht verschieben lassen
- Hautveränderungen: „Orangenhaut", kleine Dellen auf harter Unterlage
- Sekretion aus der Brustwarze
- Lokale Schwellung
- Eingezogene, schmerzende, juckende Brustwarze

Therapie

Die Therapie ist abhängig von der Größe des Tumors und eventuell bereits vorhandenen Metastasen.

- Operation (bei einzelnem Tumor brusterhaltend)
- Bestrahlung
- Zytostatika
- Hormontherapie: Blockade der Östrogenrezeptoren mit Tamoxifen

Wiederholungsfragen

1. Erörtern Sie die Funktionen der Nieren.
2. Erläutern Sie genau, wie in der Nierenrinde der Harn gebildet wird. Verwenden Sie die entsprechenden Fachwörter.
3. Beschreiben Sie die Vorgänge bei der Miktion.
4. Nennen Sie die männlichen Geschlechtsdrüsen und erklären Sie den Weg des Spermas bei der Ejakulation.
5. Geben Sie die Lage und die Funktionen der Prostata an.
6. Welche Symptome können bei alten Männern auf ein Defizit an Androgenen hinweisen?
7. Zählen Sie die weiblichen Genitalorgane der Reihe nach auf und unterscheiden Sie sie in innere und äußere Geschlechtsorgane.
8. Wie ist der Uterus aufgebaut? (Verwenden Sie Fachausdrücke.)
9. Erläutern Sie die Begriffe Klimakterium, Menopause und Postmenopause.
10. Geben Sie vegetative, somatische und psychische Störungen an, die während des Klimakteriums auftreten können.
11. Welche Stadien durchläuft eine chronische Niereninsuffizienz?
12. Akute Pyelonephritis: Um welche Erkrankung handelt es sich? Nennen Sie drei typische Symptome. Welche Behandlung ordnet der Arzt normalerweise an?
13. Nennen Sie den Fachausdruck für Blasenentzündung und erläutern Sie, warum Frauen häufiger als Männer davon betroffen sind.
14. Nennen Sie die acht Hauptformen der Inkontinenz.
15. Geben Sie je drei unterschiedliche Ursachen für Inkontinenz bei Frauen und bei Männern an.
16. Unterscheiden Sie anhand von Symptomatik und Ursache detailliert die sensorische von der motorischen Urge-Inkontinenz.
17. Welche Möglichkeiten zum Training der Beckenbodenmuskulatur kennen Sie? Erläutern Sie.
18. Welche Symptome begleiten eine Prostatahyperplasie (BPH)? Unterscheiden Sie auf Grund der Ursache.
19. Beschreiben Sie den typischen Verlauf der BPH und nennen Sie die jeweiligen Therapien.
20. Unterscheiden Sie Ursachen und Behandlung bei einer Kolpitis und einer Kolpitis senilis.
21. Geben Sie zwei mögliche Ursachen und Therapien für die Gebärmuttersenkung an.
22. Was versteht man unter Kraurosis? Erklären Sie anhand der Symptome.
23. Worauf muss eine Frau bei der Tastuntersuchung ihrer Brust achten?

KAPITEL

10 Die Sinnesorgane und ihre Erkrankungen

10.1 Anatomie und Physiologie

10.1.1 Auge

Das Auge ist das Organ des **Sehsinns.** Es besteht aus dem Augapfel (Bulbus oculi) und verschiedenen Schutzeinrichtungen und liegt in der mit Fettgewebe ausgepolsterten knöchernen Augenhöhle (Orbita). Mit dem Gehirn ist es durch den **Sehnerv** (Nervus opticus) verbunden. Das Auge wird von sechs äußeren Augenmuskeln bewegt, und ist in seinen Bewegungen willentlich und sehr genau steuerbar.

Augapfel

Bulbus oculi, kugelförmig mit einem Durchmesser von ca. 2,5 cm.
Dreischichtiger Wandaufbau (von außen nach innen):

- Äußere Augenhaut
  - **Lederhaut** (Sklera). Schicht aus kollagenem, festem Bindegewebe, ist lichtundurchlässig.
  - **Hornhaut** (Cornea). Durchsichtiger Teil der Augapfelhülle. Die Cornea enthält keine Blutgefäße. Sie ist stärker gewölbt als der übrige Augapfel und ist gemeinsam mit der Linse für die Lichtbrechung verantwortlich. Sklera und Cornea sind ineinander verzahnt. In diesem Bereich laufen ringförmige Venen, die das Kammerwasser ableiten.
- Mittlere Augenhaut (Uvea)
  - Innen an der Sklera liegt die **Aderhaut** (Choroidea). Sie enthält viele Blutgefäße, lockeres Bindegewebe und ist durch Pigmente dunkel gefärbt.
  - Den vorderen Teil der Aderhaut bildet der Ziliarkörper (Corpus ciliare) mit den Zonulafasern (Linsenaufhängung aus Bindegewebsfasern).
  - Daran schließt die **Regenbogenhaut** (Iris) an. Sie hat vorn eine runde Öffnung, die **Pupille.** Die Pupillenweite wird durch die strahlenförmigen Muskeln der Iris (Musculus sphincter pupillae und Musculus dilatator pupillae) entsprechend des Lichteinfalls vergrößert oder verengt. Die Iris enthält viele Pigmentzellen und ist für die Augenfarbe verantwortlich.
- Innere Augenhaut
  - Die **Netzhaut** (Retina) liegt der Aderhaut auf und wird durch deren Blutgefäße versorgt. Sie ist farb- und lichtempfindlich. Sie ist aus mehreren Nervenzellschichten aufgebaut, die mit ihren Fortsätzen den **Sehnerv** (Nervus opticus) bilden und dem Gehirn melden, was die Sehzellen wahrnehmen.
    Die Austrittsstelle des Sehnerven aus der Netzhaut wird als blinder Fleck bezeichnet, da sich an dieser Stelle keine Sehzellen (Photorezeptoren) befinden.

Weitere wichtige Strukturen des Augapfels (➤ Abb. 10.1) sind:

- Linse: Sie liegt zwischen Iris und Glaskörper, an den Zonulafasern aufgehängt. Sie enthält weder Blutgefäße noch Nerven und ist in der Wölbung veränderlich, was für das Nah- und Fern-Sehen (➤ Abb. 10.2) wichtig ist.
- Glaskörper: Er liegt zwischen Linse und Netzhaut (Corpus vitreum), eine völlig durchsichtige, gallertartige Kugel, die zu 99 % aus Wasser besteht.
- Vordere Augenkammer: Sie liegt zwischen vorgewölbter Hornhaut und Iris bzw. Linse, ist gefüllt mit Kammerwasser.
- Hintere Augenkammer: Sie liegt zwischen Linse und Iris, ist gefüllt mit Kammerwasser.
- Das Kammerwasser wird im Ziliarkörper produziert und fließt aus der hinteren Augenkammer über die Pupille in die vordere Augenkammer. Es fließt über den Kammerwinkel ab und wird von den Venen rings um die Hornhaut aufgenommen. Das Kammerwasser dient der Ernährung der gefäßlosen Linse sowie der Befeuchtung der Hornhaut von innen.

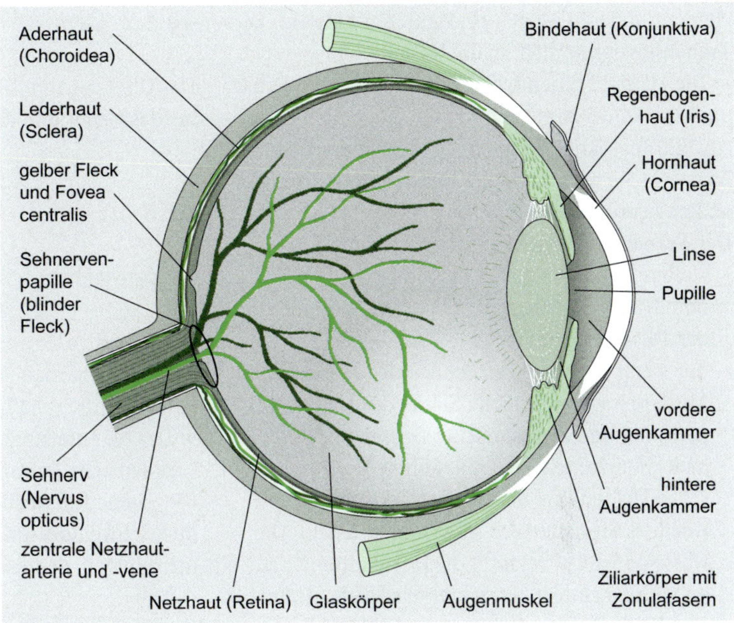

Abb. 10.1 Das Auge. [L190]

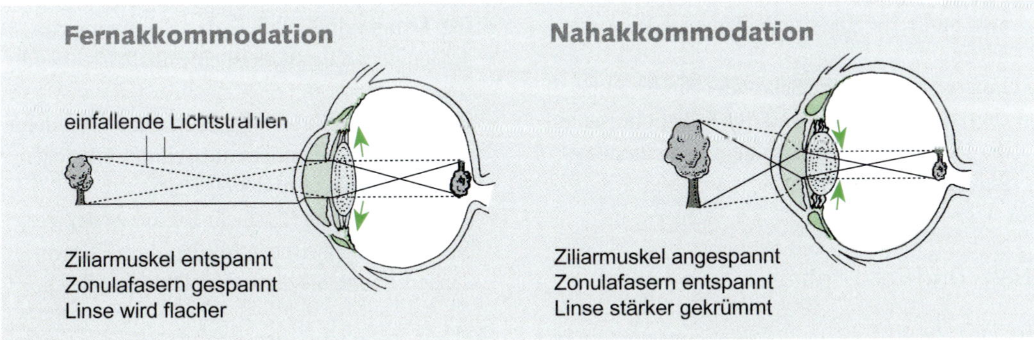

Abb. 10.2 Nah- und Fernakkomodation des Auges. [L190]

Schutzeinrichtungen des Auges

- Die **Tränendrüse** ist eine exokrine Drüse und liegt in der seitlichen oberen Augenhöhle. Ihre Ausführungsgänge münden in den oberen Bindehautsack. Sie wird durch emotionale oder andere neurogene Reize gesteuert. Der Tränenfilm schützt die Hornhaut vor Austrocknung.
- Die **Augenlider** sind Hautfalten zum Abdecken des Auges und Verteilen der Tränenflüssigkeit. Reflexartiges Schließen der Lider schützt das Auge vor Verletzungen. Nachts verhindern die geschlossenen Lider, dass der Augapfel austrocknet.
- Die **Augenbrauen** und **Augenwimpern** schützen vor gröberen Teilchen, die in das Auge fallen könnten.
- Die **Bindehaut:** schleimhautähnliche, nach innen geschlagene Fortsetzung des Lids. Liegt im vorderen Bereich der Sklera (Augenweiß) auf.

Tränenflüssigkeit

Die Tränenflüssigkeit wird ständig in der Tränendrüse gebildet, durch den Lidschlag über das Auge verteilt und von dem Tränennasenkanal aufgenommen. Die Mündungspunkte sind die Tränenpünktchen am inneren oberen und unteren Lidrand. Die Tränenflüssigkeit fließt in die Nasenhöhle.

Die Haupt-**Tränendrüse** ist eine exokrine Drüse und liegt in der seitlichen oberen Augenhöhle. Ihre Ausführungsgänge münden in den oberen Bindehautsack. Sie wird entweder durch emotionale oder andere neurogene Reize gesteuert.

Der **Tränenfilm** besteht aus drei Schichten:

- Äußere Lipidschicht: Sekret von Drüsen (Meibomdrüsen) am oberen und unteren Lidrand und der Talgdrüsen des Auges. → Verzögert die Verdunstung der wässrigen Schicht des Tränenfilms.
- Mittlere wässrige Schicht: Sekret der Haupttränendrüse und akzessorischer Drüsen der Bindehaut, Hauptanteil des Tränenfilms. Die akzessorischen Drüsen sind für die Basalsekretion verantwortlich. Sie halten das Auge immer feucht. Die wässrige Schicht versorgt die Hornhaut mit Sauerstoff und enthält antibakterielle Stoffe. Außerdem spült sie Fremdkörper von der Hornhaut. Emotional geweinte Tränen enthalten zusätzlich zwei Stoffe, die eine stressabbauende Wirkung haben.
- Innere Mucinschicht: Sekret der Bindehautbecherzellen → lässt die wässrige Schicht besser auf der Hornhaut haften, damit eine gleichmäßige Benetzung garantiert ist.

Nah- und Fern-Sehen

Das Auge liefert nur dann scharfe Bilder, wenn das Verhältnis zwischen seiner Brechkraft und der Achsenlänge ausgewogen ist (Normalsichtigkeit).

Brechkraft: Fähigkeit des optischen Systems, eingefallene Lichtstrahlen zu bündeln. Die Brechkraft wird in Dioptrien gemessen.

Achsenlänge: Abstand von der Hornhautmitte bis zur Netzhautmitte.

Das Auge kann seine Brechkraft der Entfernung der Gegenstände, die es betrachtet, anpassen.

Akkommodation (➤ Abb. 10.2) ist die Fähigkeit des Auges zur Scharfeinstellung des Gesehenen. Mit der Hilfe des Ziliarmuskels kann die Wölbung der Linse verändert werden, d. h. der Brennpunkt der Linse wird auf die Ebene eingestellt, die scharf gesehen werden soll (z. B. beim Zeitungslesen). Die Akkommodationskraft lässt im Alter stark nach.

10.1.2 Ohr

Das Ohr (➤ Abb. 10.3) beherbergt zwei Sinnesorgane: das Gehör und den Gleichgewichtssinn.

Aufbau

Äußeres Ohr

- Knorpelige Ohrmuschel, befindet sich außerhalb des knöchernen Schädels und stellt einen „Trichter“ für die Schallwellen dar.
- Der ca. 3 cm lange Gehörgang führt schräg nach innen zum Trommelfell.

Die Haut des Gehörgangs enthält Härchen, Talg- und Schweißdrüsen, die den Ohrenschmalz (Cerumen) bilden, der der Ohrreinigung dient.

Mittelohr

- Das **Trommelfell** schließt den Gehörgang von der Paukenhöhle ab, es ist eine durchscheinende Haut.
- Die **Paukenhöhle** ist luftgefüllt, mit Schleimhaut ausgekleidet und enthält die Gehörknöchelchen: Hammer, Amboss und Steigbügel.
- Die **Ohrtrompete** (Eustachi-Röhre) ist der Verbindungsgang zwischen Mittelohr und Nasen-Rachen-Raum. Sie dient dem Druckausgleich.

Innenohr

Das Innenohr (➤ Abb. 10.3) besteht aus einem komplizierten Hohlraumsystem, dem knöchernen **Labyrinth** des Schädelknochens. Es enthält das eigentliche **Hörorgan,** die **Schnecke** (Cochlea), und das **Gleichgewichtsorgan** mit **Vorhof** (Vestibulum) und **Bogengängen.** Das Innenohr ist mit Flüssigkeit (Perilymphe) gefüllt.

Hörvorgang

- Die Schallwellen werden vom äußeren Ohr aufgefangen und zum Trommelfell geleitet.
- Das Trommelfell wird durch die Schallwellen in Schwingungen versetzt.

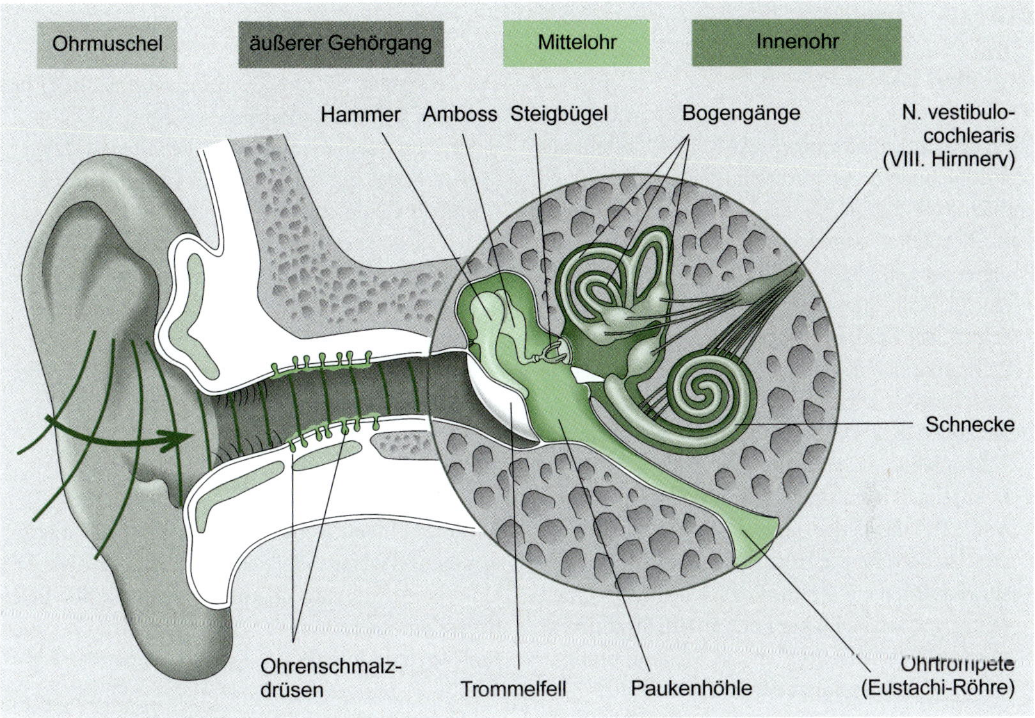

Abb. 10.3 Das Ohr. [L190]

- Der Hammer ist direkt am Trommelfell befestigt. Hammer, Amboss und Steigbügel sind durch Gelenke verbunden und übertragen die Bewegungen des Trommelfells auf das Innenohr.
- Der Steigbügel liegt mit seiner Fußplatte an der Schnecke. In der Schnecke befindet sich Flüssigkeit. Durch die Bewegungen des Steigbügels wird die Flüssigkeit durch die Schnecke gedrückt.
- Die Flüssigkeitswellen erregen Rezeptoren der Schnecke.
- Die Erregungen werden über den Hörnerv an das Gehirn weitergeleitet (Hörsinn).

Gleichgewichtssinn

Im Innenohr liegt das Gleichgewichtsorgan. Es besteht aus:

- Drei Bogengängen. Sie stehen senkrecht zueinander in den drei Drehachsen des Raums, sodass jede Drehbewegung registriert werden kann.
- Großem und kleinem Vorhofsäckchen (Utriculus und Sacculus) zur Wahrnehmung von linearer Beschleunigung und Schwerkraft.

Die Bogengänge sind mit Flüssigkeit gefüllt. Bei Bewegung des Körpers bewegt sich auch die Flüssigkeit und erregt die Sinneszellen des Gleichgewichtsorgans. Diese Erregung wird über den Gleichgewichtsnerv zum Gehirn geleitet und dort verarbeitet.

10.1.3 Haut und Hautanhangsgebilde

Organ mit einer Oberfläche von ca. 2 m^2.

Aufgaben

- Schutz des Körpers vor Umwelteinflüssen
- Wärmeregulation
- Sinnesorgan
- Mitregulation des Wasserhaushalts

Aufbau

Oberhaut

Die Oberhaut (Epidermis ➤ Abb. 10.4) besteht aus mehrschichtigem, verhorntem Plattenepithel und enthält keine Blutgefäße. Sie kann bis zu 4 mm dick sein. Ihre Zellen werden durch die Blutgefäße der Papillen der Lederhaut ernährt.

- Hornschicht (Stratum corneum): Äußerste Schicht der Epidermis. Abgestorbene, verhornte Zellen, die sich in kleinen Schüppchen ablösen. Je nach Beanspruchung ist diese Schicht unterschiedlich dick. Die Hornschuppen werden durch Talg miteinander verklebt.
- Keimschicht (Stratum basale und Stratum spinosum): Teilungsfähige, lebende Zellen, die den „Nachschub" für die Hornschicht liefern. Die Zellen verhornen auf ihrem Weg nach außen immer weiter und sterben schließlich ab. Im Stratum basale liegen die Melanozyten, die Melanin produzieren. Melanin schützt den Körper vor dem Eindringen der UV-Strahlen und gibt der Haut die Farbe.

Lederhaut

Die Lederhaut (Dermis, Korium ➤ Abb. 10.4) besteht aus 2 Gewebeschichten:

- Stratum papillare: Bindegewebe mit elastischen Fasern, das mit der Epidermis verzahnt ist. Es enthält viele Kapillargefäße und Nervenendorgane (Tastkörperchen; Sinnesorgane mit ableitenden Nerven). Diese Schicht ernährt die Epidermis, macht die Haut elastisch und straff und schützt sie so vor Zerreißen.
- Stratum reticulare: Retikuläres Bindegewebe, das der Haut die hohe Reißfestigkeit verleiht.

Unterhaut

Lockeres Bindegewebe mit vielen traubenförmig zusammengelagerten Fettzellen (➤ Abb. 10.4). Die Unterhaut (Subkutis) dient dem Schutz der tiefer liegenden Strukturen vor Schädigung durch Druck und Stoß. Sie enthält

- größere Blutgefäße,
- ableitende Nerven,
- Talgdrüsen (fetten Haut und Haar ein, Talg wirkt wasserabweisend),
- Schweißdrüsen zur Wärmeregulation (Senkung der Körpertemperatur durch Verdunstung), Säu-

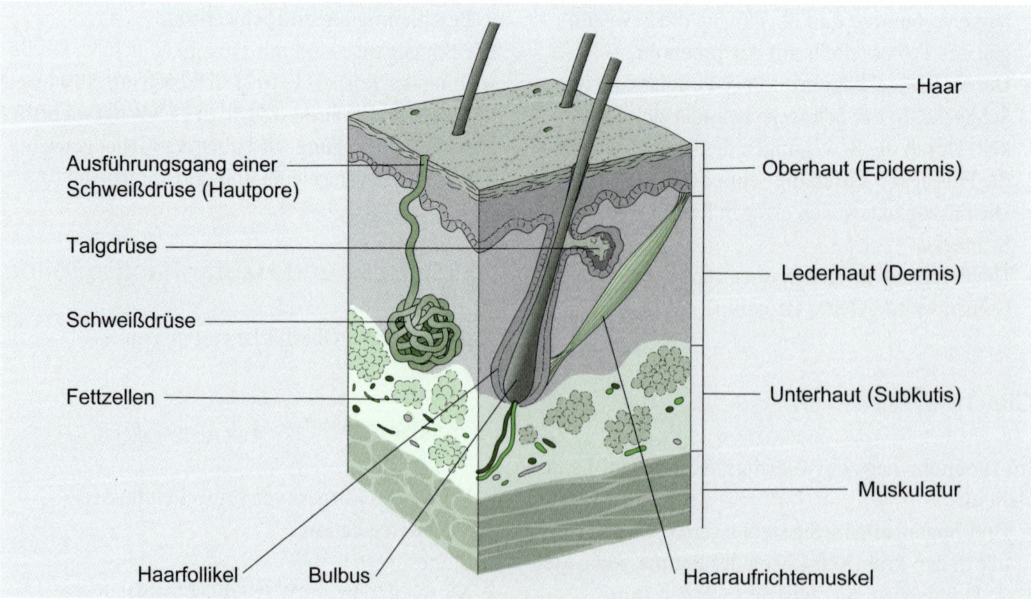

Abb. 10.4 Die Haut. [L190]

10

reschutzmantel (Schweiß enthält u. a. Säuren, die über den sauren pH-Wert das Eindringen von Mikroorganismen verhindern),
- Haarfollikel (Haarbalg).

Physiologische Hautalterung

Die Lebensspanne der Epidermiszellen ist bei 50-Jährigen nur noch knapp halb so lang wie in der Jugend:
- Haut verliert an Elastizität, wird schlaff, faltiger.
- Haut wird dünner, die subkutane Fetteinlagerung nimmt ab.
- Drüsen produzieren weniger Schweiß und Talg. Die Haut wird trockener, die Thermoregulation nimmt ab.
- Säureschutzmantel nimmt ab, Infektionsgefahr steigt.
- Haut wird weniger durchblutet, dadurch geht die Versorgung mit Nährstoffen und Sauerstoff zurück.
  - Wunden heilen langsamer.
  - Infektionsrisiko steigt.
  - Wirkstoffe werden vermindert über die Haut aufgenommen.

Haar

- Fast der ganze Körper ist behaart. Ausnahme: Lippen, Handflächen, Fußsohlen, Teile des äußeren Genitales.
- Haarmuskel kann die Haare aufrichten, „Gänsehaut" zur Aufrechterhaltung der Körpertemperatur.
- Kopfbehaarung schützt vor dem Eindringen von Sonnenstrahlen.
- Im Alter werden Kopfhaare weniger und dünner, Haare der Augenbrauen, Nase, Ohren werden dicker.

Nägel

Am Ende der Finger und Zehen liegen die Nägel (Unguis ➤ Abb. 10.5), stark verhornte Platten. Unter dem Nagel liegt das Nagelbett. Die Nagelwurzel steckt unter dem Nagelhäutchen. Der Nagel wird von der Nagelmatrix im Bereich der Nagelwurzel gebildet und schiebt sich von da über das Nagelbett.

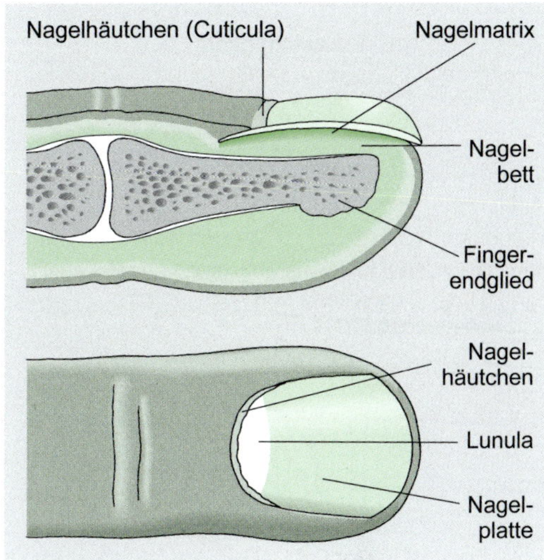

Abb. 10.5 Der Nagel. [L190]

Im Alter wachsen Nägel ungleichmäßiger und sind dicker, aber brüchiger.

10.2 Erkrankungen des Auges

10.2.1 Kurzsichtigkeit

Ursachen

Der Augapfel ist zu lang, sodass das Bild entfernter Gegenstände vor der Netzhaut entsteht und somit unscharf ist. Beginn meist in der Pubertät, Kurzsichtigkeit (Myopie) verschlechtert sich ca. bis zum 25. Lebensjahr, dann ist das Wachstum des Auges abgeschlossen.

Symptome

- Unscharfes Sehen in der Ferne.
- Nahe Gegenstände werden scharf gesehen.

Therapie

Brille mit Zerstreuungslinsen (Minus-Gläser ➤ Abb. 10.6).

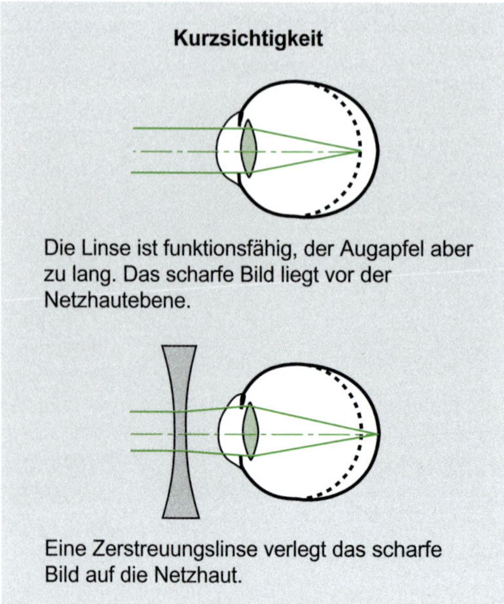

Abb. 10.6 Kurzsichtigkeit. [L190]

10.2.2 Weitsichtigkeit

Auch Übersichtigkeit, Hypermetropie oder Hyperopie genannt.

Ursachen

Der Augapfel ist zu kurz, sodass das Bild nicht exakt auf die Retina fällt, sondern dahinter ein unscharfes Bild entsteht.

Symptome

- Unscharfes Sehen naher Gegenstände.
- Scharfes Sehen in die Ferne ist infolge der Akkommodation kein Problem.
- Latente Hyperopie: Das Auge gleicht die Weitsichtigkeit aus (in der Jugend).
- Manifeste Hyperopie: abnehmende Akkommodationsfähigkeit und Überanstrengung des Ziliarmuskels.

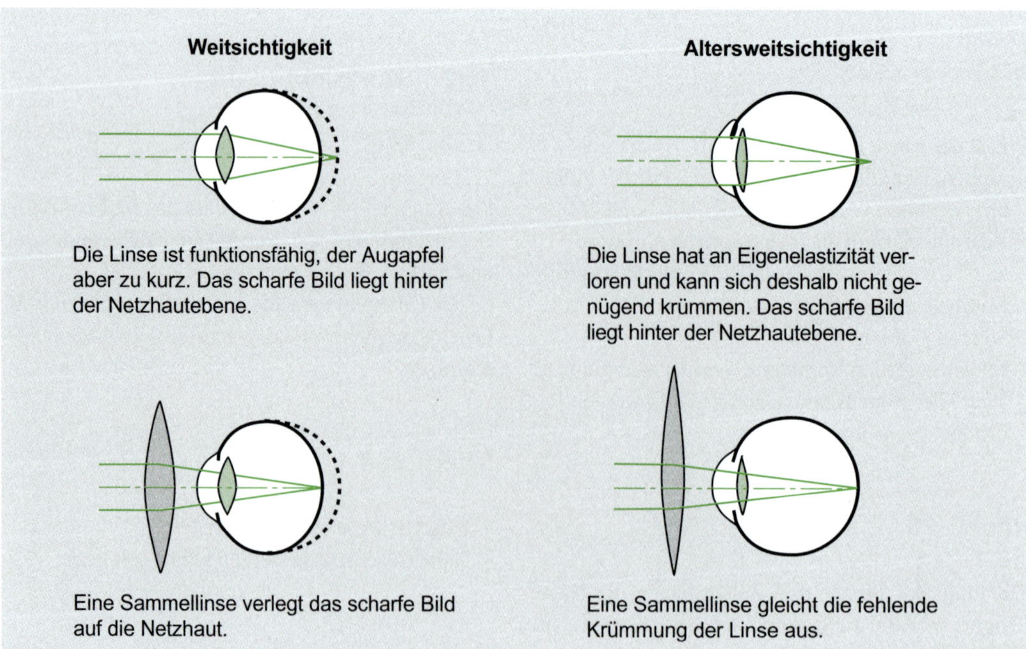

Abb. 10.7 Weitsichtigkeit und Alterssichtigkeit. [L190]

10

Therapie

Brille mit Sammellinsen (Plus-Gläser ➤ Abb. 10.7).

10.2.3 Nachtblindheit

Die Sehfähigkeit bei Dämmerung und Dunkelheit ist eingeschränkt.

Ursachen

- Alter
- Kurzsichtigkeit
- Vitamin-A-Mangel
- Angeborener Ausfall der Stäbchensehfähigkeit

Symptome

Unscharfes Sehen im Dunkeln, nur Formen werden wahrgenommen.

Therapie

Vitamin-A-Substitution.

10.2.4 Erkrankungen des Augenlids

Auswärtskehrung des Lids

Ursachen

- Schlaffheit des Lids im Alter (Ektropium)
- Häufiges Wischen bei gestörtem Tränenabfluss

Symptome

- Abstehendes Unterlid
- Tränenträufeln (unteres Pünktchen des Tränennasenkanals steht ab)
- Bindehautentzündung

Therapie

Operation.

Einwärtskehrung des Lids

Ursachen

Muskelfasern verkürzen und verkrampfen im Alter (Entropium).

Symptome

Einwärtskehrung des Unterlids mit Scheuern der Wimpern auf der Bindehaut.

Therapie

- Vorübergehend Pflasterzug und Augensalbe
- Operation

Gerstenkorn

Akute, eitrige Entzündung der Liddrüsen mit Abszessbildung (Hordeolum).

Ursachen

Infektionen.

Symptome

- Rötung und Schwellung der Lidrandstelle
- Eiterkuppe, die sich nach einigen Tage öffnet

Therapie

- Trockene Wärme
- Augensalbe mit lokal wirkenden Antibiotika

10.2.5 Konjunktivitis

Bindehautentzündung, kann akut oder chronisch verlaufen.

Ursachen

Akute Konjunktivitis:
- Infektion mit Adenoviren, Bakterien
- Allergie (Pollen, Augenkosmetika)
- Reizung durch Fremdkörper
- Reizung durch UV-Strahlen (Solarium, Reflektion über Schnee)
- Reizung durch Wind, Rauch, Staub

ACHTUNG
Bei infektiöser Konjunktivitis ist eine Ansteckung möglich.

Chronische Konjunktivitis:
- Veränderungen an den Blutgefäßen
- Ablagerungen auf der Bindehaut
- Ständiger Kontakt mit Allergieauslösern (z. B. Kosmetika, Tiere)

Symptome

Akute Konjunktivitis:
- Bindehaut ist rot und geschwollen.
- Juckreiz.
- Lidränder morgens verklebt.

Chronische Konjunktivitis:
- Eingedickte Sekrete am inneren Lidrand
- „Trockene Augen"
- Evtl. Lidödem

Therapie

- Je nach Ursache Augentropfen mit Antibiotika, Antihistaminika, Kortikosteroide, α-Sympathomimetika.
- Ursachenforschung; falls bekannt, muss die Ursache konsequent gemieden werden.

10.2.6 Keratokonjunktivitis sicca

Trockenes Auge, Sicca-Syndrom.

Ursachen

- Nachlassende Tränenproduktion im Alter, besonders der Lipidfilm reduziert sich, was zu einer erhöhten Verdunstung der Tränenschicht führt
- Weibliches Geschlecht: Östrogenmangel begünstigen das Sicca-Syndrom
- Diabetes
- Schilddrüsenerkrankungen
- Rheuma
- Sjögren-Syndrom (Autoimmunerkrankung, bei der es zur chronischen Entzündungen der Tränendrüsen kommt)
- Nervenschädigung z. B. nach Apoplex
- Veränderung einer oder mehrerer Komponenten des Tränenfilms
  - Verletzung der Tränendrüse
  - Entzündung der Tränendrüse (Mumps, Chlamydien)
  - Infiltration der Tränendrüse (Leukämie, Lymphom)
  - Vitamin-A-Mangel
- Lidveränderungen
- Erkrankungen des Hornhautepithels
- Umweltnoxen, die zu einer Zerstörung der akzessorischen Tränendrüsen führen: Luftverschmutzung, Zigarettenrauch oder Umwelteinflüsse wie stundenlanges Bildschirmsehen (Office-Eye-Syndrom, Gamer Eye) oder Zugluft
- Medikamente: Orale Kontrazeptiva, β-Blocker, Benzodiazepine, Antidepressiva, Diuretika, Antihistaminika, lokale Sympathomimetika

Symptome

- Empfindliche, gerötete Augen
- Brennen, Juckreiz
- Druckgefühl, Schmerzen
- Fremdkörpergefühl bei Wind, Kälte, Rauch, in Räumen mit Klimaanlage
- Vermehrter Tränenfluss (Reflextränen) vor allem in der Anfangszeit
- Schädigung der Augenoberfläche mit punktförmigen Epithelschäden
- Bindehautrötung
- Anzeichen einer Drüsendysfunktion mit eingedicktem Drüsensekret

Komplikationen

- Hornhaut verliert durch ständiges Scheuern der Lider ihre Transparenz und trübt sich.
- Anfälligkeit für Augeninfektionen steigt.

Therapie

Durch augenärztliche Diagnostik Unterscheidung in hypovolämische (zu wenig Tränenflüssigkeit vorhanden) und hyperevaporative (nachteilig veränderte Zusammensetzung der Tränenflüssigkeit) Form.

- Tränenersatzmittel als Augentropfen oder Augen-Gel
  - Bei leichten Beschwerden: wässrige Zubereitungen mit Polyvidon
  - Bei mittelschweren Beschwerden: höherviskose Augentropfen
  - Bei starken Beschwerden: Augen-Gele
- Antientzündliche Therapie für die Augenoberfläche und die Tränendrüse mit Antibiotika
- In schweren Fällen: Reversibler mechanischer Verschluss der Abflusskanäle im inneren Augenwinkel mittels Punctum plugs, Stöpsel aus Kollagen oder Silikon, irreversible Verödung der Tränenpünktchen durch Elektrokoagulation
- Regelmäßige Lidrandhygiene zweimal täglich zur Verbesserung der Funktion der Meibomdrüsenfunktion
- Omega-3-Fettsäure-reiche Ernährung wirkt sich antientzündlich aus
- Tabakrauch vermeiden
- Gebläse von Klimaanlagen nicht aufs Gesicht lenken
- Fernsehen und Bildschirmarbeit reduzieren
- Viel trinken
- Luftfeuchtigkeit in Räumen erhöhen

Medikamentenlehre

Tränenersatzmittel

Künstliche Tränen sollen gut verträglich sein und eine hohe Verweildauer auf der Hornhaut haben. Gleichzeitig dürfen sie aber die Sehschärfe nicht beeinflussen. Sie verringern die Scherkräfte beim Blinzeln und erhöhen die Stabilität des Tränenfilms.

Filmbildner

Polyvinylderivate
- Polyvinylalkohol
- Polyvinylpyrrolidon

Polyacrylsäurederivate

Halbsynthetische Cellulosederivate
- Hydroxypropylmethylcellulose
- Hydroxyethylcellulose

Kombinationspräparate
- Filmbildner + Dexpanthenol
- Filmbildner + Retinol

Hyaluronsäurepräparate

Wenn viermal oder öfter eingetropft werden muss, sollten konservierungsmittelfreie Augentropfen in Einmaldosenbehältnissen bevorzugt werden, da die Konservierungsmittel zelltoxisch wirken. Künstliche Tränen müssen mindestens eine Woche getropft werden, bevor ein Effekt deutlich wird.

10.3 Alterserkrankungen des Auges

Die Presbyopie ist ein normaler Alterungsprozess, der wahrgenommen wird und durch geeignete Sehhilfen auszugleichen ist. Mit zunehmendem Alter treten auch Augenkrankheiten auf, deren Frühsymptome durch die Betroffenen nicht bemerkt werden und die irreversible Schäden bis zur Erblindung zur Folge haben können.

Außerdem wird durch schlechtes Sehen die Lebenserwartung reduziert, wenngleich kein direkter Zusammenhang zwischen Sehstörung und Sterberisiko besteht.

Probleme durch Sehstörungen:
- Erhöhtes Risiko für Stürze
- Immobilität
- Fehler bei der Medikamenteneinnahme
- Soziale Isolation
- Einseitige oder fehlerhafte Ernährung und Exsikkose

10.3.1 Alterssichtigkeit

Ursachen

Die Linse verhärtet mit zunehmendem Alter (Sklerosierung), sodass die Fähigkeit zur Akkommodation nachlässt (Presbyopie). Die Naheinstellung der Linse wird immer unzureichender (➤ Abb. 10.7).

Daneben lässt auch die Fähigkeit, Farben zu sehen sowie die Wahrnehmung von Kontrasten nach.

Symptome

Zunehmend unscharfes Sehen naher Gegenstände (etwa ab dem 50. Lebensjahr beginnend, langsam fortschreitend), d. h. der scharf gesehene Nahpunkt rückt immer weiter in die Ferne. Die Zeitung muss zum Lesen z. B. weiter entfernt gehalten werden.

Therapie

- Lesebrille mit Sammellinsen
- Bei bereits bestehender Fehlsichtigkeit: 2 Brillen oder Bifokal(Plus- und Minus)-Gläser

10.3.2 Katarakt

Zunehmende **Trübung der Linse** und daraus folgende nachlassende Sehschärfe. Fast die Hälfte der Frauen und ein Drittel der Männer über 75 Jahren leiden an grauem Star (Katarakt). In Deutschland werden über 700 000 Kataraktoperationen/Jahr durchgeführt. Keine Prävention möglich. [8] Unbehandelt kann grauer Star zum Erblinden führen.

Vorbeugung ist nicht möglich, da es sich in > 90 % der Fälle um eine Alterserscheinung der Linse handelt. Dennoch können Risikofaktoren wie starke Sonneneinstrahlung und Rauchen vermieden werden.

Ursachen

- Erworbene Katarakt
  - Alterskatarakt: häufigste Ursache ist die natürliche Alterung der Linse
  - Katarakt bei Stoffwechselerkrankungen: Diabetes mellitus, Niereninsuffizienz
  - Toxische Ursachen: Alkoholmissbrauch, Kortikoide, Rauchen
  - Verletzung, Prellung
  - Vermehrte Sonnenlicht- bzw. UV-Einstrahlung
  - Augenerkrankungen: Infektionen, Glaukom
- Kongenitale Katarakt
  - Angeborene Katarakt auf Grund von genetischen Ursachen (z. B. Trisomie 21)
  - Erkrankung der Mutter während der Schwangerschaft (z. B. Röteln, Toxoplasmose)

Symptome

- Zunehmendes Blendungsgefühl.
- Nachlassendes Kontrastsehen: Allmählich verliert das Bild immer mehr an Schärfe, wirkt verschwommen und das Lesen wird immer schwieriger.
- Kurzsichtigkeit.
- Durch die Linsentrübung werden Blautöne immer schlechter gesehen.
- Teilweise Sehen von Doppel- oder Dreifachbildern.
- Später können nur noch Hell-Dunkel-Kontraste unterschieden werden.
- Pupille ist nicht mehr schwarz, sondern grau-weiß.

Therapie

Die getrübte Linse wird operativ entfernt, dann gibt es verschiedene Optionen:

- Eine künstliche Linse wird eingesetzt und verbleibt lebenslang im Auge. Für das Nahsehen muss eine Brille getragen werden, da die künstliche Linse starr ist.
- Eine Multifokallinse wird eingesetzt, diese ermöglicht das Nah- und Fernsehen ohne zusätzliche Brille.
- Tragen einer Starbrille (+12 Dioptrien).
- Kontaktlinsen.

Nach der Operation für einige Wochen:

- Nicht schwer heben
- Kein Leistungssport
- Keine Sauna, nicht Schwimmen oder Baden
- Das Auge nicht reiben

10.3.3 Glaukom

Augenerkrankungen, die zur Schädigung des Sehnervs führen und damit Gesichtsfeldausfälle verursachen. In den meisten Fällen liegt die Ursache in einer Abflussstörung des Kammerwassers. Der steigende Innendruck des Auges zerstört immer mehr Sehnervenfasern (Glaukom).

Ca. 10 % aller Menschen über 40 Jahre haben einen erhöhten Augeninnendruck. Zwischen 500 000 und 800 000 Menschen leiden in Deutschland unter einem manifesten Glaukom. Da das zentrale Sehen lange Zeit normal bleibt, bemerken die Betroffenen die Erkrankung zunächst nicht. Selbst wenn 50 % der Nervenfasern betroffen sind, wird dies oft noch nicht wahrgenommen, da das Gehirn die Gesichtsfeldausfälle kompensiert und fehlende Gebiete einfach „hinzuerfindet". Das Glaukom befällt meist beide Augen und ist nicht umkehrbar. Zugrunde gegangene Sehnervenfasern können nicht wieder hergestellt werden. Das Sehvermögen kann nur stabilisiert und eine Erblindung verhindert werden. Das Glaukom ist die häufigste Ursache für Blindheit in den Industrieländern. Normaler Innendruck des Auges liegt bei ca. 10–21 mmHg, Schmerzen verursachen erst Druckwerte > 30 mmHg.

Risikofaktoren

- Alter
- Kurzsichtigkeit > 4 Dioptrien
- Langandauernde Steroidtherapie
- Glaukomerkrankung bei Verwandten 1. Grades

Ursachen

- **Offenwinkelglaukom** (Glaucoma chronicum simplex): Kammerwasser kann durch Altersveränderungen nicht abfließen.
  - Hochdruckglaukom: Innendruck > 25 mmHg
  - Normaldruckglaukom: Innendruck 10–21 mmHg
- **Winkelblockglaukom:** Akute Form mit anfallsartiger Erhöhung des Augeninnendrucks auf > 70 mmHg (akuter Glaukomanfall), der Kammerwinkel ist durch die Iris verlegt, sodass kein Abfluss des Kammerwassers möglich ist. Auslösende Faktoren können sein:
  - Erregung und Dunkelheit (z. B. Fernsehkrimi)
  - Ungewöhnliche körperliche Anstrengung
  - Ungewohnte Mengen an Alkohol, Nikotin, Koffein
  - Antidepressiva (erweitern die Pupillen)
- **Angeborenes Glaukom** (congenitales Glaukom).
- **Glaukom aufgrund einer Augenverletzung,** eines Tumors, Entzündungen, Narbenbildungen, Gefäßneubildungen auf der Iris, Linsenluxation.

Symptome

Offenwinkelglaukom:
- Am Anfang häufig keine Beschwerden
- Später irreversible Gesichtsfeldausfälle bis zur Erblindung
- Farbringe und Lichtquellen

Akutes Winkelblockglaukom:
- Vorzeichen: Nebelsehen, regenbogenfarbene Ringe
- Stärkste Augen- und Stirnkopfschmerzen
- Übelkeit bis zum Erbrechen
- Fieber und Schüttelfrost
- Rötung des Auges
- Vermindertes Sehvermögen bis zur Erblindung
- Lichtscheu
- Augapfel ist steinhart, die Pupille ist erweitert

ACHTUNG

Bei einem akuten Glaukomanfall bestehen oft so starke Beschwerden, dass die Augensymptome übersehen werden. Notfall → Krankenhaus!

Therapie

- Regelmäßige Applikation von Medikamenten zur Senkung des Augeninnendrucks
- Operation
- Lasertherapie

Beim Glaukomanfall:
- Sofort pupillenverengende Tropfen
- Infusionen zur Senkung des Augeninnendrucks
- Schmerztherapie
- Operation

Medikamentenlehre

Medikamente zur Senkung des Augeninnendrucks

Therapieziel ist die Senkung des Augeninnendrucks. Mittel erster Wahl sind β-Blocker und Prostaglandinderivate. Reicht deren Wirkung in der Monotherapie nicht aus, können Kombinationsmittel gegeben werden.

β-Blocker

- müssen nur zweimal täglich getropft werden, daher bessere Adhärenz der Patienten und
- verursachen keine Sehstörungen.

Nebenwirkungen:

- Aufgrund systemischer Wirkung der β-Blocker: Kardiale und pulmonale Kontraindikationen müssen beachtet werden.
- Kopfschmerzen.

Präparate:

- Timolol
- Betaxolol
- Carteolol
- Metipranolol

Prostaglandinanaloga

Sind die am stärksten wirkenden Augeninnendrucksenker.

Nebenwirkungen:

- Braunfärbung der Regenbogenhaut
- Länger werdende Wimpern
- Hyperämien (Augenrötungen)

Präparate:

- Latanoprost
- Travoprost
- Bimatoprost
- Tafluprost

Carboanhydrasehemmer

Senken im Ziliarkörper die Karboanhydratase und drosseln so die Kammerwasserproduktion.

- Dorzolamid
- Brinzolamid

Miotika

Medikamente, die die Pupille verengen.

Wirkungen:

- Dauerkontraktion des Irismuskels, Pupille ist eng.
- Dauerkontraktion des Ziliarmuskels → Linse ist auf Nähe eingestellt → Abflusskanäle des Kammerwassers werden erweitert → Augeninnendruck sinkt.

Wirkung für ca. 6 Std.

Nebenwirkung:

Auge auf Nahpunkt eingestellt → vorübergehende Kurzsichtigkeit

Präparate:

- Pilocarpin

α_2-Agonisten

Stimulierung der α_2-Rezeptoren senkt den Augeninnendruck, indem die Produktion des Kammerwassers verringert und sein Abfluss gleichzeitig erhöht wird. Darüber hinaus wird die Durchblutung am Sehnerv verbessert. Ein Problem ist die gleichzeitige Stimulierung der α_1-Rezeptoren, die eine Pupillenerweiterung zur Folge hat.

Nebenwirkungen:

- Zentral: Blutdruckabfall, Müdigkeit, Mundtrockenheit
- Allergien

Präparate:

- Clonidin
- Apraclonidin
- Brimonidin

10.3.4 Altersabhängige Makuladegeneration

Fortschreitende Erkrankung der Netzhaut, durch die der hintere Bereich des Auges an der Stelle des schärfsten Sehens, der Makula (gelber Fleck), geschädigt wird (AMD). Derzeit unheilbar, allenfalls kann der Sehkraftverlust verlangsamt bzw. zeitweise gestoppt werden.

AMD ist in den Industrieländern bei Personen > 60 Jahren die führende Ursache für den irreversiblen Verlust des zentralen Sehvermögens. Ab dem 40. Lebensjahr sollte jährlich eine augenärztliche Kontrolluntersuchung stattfinden.

Ursachen

Stoffwechselendprodukte der Netzhautzellen, u. a. Lipofuscin, werden mit zunehmendem Alter nicht mehr vollständig abtransportiert. Diese lagern sich unter der Netzhaut, vor allem im Bereich der Makula, in Form von gelben körnigen Drusen ab. Außerdem kommt es zu Veränderungen der Pigmentzellen und der Fotorezeptorenzellen.

Im Frühstadium ist das Sehvermögen noch kaum gestört.

Es werden zwei Formen der AMD unterschieden, die nebeneinander am selben Auge oder gleichzeitig an beiden Augen auftreten können:

- **Trockene atrophe AMD:** Ein Teil der Netzhaut bildet sich zurück, wird dünner und kann atrophieren, damit wird nach und nach die Sehkraft vermindert, da Photorezeptoren absterben. Diese Form verläuft langsamer, die Sehfähigkeit verschlechtert sich über Jahre. Es gibt keine erfolgversprechende Therapie.
- **Feuchte neovaskuläre AMD:** Neue, poröse Blutgefäße wachsen in und unter die Netzhaut, verursachen dort Blutungen und eventuell Narbenbildung. Die feuchte AMD ist seltener, schreitet aber schnell voran. Durch moderne Therapiemöglichkeiten kann der Krankheitsverlauf aufgehalten werden.

Risikofaktoren für eine AMD sind:

- Steigendes Alter.
- Geschlecht, die AMD betrifft häufiger Frauen als Männer.
- Familiäre Disposition, Genmutationen.
- Das Risiko, an AMD zu erkranken, wird durch Rauchen um das Dreifache erhöht, außerdem erkranken Raucher durchschnittlich 10 Jahre früher als Nichtraucher.
- Übergewicht.

Symptome

- Erhöhte Blendempfindlichkeit gegenüber Sonnenlicht und auch hellem Tageslicht.
- Vermindertes Kontrastsehen, Farben wirken blasser und verwaschen.
- Trockene AMD: Kleinere Skotome (Bereiche verminderter Sehschärfe) erschweren das Lesen und Nahsehen, das Sehen in die Ferne ist kaum beeinträchtigt.
- Feuchte AMD:
  - Verzerrtsehen; gerade Linien erscheinen gebogen oder verzerrt
  - Schleiersehen im zentralen Gesichtsfeld
  - Zentralskotom; dunkler Fleck in der Mitte des Sichtfeldes

Es kommt nicht zu einer völligen Erblindung.

Therapie

- Rauchen aufhören
- Gesunde Ernährung
- Akupunktur
- Spezialbrillen:
  - Lichtschutzbrillen mit hohem Blendschutz, auch seitlich.
  - AMD-Komfort-Gläser mit Blaufilter und Prismen, um den Kontrast zu erhöhen.
  - NuCentro Gläser leiten die Lichtstrahlen in Randbereiche der Netzhaut, wo die Sehkraft noch erhalten ist.
- LED Lupen zum Lesen
- Bildschirmlesegeräte und andere optische Hilfsmittel
- Ginkgo hochdosiert

Therapie bei **feuchter AMD:**

- Lasertherapie, Strahlentherapie.
- Chirurgische Maßnahmen nur in wenigen Fällen möglich.
- Photodynamische Therapie.
- Intravitreale (in den Glaskörper) Injektionen mit VEGF-Inhibitoren.
  - Ranibizumab
  - Aflibercept
  - Pegaptanib
  - Bevacizumab
- Kortisoninjektionen

Die **trockene AMD** kann nicht behandelt werden. Die ARED-Studien (Age-Related-Eye-Disease Study) 1 und 2 haben gezeigt, dass eine ganz bestimmte Zusammensetzung von Nahrungsergänzungsmitteln das Fortschreiten verlangsamen kann. Diese Nahrungsergänzungsmittel enthalten eine Kombination aus u. a. Antioxidanzien (Vit. C und E), Mineralien (Zink und Kupfer), Omega-3-Fettsäuren und Lutein.

10.3.5 Netzhautablösung

Ursachen

Veränderungen und Schrumpfung des Glaskörpers, der sich von der Netzhaut ablöst und dabei ein Loch in die Netzhaut reißt (Ablatio retinae). Glaskörperflüssigkeit dringt unter die Netzhaut, die sich von der Aderhaut ablöst. Die Netzhaut wird nicht mehr ernährt und stirbt ab.

Symptome

- Warnsignale (vor allem bei Dunkelheit):
  - Lichtblitze
  - Rauchschwaden
  - Schleiersehen
- Später: „Schwarze Wand steigt auf“ oder „schwarzer Vorhang fällt“, anschließend nur noch stark verzerrtes Sehen oder nur noch Lichteindrücke wahrnehmbar.

Therapie

Operation. Je früher, desto größer sind die Chancen, die Sehkraft zu erhalten.

PFLEGE-WISSEN

Applikation von Augentropfen

Beim Applizieren von Augentropfen wird der Tropfen durch den Lidschlag sowohl von oben nach unten als auch von außen nach innen transportiert, da das Lid sich zuerst an der Schläfenseite und dann nach und nach bis zum inneren Augenwinkel schließt. Am inneren Augenwinkel nehmen die Tränenkanälchen die Tränenflüssigkeit auf und transportieren sie ab.

- Wird zweimal innerhalb kurzer Zeit ein Tropfen ins Auge gegeben, so wird der Tränenfluss angeregt, was zusätzlich die Verweildauer des Medikaments im Augeverkürzt. Sollen also verschiedene Augentropfen nacheinander appliziert werden, müssen zwischen dem Eintropfen mindestens 10 Min. liegen.
- Die Verweildauer im Auge kann durch das Unterdrücken des Lidschlags verlängert werden, d. h. einige Minuten das Auge geschlossen halten und nicht blinzeln.
- Der Tränenkanal kann mit dem Finger durch leichten Druck am inneren Augenwinkel gegen den Nasenknochen verschlossen werden.
- Augentropfenfläschchen sollen zum Tropfen immer möglichst senkrecht gehalten werden, weil so eine gleichmäßige Tropfengröße gewährleistet ist.
- Augentropfen handwarm anwenden, weil Kälte den Tränenfluss anregt.
- Am besten im Stehen oder Sitzen anwenden.
- Kanthale Applikation im Liegen bei ängstlichen oder unruhigen Patienten: Der Kopf soll völlig flach und waagrecht liegen, Augentropfen bei geschlossenem Auge in den inneren Lidwinkel tropfen, dann das Auge weit öffnen. So fließt das AM automatisch auf Horn- und Bindehaut.

10.4 Erkrankungen des Ohrs

10.4.1 Otitis externa

Entzündung des äußeren Gehörgangs, die nur selten ohne Behandlung abheilt.

Ursachen

- Infektion durch Bakterien oder Pilze
  - Kleinste Verletzungen, z. B. durch Wattestäbchen.
  - Hörgeräte, im Ohr getragene Kopfhörer und Ohrenstöpsel begünstigen Infektionen.
  - Mit Keimen belastetes Badewasser im Ohr
  - Reizungen der Haut durch Chlor oder Salz
- Allergie
- Starker Wind, Zugluft

Symptome

- Gesteigerte Sekretion von Ohrenschmalz
- Starker Juckreiz vor allem bei Pilzinfektionen
- Schmerzen bei Zug an der Ohrmuschel
- Druckschmerz an der Ohrmuschel vor dem Gehörgang

Therapie

- Bei bekannter Empfindlichkeit geeignete Ohrenstöpsel verwenden
- Cerumen im Gehörgang nur mit Hilfe aufweichender Ohrentropfen bzw. Spray lösen und dann mit warmem Wasser ausspülen
- Bei Entzündungen Reinigung des äußeren Gehörgangs durch den Arzt mit Alkohol und Antiseptika
- Kortisonhaltige Ohrentropfen bei Allergien
- Ohrentropfen, die eine Kombination von Glukokortikoiden und Antibiotikum oder Antimykotikum je nach Ursache der Infektion enthalten
- Farbstofflösungen zur Desinfektion

10.4.2 Chronische Otitis media

Chronische Mittelohrentzündung mit einem bleibenden Trommelfelldefekt.

Ursachen

- Störung der Tubenventilation (Be- und Entlüftung der Ohrtrompete ➤ Abb. 10.3)
- Beeinträchtigte Funktion der Mittelohrschleimhaut

Symptome

- Loch im Trommelfell
- Ständiges oder häufig auftretendes Ausfließen von Eiter
- Schwerhörigkeit

Komplikation

Zerstörung der Gehörknöchelchen.

Therapie

- Antibiotika
- Reinigen und Austrocknen des Ohrs mit Ohrentropfen (vorher Einsetzen eines Paukenröhrchens ins Trommelfell)
- Operation des Trommelfelldefekts

Medikamentenlehre

Ohrentropfen

Ohrentropfen sind für den äußeren Gehörgang bis zum Trommelfell bestimmt. Ist das Trommelfell perforiert, dürfen Ohrentropfen nur nach ärztlicher Verordnung angewendet werden, da sie in das Mittelohr gelangen und dort schädliche Wirkungen haben können.

Präparate:

Ohrentropfen müssen lipidlösliche Substanzen enthalten, da nur diese in die Haut des Gehörgangs eindringen.

- Lokalanästhetika
- Wasserfreies Glyzerin
  - setzt durch osmotische Effekte den Innendruck im Mittelohr herab,
  - lässt das Trommelfell abschwellen und lindert so die Schmerzen,
  - stellt ein für Krankheitskeime ungünstiges Klima durch die Wasser entziehende Wirkung her.
- Antibiotika
- Homöopathische Wirkstoffe

Anwendung:

- Vor dem Einträufeln etwas anwärmen.
- In seitlicher Ruhelage 2–5 Tropfen in den Gehörgang träufeln.
- Den Gehörgang mit Watte verschließen.
- Etwa stündlich wiederholen.

Tritt innerhalb eines Tages keine Besserung ein, muss ein Arzt aufgesucht werden.

10.4.3 Otosklerose

Ursachen

- Verkalkung der Steigbügelfußplatte (➤ Abb. 10.3), dadurch keine Übertragung der Schallwellen auf das Innenohr möglich
- Später auch Verkalkung des Innenohrs

Symptome

- Tinnitus (Geräusche im Ohr)
- Zunehmende Schwerhörigkeit

Therapie

- Operation: Ersatz des Steigbügels durch Prothese
- Evtl. Hörgerät

10.4.4 Altersschwerhörigkeit

Häufigste Form der beidseitigen Innenohrschwerhörigkeit (Presbyakusis).

Ursachen

Normale Alterserscheinung, beginnt meist im 50.–60. Lebensjahr.

Symptome

- Schwerhörigkeit, besonders für hohe Töne.
- Sprache wird nur noch schwer verstanden.
- Lärmempfindlichkeit.

Therapie

Hörgerät.

10.4.5 Tinnitus

Ständige oder wiederkehrende Geräusche, die im Kopf oder in den Ohren wahrgenommen werden, für die es offenbar keine externe Schallquelle gibt. Häufig kann das Geräusch nicht genau lokalisiert werden.

Viele Menschen können das Ohrgeräusch kompensieren, d. h. ihre Lebensqualität ist nicht wesentlich beeinträchtigt. Andere empfinden den Ton als quälend, er wird für sie zur beherrschenden Wahrnehmung. Diese Patienten haben einen hohen Leidensdruck.

Hält ein Tinnitus länger als 3 Monate an, vermutet man einen Chronifizierungsprozess im Gehirn, d. h. das Gehirn hat den Ton erlernt, er wird ohne äußeren Reiz wahrgenommen.

In Deutschland leiden etwa 3 Mio. Menschen unter Tinnitus.

Ursachen

- Schädigung der Haarzellen im Innenohr durch Lärm oder Knall
- Probleme mit der Halswirbelsäule oder dem Kiefergelenk
- Otosklerose
- Durchblutungsstörungen
- Psychische Ursachen wie Depressionen und Angststörungen
- Kreislauferkrankungen
- Tumoren des Hörnervs
- Überfunktion der Schilddrüse
- Verletzungen des Kopfes oder des Trommelfells
- Häufiger Zusammenhang mit Schwerhörigkeit oder Hörverlust.

Der Tinnitus verschlimmert sich bei Stress und andauernder Lärmbelastung.

Symptome

- Individuell unterschiedlich: Klingen, Summen, Pfeifen, Zischen im Ohr, andauernd oder in Abständen wiederkehrend
- Minderung des Hörvermögens, besonders hoher Frequenzen
- Auch Geräuschüberempfindlichkeit möglich
- Schlafstörungen, Konzentrationsstörungen, depressive Verstimmungen

PFLEGE-WISSEN

Beim plötzlichen Auftreten des Tinnitus sofort zum Arzt gehen. Eine Behandlung innerhalb von 3 Tagen verbessert die Prognose entscheidend. Wird wie ein Hörsturz behandelt. Daran schließt sich umfangreiche Diagnostik zur Abklärung der Ursachen an.

Therapie

Seit 2019 gibt es sowohl für die Diagnostik als auch für die Behandlung des Tinnitus eine neue europäische Leitlinie, die neben Therapieempfehlungen der Aufklärung und Beratung der Patienten große Bedeutung zuschreibt. Mit Hilfe von Fragebögen wird die individuelle Belastung des Patienten durch den Tinnitus erfasst.

Eine Therapie, die die Ohrgeräusche beseitigt, gibt es derzeit nicht!

- Ursache (falls bekannt!) behandeln
- Dauert der Tinnitus > 3 Monate, ist das Ziel, tinnitusverstärkende Ursachen zu finden und den Patienten langfristig an sein Ohrgeräusch zu gewöhnen.
  - Erlernen von Entspannungsmethoden
  - Tinnitus-Geräte (sehen wie Hörgeräte aus, überdecken die Ohrgeräusche mit angenehmen Tönen)
  - Verhaltenstherapie: „Retrainings-Therapie", der Patient soll die Phantomwahrnehmung „verlernen"

10.4.6 Hörsturz

Schwerer, meist einseitiger Hörverlust.

Ursachen

Die Ursachen sind weitgehend unbekannt, man unterscheidet:

- Hochtonverlust: Innenohrschwerhörigkeit, Veränderungen an den Haarzellen des Innenohrs
- Tieftonverlust: ein Zuviel an Flüssigkeit im Innenohr
- Mittelfrequenz-Hörverlust mit unbekannter Ursache
- Durchblutungsstörungen oder vaskulärer Verschluss

Symptome

Plötzlich auftretender, meist einseitiger kompletter oder fast kompletter Hörverlust, meist begleitet von Ohrgeräuschen (Tinnitus).

- Gefühl von Wattebausch im Ohr
- Druckgefühl, Hallgeräusche, pelziges Gefühl am Ohr
- Schwindel
- Plötzlicher Tinnitus

ACHTUNG

Je früher ein Hörsturz behandelt wird, desto besser sind die Chancen, ihn ohne bleibenden Gehörschaden oder Tinnitus zu überstehen.
→ So schnell wie möglich zum Facharzt oder in die Klinik!

Therapie

Die Therapie richtet sich nach der Stärke des Hörverlustes und dem Leidensdruck des Patienten. Häufig erfolgt nach 2–3 Tagen eine spontane Besserung, bleiben die Beschwerden aber länger bestehen, so soll eine Therapie einsetzen.

- Kortikosteroide hochdosiert über 3–5 Tage, danach ist ein Ausschleichen nicht erforderlich.
- Stressvermeidung.

10.4.7 Schwindel

Mit dem Alter steigt die Häufigkeit der über Schwindel klagenden Personen. Bis zu 70 % der hochbetagten Bewohner stationärer Pflegeeinrichtungen sind betroffen, bei vielen schränkt wiederkehrender Schwindel die Lebensqualität erheblich ein. Häufig ist er von Angst und Depressionen begleitet. Die alten Menschen haben Angst vor Spaziergängen, ziehen sich aus der Öffentlichkeit zurück, Stürze und Knochenbrüche können Folge des Schwindels sein. Die Patienten verwenden viele verschiedene Beschreibungen: Drehschwindel, Schwäche, Kraftlosigkeit, Schwarzwerden vor den Augen.

Altersschwindel ist eigentlich ein Verlegenheitsausdruck, weil man die Ursache nicht kennt.

Bei der Untersuchung versucht der Arzt, die Ursache einzugrenzen, indem er nach Dauer oder Zahl der Schwindelattacken, nach Begleitsymptomen wie Kopfschmerzen und Übelkeit, fragt und testet, ob sich die Beschwerden durch bestimmte Bewegungen auslösen oder verstärken lassen.

ACHTUNG

Obwohl Schwindel meist keine ernsthafte Erkrankung anzeigt, sollte bei folgenden Symptomen unverzüglich ein Arzt aufgesucht werden:

- Neuer, anderer oder starker Kopfschmerz
- Verschwommener Blick

- Hörverlust
- Beeinträchtigung des Sprechvermögens
- Bewusstlosigkeit
- Benommenheit oder Kribbeln
- Schmerzen in der Brust oder Herzgegend
- Sturz oder Schwierigkeiten beim Gehen

Krankheiten wie Schlaganfall, Gehirntumor, Multiple Sklerose, Herzrhythmusstörungen und hoher oder niedriger Blutdruck können durch Schwindel angezeigt werden.

Schwindel als Nebenwirkung von Medikamenten

Gerade bei alten Menschen muss bei Schwindel an Arzneimittelnebenwirkungen gedacht werden, da Senioren häufig viele Medikamente einnehmen.

Ursachen

Mehr als 30 Arzneistoffgruppen können Schwindel auslösen:

- Antibiotika, Tuberkulostatika, Antimykotika, Anthelmetika (Wurmmittel)
- β-Rezeptorenblocker (➤ Kap. 6.2.2), Antihypertensiva (➤ Kap. 6.3.1)
- Diuretika (➤ Kap. 6.2.1)
- Spasmolytika (➤ Kap. 9.2.8)
- Analgetika (➤ Kap. 13.3)
- Tranquillanzien (➤ Kap. 12.4.1)
- Muskelrelaxanzien (➤ Kap. 5.2.2)
- Nicht steroidale Antiphlogistika (➤ Kap. 5.2.1)
- Lokalanästhetika (➤ Kap. 5.2.1)

Meist hält medikamenteninduzierter Schwindel über längere Zeit an. Es wird ein diffuses, schwer zu beschreibendes Schwindelgefühl beklagt.

Therapie

- Soweit möglich Verzicht auf die auslösenden Medikamente
- Symptomatische Behandlung mit Dimenhydrinat
- Körperliches und geistiges Alltagstraining

Benigner paroxysmaler Lagerungsschwindel

Ursachen

Nicht bekannt. Häufig nach längerer Bettruhe oder Infektionskrankheiten. Kann in jedem Lebensalter auftreten, ist aber eine typische Alterserkrankung. ⅓ der über 70-Jährigen war schon ein- oder mehrfach davon betroffen.

Symptome

- Plötzlich, ohne Vorwarnung heftiger Drehschwindel, der nur 20–30 Sek. anhält.
- Häufig tritt die erste Attacke nachts im Bett auf.
- Jede Lageänderung oder Kopfbewegung löst erneut heftigen Schwindel und Übelkeit aus.
- Unwillkürliche Augenbewegungen (Nystagmus).
- Auch Hörstörungen und Doppelbilder möglich.

Therapie

- Heilt nach Wochen selbstständig aus
- Keine medikamentöse Therapie
- Positionierungstraining

Vestibuläre Migräne

Migräne-Schwindel, Basilarismigräne.

Ursachen

Vorübergehende Durchblutungsstörung im Hirnstamm.

Symptome

- Schwindel
- Sehstörungen
- Standataxie
- Gangataxie
- Kopfdruck oder Kopfschmerz
- Übelkeit und Erbrechen

Die Symptome können in unterschiedlichen Kombinationen auftreten.

Therapie

Therapie wie bei Migräne mit Aura (➤ Kap. 13.5.4).

Neuritis vestibularis

Akuter Labyrinthausfall (➤ Kap. 10.1.2).

Ursachen

Nicht bekannt.

Symptome

Aus völligem Wohlbefinden heraus auftretendes Ereignis:
- Heftiger, andauernder Drehschwindel
- Massives Erbrechen
- Meist Geh- und Stehunfähigkeit
- Fallneigung
- Spontannystagmus (Augapfelzittern) auch bei geöffneten Augen

Zustand lässt innerhalb mehrerer Tage nach. Beschwerdefreiheit kann erst nach Wochen erlangt werden

Therapie

- Akutphase: Antivertiginosa während der ersten drei Tage
- Kortikosteroide
- Frühe Mobilisierung mit Schwindeltraining: Aufsetzen, Sitzen, Vierfüßlergang, aufrechtes Gehen, Seiltänzergang

Morbus Menière

Anfallsartig auftretende Schwindelattacken, die meist nach wenigen Stunden, spätestens nach einem Tag von allein abklingen.

Ursachen

Man vermutet eine Ausweitung des Labyrinthsystems durch verminderte Resorption oder vermehrte Produktion von Endolymphe.

Symptome

- Drehschwindel, der Minuten bis Stunden anhält
- Übelkeit, Erbrechen
- Einseitige Schwerhörigkeit
- Ohrgeräusche
- Druckgefühl im Ohr
- Nystagmus

Therapie

- Im akuten Anfall Antivertiginosa
- Durchblutungsfördernde Medikamente
- Diuretika
- Stressvermeidung

Medikamentenlehre

Antivertiginosa

Medikamente, die die Schwindelsymptome unterdrücken.

Präparate:
- Dimenhydrinat
- Sulpirid
- Promethazin

Nebenwirkungen:
- Sedierung
- Mundtrockenheit
- Verschwommensehen

10.5 Erkrankungen der Haut

10.5.1 Fußpilz

Ursachen

Ansteckende Infektion mit Dermatophyten (Gruppe von Pilzen, die in verhorntem Gewebe existieren können; Tinea pedis).

Symptome

- Gerötete, nässende und schuppende Haut.
- Starker Juckreiz.

- Häufig zwischen den Zehen beginnend, Haut bildet Blasen und schält sich ab.
- Haut kann schmerzhaft einreißen.
- Auch Hände und Finger können infiziert sein.

Therapie

- Antimykotika über Wochen lokal anwenden.
- Entzündete Füße mit desinfizierenden Fußbädern behandeln.
- Füße nach dem Waschen sorgfältig abtrocknen, auch zwischen den Zehen.
- Strümpfe täglich wechseln.
- Schuhe innen desinfizieren.
- Wäsche, die auf der Haut getragen wird, muss bei > 60 °C gewaschen oder mit Desinfektionsmitteln gespült werden.
- Nicht barfuß gehen, um eine Ansteckung anderer zu vermeiden.
- **Onychomykose** (Nagelpilz): Lokale Behandlung nach Auflösung und Abschabung der Nagelplatte oder Nagellack mit einem Antimykotikum. Bei mehr als 4 befallenen Nägeln orale Antimykotika.

Medikamentenlehre

Antimykotika

Substanzen, die lokal oder systemisch gegen Pilzerkrankungen eingesetzt werden. Zum Teil ist eine genaue Identifizierung der Pilze nötig, da einige Antimykotika ein enges Wirkungsspektrum aufweisen. Man verwendet vor allem Breitspektrum-Antimykotika.

Nystatin

Nystatin ist nur lokal wirksam. Es findet keine Resorption ins Gewebe statt. Auch bei oraler Applikation hat Nystatin nur eine lokale Wirkung im Magen-Darm-Trakt. Nystatin wird bei Pilzinfektionen in der Mundhöhle, in der Vagina und im Darm eingesetzt.
Nebenwirkungen:
Weil Nystatin über den Magen-Darm-Trakt nicht in den Körper gelangt, hat es kaum Nebenwirkungen.

Allylamine

Wirken fungizid (pilzabtötend), 1–2-mal täglich eine Woche konsequent anwenden. Niedrige Rückfallrate.
Präparate:
- Naftifin
- Terbinafin
- Amorolfin

Azole

Wirken fungistatisch (Pilzwachstum hemmend), 2–3-mal täglich über vier Wochen konsequent anwenden.
Präparate:
- Clotrimazol
- Miconazol
- Bifonazol
- Econazol

Andere lokale Antimykotika

Nebenwirkungen: Selten lokale Hautreizungen (Substanzen werden nicht resorbiert).
Präparate:
- Ciclopirox
- Tolnaftat

Desinfektionsmittel

Bei Pilzerkrankungen der Haut sind lokale Desinfektionsmittel angezeigt, die eine fungizide Wirkung haben. Verwendet werden Farbstofflösungen.
Präparate:
- Ethacridinlösung (Rivanol® ca. 0,02–0,05 %)
- Jodtinktur

10.5.2 Bakterielle Infektionen der Haut

Risikofaktoren

- Lokal
  - Trockene, angegriffene Haut
  - Hautekzem
  - Pilzinfektionen
  - Verletzungen (Risswunden, Verletzungen bei der Nagelpflege, Biss- und Kratzwunden von Haustieren)

- Systemisch
  - Diabetes mellitus
  - Lymphödeme
  - Adipositas
  - Periphere Verschlusskrankheit

Erysipel

Entzündung der Haut, Epidermis und Lymphbahnen durch Streptokokken. Vor allem Beine, aber auch andere Bereiche sind betroffen; selten ist das schmetterlingsförmige Gesichtserysipel (Wundrose).

Ursachen

- Streptokokkeninfektion: Die Erreger dringen durch kleine Hautschädigungen (z. B. Fußpilz, Hautrisse, Unterschenkelgeschwüre) in den Körper ein.
- Ausbreitung über die Lymphbahnen.

Symptome

- Scharf begrenzte, flammend rote Schwellung der Haut.
- Schmerzen.
- Schwere systemische Symptome; starkes Krankheitsgefühl, hohes Fieber, Schüttelfrost, Blutdruckabfall.
- Regionale Lymphknoten sind schmerzhaft vergrößert.
- Harte Ödeme.

Therapie

- Hochdosierte Antibiotika
- Feuchte, antiseptische Umschläge
- Bettruhe
- Bei Komplikationen intensivmedizinische Versorgung, vollständige operative Entfernung der Nekrosen

Zellulitis

Tiefgehende akute Hautinfektion, die Epidermis, Dermis und das Unterhautgewebe betrifft (Achtung: ≠ Cellulite, Orangenhaut)

Ursachen

Infektion kleiner Verletzungen mit Staphylokokken oder Streptokokken. Deren Toxine werden als eigentliche Ursache der schweren Symptomatik diskutiert. Häufig an den Beinen, selten an den Händen oder Armen.

Symptome

- Gerötete, heiße, **nicht** scharf umrissene Hautstelle, die sich schnell vergrößert
- Ödembildung
- Mit farblos-klarer Flüssigkeit gefüllte Blasen
- Petechien (kleine, kreisförmige Blutung in die Oberhaut aus den Kapillaren) und größere Einblutungen möglich
- Bei schwerem Verlauf allgemeine Krankheitszeichen: Fieber, Tachykardie

Komplikationen

- Phlegmone und nekrotisierende Fasziitis (diffus im betroffenen Gewebe verteilte Eiterherde, die sich bis in die Muskulatur ausbreiten)
- Nekrose des betroffenen Gewebes

Therapie

- Dokumentation des betroffenen Areals
- Ruhe und erhöhte Positionierung
- Antibiotikatherapie

Follikulitis, Furunkel, Karbunkel

Follikulitis: Bakterielle Infektion und oberflächliche Irritation eines Haarfollikels
Furunkel: Eitrige Entzündung des Haarbalgs und seiner Talgdrüse mit Abszessbildung
Karbunkel: Verschmelzung mehrerer Furunkel mit Gewebsuntergang

Ursachen

Staphylokokkeninfektion.

Symptome

- Tiefsitzender, entzündeter, schmerzhafter Knoten
- Rötung, Überwärmung
- Zentral sitzender Eiterpfropf
- Lymphknotenschwellungen

Therapie

- Lokale Wärme und Zugsalben beschleunigen das Aufbrechen
- Abszesseröffnung, damit der Eiter abfließen kann
- Bei Gesichts- und Nasenfurunkel sowie bei Fieber: Antibiotika

PFLEGE-WISSEN

Keine Manipulationen an Furunkeln der Oberlippe oder Nase. Durch aufsteigende Infektionen kann eine Hirnhautentzündung entstehen.

10.5.3 Herpes simplex, Herpes labialis

Die Erstinfektion mit Herpes-simplex-Viren erfolgt bei 90 % aller Menschen bereits im Kindesalter und verläuft fast immer unbemerkt. Die Herpes-simplex-Viren verbleiben lebenslang in den Nervenganglien.

Ursachen

- Stress, Fieber, UV-Licht, Allergien u. a. aktivieren die „schlafenden" Viren.
- Herpes-simplex-Viren können wiederholt aktiviert werden.

Symptome

- Schmerzhafte Bläschen an Lippen und Mundschleimhaut, die mit klarer Flüssigkeit gefüllt sind
- Zeichen sind Jucken und Spannen der Hautstelle, an der ein Bläschen kommen wird
- Nach 2–3 Tagen eitrig, dann Eintrocknen der Bläschen und Bildung einer gelben Kruste
- Heilung nach ca. 8 Tagen, keine Narbenbildung

Die Herpes-Bläschen sind ansteckend.

Therapie

- Virustatika (➤ Kap. 10.5.4) lokal anwenden
- Austrocknende Lotionen (zinkhaltig, z. B. Lotio alba)

10.5.4 Herpes zoster

Die Erreger der Windpocken – Varizella-zoster-Viren – verbleiben nach einer Windpockenerkrankung oder nach der Impfung mit einen VZV-Lebendimpfstoff in den Nervenganglien der dorsalen Rückenmarkswurzeln.

Auch Personen, die als Kinder an Windpocken erkrankt waren oder geimpft wurden, können im späteren Leben eine Gürtelrose (Herpes zoster) bekommen. Für Personen über 60 Jahren wird von der Ständigen Impfkommission (STIKO) eine Impfung mit einem Totimpfstoff gegen Herpes zoster empfohlen (Shingrix®).

Ursachen

Bei eingeschränkter Immunlage werden die Herpes-zoster-Viren erneut aktiviert. Die Viren verlassen die dorsalen Wurzeln der Rückenmarksganglien und wandern entlang der Spinalnerven zurück zu dem vom betreffenden Nerv sensibel innervierten Hautgebiet (Dermatom) → einseitige Symptomatik.

- Erkrankung am Körper: Gürtelrose
- Erkrankung im Gesicht: Gesichtsrose

Normalerweise tritt nur ein Rezidiv auf, bei Immunschwäche ist auch ein wiederholter Ausbruch möglich.

Bei jüngeren, ansonsten gesunden Personen heilt die Gürtelrose innerhalb von 3 Wochen ab.

Geringe Ansteckungsgefahr: nur die virushaltige Flüssigkeit in den Bläschen ist infektiös.

Risikofaktoren:

- Alter (nachlassendes Immunsystem)
- Organ- oder Stammzellempfänger
- Leukämie
- Chemotherapie; hochdosierte, langdauernde Kortisontherapie

Symptome

- Dem Ausbruch geht ein mehrtägiges Prodromalstadium mit Fieber, Kopfschmerzen, Müdigkeit und zeitweiligen Beschwerden im Dermatombereich voraus.
- Danach dauerhaft lokal begrenzte, brennende Schmerzen und Rötung des Dermatoms.
- Bläschenbildung innerhalb desselben Tags in diesem Bereich. Neue Bläschen entstehen ca. 5 Tage lang im gesamten Dermatom. Die Bläschen sind mit klarer Flüssigkeit gefüllt, können platzen und heilen unter Krustenbildung innerhalb von 2–3 Wochen.
- Fieber.
- Akute Nervenentzündung: Juckreiz, brennende stärkere Schmerzen, Taubheit, verändertes Kalt-Warm-Empfinden, Berührungsempfindlichkeit.
- Reduziertes Allgemeinbefinden.

Komplikationen

- **Zoster ophthalmicus:** Betroffen ist der Trigeminusnerv: Gefahr der Augenbeteiligung mit Binde- und Hornhautentzündungen bis zu Nekrosen der Netzhaut.
- **Postherpetische Neuralgie** (PHN): Das Risiko für eine PHN steigt mit dem Lebensalter und schwerem Verlauf mit starken Schmerzen und vielen Bläschen erheblich.
  - Starke bis stärkste Schmerzen über Monate oder Jahre
  - Schwer therapierbar
  - Schlechtes Ansprechen auf Analgetika

Es kommen Kombinationen aus Gabapentin und Opioiden systemisch sowie lokal Lidocain zum Einsatz.

Therapie

- Schmerztherapie: wichtigste Maßnahme, um das Risiko einer postherpetischen Neuralgie zu verringern.
- Lokale Therapie mit juckreizstillenden, austrocknenden Zinklotionen, Virustatika haben hier lokal keine Wirkung.
- Baldmöglichst systemische Therapie mit Virustatika, zur Milderung und Verkürzung des Verlaufs. Hat kaum Einfluss auf eine PHN.

Medikamentenlehre

Virustatika

Die Behandlung von Viruserkrankungen ist schwierig, weil Viren keine echte Zellstruktur und damit keinen eigenen Stoffwechsel haben. Sie dringen in lebende Zellen ein und vermehren sich darin.

Die vorhandenen Virustatika haben unterschiedliche Wirkprinzipien:

- **Amantadin:** Verhindert das Eindringen bestimmter Viren in Wirtszellen. Nur zur Prophylaxe geeignet (bei Virusgrippe).
- **Tromantadin:** Wirkungsweise wie Amantadin; Anwendung bei den ersten Zeichen eines Herpes simplex lokal.
- **Aciclovir:** Sowohl lokal (bei Herpes simplex) als auch oral (bei Herpes zoster) anwendbar. Aciclovir dringt in die vom Virus befallene Zelle ein und wird dort von einem viruseigenen Stoff in die eigentliche Wirkform (Aciclovir-Triphosphat) umgewandelt, die die Virusvermehrung blockiert. Die gesunde Zelle wird nicht angegriffen. 5× täglich anwenden.
- **Famciclovir, Valaciclovir:** Stärkere Wirkung als Aciclovir, 3× täglich.
- **Brivudin:** Sehr stark wirksam.

10.5.5 Warzen

Veruccae. Einzeln oder in Gruppen gelagert, aus Bindegewebe mit Blutgefäßen bestehend, das von Epithelgewebe umgeben ist. Warzen sind ansteckend, durch Körperkontakt oder auch über Hautschuppen auf Böden und Gegenständen können die Viren übertragen werden. Selbstansteckung ist häufig, sodass sich die Warzen weiter verbreiten.

Nach Art des Virus und der Lage unterscheidet man:

- Verrucae plantares (Plantar- oder Dornwarzen) treten vor allem an den Füßen auf, erheben sich nicht über die Hautoberfläche, sondern wachsen tief ins Gewebe hinein und verursachen stechende Schmerzen.

- Verrucae vulgares (gewöhnliche Warzen) wachsen halbkugelförmig nach außen und haben eine unregelmäßige Oberfläche.

Warzenarten, die sich in Gesicht, Hals oder am Genitale ansiedeln, müssen vom Arzt begutachtet und behandelt werden.

ACHTUNG

Hühneraugen

Hühneraugen (Clavi) werden nicht von Viren verursacht, sondern entstehen durch die Reaktion der Haut auf ständigen Druck und Reibung. Die sich bildende Hornhautschwiele wird bei dauerndem Druck zu einem harten Kegel, der in die Tiefe reicht und auf Nerven drückt. Clavi bilden sich vor allem an Zehen oder an der Fußsohle.
Die Behandlung erfolgt mit Keralytika (z. B. in Hühneraugenpflastern), wobei Hühneraugen schneller zu entfernen sind als Dornwarzen. Allerdings bilden sie sich schneller wieder, wenn der Druck weiter bestehen bleibt. Daher auf passendes Schuhwerk achten oder Druckschutzringe bzw. Einlagen verwenden. Regelmäßige Fußpflege ist wichtig.

Symptome

- Je nach Warzenart schwielenartig in die Tiefe reichende (Dornwarze), rötlich knötchenförmige (Dellwarze), plane, rötlich umrandete (Flachwarze), erbsengroße unregelmäßig geformte (gewöhnliche Warze) oder fadenförmige (Pinselwarzen) Hautwucherung
- Hornhautähnlicher, unebener Überzug
- Schwarze Punkte durch kleinste Einblutungen

Ursachen

Infektion mit humanen Papillomaviren (HPV), die durch kleinste Verletzungen in die Epidermiszellen eindringen.

Therapie

- Keralytische Therapie.
- Ätztherapie.
- Kryotherapie: Dimethylether-Propan-Gemisch, das mittels eines Schaumstoffapplikators für einige Sek. auf die Warze gebracht wird und diese auf Temperaturen < –50 °C kühlt. Unterhalb der Warze bildet sich eine Blase, die die Warze nach ca. 2 Wochen heraushebt und abfallen lässt.

Medikamentenlehre

Mittel gegen Warzen

Keralytika

Wirkstoffe, die Hornhaut auflösen. Die gesunde Haut muss zuverlässig mittels Zinksalbe oder Vaseline geschützt werden, da diese schneller angegriffen wird als das Warzengewebe oder das Hühnerauge. Die Hornhaut wird durch die Behandlung aufgeweicht und weiß und muss mittels Bimsstein oder Hornhautfeile abgetragen werden, am besten nach einem Fußbad. Die Behandlung muss solange wiederholt werden, bis sich der Hornhautpfropf völlig aus dem gesunden Gewebe herausgehoben hat.

Präparate:
- Salicylsäure
- Salicylsäure/Milchsäure
- Warzensalben mit Dithranol

Ätztherapeutika

Anwendung erfolgt auf Grund der stark ätzenden Wirkstoffe nur einmal pro Woche, hier ist der Schutz der gesunden Haut besonders wichtig.

Präparate:
- Monochloressigsäure
- Trichloressigsäure
- Lösung aus Essig-, Oxal-, Milch- und Salpetersäure

10.5.6 Kontaktekzem

Akute oder chronische Erkrankung der Haut mit meist unscharf begrenzten Ausschlägen, beginnen meist mit einem Knötchen.

10

Ursachen

Es werden unterschieden:
- Irritativ-toxisches Kontaktekzem. Direkter Kontakt mit hautreizenden oder hautschädigenden Stoffen, z. B. Säuren, Laugen.
- Allergisches Kontaktekzem. Allergische Reaktion, tritt Stunden bis Tage nach einem Zweitkontakt mit dem Allergen auf. Häufige Allergene sind Nickel, Duft-, Farb- und Konservierungsstoffe.

Symptome

- Rötung, Schwellung
- Bläschenförmige Hautveränderungen. Wenn die Bläschen platzen, entsteht ein nässendes Ekzem
- Juckreiz

Therapie

- Kontakt mit auslösender Substanz meiden
- Soforthilfe: Haut mehrere Minuten mit Wasser abspülen, anschließend sauberer, trockener Verband
- Lokal Kortikosteroide
- Rückfettende Salben
- Bei nässender Hautschädigung: feuchte Umschläge, Schüttelmixturen

10.5.7 Urtikaria

Urtikaria (Nesselsucht, Nesselfieber); Hauterscheinungen z. B. nach Kontakt mit Brennnessel.

Ursachen

Oft allergisch bedingt
- Nahrungsmittel, z. B. Fisch, Eier, Getreide, Nüsse
- Arzneimittel, z. B. Penicillin, Acetylsalicylsäure
- Insektenstiche, z. B. Bienen, Wespen
- Sonnenstrahlen
- Tierhaare

Symptome

- Quaddeln; lokal begrenzt geschwollene Hautbezirke, innen weiß mit rotem Rand
- Bei schweren Fällen ganze Körperteile geschwollen; Gesicht, Füße, Hände, Hals
- Juckreiz
- Bei Medikamenten- oder Insektenstichallergie; zusätzlich Atemnot, Übelkeit, Kopfschmerzen

Therapie

- Feucht-kalte Umschläge
- Ursache beseitigen oder weglassen
- Kalzium
- Antihistaminika
- Glukocortikoide oral (Asthma bronchiale/Medikamentenlehre)
- Hyposensibilisierung bei bekanntem Allergen

10.5.8 Schuppenflechte

Psoriasis vulgaris. Häufige chronisch-systemische Erkrankung, die sich zum einen mit typischen Symptomen wie übermäßiger Schuppenbildung in der Haut abspielt, aber auch andere Bereiche, wie Gelenke betreffen kann und die Entstehung einer Vielzahl von Krankheiten (z. B. Rheumatoide Arthritis, Diabetes, Depressionen, Hypertonie) begünstigt. Schubförmiger Verlauf.

In der Basalzellschicht der Haut werden bis zu zehnmal schneller als normal neue Zellen gebildet, sodass die Zellen innerhalb weniger Tage in die Hornschicht gelangen und sich abzuschuppen beginnen.

Unterschieden wird nach dem Erscheinungsbild der Haut in pustulöse (selten) und Plaque-Typ-Psoriasis und nach dem erstmaligen Auftreten in Typ-I- (vor dem 40. Lebensjahr) und Typ-II- (nach dem 40. Lebensjahr) Psoriasis. Die Schwere der Psoriasis wird nach dem Prozentsatz der betroffenen Hautoberfläche (Body Surface Area Index = BSA) und der Ausprägung der Symptome (Psoriasis Area and Serevity Index = PASI) eingeordnet.

Sind mehr als 10 % der Körperoberfläche betroffen (schwere Verlaufsform), ist nach der Empfehlung der Deutschen Dermatologischen Gesellschaft zusätzlich zur topischen eine systemische medikamentöse Therapie angezeigt.

Ursachen

Die Ursache ist unklar, es besteht eine familiäre Disposition, die das frühe Auftreten der Erkrankung begünstigt (Typ-I), während bei Typ-II-Psoriasis oftmals äußere Auslöser gefunden werden, wie

- Streptokokkeninfektionen,
- Schwangerschaft, Menarche, Menopause,
- psychische Belastungen,
- Stoffwechselstörungen,
- Rauchen,
- Alkohol,
- mechanische Dauerbelastung,
- intensives Waschen und Austrocknung der Haut.

Symptome

- Hyperkeratose: starke Schuppung der Haut
- Unterschiedlich große scharf begrenzte Herde: rötlich-entzündet, mit weiß-silbrigen Schuppen bedeckt
- Juckreiz
- Nach dem Abkratzen der Schuppen dünne, sehr verletzliche Haut
- Häufig betroffen: Ellenbogen, Knie, behaarter Kopf
- Psoriasis-Arthritis bei älteren Patienten

Therapie

- Topische Basisbehandlung; auch bei Symptomfreiheit konsequente Hautpflege:
  - Fetten
  - Rehydrieren
  - Entschuppen
  - Regulieren der Verhornung
- Photochemotherapie
- Ermitteln von auslösenden Faktoren und deren Vermeidung
- Systemische Therapie bei mittelschwerem und schwerem Verlauf

10

Medikamentenlehre

Antipsoriatika

Der Behandlung der Psoriasis soll eine Keratolyse vorangehen:

- 1–3-prozentige Kochsalzbäder
- Ölbäder
- Harnstoffsalben
- Bei starker Verschuppung 2-prozentige Salicylsäure-Salbe

Lokale Antipsoriatika

- Dithranol: Führt zu einer unspezifischen Hautreizung und wirkt antiproliferativ. Nachteilig ist eine Verfärbung der Haut und der Wäsche. Außerdem kann Dithranol wegen der Hautreizung nicht im Gesicht angewendet werden.
- Salicylsäure: Lockert die Kittsubstanz zwischen den Hornzellen, sodass sie leichter abgelöst werden können. Andere Wirkstoffe können durch diese Verringerung der Barrierefunktion besser in die Haut eindringen.
- Calcipotriol: Vit.-D_3-Präparat zur lokalen Anwendung. Kann auch im Gesicht angewendet werden.
- Topische Retinoide: Dürfen nicht im Gesicht und am Genitale verwendet werden. Starke Irritationen der gesunden Haut.
- Kortikosteroide.

Systemische Antipsoriatika

- Fumarsäureester
- Methotrexat: unterdrückt das körpereigene Immunsystem
- Vitamin-A-Abkömmlinge (Retinoide)
- Ciclosporin A

Interleukin-Hemmstoffe

Bei schwerer Psoriasis. Schnelle und anhaltende Wirksamkeit, aber auch hier keine Behebung der Ursache. Nach Abbruch der Therapie treten die Symptome wieder auf.
s. c. Injektion (auch selbstständig)

Präparate:

- Ustekinumab
- Secukinumab
- Apremilast
- Ixekizumab

Nebenwirkungen:
Überempfindlichkeitsreaktionen auf die Wirkstoffe, auch nach wiederholter Anwendung. Schwere allergische Reaktionen.

Monoklonale Antikörper

TNF-α-Inhibitoren. Zur Behandlung mittelschwerer bis schwerer Verlaufsformen. Sie vermindern die entzündlichen Prozesse in der Haut und normalisieren die gesteigerte Verhornung. Bei mehr als 70 % der Patienten ist bereits in den ersten Monaten ein Rückgang der Symptome auf ein Viertel erfolgt.
Präparate:
- Adalimumab (Mittel 1. Wahl)
- Etanercept
- Infliximab

Nebenwirkungen:
- Infektionen auf Grund der immunsuppressiven Wirkung
- Allergische Reaktionen

10.5.9 Hautkrebs

Aktinische Keratose

Keratose solaris. Frühform oder Vorstufe von Hautkrebs. Durch jahrelange und intensive Sonneneinstrahlung entstehen Zellveränderungen vor allem an Stellen, die der Sonne dauerhaft ausgesetzt sind: unbehaarte Kopfhaut, Gesicht, Ohrmuscheln, Dekollete, Arme und Handrücken

Symptome

Schmerzfrei, nicht juckend.
- Frühstadium: rote, raue Stelle
- Dann gelbliche verdickte Hornschicht
- Spätstadium: bräunliche Hornauflagerungen, die bei Entfernung bluten

Therapie

- Entfernung mittels Laser, Vereisung, Operation
- Photodynamische Entfernung: ein lichtsensibler Wirkstoff wird aufgetragen und durch Rotlicht oder Sonnenlicht unter Sauerstoffeinwirkung aktiviert. Es bilden sich photoaktive Porphyrine, die zum Absterben der betroffenen Stellen führen.

Heller Hautkrebs

Risikofaktoren
- UV-Strahlen
- Heller Hauttyp

Spinaliom

Tumor ausgehend von den Plattenepithelzellen, entwickelt sich aus der aktinischen Keratose. Im fortgeschrittenen Stadium häufige Rückfälle. Stachelzellkarzinome (Spinaliome) < 1 cm Durchmesser bilden zumeist noch keine Metastasen aus → gute Chance auf Heilung.

Symptome

- Raue, schuppige Oberfläche (siehe aktinische Keratose)
- Später knotige Veränderung mit verhornter Oberfläche, die nicht zu lösen ist

Therapie

- Vollständige operative Entfernung, evtl. auch betroffener Lymphknoten
- Chemotherapie
- Bestrahlung

Basaliom

Tumor (Basalzellkarzinom) ausgehend von entarteten Keratinozyten der Basalzellschicht der Oberhaut (➤ Kap. 10.1.3), in der Regel heilbar.

Symptome

- Hautfarbene, erhabene Knötchen mit erweiterten Blutgefäßen
- Meist im Gesicht, Unterarmen, Handrücken
- Langsames Wachstum, zerstört umliegende Haut und den darunter liegenden Knochen
- Selten Metastasen

Therapie

- Operative Entfernung des Tumors. Regelmäßige Kontrolle. Nicht vollständig entfernte Basaliome können nachwachsen.
- Bestrahlung.
- Orale Therapie mit Vismodegib.

Schwarzer Hautkrebs

Malignes Melanom. Tumor ausgehend von den Pigmentzellen der Haut. Lymphknotenbefall und Metastasenbildung bei fortgeschrittenem Melanom. Die Prognose richtet sich nach der Dicke und der Tiefe des Eindringens, d. h. nach dem Stadium des Tumors zum Zeitpunkt der Diagnose, daher ist eine regelmäße Kontrolle der Muttermale durch den Arzt angeraten.

Symptome

- Dunkler Hautfleck, der sich aus einem bestehenden Leberfleck bildet und diesen unregelmäßig vergrößert.
- Neuer Leberfleck, der sich aus gesunder Haut gebildet hat.
- Im späteren Stadium Juckreiz oder entzündliche Veränderungen, die bluten können.

Therapie

- Vollständige Entfernung des Tumors, der angrenzenden Gewebe und Lymphknoten
- Immuntherapie mit Interferon-α
- Chemotherapie

10.5.10 Dekubitus

Druckgeschwür. Schädigung der Haut und der darunter liegenden Gewebe (Fettgewebe, Muskulatur).

Ursachen

Zelltod im Gewebe direkt durch den Druck.

Langandauernder Druck unterbindet die kapilläre Blutzirkulation. Im weiteren Verlauf kommt es zu:

- Sauerstoffmangel im Gewebe, Giftstoffe werden nicht mehr abtransportiert,
- Übersäuerung des Gewebes und Gefäßerweiterung, Ödem- oder Blasenbildung,
- Absterben des Gewebes und damit Ausbildung eines Dekubitus.

Diese Prozesse können auch zusammen stattfinden.

PFLEGE-WISSEN

Da die Muskulatur empfindlicher als die Haut auf Druck reagiert, können Nekrosen auch unter der intakt scheinenden Haut entstehen, die sich unbemerkt vergrößern und schließlich von innen nach außen durchbrechen.

- Andauernde Immobilität
- Knochen oder Gelenke liegen auf Liege- oder Sitzunterlagen und komprimieren das dazwischenliegende weiche Gewebe.

Symptome

Druckgeschwüre beginnen mit einer Hautrötung. Wird die Ursache nicht behoben, schreiten sie wei-

Tab. 10.1 Dekubitusklassifikation der EPUAP/NPUAP.

Schweregrad	Beschreibung
Kategorie/Stufe/Grad I: nicht wegdrückbare Rötung	Nicht wegdrückbare umschriebene Rötung bei intakter Haut, gewöhnlich über einem knöchernen Vorsprung. Bei dunkel pigmentierter Haut ist ein Abblassen möglicherweise nicht sichtbar, die Farbe kann sich aber von der umgebenden Haut unterscheiden. Der Bereich kann schmerzempfindlich, verhärtet, weich, wärmer oder kälter sein als das umgebende Gewebe. Diese Symptome können auf eine (Dekubitus-)Gefährdung hinweisen.
Kategorie/Stufe/Grad II: Teilverlust der Haut	Teilzerstörung der Haut (bis zur Dermis), die als flaches, offenes Ulkus mit einem rot bis rosafarbenen Wundbett ohne Beläge in Erscheinung tritt. Kann sich auch als intakte oder offene/rupturierte, serumgefüllte Blase darstellen. Manifestiert sich als glänzendes oder trockenes, flaches Ulkus ohne nekrotisches Gewebe oder Bluterguss. Diese Kategorie sollte nicht benutzt werden, um Blasen, Verbands- oder pflasterbedingte Hautschädigungen, feuchtigkeitsbedingte Läsionen, Mazerationen oder Abschürfungen zu beschreiben.

Tab. 10.1 Dekubitusklassifikation der EPUAP/NPUAP. *(Forts.)*

Schweregrad	Beschreibung
Kategorie/Stufe/ Grad III: Verlust der Haut	Zerstörung aller Hautschichten. Subkutanes Fett kann sichtbar sein, jedoch keine Knochen, Muskeln oder Sehnen. Es kann ein Belag vorliegen, der jedoch nicht die Tiefe der Gewebsschädigung verschleiert. Es können Tunnel oder Unterminierungen vorliegen. Die Tiefe des Dekubitus der Kategorie/ Stufe/Grad III variiert je nach anatomischer Lokalisation. Der Nasenrücken, das Ohr, der Hinterkopf und das Sprunggelenk haben kein subkutanes Gewebe, daher können Wunden der Kategorie III dort auch sehr oberflächlich sein. Im Gegensatz dazu können an besonders adipösen Körperstellen extrem tiefe Wunden der Kategorie III auftreten. Knochen und Sehnen sind nicht sichtbar oder tastbar.
Kategorie/Stufe/ Grad IV: vollständiger Haut- oder Gewebeverlust	Totaler Gewebsverlust mit freiliegenden Knochen, Sehnen oder Muskeln. Belag oder Schorf können vorliegen. Tunnel oder Unterminierungen liegen oft vor. Die Tiefe eines Dekubitus der Kategorie IV hängt von der anatomischen Lokalisation ab. Der Nasenrücken, das Ohr, der Hinterkopf und der Knochenvorsprung am Fußknöchel haben kein subkutanes Gewebe, daher können Wunden dort auch sehr oberflächlich sein. Wunden der Kategorie IV können sich in Muskeln oder in unterstützende Strukturen ausbreiten (Faszien, Sehnen oder Gelenkkapseln) und können dabei leicht Osteomyelitis oder Ostitis verursachen. Knochen und Sehnen sind sichtbar und tastbar.
Nicht klassifizierbare Dekubitalulzera	
Vollständiger Haut- und Gewebeverlust mit unbekannter Tiefe	
Vermutete tiefe Gewebsschädigung mit unbekannter Tiefe	

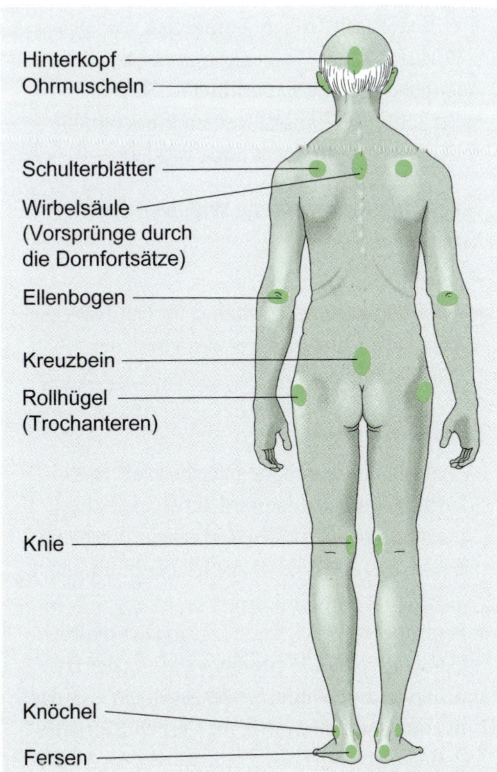

Abb. 10.8 Körperstellen, an denen gehäuft Druckgeschwüre auftreten. [L190]

ter fort. Es werden verschiedene Grade unterschieden (➤ Tab. 10.1).

An manchen Körperstellen ist das Risiko für ein Druckgeschwür besonders groß (➤ Abb. 10.8).

Prophylaxe

Mit der Formel „Druck × Zeit" wird die Hauptursache für die Entstehung eines Dekubitus beschrieben, daher hat Druckentlastung oberste Priorität.
Diese wird erreicht durch:

- Bewegungsförderung, z. B. Makro- und Mikrobewegungen nach einem Bewegungsförderungsplan
- Regelmäßiger Lagewechsel, z. B. 30°-Positionierung im Wechsel, je nach Bedarf des Patienten
- Positionierungshilfsmittel, z. B. Antidekubitusmatratzen

Unterstützende Maßnahmen:

- Hautpflege: trocken, sauber, luftig. Sehr trockene Haut muss mit Feuchtigkeit versorgt werden. Kräftiges Reiben beim Abtrocknen oder Einreiben oder Massieren soll unterbleiben.
- Ausgewogene Ernährung (Wasser, Eiweiß, Kohlenhydrate, Vitamine, Spurenelemente).
- Regelmäßige Hautkontrolle und Fingertest. Jede Rötung, die sich nicht wegdrücken lässt, deutet auf einen beginnenden Dekubitus hin.

Therapie

- Kausaltherapie: vollständige Druckentlastung
- Lokale Wundbehandlung:
  - Wundanalyse
  - Wundreinigung
  - Wundheilung: Infektionsbekämpfung, phasengerechte Wundauflage, evtl. operative Wundreinigung

Inkontinenz-assoziierte Dermatitis

Kontakt der Haut vor allem mit Stuhl, aber auch längerer Kontakt mit Urin löst eine irritative Kontaktdermatitis aus.

Diese ist im Gegensatz zum Dekubitus oberflächlich, also auf Epidermis und Dermis beschränkt. Eine Sekundärinfektion z. B. mit Candida albicans ist häufig.

Risikofaktoren

- Inkontinenz, vor allem Stuhlinkontinenz
- Alter
- Diabetes mellitus
- Übergewicht
- Immobilität

Prophylaxe

- Hautschutz: Filmbildner (Polymere) oder hydrophobe Grundlagen (z. B. Vaseline) großflächig als Schutzbarriere auftragen.
- Hautreinigung: so schnell wie möglich und bei bereits geschädigter Haut mit möglichst wenig Wasser bzw. wasserfrei mit Reinigungsschäumen. Nicht stark reiben.
- Hautpflege mit schützenden und pflegenden Emulsionen.

10

Medikamentenlehre

Konservative Therapie bei chronischen Wunden

Enzymatische Wundreinigung

Enzyme sind in der Lage, nekrotisches Gewebe abzubauen; zusammen mit Proteinen verflüssigen sie Gewebetrümmer.

Präparate:
- Clostridiopeptidase

Nachteile sind relativ häufige Verbandswechsel, die einen schädigenden Einfluss auf das Gewebe haben.

Antiseptische/antibakterielle Behandlung

Der antiseptischen Therapie ist gegenüber einer antibiotischen Behandlung der Vorzug zu geben, da bei Antibiotika die Gefahr von Resistenzen sehr groß ist.

Präparate:
- PVP-Jod-Komplexe
- Octenidin
- Polyhexanid

Diese Therapeutika wirken sich negativ auf die Zellteilung des Granulationsgewebes aus, deshalb eignen sie sich nicht zur Daueranwendung.

Fett verbinden

Präparate:
- Wirkstofffreie Salbenkompressen
- Wirkstoffhaltige Salbenkompressen

Nachteil dieser Verbandmittel ist, dass der Verband häufig gewechselt werden muss und die Auflage leicht mit der Wunde verklebt.

Feuchttherapie (moderne Wundversorgung)
Grundprinzipien
- Feucht-warm
- Atraumatischer und seltener Verbandswechsel
- Antiseptika nur in der ersten Phase der Wundheilung

Feuchtverbände
- Hydrokolloidverbände (Varihesive®, Sterisorb): Wundexsudat wird aktiv gespeichert, meist in Form eines Gels, das beim Verbandswechsel in der Wunde zurück bleibt und dort ausgespült werden muss.
- Hydropolymerverbände (Cutinova® hydro, Comfeel® plus): Weiterentwicklung der Hydrokolloidverbände: Sie erzeugen ein Gel, das in einer stabilen Matrix im Verbandsinneren verbleibt.
- Hydrogelverbände (Cutinova® Gel, Hydrosorb®, Nobagel®): Die Hydrogele haben

bereits Gelstruktur. Speziell in trockenen, auch unsauberen Wunden soll hier eine Wundreinigung durch Lösung der Nekrosen und Beläge erreicht werden.
- Alginate (Urgosorb®, Algosorb®): Bestehen fast ausschließlich aus Bestandteilen von Braunalgen. Das trockene Alginatgerüst verwandelt sich unter Exsudationsaufnahme in der Wunde in ein Gel. Die Alginate haben eine sehr starke Saugleistung und können auch für die Behandlung infizierter Wunden genutzt werden.

Xerodressings oder geruchsabsorbierende Karbonverbände

Nekrotische Wunden werden zuerst durch chirurgische Maßnahmen (Débridement) gereinigt. Dann werden Verbände mit aktiver Oberfläche aufgelegt. An diese Oberflächen werden sowohl die Geruchsmoleküle und Bakterien als auch toxische Substanzen gebunden. Da die Bakterien lebensfähig bleiben, muss ein täglicher Verbandswechsel stattfinden. Bakterizide Eigenschaften lassen sich durch eine Versilberung der Oberfläche erreichen.

Präparate:
- Actisorb®
- CarboFlex®
- BioCELL®
- Actisorb® Plus mit Silberimprägnierung

10.5.11 Altershaut

Physiologische Hautalterung

Die Lebensspanne der Epidermiszellen ist bei 50-Jährigen nur noch knapp halb so lang wie in der Jugend. Es kommt durch den Entzug von Geschlechtshormonen zu einer Aufsplitterung der Kollagenfaserbündel und damit zu einem Nachlassen der Elastizität der Haut.

Intrinsische Faktoren:
- Die Haut verliert an Elastizität, wird schlaff, **faltiger.**
- Die Haut wird **dünner,** die subkutane Fetteinlagerung nimmt ab.
- Drüsen produzieren weniger Schweiß und Talg: Die Haut wird **trockener,** die Thermoregulation nimmt ab.
- Der pH-Wert auf der Haut steigt, d. h. der Säureschutzmantel nimmt ab: Infektionsgefahr steigt.
- Nachlassende Durchblutung.
- Die Zahl der Melanozyten und der Immunzellen verringert sich, ebenso verringert sich die Reparaturfähigkeit der Basalzellen in der Epidermis.
- Die Sensibilität der Haut lässt nach.

Umweltbedingte extrinsische Faktoren:
- Rauchen
- Alkohol
- Stress
- Sonneneinstrahlung
- Adipositas
- Chronische Erkrankungen
- Bewegungsmangel

Die Haut trocknet mit zunehmendem Lebensalter immer mehr aus, die Barrierefunktion wird immer mehr eingeschränkt, es kommt bei vielen Menschen zum „Altersjucken" der Haut.

Die dünne, trockene und faltige Haut ist viel anfälliger gegenüber Verletzungen. Es bilden sich leicht kleine Risse, die sich entzünden können, vor allem, wenn durch ständiges Kratzen aufgrund des Juckreizes Bakterien in die kleinen Wunden eindringen. Auch Pilzinfektionen sind häufiger.

Ähnlich sind die Alterserscheinungen an Haaren und Nägeln.

Haare: Kopfhaare werden weniger und dünner. Haare der Augenbrauen, Nase, Ohren werden dicker.

Nägel: Wachsen ungleichmäßiger, dicker als früher, aber brüchiger.

Im Alter wird die Haut auch weniger durchblutet, dadurch geht die Versorgung mit Nährstoffen und Sauerstoff zurück:
- Wunden heilen langsamer.
- Infektionsrisiko steigt.
- Wirkstoffe werden vermindert über die Haut aufgenommen.

Medikamente können bereits vorhandene Hautprobleme verstärken oder Hautveränderungen als Nebenwirkung haben. Gerade alte und multimorbide Menschen müssen oft viele Medikamente nehmen, die die Probleme durch die Altersveränderungen der Haut noch verstärken.

Hierzu zählen:
- Diuretika. Bei Stauungsödemen in den Beinen wird die Haut stark gedehnt. Wird die Flüssigkeit durch Diuretika ausgeschwemmt, ist die gedehnte Haut faltig, gerötet und leicht verletzlich, hinzu kommt Juckreiz.
- Herzglykoside, Antiarrhythmika und Antihypertonika verursachen häufig eine trockene, schuppende Haut, die zu Rötungen und Juckreiz neigt.
- Kortikosteroide: Hautatrophie bei längerer Einnahme, außerdem verzögerte Wundheilung und verstärkte Neigung zu Infektionen.

10.5.12 Pruritus im Alter

Quälender Juckreiz, der längere Zeit anhält und lokal oder am ganzen Körper auftritt. 20 % der Menschen leiden im Alter unter starkem Juckreiz, Frauen sind früher und stärker betroffen.

Symptome

- Starker Juckreiz
- Kratzattacken, die zu Krustenbildung und Entzündungen führen. Der durch das starke Kratzen entstehende Schmerz reduziert kurzfristig das Empfinden des Juckreizes, aber die Hautschäden verstärken dann auch wieder den Juckreiz → Juck-Kratz-Zirkel
- Schlafmangel
- Unruhe

Ursachen

- Hauttrockenheit, Pruritus senilis: verminderter Fettgehalt der Haut, häufig am Unterschenkel beginnend und sich dann über den ganzen Körper ausbreitend
- Hauterkrankungen wie Psoriasis
- Pilzbefall
- Skabies
- Begleitsymptom verschiedener Erkrankungen: chronische Niereninsuffizienz, chronische Lebererkrankungen, Diabetes mellitus, Eisenmangel
- Nebenwirkung von AM
- Kontaktallergien
- Frühsymptom von malignen Tumoren

Therapie

- Behandlung der Grunderkrankung
- Symptomatische Therapie gegen den Juckreiz, eventuell Kortison auch oral, Phototherapie
- Falls bekannt auslösende oder verstärkende Faktoren ausschalten wie z. B. Alkohol, scharfes Essen, heißes Baden, alkoholhaltige Pflegemittel
- Regelmäßige Hautpflege mit rückfettenden und feuchtigkeitsspendenden Pflegemitteln

BEISPIEL

Hautpflege der Altershaut

Im Alter ist eine sorgfältige, regelmäßige Hygiene und Hautpflege zum Schutz vor Umwelteinflüssen besonders wichtig.
- Die Altershaut ist zumeist trocken und sollte täglich mit feuchtigkeitsspendenden Cremes behandelt werden. Diese können auch Wirkstoffe gegen den Juckreiz sowie entzündungshemmende Wirkstoffe enthalten.
- Ölen besser als cremen: nach dem Duschen Hautöl auf die feuchte Haut auftragen oder Ölbäder verwenden → Vorsicht: Rutschgefahr durch öligen Badewannenboden.
- Keine alkalihaltige Seife verwenden. PH-neutrale Seife mit rückfettenden Lipiden erhält den Säureschutzmantel und pflegt die Haut.
- Gesichtspflege: zur Nacht Wasser-in-Öl Creme, tagsüber Öl-in-Wasser Lotion mit Lichtschutz verwenden.
- Haare mit wenig Shampoo und nicht täglich waschen.
- Ohne Sonnenschutzcreme mit hohem Lichtschutzfaktor nicht in die Sonne gehen.

10.5.13 Altersdermatosen

- Purpura senilis
- Teleangiektasien: Erweiterung kleiner Blutgefäße vor allem im Gesicht
- Riesenkomedone (Mitesser): mit Horn und Talg gefüllte Haarfollikel
- Lentigo seniles: Altersflecke
- Pseudo-Narben vor allem an den Beinen
- Rhinophym (Knollennase) durch vermehrte Bildung der Talgdrüsen
- Exsikkationsekzem: Austrocknungsekzem, meist an den Unterschenkeln

Wiederholungsfragen

1. Welche Stelle der Netzhaut bezeichnet man als „blinden Fleck“ und warum ist diese Stelle blind?
2. Nennen Sie Bildungsort und Funktionen des Kammerwassers. Wo liegen die Augenkammern?
3. Geben Sie alle Teile an, die unter dem Begriff Mittelohr zusammengefasst werden.
4. Beschreiben Sie den Hörvorgang.
5. Benennen Sie alle Schichten der Cutis, erläutern Sie deren Funktionen.
6. Welche Aufgaben haben Schweiß- und Talgdrüsen, wo genau in der Haut liegen sie?
7. Was versteht man unter Kurz-, Weit- und Alterssichtigkeit? Erläutern Sie die Ursachen dieser Fehlsichtigkeitsformen genau.
8. Welche Arzneimittel können zu trockenen Augen führen?
9. Was ist eine Katarakt, welche Therapien gibt es dagegen?
10. Geben Sie verschiedene Ursachen für ein Glaukom an, welcher Augeninnendruck ist normal?
11. Welche Symptome zeigen einen akuten Glaukomanfall an?
12. Was sind Miotika? Wie wirken sie, gegen welche Erkrankungen werden sie eingesetzt?
13. Was ist eine altersabhängige Makuladegeneration? Welche Formen werden unterschieden? Welche Symptome treten auf?
14. Welche Warnsignale zeigen eine Netzhautablösung an? Was passiert hierbei im Auge?
15. Was ist ein Hörsturz? Beschreiben Sie Symptome und Behandlung.
16. Erläutern Sie den Unterschied zwischen paroxysmalem Lagerungsschwindel und Morbus Menière.
17. Welche unterstützenden Maßnahmen sind bei der Behandlung von Fußmykosen nötig?
18. Definieren Sie: Follikulitis, Furunkel, Karbunkel.
19. Was versteht man unter Nesselfieber? Welche Therapie wird vom Arzt verordnet?
20. Wie entsteht ein Dekubitus?
21. Der Verlauf eines unbehandelten Dekubitus wird in Grade unterteilt, beschreiben Sie diese.
22. Wie sieht eine moderne Dekubitusprophylaxe und -therapie aus?

KAPITEL

11 Die Hormondrüsen und ihre Erkrankungen

11.1 Anatomie und Physiologie

11.1.1 Hormone

Hormone sind Substanzen, die im Körper biologische Prozesse **auslösen** und **regulieren.** Sie werden in den **endokrinen** Organen (Hormondrüsen ➢ Abb. 11.1) hergestellt und an das Blut abgegeben (endokrin: Abgabe von Stoffen direkt an das Blut).

Hormone werden vom Blut im gesamten Körper verteilt und erreichen so alle Zellen. Hormonrezeptoren am Zielorgan erkennen die Struktur des Hormons, verbinden sich mit ihm und lösen so den gewünschten Erfolg aus. Bereits minimale Konzentrationen der Hormone genügen für weitreichende Vorgänge. Die Hormondrüsen stehen z. T. in einem Abhängigkeitsverhältnis zueinander. Bereits kleinste Konzentrationsverschiebungen eines Hormons haben Auswirkungen auf andere endokrine Drüsen. Hormone steuern wichtige biologische Vorgänge im Körper. Sie sind für Wachstums- und Entwicklungsprozesse, Verhaltensweisen und Reaktionen des Menschen mitverantwortlich (z. B. Sexualhormone).

11.1.2 Hypothalamus

Der Hypothalamus ist ein Teil des Zwischenhirns und unterhalb des Thalamus gelegen. Er ist eine wichtige Schaltzentrale, die sowohl übergeordnete Zentren des vegetativen Nervensystems enthält, als auch endokrine Funktionen ausübt.

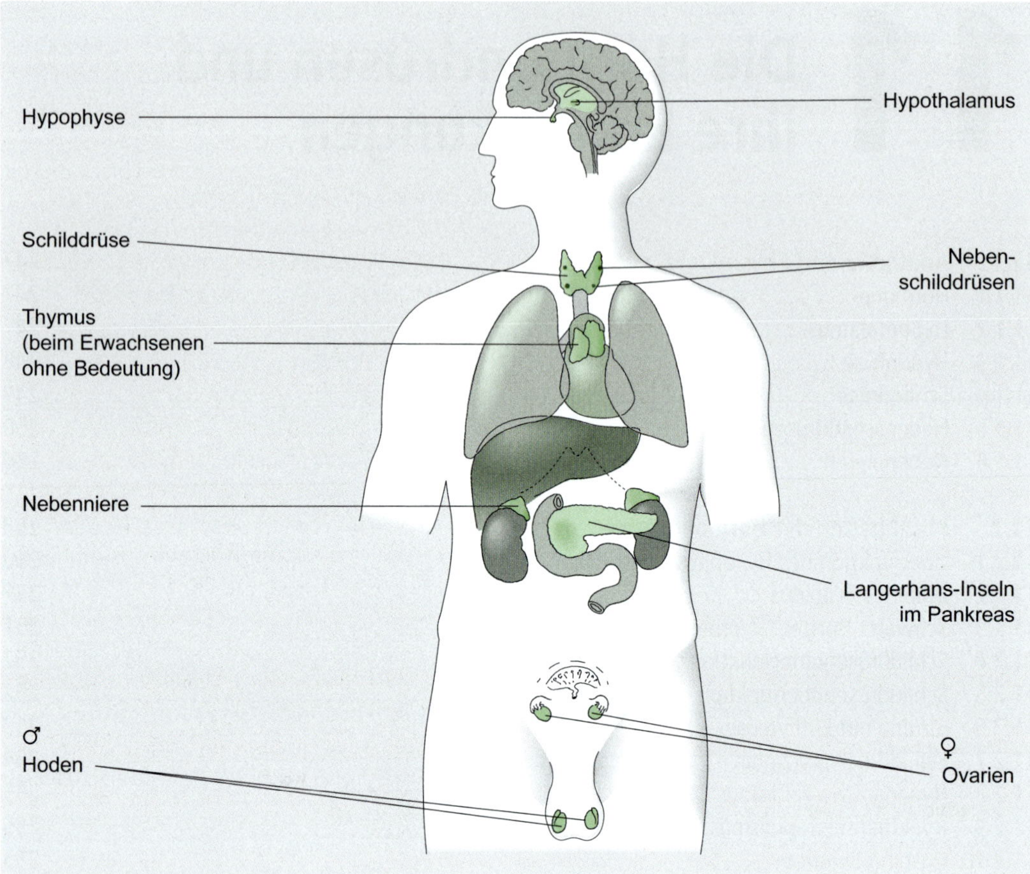

Abb. 11.1 Die Hormondrüsen des Menschen. [L190]

Aufgaben

Vom Hypothalamus werden lebenswichtige Körperfunktionen gesteuert:

- Blutdruck
- Flüssigkeitshaushalt
- Atmung
- Energiehaushalt und Nahrungsaufnahme
- Wärmeregulation, Körpertemperatur
- Fortpflanzung
- Schlaf

Die Hormone des Hypothalamus haben als Steuerhormone für den Hypophysenvorderlappen (> Kap. 11.1.3) übergeordnete Funktionen:

- Inhibiting-Hormone (Hemmung der Ausschüttung)
- Releasing-Hormone (Anregung der Ausschüttung)

Sie werden mit dem Blut in den Hypophysenvorderlappen gebracht. Hier aktivieren oder deaktivieren sie die Ausschüttung der Hypophysenvorderlappenhormone.

Zum anderen produziert der Hypothalamus Hormone für den Hypophysenhinterlappen (> Kap. 11.1.3):

- Oxytocin
- Adiuretin (ADH)

Diese beiden Hormone werden auf rein neuronalem Weg direkt in den Hypophysenhinterlappen transportiert.

11.1.3 Hypophyse

Die Hypophyse (Hirnanhangdrüse > Abb. 11.1) liegt im Zwischenhirn und ist über den dünnen Hypophysenstiel (Infundibulum) mit dem Hypothalamus verbunden. Sie ist erbsengroß, wiegt 0,5 Gramm und ist in Vorder- und Hinterlappen unterteilt.

Aufgaben

Die meisten Hormone der Hypophyse steuern die Funktion zahlreicher untergeordneter Hormondrüsen. Diese Hormone wirken nicht direkt auf Körpervorgänge, sondern auf hormonproduzierende Drüsen (glandotrope Hormone). Die Hypophysenhormone ermöglichen das harmonische Zusammenspiel anderer Drüsen.

Hypophysenvorderlappen

Der Hypophysenvorderlappen (HVL) bildet folgende glandotrope (auf Drüsen wirkende) Hormone:

- Thyreotropin (Thyreoidea-stimulierendes Hormon, TSH); Kontrolle über die Funktion der Schilddrüse
- Adrenocorticotropin (ACTH); Kontrolle über die Funktion der Nebennieren
- Gonadotropin (FSH und LH); Kontrolle über die Funktion der Geschlechtsdrüsen

Zwei weitere HVL-Hormone wirken direkt in der Peripherie und nicht auf andere endokrine Drüsen:

- Prolaktin steuert die Milchbildung nach der Geburt.
- Somatotropin (Wachstumshormon) regelt die Wachstumsprozesse des Körpers.

Hypophysenhinterlappen

Der Hypophysenhinterlappen (HHL) bildet keine Hormone. Er dient als **Speicher** für Hormone, die im Hypothalamus gebildet werden (Adiuretin, Oxytocin). Vom Hypophysenhinterlappen werden diese Hormone bei Bedarf an das Blut abgegeben.

- Adiuretin: Steigert die Wasserrückresorption in der Niere, weniger Harn wird ausgeschieden.
- Oxytocin: Löst die Wehen bei der Geburt aus und ist an der Milchbildung zu Beginn der Stillzeit beteiligt.

11.1.4 Schilddrüse

Die Schilddrüse (Glandula thyreoidea ➤ Abb. 11.1) ist ein kleines schmetterlingsförmiges Organ, das unterhalb des Kehlkopfs vor der Luftröhre liegt. Sie wiegt ca. 18–30 g und besteht aus einem rechten (Lobus dexter) und einem linken Lappen (Lobus sinister). Die Verbindungsbrücke, der Isthmus, liegt über der Luftröhre.

Mikroskopisch besteht die Schilddrüse aus kleinen Bläschen (Follikeln), in deren Inneren die Schilddrüsenhormone gespeichert werden:

- Tetrajodthyronin (Thyroxin, T_4)
- Trijodthyronin (T_3)

Die Schilddrüse stellt diese Hormone aus Jod und Eiweißbausteinen her. Ohne ausreichende Jodversorgung über das Blut können keine Hormone produziert werden. Der Bedarf an Jod wird nach der Deutschen Gesellschaft für Ernährung mit etwa 180–200 µg täglich beziffert. Durch die Ernährung und die Verwendung von jodiertem Salz kann diese Menge normalerweise erreicht werden, eine Substitution sollte mit dem Arzt besprochen werden.

Die Schilddrüse ist stark durchblutet. Die Hormone der Schilddrüse werden nach Bedarf an das Blut abgegeben.

Aufgaben der Schilddrüsenhormone T_3 und T_4

Die Schilddrüsenhormone regeln:

- Im Ruhezustand des Körpers den Grundumsatz.
- Bei körperlicher und geistiger Anstrengung
  - Sauerstoffbilanz (Aufnahme und Verbrauch von Sauerstoff) wird gesteigert.
  - Energieumsatz und Körpertemperatur werden erhöht.
  - Herzarbeit steigt.
  - Abbau von Glykogen und Fett steigen.
  - Wachstumsfördernde Wirkung, die unbedingt nötig für die geistige Entwicklung und das Wachstum des Neugeborenen ist.

Aufgaben des Kalzitonins

Im Schilddrüsengewebe sind C-Zellen eingestreut, die das Hormon Kalzitonin produzieren.
Kalzitonin
- fördert den Einbau von Kalzium in den Knochen,
- senkt den Kalziumgehalt im Blut.

11.1.5 Nebenschilddrüsen

Die Nebenschilddrüsen (Glandulae parathyreoideae ➢ Abb. 11.1) sind vier kleine Epithelknötchen, die an der Rückseite der Schilddrüse liegen.

Aufgaben

Die Nebenschilddrüsen bilden das **Parathormon** (PTH), das vermehrt bei niedrigem Kalziumspiegel ins Blut ausgeschüttet wird. Die Nebenschilddrüsen sind keinem hormonellen Regelkreis unterworfen, sondern reagieren direkt auf Veränderungen des Kalziumspiegels im Blut.
Parathormon
- steigert den Knochenabbau und erhöht dadurch den Kalziumspiegel des Bluts,
- steigert die Kalziumrückresorption in der Niere,
- steigert die Kalziumresorption aus dem Darm, indem es die Aktivierung von Vitamin D fördert und
- erhöht die Phosphatausscheidung in der Niere.

Kalzitonin und Parathormon sind Antagonisten.

11.1.6 Nebennieren

Die Nebennieren (Glandulae suprarenales ➢ Abb. 11.1) sind kleine, auf jeder Niere liegende Organe. Gewicht: ca. 8 g. Sie bestehen aus dem **Nebennierenmark** und der **Nebennierenrinde.** Das Mark und die Rinde produzieren unterschiedliche Hormone mit voneinander unabhängigen Aufgaben.

Nebennierenrinde

Die Rinde macht den größten Teil der Nebenniere aus. Es sind drei Gewebsschichten zu erkennen, die unterschiedliche Hormone mit verschiedenen Aufgaben produzieren.
- Zona glomerulosa: Mineralokortikoide
  - Regulierung des Salz- und Wasserhaushalts
  - Beeinflussung der Natrium- und Kaliumausscheidung
- Zona fasciculata: Kortikosteroide
  - Anregende Wirkung auf den Kohlenhydratstoffwechsel (Glukosespiegel steigt)
  - Eiweiß- und Fettabbau
  - Demineralisierung der Knochen
  - Stimulation der Magensaftsekretion
  - Hemmung von Entzündungsprozessen, immunsuppressive Wirkung
- Zona reticularis: Männliche Sexualhormone (Androgene)

Hormone des Nebennierenmarks

Im Nebennierenmark werden die Katecholamine **Adrenalin, Noradrenalin** und **Dopamin** gebildet, die eigentlich keine Hormone, sondern Neurotransmitter sind. Sie wirken sehr schnell und werden v. a. in Stresssituationen ausgeschüttet. Sie steigern die Leistungsfähigkeit, indem sie
- den Stoffwechsel anregen (Fettabbau, Glykogenolyse mit Anstieg der Glukose),
- die Schlagkraft und die Schlagfrequenz des Herzens erhöhen,
- die Durchblutung von Herz, Muskulatur und Lunge steigern,
- die Bronchien weit stellen und
- Verdauungsprozesse hemmen.

11.2 Krankheiten der Hormondrüsen

11.2.1 Überfunktion des Hypophysenvorderlappens

Ursachen

Meist gutartige Hypophysentumoren (➢ Kap. 11.1.3), die im Übermaß Hormone produzieren:
- Wachstumshormone

- Prolaktin (Prolaktinom)
- ACTH

Symptome

- Bei Prolaktinom: Milcheinschuss, Zyklusstörungen
- Bei Überproduktion von Wachstumshormonen:
  - Jugendliche: Riesenwuchs, solange die Wachstumsfugen noch offen sind
  - Erwachsene: Akromegalie mit ausschließlicher Vergrößerung der körperfernen Körperteile z. B. Nase, Kinn, Zunge, Hände, Füße (Akren)
  - Evtl. Diabetes mellitus aufgrund der diabetogenen Wirkung von Wachstumshormonen
- Kopfschmerzen, Sehstörungen (Druck auf den Sehnerv) aufgrund der Größenzunahme des Tumors

Therapie

Operative Tumorentfernung.

11.2.2 Diabetes insipidus

Auch Wasserharnruhr genannt. In der Niere ist die Wasserrückresorption gestört, sodass große Mengen Urin ausgeschieden werden.

Ursachen

Mangel an Adiuretin aufgrund einer Unterfunktion des Hypophysenhinterlappens (➤ Kap. 11.1.3):

- Hirntumor
- Meningitis (Hirnhautentzündung)
- Operation, Verletzungen

Symptome

- Polyurie: Ausscheidung enormer Urinmengen > 10 l/Tag
- Massiver Durst
- Dehydratation

Therapie

- Wenn möglich, Ursache beheben
- Injektion des fehlenden Hormons (Adiuretin, Pitressin®)
- Applikation eines chemischen Abkömmlings (Desmopressin, Minirin®) über die Nasenschleimhaut

11.2.3 Schwartz-Bartter-Syndrom

„Wasservergiftung" auf Grund hoher Adiuretin-Ausschüttung, die zu einer starken Wiederaufnahme von Wasser in der Niere führt → Überwässerung des Körpers → Verdünnung der Blutsalze, vor allem des Natriums. Es kommt zu Hirnödemen.

Ursachen

- Tumoren
- Einnahme von Antidepressiva, Antiepileptika, Neuroleptika u. a.; vor allem in Verbindung mit Diuretika

Symptome

- Schwäche
- Kopfschmerzen
- Krämpfe
- Übelkeit

Therapie

- Regelmäßige Kontrolle des Natriumspiegels
- Ursächlich AM absetzen bzw. ersetzen durch alternative Wirkstoffe
- Natriumspiegel anheben durch hypertone NaCl-Infusion

11.2.4 Schilddrüsenunterfunktion

Unzureichende Produktion von Schilddrüsenhormonen (➤ Kap. 11.1.4), die zu einer Reduktion anderer Organfunktionen führt (Hypothyreose).

Ursachen

Erworbene Schilddrüsenunterfunktion, der Häufigkeitsgipfel liegt zwischen dem 50. und 70. Lebensjahr.

- Chronische autoimmune Schilddrüsenentzündung (Hashimoto-Thyreoiditis); Autoimmunerkrankung, Antikörper greifen das Schilddrüsengewebe an → Entzündung → Zerstörung → ungenügende Produktion von Hormonen
- Nach Schilddrüsenoperation
- Nach Radiojodtherapie

Symptome

Die Schilddrüsenunterfunktion geht mit schleichenden Veränderungen einher. Mit zunehmendem Alter ist die Erkrankung schwierig zu diagnostizieren, da hier das Bild durch allgemeine Alterserscheinungen, z. B. Verlangsamung, Antriebslosigkeit, Gedächtnisstörungen verschleiert werden kann. Typische Beschwerden sind

- erniedrigte Körpertemperatur,
- ständiges Frieren,
- Müdigkeit und vermehrtes Schlafbedürfnis,
- Leistungs- und Antriebsschwäche,
- Depression,
- trockene, blasse Haut, glanzlose Haare, Haarausfall,
- Durchblutungsstörungen, Missempfindungen auf der Haut,
- Gewichtszunahme,
- Verstopfung,
- Bradykardie und niedriger Blutdruck sowie
- Hypercholesterinämie mit Arteriosklerose.

11

Therapie

Schilddrüsenhormone in Dauersubstitution.

11.2.5 Schilddrüsenüberfunktion

Übermäßige Produktion von Schilddrüsenhormonen (Hyperthyreose ➤ Kap. 11.1.4), die eine Steigerung von Organfunktionen nach sich zieht. Die Schilddrüsenüberfunktion kann nach konsequenter Therapie auch ausheilen, daher sollte nach einem Jahr eine Kontrolle der Medikation erfolgen.

Ursachen

- **Thyreoidale Autonomie:** Häufigste Ursache einer übermäßigen Produktion von Schilddrüsenhormonen, vor allem bei älteren Menschen. Die Schilddrüse arbeitet unabhängig von der Steuerung durch Hypothalamus und Hypophyse. Der Schilddrüsenautonomie liegt meist eine Struma bei Jodmangel zugrunde. In den Jodmangelgebieten kommt diese Erkrankung gehäuft vor. Die Hyperthyreose kann mit einer Organvergrößerung, der **Struma** (➤ Kap. 11.2.6), oder mit in das normale Schilddrüsengewebe eingestreute, autonome (selbstständig bzw. unabhängig von Regelmechanismen arbeitende) Knoten einhergehen. Hormonproduzierende Knoten nennt man **heiße Knoten,** im Gegensatz zu den **kalten Knoten,** die keine Hormone produzieren.
- **Morbus Basedow:** Autoimmunerkrankung, bei der Antikörper gegen Schilddrüsengewebe gebildet werden, die gleichzeitig die Produktion von Schilddrüsenhormonen anregen. Typisches Symptom ist die Merseburger Trias:
  - Exophthalmus (hervortretende Augäpfel): Im fortgeschrittenen Stadium kann sich eine Augenhöhlenerkrankung mit Entzündungen (Endokrine Orbitopathie), Lichtscheuheit und das Sehen von Doppelbildern entwickeln.
  - Struma: Durch eine frühe Diagnose kann die Organvergrößerung verhindert werden.
  - Tachykardie (Herzrasen).

Symptome

- Struma
- Gewichtsverlust bei konstanter Nahrungszufuhr
- Schweißausbrüche

- Tachykardie
- Tremor
- Nervosität, Schlaflosigkeit und Reizbarkeit
- Schnelle Ermüdung
- Weicher, häufiger Stuhlgang
- Übermäßiges Schwitzen
- Weiches, dünnes Haar, feuchtwarme samtartige Haut, brüchige Fingernägel

Schwierigkeiten der Diagnose im Alter

- Je älter der Patient ist, desto uncharakteristischer werden die Symptome.
- Atypischer Verlauf, z. B. statt Übererregbarkeit und Nervosität Apathie oder geistige Verwirrung.
- Nur latent hyperthyreote Stoffwechsellage, die sich bei Jodsubstitution schnell verschlechtern kann, z. B. bei Gabe von
  - Röntgenkontrastmittel,
  - Broncholytika,
  - Augentropfen,
  - Antiarrhythmika.

Therapie

- Teilentfernung der Schilddrüse
- Radiojodtherapie
- Thyreostatika

11.2.6 Struma mit Euthyreose

Vergrößerte Schilddrüse (Kropf) bei normalem Hormonspiegel im Blut. Es kommen sowohl **knotige** als auch **diffuse** Strumen vor. Die Häufigkeit einer Struma steigt mit dem Lebensalter. Frauen sind 4–5-mal häufiger betroffen als Männer.

Ursachen

- **Jodmangel** aufgrund zu geringer Jodaufnahme mit der Nahrung (90 % der Fälle): Zu wenig Jod im Blut → es wird zu wenig T_3 und T_4 gebildet → die Schilddrüse vergrößert sich durch verstärkte Aktivierung des Hypothalamus und der Hypophyse.
- Eine Struma kann auch durch Verletzungen oder Entzündungen der Schilddrüse entstehen.

Symptome

Einteilung erfolgt nach der Größe der Struma.
- Stadium 1a: Normal große Schilddrüse mit knotigen Veränderungen.
- Stadium 1b: Struma ist bei zurückgelegtem Kopf sichtbar.
- Stadium 2: Struma ist bei normaler Kopfhaltung sichtbar.
- Stadium 3: Struma ist von weitem sichtbar und engt die Luftröhre oder andere Nachbarorgane ein.

Therapie

- Einnahme von Jodtabletten: Durch die ausreichende Zufuhr von Jod kann die Schilddrüse genügend Hormone herstellen. Bei Kindern und Jugendlichen reicht das oft als Therapie aus.
- Einnahme von Schilddrüsenhormonen und Jod in Kombination.

Bei Knotenbildung, Schluckproblemen oder Einengung der Luftröhre:
- Operation der Struma
- Radiojodtherapie

PFLEGE-WISSEN

Jodsubstitution

Zur Prophylaxe von Schilddrüsenerkrankungen werden die Verwendung von jodiertem Speisesalz sowie der regelmäßige Verzehr von Meeresfisch empfohlen.
Deutschland gilt auf Grund der Jodmangel-Prävention mit Jodsalz in der Bundesrepublik nicht mehr als Jodmangelgebiet.
Laut WHO ist eine Jodaufnahme von 180–200 µg/Tag für Erwachsene nötig. Seit 1990 wird die Jodversorgung aller Bevölkerungsgruppen in Deutschland regelmäßig kontrolliert und die Verwendung von Jodsalz angeraten, es besteht aber keine Pflichtjodierung des Speisesalzes wie in etlichen anderen EU-Staaten.
Trotz der Präventionsmaßnahmen nimmt jeder Bundesbürger durchschnittlich nur 125 Mikrogramm Jod zu sich, das ist immer noch viel zu wenig. Ursächlich kann die Nichtverwendung von Jodsalz in Fertigprodukten oder Fastfood sein.

Teile der älteren Bevölkerung haben aufgrund der jahrzehntelangen Unterversorgung mit Jod eine auf den Jodmangel zurückgehende Erkrankung; ⅓ der älteren Generation hat eine vergrößerte Schilddrüse oder einen Strumaknoten.
Eine medikamentöse Substitution von Jod bei salzarmer Ernährung oder erhöhtem Bedarf ist möglich.
Präparate:
- Jodid® 100, 200 zur täglichen Einnahme
- Jodetten® Depot zur wöchentlichen Einnahme

Medikamentenlehre

Schilddrüsenhormone

Bei Jodmangel-Struma und Hashimoto-Thyreoiditis ist eine Substitution der Schilddrüsenhormone nötig. Es werden chemisch hergestellte Hormone eingesetzt. Wichtig ist eine genaue, individuell abgestimmte Dosierung, die sich nach der Restfunktion der Schilddrüse, dem Alter und anderen Faktoren richtet. Die Einnahme ist meist lebenslang erforderlich. Levothyroxin-Medikamente dürfen nicht ausgetauscht werden, da schon geringe Änderungen an der Formulierung des Medikaments zu Nebenwirkungen führen können. Ist eine Umstellung nicht vermeidbar, soll mittels Blutuntersuchung nach einigen Wochen die Dosierung kontrolliert und eventuell angepasst werden.
Nebenwirkungen:
Treten nur in der Anfangszeit (Nervosität, Tachykardie) als Folge einer relativen Überdosierung auf. Bei genauer Einstellung treten kaum Nebenwirkungen auf, da es sich um eine Substitution fehlender körpereigener Substanzen handelt.
Achtung:
Die Wirkung hängt maßgeblich von der richtigen Einnahme ab.
- Einmal täglich.
- Morgens nüchtern: mindestens 30 Min. vor dem Essen. Nur so wird eine ausreichende Resorption erreicht. Ballaststoff- und kalziumreiche Nahrung vermindert die Resorption zusätzlich.
- Einnahme mit stillem, kalziumarmem Wasser, nicht mit Kaffee.

In Ausnahmefällen oder bei besonderer morgendlicher Mattigkeit kann die Einnahme auch regelmäßig am Abend erfolgen, allerdings müssen auch hier die zeitlichen Abstände zum Essen beachtet werden: mind. 30 Min. vor dem Abendessen oder mind. 2 Std. danach.
Präparate:
Levothyroxin

Thyreostatika

Zwei Wirkprinzipien zur Hemmung der Produktion von Schilddrüsenhormonen sind möglich. Bei beiden Möglichkeiten ist die Wirkung erst nach einigen Wochen zu erwarten, da die noch vorhandenen Schilddrüsenhormone erst verbraucht sein müssen.
Präparate:
- Substanzen, die verhindern, dass Jod in die Schilddrüsenhormone eingebaut wird:
  – Carbimazol
  – Thiamazol
- Substanzen, die verhindern, dass Jod in die Schilddrüse aufgenommen wird:
  – Perchlorat-Ionen

11.2.7 Schilddrüsenkarzinom

Unterscheidung in
- differenzierte Karzinome; papilläre oder follikuläre Form. Differenzierte Schilddrüsenkarzinome stellen die häufigste Form dar und haben bei frühzeitiger Therapie eine sehr gute Prognose,
- undifferenzierte Karzinome; anaplastische oder medulläre Form.

Ursachen

Unbekannt. Gesichert ist, dass das Risiko für ein Schilddrüsenkarzinom durch radioaktive Strahlung (vor allem bei Kontakt im Kindesalter) und durch die Aufnahme von radioaktiven Jod erhöht wird.

Genetische Ursachen, Jod-Mangel und gutartige Schilddrüsenerkrankungen gelten als nicht gesicherte Risikofaktoren.

Symptome

- Schilddrüsenvergrößerung, später tastbare derbe Knoten
- Schluckbeschwerden, Atembeschwerden bei Einengung von Speiseröhre oder Luftröhre
- Heiserkeit
- Veränderungen der Stimme

Therapie

- Operation: vollständige Entfernung der Schilddrüse und umgebender Lymphknoten
- Radiojodtherapie innerhalb des ersten Monats nach der Operation
- Strahlentherapie bei nicht vollständig zu entfernenden Tumoren
- Lebenslange L-Thyroxin-Einnahme nach Schilddrüsenentfernung

11.2.8 Hypoparathyreoidismus

Unterfunktion der Nebenschilddrüsen (➤ Kap. 11.1.5).

Ursachen

Versehentliche operative Entfernung der Nebenschilddrüsen bei einer Schilddrüsenoperation.

Symptome

- Hypokalzämie:
  - Tetanie mit Muskelkrämpfen (Pfötchenstellung der Hände)
  - Haar-, Nagelwuchsstörungen
  - Grauer Star
  - Erhöhte Reizbarkeit, depressive Verstimmung
- Hyperphosphatämie

Therapie

Vitamin D- und Kalzium-Substitution.

11.2.9 Hyperparathyreoidismus

Überfunktion der Nebenschilddrüsen (➤ Kap. 11.1.5).

Ursachen

- Adenom der Nebenschilddrüsen oder allgemeine Vergrößerung (Hyperplasie)
- Reaktion der Nebenschilddrüsen auf Hypokalzämie, z. B. bei Vitamin D-Mangel, kalziumarmer Ernährung

Symptome

- Erhöhte Knochenentkalkung mit Knochenschmerzen
- Vermehrte Kalziumresorption aus dem Darm
- Harnsteine
- Magen-Darm-Beschwerden
- Muskelschwäche

Therapie

Operative Entfernung einzelner Nebenschilddrüsen.

11.2.10 Cushing-Syndrom

Vermehrte Bildung von Kortikosteroiden.

Ursachen

- Überproduktion von Kortikosteroiden wegen eines
  - Tumors der Nebennierenrinde,
  - Tumors der Hypophyse.
- Langdauernde medikamentöse Gabe von Kortisonpräparaten

Symptome

- Stammfettsucht, Vollmondgesicht, Stiernacken (aufgrund der Umverteilung der Fettdepots)
- Dünne Haut
- Hypertonie
- Osteoporose, Muskelatrophie
- Vermännlichung bei Frauen
- Diabetes mellitus (Steroid-Diabetes)
- Mangelnde Infektionsabwehr, verzögerte Wundheilung
- Psychische Veränderungen

Therapie

Operative Entfernung eines Tumors.

11.2.11 Überfunktion des Nebennierenmarks

Ursachen

Tumor, der im Übermaß Katecholamine (Adrenalin, Noradrenalin) produziert und schubweise abgibt.

Symptome

Hypertonie, auch anfallsartig.

Therapie

Operation.

Wiederholungsfragen

1. Nennen Sie fünf hormonproduzierende Drüsen.
2. Welche Körperfunktionen steuert der Hypothalamus?
3. Erläutern Sie das Zusammenspiel verschiedener Hormondrüsen am Beispiel von Hypothalamus und Glandula thyreoidea.
4. Wo wird Kalzitonin gebildet? Welche Prozesse steuert es im Körper?
5. Geben Sie die Bildungsorte folgender Hormone an: Adiuretin, Kortisol, Östrol, Insulin, Noradrenalin.
6. Welche Symptome treten beim Diabetes insipidus auf?
7. Welche Hormone werden bei einer Hypothyreose substituiert, welche Symptome treten bei dieser Erkrankung auf?
8. Erklären Sie die häufigste Ursache, die zum Entstehen einer Struma führt. Nennen Sie das betroffene Organ und die hier produzierten Hormone.
9. Geben Sie drei wichtige Symptome bei Morbus Basedow an. Welche Behandlungsmöglichkeiten gibt es?

KAPITEL

12 Das Nervensystem und seine Erkrankungen

12.1 Anatomie und Physiologie

Transportsystem für Informationen sowohl aus der Außenwelt als auch aus dem Inneren des Körpers.

12.1.1 Einteilung nach der Funktion

Es wird zwischen somatischem und autonomem Nervensystem unterschieden, die eng miteinander verflochten sind.

Somatisches Nervensystem

- Dient der bewussten Wahrnehmung von Sinneseindrücken aus den Sinnesorganen, den Skelettmuskeln und den Gelenken.
- Dient der Innervation der Skelettmuskulatur (dieser Teil ist dem Willen unterworfen).

Autonomes (vegetatives) Nervensystem

- Dient der Aufrechterhaltung des inneren Gleichgewichts im Organismus.
- Reguliert die Verdauungstätigkeit.
- Ist dem Willen nicht unterstellt (autonomes Nervensystem).
- Besteht aus zwei Teilsystemen, die sich in ihrer Funktion unterscheiden:
  - Sympathikus: Erhöht die Fähigkeit zur Arbeitsleistung und zur Auseinandersetzung mit der Umwelt. Herz, Kreislauf, Atmung werden aktiviert, Magen-Darm-Tätigkeit wird vermindert.
  - Parasympathikus: Erhöht alle Vorgänge, die der Erholung und Energiegewinnung dienen. Die Herz-, Kreislauf- und Atemtätigkeit nehmen ab, Verdauungsdrüsen und Darmmuskulatur steigern ihre Tätigkeit.

Medikamentenlehre

Medikamente, die das vegetative Nervensystem beeinflussen

Vegetatives Nervensystem: Dient der Aufrechterhaltung des inneren Gleichgewichts im Organismus; nicht willentlich steuerbar (autonomes Nervensystem).

Zwei Teilsysteme mit entgegengesetzter Wirkung, die meisten Organe sind von beiden Systemen beeinflusst.

- **Sympathikus:** Erhöht die Fähigkeit zur Arbeitsleistung und zur Auseinandersetzung mit der Umwelt.
  - Herz, Kreislauf und Atmung werden aktiviert.
  - Magen-Darm-Tätigkeit wird vermindert.
- **Parasympathikus:** Verstärkt alle Vorgänge, die der Erholung und Energiegewinnung dienen.
  - Herz-, Kreislauf- und Atemtätigkeit nehmen ab.
  - Verdauungsdrüsen und Darmmuskulatur steigern ihre Tätigkeit.
  - Arzneimittel, die diese Nerven **erregen,** bezeichnet man mit der Endung **-mimetika.**
  - Arzneimittel, die diese Nerven **hemmen,** bezeichnet man mit der Endung **-lytika.**

Beeinflussung des Sympathikus

Beim Sympathikus unterscheidet man drei Rezeptoren: α, β_1, β_2 (je nachdem, welche Organe erreicht werden).

Erregung der

- α-Rezeptoren
  - Verengung der Blutgefäße von Haut, Schleimhaut, glatter Eingeweide- und quergestreifter Skelettmuskulatur
  - Pupillenerweiterung
- β_1-Rezeptoren
  - Stoffwechselsteigerung
  - Erschlaffung der Darmmuskulatur
  - Herz: Steigerung der Schlagfrequenz, Erhöhung der Schlagkraft (Muskelkraft)
- β_2-Rezeptoren
  - Erschlaffung der Bronchialmuskulatur
  - Erschlaffung der Uterusmuskulatur (Gebärmuttermuskulatur)
  - Erschlaffung der peripheren Gefäßmuskulatur

Sympathomimetika

Sympathomimetika erregen die sympathischen Rezeptoren, d. h. durch Medikamente wird die Wirkung des Sympathikus am Organ künstlich erzeugt.

α-Sympathomimetika

- Systemische Wirkung bei Hypotonie. Durch die Kontraktion der peripheren Blutgefäße steigt der Blutdruck.
- Lokale Wirkung zur Schleimhautabschwellung durch Gefäßverengung.

β_1+ β_2-Sympathomimetika

Gezielte Wirkung auf einen Rezeptor ist noch nicht möglich, nur überwiegende Wirkung auf β_2:

- Bronchospasmolyse bei Asthma bronchiale
- Nebenwirkungen ergeben sich aus β_1-Wirkung (wirkt herzstimulierend mit Gefahr eines Sauerstoffmangels am Herzen).
- Zur Wehenunterdrückung bei Gefahr einer Fehlgeburt und frühzeitiger Wehentätigkeit

Sympatholytika

Sympatholytika blockieren die sympathischen Rezeptoren und hemmen deren Funktion am Organ:

α-Sympatholytika

α-Blocker erzeugen vorwiegend eine Gefäßerweiterung → Durchblutung wird verbessert. Blutdrucksenkung durch Dilatation kleiner Gefäße. Das Herz muss gegen einen verringerten Widerstand anpumpen.

Indikationen:

- Hypertonie, Migräne
- Durchblutungsstörungen

β-Sympatholytika

β-Rezeptorenblocker senken die Kontraktionskraft des Herzens und die Herzfrequenz, d. h. der Sauerstoffbedarf des Herzens sinkt. Für die Therapie eignen sich nur kardioselektive (ausgewählt auf das Herz wirksame) β-Blocker.

Nicht-kardioselektive β-Blocker haben eine vergleichbare Affinität zu β_1- und β_2-Rezeptoren. Durch die unerwünschte Blockade der β_2-Rezeptoren kann ein Bronchospasmus ausgelöst werden, außerdem kann es zu peripheren Durchblutungsstörungen kommen.

Die β-Rezeptorenblocker hemmen außerdem die Stoffwechseleffekte der Katecholamine.

Das Problem ist also die Selektivität. Das Ziel der Forschung ist ein reines Ansprechen von β_1. Die Nebenwirkungen der Präparate resultieren meist aus dem Ansprechen des β_2-Rezeptors.

Indikationen: Koronare Herzkrankheit, Hypertonie.

Gegenanzeigen ergeben sich aus der Hemmung des Sympathikus, z. B. Asthma.

Beeinflussung des Parasympathikus

Wirkungen des Parasympathikus:

- Abnahme der Herzfrequenz, Abnahme der Kontraktionsfähigkeit
- Erweiterung der äußeren Blutgefäße
- Steigerung der Speichel-, Magensaft-, Bronchial- und Schweißsekretion
- Pupillenverengung
- Kontraktionszunahme der glatten Muskulatur.

Parasympathomimetika

Die Parasympathomimetika erregen die parasympathischen Rezeptoren, d. h. sie erzeugen dieselbe Wirkung wie der Parasympathikus am Organ.

Indikationen:

- Augentropfen lokal zur Glaukombehandlung, z. B. Pilocarpin
- Postoperative Anwendung bei Atonie von Blase und Darm

Parasympatholytika

Die Parasympatholytika hemmen die parasympathischen Rezeptoren, d. h. sie blockieren die Wirkung des Parasympathikus am Organ.

- Beschleunigung der Herzfrequenz
- Abnahme der Drüsensekretion und der Schleimsekretion
- Weitstellung der Pupillen (zur Diagnose)
- Erschlaffende Wirkung auf die glatte Muskulatur der Bronchien, des Magen-Darm-Trakts, der Galle, der Harnwege.

Indikationen:

- Spasmen bei Magen-, Darm-, Blasen-, Gallenkoliken.

12.1.2 Einteilung nach der Lage

Zentrales Nervensystem

- Gehirn und Rückenmark (ZNS).
- Somatisches und vegetatives Nervensystem sind miteinander verbunden.
- Steuerzentrum zur Informationsverarbeitung und -koordination.
- Das Gehirn wertet aus und antwortet, indem es entsprechende Informationen an die Muskulatur oder über das vegetative Nervensystem an die inneren Organe übermittelt.
- Die wichtigsten Teile des Nervensystems sind besonders gut geschützt (Gehirn vom Schädel, Rückenmark vom knöchernen Wirbelkanal).

Peripheres Nervensystem

- Nervengewebe außerhalb des ZNS.
- Getrennt in somatisches und vegetatives Nervensystem.
- Nerven, die Informationen zum Gehirn tragen, werden als afferente oder sensible (➤ Abb. 12.1) Nerven bezeichnet.
- Nerven, die Informationen vom Gehirn in den Körper tragen, nennt man efferente oder motorische (➤ Abb. 12.1) Nerven.

12.1.3 Informationsübertragung zwischen Nervenzellen

Markscheiden, auch Myelinscheiden genannt, umgeben die Nervenfasern (Axone) als eine Hülle aus Fetten und Eiweißen. Die Markscheiden werden von speziellen Zellen, den Oligodendrozyten, gebildet und umhüllen die Axone nicht gleichmäßig. Sie weisen Einschnürungen (Ranvier-Schnürringe) auf. Diese Schnürringe dienen der schnelleren Informationsweitergabe.

In der Nervenzelle herrscht im Ruhezustand eine schwach negative elektrische Ladung, das Ruhepotenzial. Aufgrund einer Erregung kann sich dieses Ruhepotenzial kurzfristig in den positiven Bereich verlagern. Es entsteht ein Aktionspotenzial, das weitergeleitet werden kann. Im und kurz nach dem Aktionspotenzial ist das Neuron nicht erregbar, diese Phase heißt Refraktärperiode.

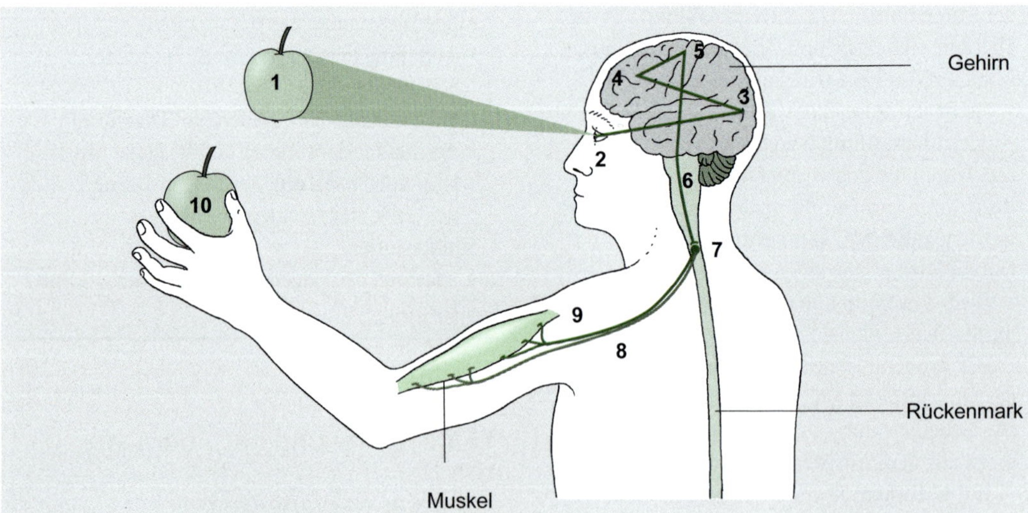

Abb. 12.1 Funktion des Nervensystems am Beispiel einer aktiven, bewussten Reaktion: Fangen des Apfels. [L190, M201]
1 Objekt.
2 Netzhaut des Auges: Nimmt Lichtreize auf.
3 Sehzentrum: Objekt wird bewusst (Mensch sieht Apfel).
4 Willenszentrum: Entscheidung „Ich will den Apfel fangen".
5 Motorisches Zentrum: Gibt Befehle zur Bewegung.
6 Rückenmarkbahn: Leitet Befehle zur Bewegung weiter.
7 Umschaltstelle im Rückenmark.
8 Motorische Nervenfasern: Übertragen Bewegungsbefehle auf Muskelfasern.
9 Muskeln kontrahieren.
10 Bewegung: Apfel wird gefangen.
1–2 = Reizaufnahme.
Zwischen 2 und 3 = Reizleitung über sensible Nervenfasern.
3–5 = Reizverarbeitung im Gehirn.
6–8 = Reizantwort über motorische Nervenfasern.

Synapsen

Ein Axon ist über eine Synapse (Verbindungsstelle) entweder mit dem Dendriten eines anderen Neurons oder mit einer Muskelfaser verbunden. Die Verbindung zu einer Muskelfaser nennt man motorische Endplatte. An der Synapse liegt keine direkte Verbindung zwischen den Neuronen bzw. der Muskelfaser vor, sondern ein Spalt (synaptischer Spalt). Hier ist keine direkte elektrische Reizübermittlung möglich. Deshalb werden chemische Substanzen ausgeschüttet, die Botenstoffe oder Neurotransmitter. Diese Botenstoffe (Neurotransmitter) docken an den Rezeptoren der Zellmembran der nächsten Zelle an und übertragen so die Erregung auf die nächste Zelle, z. B. an die Dendriten einer Nervenzelle.

Neurotransmitter

- Acetylcholin: Wird im peripheren Nervensystem vom efferenten Neuron abgegeben, wirkt erregend auf die Muskelfaser an der motorischen Endplatte. Im Gehirn zuständig für das Gedächtnis.
- Dopamin: Ist in speziellen Hirnbereichen für unterschiedliche Funktionen verantwortlich, z. B. für motorische Abläufe wie Gestik und Mimik (dieser Botenstoff fehlt bei der Parkinson-Erkrankung).
- Serotonin: Nimmt im ZNS Einfluss auf Gefühle und den Schlaf-Wach-Rhythmus.

12.1.4 Schematisierte Arbeitsweise des Nervensystems

- Reizaufnahme: Sinneszellen.
- Reizleitung: Afferente (zuführende) Nerven leiten Informationen zum Rückenmark bzw. zum Gehirn.
- Reizverarbeitung: Gehirn.
- Reizantwort: Efferente (wegführende) Nerven leiten Informationen in den Körper zurück, z. B. in die Skelettmuskulatur oder in die glatte Eingeweidemuskulatur.

12.2 Neurologische Erkrankungen

12.2.1 Querschnittlähmung

Rückenmarksschädigung mit Ausfall aller motorischen und sensiblen Funktionen unterhalb der Schädigung.

Symptome

Je nach **Verlauf:**

- Plötzliche, akute Lähmung: komplette motorische Lähmung, zunächst schlaffer Muskeltonus (Spannkraft des Muskels), fehlende Reflexe, Sensibilitätsausfall, Ausfall vegetativer Funktionen → im weiteren Verlauf spastische Lähmung, gesteigerte Muskeleigenreflexe, positive Pyramidenbahnzeichen
- Langsame Entwicklung: inkomplette oder komplette Lähmung, spastisch erhöhter Muskeltonus

Je nach **Lokalisation:**

- Lendenmarkschädigung: Lähmung beider Beine (Paraparese), Harn- und Stuhlverhalt, Verlust der Erektionsfähigkeit, Sensibilitätsstörungen
- Brustmarkschädigung: zusätzlich je nach Höhe der Schädigung Lähmung der Brust-, Bauch- und Rückenmuskulatur mit schwachen Atembewegungen und Unfähigkeit, sich aus dem Liegen aufzurichten
- Halsmarkschädigung: zusätzlich Lähmung der Arme und Beine (Tetraparese); Schädigung der Zwerchfellnerven

Ursachen

- Zusammenbruch eines Wirbels: Unfall, Metastasen, Osteoporose
- Akute Mangeldurchblutung im Rückenmark: Thrombose, Arteriosklerose
- Rückenmarkstumoren
- Bandscheibenvorfall

Therapie

- Akute Lähmung: sofortige Behebung der Ursache (z. B. Operation, gerinnselauflösende Medikamente)
- Chronische Lähmung: Mobilisierung der Bewegungsreserven, Vorbeugen von Komplikationen (z. B. Dekubitus, Pneumonie)

12.2.2 Restless-Legs-Syndrom

Dieses Syndrom (RLS) ist eine der häufigsten neurologischen Erkrankungen, 5–10 % der Bevölkerung sind davon betroffen. [10] Die Erkrankungshäufigkeit nimmt mit dem Alter zu. Das Beschwerdemaximum liegt am Abend und vor 3 Uhr nachts, gegen Morgen nehmen die Beschwerden ab. Die Patienten können sich nur durch zwanghafte Bewegungen der Beine helfen (z. B. Schütteln, Reiben, Umhergehen).

Ursachen

- Idiopathisches RLS: keine auslösende Grunderkrankung bekannt (Bei 40–60 % der Patienten scheint eine genetische Prädisposition vorzuliegen.)
- Sekundäres (symptomatisches) RLS: Nierenfunktionsstörung, Polyneuropathie, Eisenstoffwechselstörung, chronische Polyarthritis, Schwangerschaft
- Medikamentös induziertes RLS: bei Einnahme von Neuroleptika, tri- und tetrazyklischen Antidepressiva, Metoclopramid, Tramadol
- Eisenmangel

Symptome

- Intensiver Bewegungsdrang in den Beinen während des Liegens.
- Missempfindungen wie Kribbeln, Jucken, Reißen in den Gliedmaßen in Ruhe.
- Verstärkung der Beschwerden in Ruhe, besonders nachts.
- Periodische Beinbewegungen im Schlaf: Die Ursache hierfür sind unwillkürliche Muskelkontraktionen, die über längere Zeit sehr regelmäßig auftreten.
- Durch die Symptome des RLS klagen die Patienten über ausgeprägte Schlafstörungen und Erschöpfungszustände am Tag.

Therapie

- Behandlung des Grundleidens bei sekundärem RLS (z. B. Eisensubstitution bei Eisenmangel)
- Kalte und warme Fußbäder
- Regelmäßige körperliche Bewegung
- Medikamentöse Therapie: L-Dopa/Benserazid (Restex®) wirkt schnell, bereits nach wenigen Nächten kann eine Symptomreduktion erreicht werden, bei fehlender Wirksamkeit Benzodiazepine

12.2.3 Multiple Sklerose

multiple = zahlreich, **Sklerose** = Verhärtung, wird auch als **Encephalomyelitis disseminata** (verstreute Entzündungsherde in Gehirn und Rückenmark) bezeichnet; Entzündliche Erkrankung des Gehirns (Encephalon) und des Rückenmarks (Myelon), die zur Zerstörung der Hüllen (Markscheiden = Myelinscheiden) der Nervenzellfortsätze und zur Narbenbildung führt. MS ist nicht heilbar.

Betrifft Frauen 3-mal häufiger als Männer. In der Regel tritt die Erkrankung zwischen dem 20.–40. Lebensjahr auf. Die ersten erkennbaren Symptome können bis zu 10 Jahre nach dem ersten Auftreten der entzündlichen Veränderungen im Gehirn auftreten.

Entstehung

Die Entzündungen im Gehirn und Rückenmark werden durch eine Autoimmunreaktion hervorgerufen. Durch eine gegen den Körper selbst gerichtete (autoaggressive) Abwehrreaktion wird zunächst die das Axon umgebende Myelinscheide zerstört. Inzwischen weiß man, dass durch diese entzündlichen Prozesse gleichzeitig das Axon selbst geschädigt wird, so dass eine Informationsweiterleitung nicht mehr stattfinden kann. Der Sitz der Entzündungen bestimmt die Symptome.

Ursachen

Auslöser der Autoimmunerkrankung sind nicht bekannt. Die B-Lymphozyten bilden aufgrund einer Fehlfunktion Antikörper gegen das körpereigene Myelin, so dass T-Killer-Lymphozyten das Myelin schädigen und weitere entzündliche Prozesse in Gang setzen. Heute geht man davon aus, dass eine genetische Prädisposition (max. 30 %) und Umweltfaktoren Ursachen für den Ausbruch der Multiplen Sklerose sind. Nach neuen Studien hat die Darmflora einen bedeutenden Anteil, so dass mittels gezielter Diätempfehlungen auf den Krankheitsverlauf Einfluss genommen wird. Durch Rauchen wird das Risiko zu erkranken deutlich erhöht, auch der Verlauf scheint bei Rauchern schwerer zu sein.

Symptome

Anfangssymptome:
- Flüchtige, später anhaltende Augenmuskellähmungen; Doppelbilder
- Sehnerventzündungen (Neuritis des Nervus opticus); ein- oder doppelseitig trübes Sehen, auch vorübergehende oder dauernde Erblindung möglich
- Trigeminuslähmungen; Schmerzen und Sensibilitätsstörungen im Gesichtsbereich

Primäre Symptome:
- Spastik (erhöhter Muskeltonus, der bei passiver Dehnung zunächst zunimmt und dann plötzlich nachlässt)
- Sprachstörungen
- Lähmungen; inkomplette bis komplette Lähmungen meist der unteren Gliedmaßen
- Störung des Gleichgewichts mit Bewegungsstörung als Folge einer mangelhaften Koordination; Ataxie, z. B. Gangataxie (Seemannsgang: schwankender, breitbeiniger Gang)
- Intentionstremor (Bewegungszittern)
- Nystagmus (Augapfelzittern)
- Sensibilitätsstörungen; Parästhesien (Missempfinden), z. B. Taubheit, Kribbeln in Armen und Beinen
- Schmerzen
- Sprachstörungen; voneinander abgesetzte Worte und Silben
- Blasenstörungen; meist Harnverhalten, aber auch Inkontinenz möglich
- Sexuelle Störungen
- Psychische Veränderungen; heiter bis euphorisch, selten depressiv, auch Leistungsminderung möglich
- Müdigkeit (Fatigue)

Sekundäre Symptome:
- Steigende Infektanfälligkeit
- Mangelernährung
- Depressionen

Verlauf

Die Krankheitsstadien bzw. die daraus resultierenden Behinderungen sind in der Extended Disability State Scale (EDSS) charakterisiert und werden über Rangzahlen notiert.

Als Schub bezeichnet man akut auftretende, neurologische Ausfälle oder eine akute Verschlechterung bestehender Symptome, die mehrere Tage anhält.

Der Verlauf der Erkrankung kann sehr unterschiedlich sein.
- **Klinisch isoliertes Syndrom** (KIS): zumeist das Anfangsstadium
- **Schubförmig mit Remission** (Rückbildung, RRMS): relapsing remitting multiple Sclerosis; Symptome entwickeln sich innerhalb weniger Tage oder über Wochen. Es schließt sich unvollständige oder vollständige Remission der Symptome an. Die Zeit zwischen den Schüben kann Wochen, aber auch Jahre betragen.
- **Sekundär chronisch-progredient** (fortschreitend, sPMS): Im späteren Krankheitsverlauf sind die Schübe nicht mehr voneinander abgrenzbar und Rückbildungen der Nervenschäden finden nicht mehr statt.
- **Primär chronisch-progredient** (PPMS): In 15 % der Fälle von Anfang an ohne Erholungszeiten fortschreitend.

Die mittlere Lebenserwartung beträgt mindestens 35 Jahre nach Diagnosestellung; bei schubförmigem Verlauf mit guter Rückbildung auch länger.

Therapie

Die Therapie kann den Verlauf der Erkrankung verzögern, aber nicht heilen.

- **Behandlung des akuten Schubs,** Glukokortikoide; hochdosiertes Methylprednisolon, 3–5 Tage als Infusion, dann oral ausschleichen:
  - Verkürzung der Schubdauer
  - Schnellere Rückbildung der Symptome
  - Reduzierung der Entzündungen
- **Verlaufsmodifizierende Dauertherapie,** um die Schubfrequenz zu verringern;
  Therapie bei milder bzw. moderater Verlaufsform:
  - Interferon-β
  - Dimethylfumarat
  - Glatirameracetat
  - Teriflunomid
  - Mittel zweiter Wahl: Azathioprin

  Therapie bei aktiver oder hochaktiver Verlaufsform:
  - Alemtuzumab
  - Fingolimod
  - Natalizumab
  - Mitoxantron
- **Symptomatische Therapie:**
  - Physiotherapie, Ergotherapie, Logopädie
  - Spasmolytika zum Erhalt der Selbständigkeit
  - Schmerzmittel gegen neuropathische Schmerzen
  - Antidepressiva
  - Infektionsprophylaxe, vor allem während der Behandlung mit Glukokortikoiden

Medikamentenlehre

Arzneimittel gegen schubförmig-remittierende MS

Patienten mit sicherer aktiver MS sollen nach aktuellen Erkenntnissen so früh wie möglich therapiert werden.

Interferon-β

β-Interferone sind als erste Arzneimittel mit der Indikation „schubförmig-remittierende MS“ in Deutschland zugelassen worden. Interferon-β hemmt die aktivierten T-Zellen und regt die Bildung von körpereigenen Stoffen an, die Autoimmunreaktionen bremsen (Interleukine).

- Verminderung der Schubrate um mehr als 30 %
- Leichterer Verlauf der Schübe
- Rückbildung ist besser

Die Zeit bis zum ersten Schub unter Therapie ist deutlich länger als bei Plazebo. Viele Patienten sind jahrelang schubfrei.
Nebenwirkungen: grippeähnliche Symptome, Kurzatmigkeit, Tachykardie

Glatirameracetat

Wirkungsweise nicht ganz geklärt, ähnliche chemische Struktur wie die Proteine der Markscheiden, hemmt spezifisch die Autoimmunreaktion. Subkutane tägliche Injektion (kann der Patient selbst durchführen). Lagerung zwischen 2–8 °C. Die Schubrate reduziert sich um ca. 30 % und der Anteil schubfreier Patienten ist erhöht. Die Zeit zum nächsten Schub ist durchschnittlich um 3 Monate verlängert. Der Fortschritt der Behinderung ist deutlich verzögert.
Nebenwirkungen: Reaktionen an der Einstichstelle am häufigsten

Dimethylfumarat

Chemisch verwandte Stoffe werden bei Psoriasis eingesetzt. Orale Anwendung. Verringerung der Schubrate um bis zu 50 % bei gleichzeitiger Reduzierung der Behinderungen.
Nebenwirkungen: Magen-Darm-Probleme, Hautreaktionen, Erhöhung der Leberwerte

Teriflunomid

Chemisch verwandte Stoffe werden gegen Rheuma eingesetzt. Orale Anwendung. Kann die Schubrate um mehr als 30 % verringern, auch das Fortschreiten der Behinderungen wird hinausgezögert.
Nebenwirkungen: gastrointestinale Beschwerden, teratogen

Monoklonale Antikörper

Werden eingesetzt, wenn trotz Therapie mit Interferon-β oder Glatirameracetat weitere Schübe auftreten. Die Schubrate und die Zahl entzündlicher Herde im MRT kann bei schweren Verlaufsformen deutlich reduziert werden

- Natalizumab
- Alemtuzumab

Nebenwirkungen: schwere neurologische und andere Wirkungen möglich, daher engmaschige Kontrolle nötig; teratogen

Weitere Wirkstoffe

- Fingolimod: Immunsuppressivum
- Mitaxantron: Antibiotikum mit zytostatischer Wirkung

12.2.4 Morbus Parkinson

Der Morbus Parkinson (Paralysis agitans, Schüttellähmung) gehört zu den häufigsten neurologischen Erkrankungen (1–2 je 1 000 Einwohner lt. Kompetenznetz Morbus Parkinson). Frauen und Männer erkranken in etwa gleich oft, mit dem Alter nimmt das Erkrankungsrisiko zu. Die Erkrankung verläuft chronisch progredient und ist unheilbar.

Die Krankheit führt zu typischen **Störungen der Bewegung:** Hypokinese (Bewegungsarmut), Bradykinese (Bewegungsverlangsamung), Rigor (Muskelstarre) und Ruhetremor (Ruhezittern).

Ursachen

Nicht vollständig geklärte Vorgänge, die zur Degeneration und zum Zelltod von Neuronen in einem Kerngebiet des ZNS, der schwarzen Substanz (Substantia nigra), führen. In diesen Neuronen wird insbesondere der Neurotransmitter Dopamin hergestellt.

Neben dem Dopaminmangel kommt es zu einem relativen Überschuss an Acetylcholin und Glutamat. Morbus Parkinson wird als multifaktorielle Erkrankung verstanden. Deshalb versucht man in der Therapie, dieses Ungleichgewicht der Neurotransmitter auszugleichen.

- Primäres (idiopathisches) Parkinson-Syndrom (70 % der Fälle): Zelluntergang ungeklärter Ursache, verlaufen immer progressiv
- Sekundäres Parkinson-Syndrom, verläuft häufiger nicht progredient
  - Folge von Mangeldurchblutung bei Arteriosklerose (15–20 % der Fälle)
  - Nebenwirkung von Arzneimitteln, z. B. Neuroleptika (5 % der Fälle)
  - Schädelverletzungen, Vergiftungen, z. B. Methanol, Kohlenmonoxid (selten)
  - Folge einer Hirnentzündung (Enzephalitis)

Symptome

Die Erkrankung entwickelt sich schleichend. Anfänglich bestehen nur geringe funktionelle Störungen. Sichtbare Symptome treten erst auf, nachdem ca. 60 % der dopaminergen Neuronen zugrunde gegangen sind. Daher kann die Diagnose in der Regel erst lange Zeit nach dem eigentlichen Erkrankungsbeginn gestellt werden. Die verschiedenen Symptome müssen nicht bei jedem Patienten auftreten, auch können sie unterschiedlich stark ausgeprägt sein.

- Hypo-/Akinese:
  - Tätigkeiten, die feine Bewegungen erfordern, werden immer schwieriger (Knöpfe schließen, Zähne putzen).
  - Kleinschrittiger und schlurfender Gang (Trippelgang).
  - Kleine Schrift (Mikrografie: Patienten beginnen z. B. einen Satz mit einem großen Schriftbild zu schreiben, das sich zunehmend verkleinert).
  - Starre Mimik (Maskengesicht).
  - Fehlende Mitbewegung der Hände und Arme beim Gehen.
  - Stopphemmung (die Bewegungen können nicht harmonisch abgeschlossen werden; der Patient kann sich nicht kontrolliert hinsetzen, sondern fällt in den Sessel; kann beim Gehen nicht rechtzeitig stoppen), hat das Gefühl, sich nicht mehr bewegen zu können.
- Rigor (Muskelsteifheit/-starre, dauerhaft erhöhter Muskeltonus, der sich bei Bewegung nur Stück für Stück, ruckartig, löst/Zahnradphänomen):
  - Nach vorn gebeugte Körperhaltung
  - Schmerzhafte Muskelverspannungen
  - Starthemmung (Patienten starten eine Bewegung verzögert)
  - Monotone und leise Stimme (Rigor der Sprechmuskulatur)
- Ruhetremor: Zittern der Hände, verringert sich bei Bewegung. Dieser Tremor erweckt den Eindruck, der Patient führe eine ständige gezielte Bewegung aus, z. B. Pillen drehen oder Geld zählen. Er tritt bei Parkinson immer asymmetrisch auf.

12

- Freezing-Effekt (Einfrier-Effekt): plötzlich einsetzende Bewegungsunfähigkeit.
- Sensorische Störungen, z. B. Verlust des Geruchsinns (häufig eines der ersten Symptome).
- Starke Muskelschmerzen.
- Vegetative Symptome:
  - Verstärkte Talgsekretion („Salbengesicht“).
  - Hypersalivation (verstärkte Speichelproduktion): Aufgrund eines verzögerten Schluckaktes läuft der Speichel aus dem Mund heraus.
  - Plötzliches Schwitzen, der Patient beginnt unabhängig von der Außentemperatur zu schwitzen; die Körpertemperatur sinkt weiter ab.
  - Niedriger Blutdruck.
  - Obstipation.
  - Miktionsstörungen.
- Psychische Symptome:
  - Erschwerte Entschlussfähigkeit bis zur Apathie
  - Depression
  - Halluzinationen
  - Verlangsamung des Denkens bis zur Demenz
  - Schlafstörungen: REM-Schlaf-Verhaltensstörung; die Muskellähmung während des REM-Schlafes unterbleibt, sodass sich der Träumende heftig bewegt

Therapie

Da die Ursachen nicht aufgeklärt sind, ist keine kurative Therapie möglich. Bislang kann nur symptomatisch behandelt werden, was jedoch zu einer Verbesserung der Lebensqualität führt. Nach der Diagnosestellung sollte die Therapie sofort einsetzen.

- Medikamentöse Behandlung:
  - Initialtherapie mit einem Wirkstoff in Monotherapie mit langsamer Steigerung der Dosis: L-Dopa+Decarboxylasehemmer, MAO-B-Hemmer oder Dopamin-Agonisten
  - Im fortgeschrittenen Stadium werden die Wirkstoffe kombiniert, außerdem kommen COMT-Hemmer, Anticholinergika, Ergotamin-Dopamin-Agonisten und Amantadin dazu
- Physiotherapie, mehrmals am Tag durchzuführen.
- Stimm- und Sprechtherapie.
- Kunst-/Musiktherapie.
- Evtl. Operation zum Ausschalten des Tremors oder elektrische Hirntiefenstimulation mittels implantierter Elektroden („Hirnschrittmacher“).
- Kontakt zu einer Selbsthilfegruppe ist sinnvoll, um die Adhärenz und das Selbstmanagement des Patienten zu unterstützen.

Medikamentenlehre

Antiparkinsonmittel

Ziel der Therapie ist der direkte oder indirekte Ausgleich des Dopaminmangels im Gehirn.

L-Dopa

Dopamin kann nicht direkt zur Therapie genutzt werden, da es die Blut-Hirn-Schranke nicht überwinden kann. Deshalb wird eine Vorstufe, L-Dopa, verabreicht. L-Dopa wird durch ein Enzym (Decarboxylase) in Dopamin umgewandelt.

Nebenwirkungen:

90 % des L-Dopas werden bereits im peripheren Gewebe umgewandelt und gelangen so nicht bis ins Gehirn. Die Nebenwirkungen (Übelkeit, Erbrechen, Harndrang, Atemnot) liegen vor allem an dem Teil der Dosis, der in der Peripherie verbleibt. Zudem treten Fluktuationen (Schwankungen in der Kontrolle der motorischen Symptome) und Dyskinesien (z. B. gesteigerte Motorik der Skelettmuskulatur mit unwillkürlich ablaufenden Bewegungen) auf. Mit der Zeit sind immer höhere Dosen für eine wirksame Therapie nötig, da immer weniger Dopamin im präsynaptischen Spalt gespeichert werden kann und gleichzeitig die Glutamatrezeptoren sensibler werden.

Um dennoch bei geringeren Nebenwirkungen eine ausreichend hohe Konzentration im Gehirn zu erhalten, wird L-Dopa mit Decarboxylasehemmern (können die Blut-Hirn-Schranke nicht passieren) kombiniert. Doch auch hier treten nach 5–10 Therapiejahren die genannten Nebenwirkungen auf. Durch neue Arzneiformen mit speziell entwickelter pulsatiler Freisetzung vieler kleiner Wirkstoffportionen wird eine stabilere Wirkstoffkonzentration im Plasma erreicht (Numient™).

Für Patienten mit ausgeprägten Schluckproblemen im fortgeschrittenen Stadium sind Levodopa/Carbidopa in einer Gelform zugelassen. Eine Pumpe befördert das Gel in kleinen Portionen direkt in den Zwölffingerdarm.

Präparate:
- L-Dopa + Benserazid
- L-Dopa + Carbidopa

COMT-Hemmer

L-Dopa wird von dem Enzym **C**atechol-**O**-**M**ethyl-**T**ransferase im synaptischen Spalt abgebaut. Hiergegen werden COMT-Hemmer eingesetzt, die so die Dopamin-Konzentration erhöhen. Sie werden zusätzlich zu den obigen Kombinationspräparaten bzw. als Dreierkombination in einem Präparat eingesetzt, wenn der Patient eine motorische Wirkstofffluktuation zeigt.

Präparate:
- Entacapon
- L-Dopa+Carbidopa+Entacapon
- Tolcapon
- Opicapon

MAO-B-Hemmer

Mono**a**mino**o**xidase-B-Hemmer vermindern den Abbau von Dopamin. Die Dopamin-Konzentration erhöht sich. Die zugeführte L-Dopa-Dosis kann verringert und damit das Risiko der motorischen Nebenwirkungen gesenkt werden. Bei wenig ausgeprägter Symptomatik ist auch die Behandlung allein mit MAO-Hemmern möglich.

Präparate:

Irreversible Hemmung
- Selegilin
- Rasagilin

Reversible Hemmung
- Safinamid

Dopaminagonisten

Hier handelt es sich um **nicht**-physiologische Verbindungen, die im Gehirn die Dopaminrezeptoren aktivieren. Sie wirken ohne gleichzeitige L-Dopa-Gabe und werden vor allem bei Patienten eingesetzt, bei denen Parkinson vor dem 70. Lebensjahr auftritt, die noch im Beruf stehen und bei denen motorische Spätfolgen verhindert werden sollen. Die Dopaminagonisten unterscheiden sich insbesondere in der Wirkungsdauer und werden daher teilweise in retardierter Form eingesetzt. Rotigotin ist auch als Pflaster (TTS) im Handel, das einmal täglich angewendet wird.

Nebenwirkungen:

Nebenwirkungen sind geringer als bei L-Dopa: Tagesmüdigkeit, Schlafattacken (Vorsicht bei der Teilnahme am Straßenverkehr)

Präparate:
- Pergolid
- Cabergolin
- Bromocriptin
- Lisurid
- Ropinirol
- Rotigotin
- Pramipexol

Zentrale Anticholinergika

Werden auf Grund des sehr ungünstigen Nebenwirkungsprofils nur noch sehr selten eingesetzt.

Nebenwirkungen:

Verwirrtheit, Halluzinationen, Mundtrockenheit, Miktionsstörungen, bei älteren Patienten kann eine Demenz verstärkt werden.

Präparate:
- Biperiden; besonders wirksam gegen den Rigor

Andere Wirkprinzipien

- Amantadin (wird bei der akinetischen Krise als i. v.-Präparat eingesetzt)
- Memantine
- Apomorphin zur sofortigen Bewegungsverbesserung zur Injektion

12.2.5 Zerebrale Durchblutungsstörungen

Beeinträchtigung der Blutversorgung des Gehirns. Etwa ein Drittel aller Menschen, die einen Schlaganfall erleiden, sterben in der Akutphase. Nur ca. 40 % der überlebenden Patienten erlangen eine mehr oder weniger große Selbstständigkeit zurück.

Ursachen

- Akute Mangeldurchblutung (Ischämie) des Gehirns aufgrund eines Gefäßverschlusses bei Arteriosklerose einer Hirnarterie oder der Halsschlagader mit plötzlichem Blutdruckabfall. Das hinter dem Verschluss liegende Gehirnareal wird nicht mehr mit Blut und damit mit Sauerstoff versorgt. Risikofaktoren: Vorhofflimmern, Hypertonie, Diabetes mellitus, Hypercholesterinämie, Übergewicht, Bewegungsmangel, Rauchen, Schlafapnoe, zu hoher Alkoholkonsum.
- Embolus (Gerinnsel) aus dem Herzen oder der Halsschlagader (Arteria carotis interna) löst sich und wird ins Gehirn geschwemmt, wo es ein Gehirngefäß verschließt, z. B. bei Vorhofflimmern, künstlichen Herzklappen, Herzrhythmusstörungen.
- Hämorrhagischer Insult: durch intrazerebrale Blutungen hervorgerufener Schlaganfall, hier dominiert das Symptom plötzlicher, extrem starker Kopfschmerzen.

Symptome

Die klinische Symptomatik ist abhängig von der Dauer der Durchblutungsstörung (vorübergehende oder dauerhafte Funktionseinschränkung) und dem Ort der Schädigung im Gehirn.

Transitorische ischämische Attacke

Symptome halten in der Regel nicht länger als eine Stunde, maximal aber 24 Stunden an und bilden sich vollständig zurück (reversibel). Länger als 24 Stunden anhaltende transitorische ischämische Attacken (TIA) werden als Apoplex gewertet. Je nach dem Ort der Durchblutungsstörungen können folgende Symptome auftreten:

- Kopfschmerzen
- Gleichgewichtsstörungen mit oder ohne Schwindel
- Ohrensausen
- Kurzfristige Ausfallerscheinungen, z. B. minutenlange Sehstörungen, kurzzeitige Lähmungen oder Sprachstörungen

Auch wenn die TIA folgenlos geblieben ist, muss die Ursachen abgeklärt werden. 15 % der TIA sind Vorboten eines Reinfarkts.

12

Hirninfarkt

Auch: major stroke, Schlaganfall, Gehirnschlag, zerebraler Insult, Apoplex.

Untergang von Hirngewebe mit bleibenden neurologischen Defiziten. Das den Gefäßverschluss direkt umgebende Gewebe ist bereits nach wenigen Minuten nicht mehr zu retten. Der Sauerstoffmangel breitet sich in die Umgebung aus. Das zunehmend nicht durchblutete Hirngewebe um das zentrale ischämische Gebiet wird Penumbra genannt und ist durch schnellstmögliche Behandlung und Wiederdurchblutung noch zu retten.

Symptome

Die Symptome eines Schlaganfalls beginnen immer plötzlich!

- Gleichgewichtsstörungen, Schwindel, Schwächegefühl.
- Akuter starker Kopfschmerz
- Lähmungen (➤ Abb. 12.2), abhängig von dem betroffenen Hirnareal, z. B.
  - zuerst schlaffe, später spastische Lähmung (unvollständig → Hemiparese, vollständig → Hemiplegie); kontralateral (die Schädigung im Gehirn liegt auf der anderen Seite als die Lähmungserscheinungen; rechtshirnige Schädigung → linksseitige Lähmung; v. v.),
  - Lähmung des Gesichtsnervs (Nervus facialis), hängender Mundwinkel,

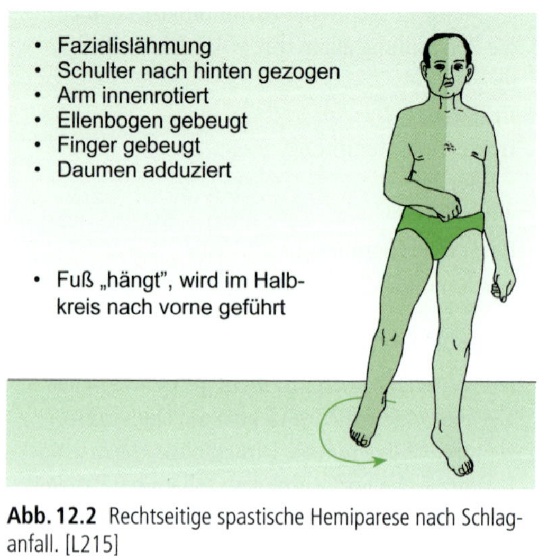

Abb. 12.2 Rechtseitige spastische Hemiparese nach Schlaganfall. [L215]

- Schluckstörungen.
- Sensibilitätsstörungen: Hypästhesie (herabgesetztes Berührungsempfinden), Parästhesie, z. B. Taubheitsgefühl, Kribbeln im Arm oder/und Bein.
- Schwierigkeit, Bewegungen zielgerichtet und zweckmäßig auszuführen (Apraxie).
- Gesichtsfeldausfall: Bereiche des Gesichtsfelds werden nur mehr schwarz oder grau wahrgenommen (Hemianopsie).
- Sprachstörungen
  - Motorische Aphasie: Artikulationsunfähigkeit bei erhaltenem Sprachverständnis
  - Sensorische Aphasie: Verlust des Sprachverständnisses bei erhaltener Sprachmotorik
- Neglect (Vernachlässigung); Der Patient nimmt die gelähmte Körperhälfte bzw. den der gelähmten Körperhälfte gegenüberliegenden Raum nicht wahr.
- Bewusstseinsstörung bis zur Bewusstlosigkeit.
- Psychische Störungen:
  - Verwirrtheit
  - Depressive Verstimmung
  - Konzentrations- und Gedächtnisschwäche
- Stuhl- und Harninkontinenz (unkontrolliertes Abgehen von Urin und Stuhl).

Therapie

ACHTUNG

FAST-Test: Bei Verdacht auf Schlaganfall die betroffene Person bitten, folgende Aufgaben zu erfüllen:
- Face: Lächeln → hängt ein Mundwinkel herab, weist dies auf eine halbseitige Lähmung hin
- Arms: beide Arme nach vorne ausstrecken und die Handflächen nach oben drehen → bei einer Lähmung kann nur ein Arm gehoben werden, der andere sinkt herab oder dreht sich
- Speech: Nachsprechen eines einfachen Satzes → verwaschene Sprache oder Unfähigkeit, zu sprechen deutet auf eine Sprachstörung hin
- Time: Treffen eines oder mehrere der Symptome zu, dann 112 wählen und den Rettungsdienst verständigen

Bei den Symptomen eines Schlaganfalls muss der Patient unverzüglich in ein Krankenhaus mit Stroke Unit gebracht werden.

In Deutschland gibt es mehr als 300 solcher Einheiten, die auf die Diagnostik und Behandlung von Schlaganfällen spezialisiert sind und über ein entsprechendes Zertifikat verfügen.

Ein Schlaganfall ist behandelbar. Je kürzer die Zeit bis zum Therapiebeginn ist, desto größer ist der Therapieerfolg → „time is brain".

Vorbeugung

Eine TIA ist ein Warnsignal, das unbedingt eine Abklärung benötigt. Nach einem solchen Ereignis besteht eine um 10 % erhöhte Wahrscheinlichkeit, einen Schlaganfall zu erleiden.

- Primärprävention. Dauertherapie, die durch die konsequente Behandlung der bekannten Risikofaktoren einen Hirninfarkt verhindern soll. Dazu zählen
  - Einstellung des Blutdrucks, Ausgleich von Blutdruckschwankungen,
  - optimale Einstellung eines Diabetes mellitus,
  - Rauchen aufhören,
  - weniger Alkohol,
  - Bewegung: mindestens 75 Min. intensive oder 150 Min. moderate körperliche Aktivität pro Woche,
  - gesunde Ernährung,
  - Übergewicht reduzieren.
- Sekundärprävention. Maßnahmen zur Verhinderung eines Hirninfarkts, nachdem zuvor bereits eine TIA oder ein Hirninfarkt stattgefunden hat. Alle Maßnahmen der Primärprävention und zusätzlich:
  - Thrombozytenaggregationshemmer (hemmen die Gerinnungsfähigkeit des Blutes, verhindern Thrombusbildung),
  - Antikoagulanzien,
  - Operation; Karotisenarterektomie (Ausschälen arteriosklerotischer Veränderungen der Gefäßwand).

Therapie

- Erhalt der Vitalfunktionen
- Akuttherapie:
  - Bei nachgewiesenem (Computertomografie, Magnetresonanztomografie, digitale Subtraktionsangiografie) akuten Arterienverschluss hirnversorgender Gefäße erfolgt Thrombusauflösung (Lysetherapie) mit Thrombolytika. Eine

Hirnblutung muss sicher ausgeschlossen sein → Zeitfenster hierfür nur ca. 4 Std.
  - Bei großen Thromben oder hämorrhagischem Insult Operation
  - Blutdruck-, Diabetes- und Herzrhythmuseinstellung
  - Bei Arterienstenosen: Heparinisierung
  - Piracetam als Infusion
  - Pentoxifyllin als Infusion
- Frührehabilitation/Pflege nach dem Bobath-Konzept

Das Risiko einen erneuten Schlaganfall zu erleiden, liegt bei 10 % im ersten Jahr danach [11]. Daher ist die Dauertherapie nach dem Insult entscheidend, um alle Risikofaktoren dauerhaft zu minimieren:

- Vor allem Bluthochdruck, Arteriosklerose, Diabetes und Hypercholesterinämie müssen behandelt und kontrolliert werden.
- Gewichtsreduktion.
- Ausreichend Bewegung.

Medikamentenlehre

Thrombolytika/Fibrinolytika

Wichtig für den Erfolg einer Lysetherapie ist ein rascher Wirkungseintritt, eine hohe Thrombolyserate, Fibrinspezifität, keine systemische Wirkung und eine schnelle Ausscheidung der Wirkstoffe aus dem Körper, um so die Wirkung genau steuern zu können.

Nach Studien am erfolgreichsten in den ersten 3 Std. nach Beginn der Symptome, aber auch noch nach maximal 4,5 Std. können so Erfolge erzielt werden.

Nebenwirkungen:

- Blutungen

Kontraindikationen:

- Kurz vorangegangene Operation
- Blutendes Magenulkus
- Bei alten Menschen generell höheres Nebenwirkungsrisiko, z. B. für Blutungen

Präparate:

- Alteplase

Vorteil: höhere Fibrinspezifität, greift selektiver am Thrombus an und verursacht weniger systemische Nebenwirkungen

- Streptokinase
- Urokinase

ACHTUNG

Schnellstmögliche Lyse ist Voraussetzung für einen Therapieerfolg. Spätestens 3 Std. nach dem Ereignis sollte Alteplase eingesetzt werden. Durch Alteplase wird lokal eine Auflösung des Thrombus ermöglicht. Je schneller die Gehirnregionen wieder mit Blut versorgt werden, desto geringer sind die Spätfolgen.

12.2.6 Epilepsie

Ca. 1 % der Bevölkerung sind von Epilepsie (Anfallsleiden) betroffen, sie ist damit die zweithäufigste neurologische Erkrankung. Epilepsie ist die dritthäufigste neurologische Erkrankung im höheren Lebensalter, ca. 2 % der > 65-Jährigen leiden an epileptischen Anfällen. [12] Neu entwickelte Epilepsien treten inzwischen bei älteren Menschen öfter auf als bei Kindern und Jugendlichen.

Epileptische Anfälle werden durch eine gesteigerte Erregbarkeit zentraler, untereinander vernetzter Neuronengruppen verursacht. Im Anfall entladen diese spontan und gleichzeitig. Sie leiten ihre Übererregung auf einen Teil des Gehirns (lokale/fokale Anfälle) oder auf das gesamte Gehirn (generalisierte Anfälle) über. Für die gesteigerte Erregbarkeit wird eine Instabilität des Membranpotenzials verantwortlich gemacht. Erst nach **2** Anfällen ohne äußere Ursache spricht man von Epilepsie.

Ursachen

- **Gelegenheitsepilepsie** (tritt oft nur einmalig oder bei bestimmten Reizen auf):
  - Fieberkrämpfe bei Kindern; gute Prognose, es sei denn, es gibt Epilepsie in der Familie, dann steigt die Wahrscheinlichkeit stark, eine manifeste Epilepsie zu entwickeln
  - Bei Erwachsenen Schlafentzug, übermäßiger Alkoholgenuss, Überanstrengung und Dehydrierung, Hypoglykämie (hier muss zuerst der Auslöser vermieden werden)
- **Idiopathische Epilepsie:** Ursache nicht bekannt, eigenständiges Krankheitsgeschehen ohne Vorerkrankung, oft genetische Disposition
- **Symptomatische Epilepsie** (Ursache ist bekannt):
  - Gehirnverletzung
  - Tumoren

- Schlaganfall
- Sauerstoffmangel des Gehirns, z. B. unter der Geburt
- Alkoholvergiftungen, Alkoholentzug
- Durchblutungsstörungen des Gehirns
- Neurodegenerative Erkrankungen wie Parkinson oder Alzheimer
- Nebenwirkungen von Medikamenten, die vor allem bei alten Patienten die Krampfschwelle sowohl bei therapeutisch üblicher Dosierung als auch bei Überdosierung senken

Epilepsie hat eine genetische Komponente, eine genetische Beratung wird angeraten.

Anfallsauslösung

- Flackerlicht
- Sonne
- Alkohol
- Unterzucker (nicht nur bei Diabetikern)
- Zu wenig Schlaf
- Stress
- Bei alten Menschen Störungen im Elektrolythaushalt durch zu geringe Flüssigkeitszufuhr, Durchfall oder Erbrechen

Symptome

Generalisierte Anfälle

Pathologische Vorgänge finden in beiden Gehirnhälften statt, immer sind das Bewusstsein und das Erinnerungsvermögen gestört.

- **Generalisierter tonisch-klonischer Anfall** (Grand-Mal-Anfall)
  - Aura = Vorgefühl des kommenden Anfalls, z. B. Schwindel, Halluzinationen, aufsteigende Übelkeit, nicht bei allen Patienten vorhanden, vor allem bei Älteren oft fehlend.
  - Tonische Phase: Patient stürzt zu Boden und gibt einen unartikulierten Laut von sich (Initialschrei). Bewusstseinsverlust, Atemstillstand mit Zyanose, weite, lichtstarre Pupillen, Streckkrampf (Beine gestreckt, Arme gestreckt oder gebeugt), Dauer einige Sekunden
  - Klonische Phase: Zuckungen am ganzen Körper, häufig Urin- und Stuhlabgang, vermehrte Speichelproduktion (zeigt sich als „Schaum vor dem Mund“), Dauer einige Minuten
  - Terminalschlaf (Erholungsphase): tiefe ruhige Atmung.
  - Langsames Aufwachen: Verwirrtheit (der Patient scheint orientiert, ist aber zu komplexen Handlungen nicht in der Lage), manchmal Kopfschmerzen und Muskelkater.
  - Der Patient erinnert sich nicht an den Anfall (Erinnerungslücke, Amnesie).
- **Petit-mal-Anfälle** (vor allem bei Kindern und Jugendlichen)
  - Kurze Bewusstseinsstörung, ohne dass der Patient die motorische Kontrolle verliert
  - Unauffällige motorische Zeichen

Fokale (partielle), lokal begrenzte Anfälle

Lokal motorische oder sensible Anfälle: maximal auf eine Gehirnhälfte beschränkt. Zuckungen oder Gefühlsstörungen einseitig und in dem Körperteil, das vom betroffenen Hirnbezirk gesteuert wird; je nach Lage des Herds im Gehirn unterschiedliche Symptome, z. B. Zuckungen von Gliedmaßen, Speichelfluss und Schwitzen, Sehstörungen, Sprachprobleme

- Einfache Anfälle:
  - Bewusstsein und Erinnerungsvermögen fällt nicht aus
- Komplexe Anfälle:
  - Bewusstsein und Erinnerungsvermögen gestört
  - Aura
  - Vielfältige Symptome aus allen Bereichen gleichzeitig

Alte Patienten entwickeln meist fokale Anfälle. Die Erholungsphase kann aber im Gegensatz zu jungen Erkrankten, die bis zu 24 Std. zur Reorientierung brauchen, bei älteren Menschen mehrere Tage dauern. Dies kann die Diagnose Epilepsie erschweren, da Verwirrung, Schwindel, Störungen der mentalen Fähigkeiten oder des Gedächtnisses und häufiges Stürzen auf das Alter geschoben werden oder als Folge bereits bestehender Erkrankungen angesehen werden.

Status epilepticus

Verlängerter Anfall über 30 Min. oder Anfälle in schneller Folge ohne Erholungsphase mit z. T. extrem erhöhter Pulszahl; Gefahr schwerer Hirnschäden bis zum Tod

Therapie

Bei einer **symptomatischen** Epilepsie muss die Grunderkrankung therapiert werden. Zusätzlich ist eine medikamentöse Therapie mit Antiepileptika angezeigt.

Ältere Epilepsiepatienten haben zwar meist eine lange Zeit anfallsfrei gelebt, jedoch steigt mit zunehmendem Alter das Interaktionspotenzial. Viele AM senken die Krampfschwelle, z. B. Neuroleptika, Lithium, Penicillin.

Außerdem führen besonders die Einnahme von älteren Antiepileptika (Carbamazepin, Phenobarbital, Primidon) vermehrt zu kognitiven Problemen. Eine Umstellung auf moderne Antiepileptika ist auf Grund von Entzugsanfällen meist schwierig. Bei Neueinstellungen im Alter sind Lamotrigin und Levetiracetam der Vorzug zu geben, da sie besser wirksam und gut verträglich sind. Immer gilt es, bei älteren Patienten mit niedriger Dosierung zu beginnen und die Dosis langsam zu erhöhen („start low – go slow"). Die Umstellung der Medikation ist zu vermeiden, selbst Generika dürfen nur nach Rücksprache mit dem Arzt verabreicht werden.

Medikamentenlehre

Antikonvulsiva

Antiepileptika wird synonym verwendet, wobei Antiepileptika kausal und Antikonvulsiva symptomatisch wirken sollen.

Antikonvulsiva können die Epilepsie nicht heilen, sie sollen

- die Krampfschwelle dämpfen und damit die erhöhte Erregbarkeit der Nervenzellen herabsetzen, ohne die normale Neurotransmitterfunktion einzuschränken,
- wenig Nebenwirkungen verursachen,
- eine hohe Wirksamkeit bereits bei geringer Dosierung haben.

Barbiturate

Präparate:

- Phenobarbital hat eine hypnotische und narkotische Wirkung. Auf Grund seiner geringen therapeutischen Breite wird es nur noch bei generalisierten Krämpfen und therapieresistenten Formen eingesetzt.
- Primidon.

Harnstoffderivate

Präparate:

- Carbamazepin; der Wirkstoff inaktiviert die Ionenkanäle an der Nervenzellmembran und die synaptische Übertragung. Nebenwirkungen sind vor allem schwere Allergien.
- Phenytoin; der Wirkstoff ist Goldstandard bei Schlaf-Grand-Mal-Anfällen. Als Nebenwirkungen dominieren Osteoporose und Gingivahyperplasie (vermehrtes Wachstum des Zahnfleisches). Ständige Blutbildkontrollen sind erforderlich.

Valproinsäure

Mittel der ersten Wahl bei Bewusstseinsstörungen. Valproinsäure greift kaum in den Abbau anderer Medikamente ein.
Nebenwirkungen: Leber- und Pankreasfunktionsstörungen, Blutbildveränderungen

GABA-Analoga

GABA, **G**amma**a**mino**b**utter**a**cid (acid = säure), wichtiger Neurotransmitter im Gehirn.
Präparate:

- Vigabatrin
- Pregabalin
- Gabapentin
- Lamotrigin

Benzodiazepine

Durch die Benzodiazepinwirkung wird die Erregbarkeit der Zellen herabgesetzt. Sie werden v. a. im Kindesalter eingesetzt, haben aber eine ausgeprägte Toleranzentwicklung.
Präparate:

- Nitrazepam
- Clonazepam

Levetiracetam

Steigert die Ausschüttung von GABA im Gehirn und vermindert so die Übererregbarkeit der Nerven. Abkömmling des Piracetams.

12.3 Psychiatrische Erkrankungen

12.3.1 Delir

Akute Verwirrtheit, ätiologisch unspezifischer Zustand mit verschiedenen Hirnfunktionsstörungen, bei älteren Menschen sehr häufig, im Krankenhaus sogar die häufigste Komplikation; reversibel.

Auslösende Ereignisse

- Infektionen
- Schmerzen
- Medikamente
- Alkohol- oder Betäubungsmittelentzug
- Akute Entzündungen
- Stress
- Krankenhausaufenthalt

Risikofaktoren

- Demenz
- Tumorerkrankung und damit verbundene Veränderungen im Elekrolyt- oder Zuckerhaushalt
- Exsikkose
- Arzneimittel, z. B. Haloperidol

Symptome

- Bewusstseinsstörung, Aufmerksamkeitsdefizite
- Störung des Denkvermögens und der Wahrnehmung, Probleme, sich zu orientieren
- Undeutliche Sprache
- Hypo- oder Hyperaktivität, auch abwechselnd, Hypoaktivität häufiger
- Schlafstörungen und gestörter Tag-Nacht-Rhythmus
- Wahnvorstellungen

Die Symptome verstärken sich in der Nacht, da Dunkelheit, verzerrte Wahrnehmung und Orientierungsprobleme zusätzliche Ängste hervorrufen.

Therapie

Behandlung der Ursache, z. B.

- genaue Einstellung benötigter Schmerzmittel,
- Flüssigkeit bei Exsikkose,
- Elektrolytausgleich.

Vorbeugung

- Fester Tagesablauf
- Für Orientierungsmöglichkeiten sorgen, z. B. gut erkennbare Beschilderung und Uhren
- Störungen der vertrauten Gegebenheiten vermeiden, z. B. Schmerzen, Lärm und fremde Personen
- Ausreichende Flüssigkeitszufuhr, regelmäßiges Essen
- Neuroleptika
- Medikamentöse Unterstützung bei Alkohol- oder Arzneimittelentzug

12.3.2 Primäre Demenzerkrankungen

- Primäre Demenzformen: hirnorganische Demenzen
- Sekundäre Demenzformen: nicht-hirnorganische Demenzen als Folge von anderen Krankheiten wie Hirntumor, Morbus Parkinson, Depression ↔ Unterscheidung zu einer depressiven Pseudodemenz: funktionierende Alltagsbewältigung und Ansprechen auf Antidepressiva.

Chronisch-progrediente Fehlfunktion des Gehirns, die zu einer Verschlechterung des **Gedächtnisses** und anderer **kognitiver Funktionen,** zur **Beeinträchtigung der Aktivitäten des täglichen Lebens** und zu wechselnden begleitenden **psychopathologischen Symptomen** führt.

Die Erkrankung schreitet voran (verläuft progredient), ist nicht heilbar und ist mit einer erhöhten Mortalität verbunden. Durch den immer höher werdenden Anteil alter Menschen kommt es zu einem starken Anstieg altersbedingter Erkrankungen, allen voran der Demenzerkrankungen. Ca. 15 % der 80–84-Jährigen leiden derzeit an einer demenziellen Erkrankung, bei den über 90-Jährigen sind es mehr als 40 %. [13]

Eine Demenz ist ein Symptom, das durch verschiedene Krankheitsprozesse entstehen kann. Die häufigste Demenzform ist der Morbus Alzheimer (ca. 60 %). Eine andere wichtige Ursache sind Durchblutungsstörungen des Gehirns (vaskuläre Demenz, 10–20 %). Manchmal kann eine massive Dehydrierung des alten Menschen eine Demenz vortäuschen. Mischformen liegen bei ca. 10 % der Patienten vor.

Risikofaktoren

- Bewegungsmangel
- Ungesunde Ernährung und Übergewicht
- Chronischer Stress
- Rauchen
- Hypertonie
- Schlechtes Hören
- Wenige Sozialkontakte
- Zu wenig Schlaf
- Niedriger Bildungsstand

Morbus Alzheimer

1911 zum ersten Mal vom Arzt Alois Alzheimer beschriebene und später nach ihm benannte Demenz-Erkrankung. Ca. 60 % der von Demenz betroffenen Menschen leiden unter dem Typ Alzheimer. Frauen sind häufiger betroffen als Männer.

Alzheimer-Demenz ist kein normaler Altersvorgang, sondern ein Krankheitsprozess, eine chronisch neurodegenerative Erkrankung. Die Zahl der Neuerkrankungen geht in den Industrieländern zurück, was auf eine verbesserte geistige Fitness und Vermeidung der Risikofaktoren zurückzuführen ist.

Ursachen

Aufgrund nicht abschließend geklärter Ursachen kommt es zu einem veränderten Eiweißstoffwechsel im Gehirn. Es bilden sich unlösliche extrazelluläre (außerhalb der Zelle) Ablagerungen (Plaques), die das Eiweißstoffwechselprodukt Amyloid, und intrazelluläre Neurofibrillen (Eiweißbruchstücke) enthalten. Im Gehirn kommt es zum Verlust von Synapsen und synaptischen Neuriten (Nervenzellfortsätzen). Außerdem scheinen oxidative Vorgänge, entzündliche Prozesse und toxische Abläufe das Gehirn zu schädigen. Des Weiteren wird ein Defizit des Neurotransmitters Acetylcholin beobachtet. Es kommt zu einer Hirnatrophie (Schwund) insbesondere im Bereich der Hirnrinde und des Hippocampus.

Diagnose

- Neuropsychologische Tests, bei denen unter anderem die Ausführung alltagsüblicher Aufgaben bewertet werden kann, z. B. Mini-Mental-Status-Test, Uhren-Zeichen-Test
- Bio-Marker-Tests für die zellulären Veränderungen der Neurone, die im Liquor bestimmt werden können. Ein Bluttest, der pathogene Veränderungen bereits vor dem Auftreten erster Symptome ermöglicht, befindet sich in der Entwicklung
- CT-Untersuchung zur Ausschlussdiagnostik, z. B. eines Hirntumors, aber auch zur Darstellung der fortschreitenden Schrumpfung bestimmter Hirnregionen, die für die Gedächtnisleistung von Bedeutung sind

Symptome

- Frühe Hinweise sind leichte Merkfähigkeitsstörungen für kurz zurückliegende Ereignisse, die noch keinen großen Einfluss auf die alltäglichen Aktivitäten haben. Ebenso tritt oft Jahre vor der Diagnosestellung eine Verminderung des Geruchs- und Geschmacksinns auf.
- Dann kommen Denkstörungen, Aufmerksamkeitsstörungen, Rechen- und Sprachschwierigkeiten hinzu. Die Probleme müssen mindestens seit 6 Monaten bestehen und eine Alltagsrelevanz haben. In dieser Phase treten häufig Depressionen als Koerkrankung auf.
- Zeitliche und örtliche Desorientierung (Verlust des Kurzzeitgedächtnisses).
- Biografieverlust/Desorientierung zur Person (Verlust des Langzeitgedächtnisses).
- Persönlichkeitsveränderungen mit Störungen des Sozialverhaltens.
- Störung der Gefühlswelt/-kontrolle:
  - Affektinkontinenz/Gefühlslabilität (Patienten zeigen starke Gefühlsäußerungen)
  - Antriebslosigkeit

- Inadäquate, affektive Reaktion (Patienten reagieren der Situation nicht angemessen)
- Ängstlichkeit/Angst
- Psychomotorische Unruhe: Patienten sind ständig in Bewegung (wandern ruhelos umher), unsinnige Bewegungen, z. B. Reiben, Zupfen.
- Sprachstörungen (Die Sprache verarmt, es werden häufig nur noch Redewendungen benutzt, deren Inhalt der Betroffene nicht versteht.).
- Verlust des logischen Denkvermögens mit Verlust der Fähigkeit, strukturierte Handlungsabläufe durchzuführen, z. B. Kochen oder späterhin das Anziehen.

Anfangs schleichende Verschlechterung, oft auch Phasen scheinbarer Besserung der Symptomatik. Die Erkrankung verläuft stetig progredient. Der Erkrankte hat am Ende die Fähigkeit verloren, das tägliche Leben zu bewältigen und benötigt nun eine umfassende Betreuung und ständige Pflege.

Therapie

Nach der neuen Leitlinie der Gesellschaft für Neurologie und weiterer Organisationen sind nicht-medikamentöse und sozialtherapeutische Maßnahmen gleichrangige Bestandteile der Therapie.

- Soziotherapeutische Maßnahmen:
  - Beratung sowohl des Patienten als auch der pflegenden Personen
  - Umfeld-/Alltagsstrukturierung
- Psychologische Therapie: Behandlungsprinzip „Use it or loose it“, d. h. die noch bestehenden Fähigkeiten müssen aktiviert werden, um sie vor dem Krankheitsbefall zu schützen.
  - Alltagstraining
  - Kunsttherapie, Musik
  - Bewegungstherapie, Tanz
  - Aromatherapie
  - Gehirnjogging
  - Ausgewogene Kost, ausreichende Flüssigkeitsversorgung
  - Bei fortgeschrittener Demenz Erinnerungspflege, Validation
- Medikamentöse Therapie (Antidementiva): Sollte rasch einsetzen, um die Selbstständigkeit so lange wie möglich zu erhalten. Alle Medikamente, die zur Verfügung stehen, wirken in erster Linie symptomatisch. Die Therapie wird solange fortgeführt, wie der Patient einen Nutzen daraus zieht:
  - Acetylcholinesterase-Hemmer
  - Memantine
  - Ginkgo-biloba-Extrakt
- Therapie bei definierten Symptomen (treten bei ca. 60 % der Patienten auf und schränken die Leistungsfähigkeit noch weiter ein); auch hier sollen immer alle psychosozialen Therapiemöglichen ausgeschöpft werden und medikamentöse Behandlungen so kurz wie möglich und zeitlich überwacht erfolgen.
  - Angst, Depressionen: Serotonin-Wiederaufnahmehemmer
  - Halluzinationen, Wahnvorstellungen: atypische Neuroleptika wie Risperidon
  - Schlafstörungen, Unruhe: Neuroleptika wie Melperon
  - Aggression: Haloperidol, Risperdon

Medikamentenlehre

Acetylcholinesterase-Hemmer

Im Gehirn der Alzheimer-Kranken liegt ein Defizit des Neurotransmitters Acetylcholin vor. Indem man den Abbau des Acetylcholins durch das Enzym Acetylcholinesterase hemmt, erhöht man die verfügbare Menge an Acetylcholin im synaptischen Spalt. Es kann jedoch nur der Symptomverlauf gebremst werden, die Degenerationsprozesse im Gehirn laufen weiter. Die Zulassung erlaubt den Einsatz für leichte bis mittlere Alzheimer-Demenz und Demenzen bei Morbus Parkinson.

Die Wirkstoffe werden einschleichend eingesetzt, die Dosis bis zur höchsten verträglichen Menge gesteigert und bei entsprechender Verträglichkeit dauerhaft und ohne Unterbrechung gegeben. Ein Medikamentenwechsel erfolgt, sofern die Demenz trotz Aufdosierung und korrekter Einnahme fortschreitet.

Nebenwirkungen:

Übelkeit, Erbrechen, Durchfall, Appetitlosigkeit (Ursache ist die periphere Enzymhemmung)

Präparate:

- Donepezil
- Rivastigmin
- Galantamin

NMDA-Rezeptorantagonisten

Bei degenerativen Hirnerkrankungen kommt es durch Überstimulation der NMDA-Rezeptoren zu einem erhöhten und langandauernden Einstrom von Kalzium in die Neuronen, das dort toxisch wirkt. Memantine blockiert den Kalziumeinstrom in das Neuron, verbessert seine Funktion und ist zur Behandlung von mittelgradiger bis schwerer Alzheimer-Demenz zugelassen.

Dadurch können die herabgesetzten intellektuellen Fähigkeiten verbessert, die Aufmerksamkeit, Merkfähigkeit, Antrieb und Motorik gesteigert werden. Der Pflegeaufwand wird unter einer Memantine-Behandlung deutlich verringert.

Nebenwirkungen:
Schwindel, Kopfschmerzen, Halluzinationen, Verwirrtheit.

Präparate:
- Memantine

Rheologika

Medikamente, die die Fließeigenschaften des Blutes verbessern. Sie erhöhen die Verformbarkeit der Erythrozyten. Das Gehirn wird dadurch besser durchblutet, die Versorgung mit Sauerstoff und Glukose ist erhöht.
- Pentoxifyllin
- Naftidrofuryl
- Ginkgo-biloba-Extrakte in hoher Dosierung → 240 mg über längere Zeit

Aducanumab

In den USA bereits zugelassener monoklonaler Antikörper, der an das Beta-Amyloid bindet und so den Neuronenuntergang verlangsamt, dadurch soll längerfristig die normale Selbständigkeit erhalten bleiben. Zulassung in Europa 2020 beantragt. Gabe einmal pro Monat i. v.

Vaskuläre Demenz

Ursachen

- Vielzahl kleiner Schlaganfälle (Multiinfarkt-Demenz)
- Arteriosklerose der Hirngefäße

Symptome

- Meist plötzlicher Beginn
- Schubweise Verschlechterung
- Häufig von Lähmungen oder Taubheitsgefühlen begleitet
- Nach erfolgreicher Therapie der Ursache stoppt die Erkrankung

Therapie

- Behandlung der Grunderkrankung
- Acetylsalicylsäure 100 mg zur Verbesserung der Fließfähigkeit des Blutes
- Bypass-Op. oder Stent-Einlage

Lewis-Körperchen-Demenz

Ursache

Eiweißstrukturen, die Lewis-Körperchen, lagern sich in den Nervenzellen ab und sind dort nachweisbar. Die Lewis-Körperchen stören die Kommunikation der Nervenzellen.

Symptome

- Wahnvorstellungen
- Aufmerksamkeitsstörungen
- Mangelnde Konzentration
- Parkinsonähnliche Symptome

Frontotemporale Demenz

An frontotemporaler Demenz (FTD) können auch jüngere Menschen erkranken.

Ursache

Rasch progrediente Atrophie des Gehirns im Bereich des Frontal- und Temporallappens

Symptome

- Extreme Verhaltensänderungen bei erhaltenen räumlichen Fähigkeiten, kein Orientierungsverlust

- Sprachstörungen
- Kein Erinnerungsverlust
- Kontrollverlust auch in sexueller Hinsicht
- Verwahrlosung

12.3.3 Schizophrenien

Die Schizophrenie ist eigentlich keine bestimmte Erkrankung, sondern eine Gruppe von Krankheiten, die durch ein krankhaft verändertes Erleben und Verhalten charakterisiert ist. Daher spricht man besser von Erkrankungen des schizophrenen Formenkreises. Schizophrenien können chronisch oder – häufiger – schubweise verlaufen, wobei es meist einen Auslöser für den ersten Schub gibt, z. B. belastende oder das Leben stark verändernden Situationen (Heirat, Arbeitsplatzwechsel). Die Patienten haben einen hohen Leidensdruck und eine stark reduzierte Lebenserwartung aufgrund von Begleiterkrankungen, Arzneimittelnebenwirkungen aber auch Suizid.

Ursachen

Nicht eindeutig geklärt, man geht von mehreren Faktoren aus:

- Genetische Komponente
- Gestörtes Gleichgewicht der Neurotransmitter; Dopamin, Serotonin, Glutamat scheinen eine Rolle zu spielen
- Psychosoziale Faktoren (z. B. belastende Situationen in Schwangerschaft und Kindheit)
- Rauschgiftmissbrauch erhöht das Risiko für den Ausbruch

Symptome

- Ich-Störung: Die eigene Person wird verändert erlebt (Depersonalisation; der Betroffene fühlt sich fremd; er hat das Gefühl, seine Identität zu verlieren).
- Störung der Realitätsauffassung: Wahn (Die eigene Überzeugung von der Lebenswirklichkeit, die im Gegensatz zur allgemein akzeptierten Realität steht und für den Erkrankten nicht korrigierbar ist).
- Halluzination: Sinneswahrnehmung ohne Außenreiz, z. B. optische, akustische oder taktile (etwas auf der Haut fühlen) Halluzinationen. Akustische Wahnvorstellungen sind am häufigsten, die Stimmen oder deren Anweisungen sind für den Patienten real, er ist nicht von deren wahnhafter Ursache zu überzeugen, sondern erachtet derartige Versuche als Teil einer Verschwörung gegen ihn.
- Affekt- und Antriebsstörungen: Etwa gleichzeitiges Lachen und Weinen (Ambivalenz); die Gefühlsäußerung passt nicht zum Erzählten (der Kranke erzählt betont fröhlich vom Tod der Mutter); Fehlen jeglicher emotionalen Reaktionen.
- Sozialer Rückzug.
- Psychomotorische Störungen (Grimassieren oder stereotype Bewegungsabläufe, Fremd-/Selbstaggressivität, Verharren in ungewöhnlichen Körperpositionen).
- Es werden Plussymptome, z. B. Wahn und Halluzination, von Minussymptomen, z. B. Rückzug und Fehlen jeglicher Emotion, unterschieden.
- Paranoia: Der Patient fühlt sich verfolgt oder fremdbestimmt.
- Schlaflosigkeit.
- Motorische Unruhe.

Therapie

Es besteht selten eine Krankheitseinsicht, das Risiko für Selbst- oder Fremdgefährdung ist hoch.

- Medikamentöse Therapie
- Psychotherapie
- Soziotherapeutische Verfahren wie Arbeitstherapie oder Ergotherapie

Bei etwa einem Drittel der Patienten bildet sich die Erkrankung unter der medikamentösen Therapie komplett zurück. Ein Drittel bekommt erneute Schübe und bei einem Drittel entsteht ein schwerer chronischer Verlauf.

Medikamentenlehre

Neuroleptika

Die Wirkung der Neuroleptika beruht auf der Blockade der dopaminergen Rezeptoren, wobei sie eine unterschiedlich starke Affinität zu zentralen Noradrenalin-, Histamin-, Serotonin-

und Acetylcholinrezeptoren haben. Dadurch variieren sie in der Wirkungsintensität und im Nebenwirkungsprofil.

Wirkungen:

- Dämpfung der emotionalen Erregbarkeit; abschottend gegen die Umwelt, die Erregbarkeit wird verringert, der Antrieb normalisiert.
- Dämpfen Unruhezustände und Aggressivität.
- Sedierend (schlafanstoßend).

Haupteinsatzgebiet für Neuroleptika sind schizophrene Psychosen. Durch Neuroleptika werden Symptome wie Wahn und Halluzinationen gebessert. Motivations- und Antriebslosigkeit, Apathie und Phantasielosigkeit kaum beeinflusst. Neuroleptika können schizophrene Psychosen nicht heilen. Sie wirken bei jedem Erkrankten unterschiedlich stark, daher muss jeder Patient individuell eingestellt werden.

Nebenwirkungen:

Die Blockade der Dopamin-Rezeptoren hat in Abhängigkeit von der Höhe der Dosierung und der Dauer der Therapie schwere motorische Störungen zur Folge, die als Nebenwirkungen auftreten, z. B. Symptome eines sekundären Parkinsonismus.

Phenothiazine

Nebenwirkungen:

Allergische Hauterscheinungen, vegetative Störungen, Leberfunktionsstörungen

Präparate:

- Chlorprothixen
- Perazin
- Levomepromazin
- Thioridazin
- Flupentixol
- Perphenazin

Butyrophenone

Präparate:

- Haloperidol
- Melperon
- Pipamperon

Diphenylbutylpiperidine

Sehr lange Wirkdauer

Präparate:

- Pimozid
- Fluspirilen

Benzamide

Nebenwirkungen:

Übelkeit, Schwindel, veränderte Speichelproduktion

Präparate:

- Sulpirid

Da Sulpirid nicht sedierend wirkt und vegetative und anticholinerge Wirkungen weitgehend fehlen, wird es auch als Antidepressivum eingesetzt.

Atypische Neuroleptika

Diese neueren Neuroleptika werden auch in therapieresistenten Fällen eingesetzt und unterscheiden sich v. a. in den Nebenwirkungen. Sie erzeugen keine motorischen Störungen. Atypische Neuroleptika scheinen auch positive Einflüsse auf die Minus-Symptome zu haben.

Nebenwirkungen:

Gewichtzunahme, Mundtrockenheit, Schlaflosigkeit, Kopfschmerzen

Präparate:

- Clozapin
- Risperidon
- Ziprasidon
- Quetiapin
- Olanzapin
- Aripiprazol

12.3.4 Depression

Ungefähr 20–24 % der Bevölkerung erkranken im Laufe des Lebens an einer behandlungsbedürftigen Depression. Depressionen gehören zu den affektiven Störungen. Depressionen sind prinzipiell heilbar, jedoch wird fast ein Viertel von ihnen chronisch oder spricht auf die Therapie nicht an.

Einteilung

Da die Ursachen der Depression vielfältig sind, verzichtet man zumeist auf eine Einteilung nach der Ätiologie. Man benennt die Depressionen rein beschreibend nach Symptomen, Schweregrad, Dauer und Verlauf.

Einteilung nach Symptomen

- **Unipolare depressive** Episode: Depressive Phasen unterschiedlich langer Dauer wechseln mit Phasen „normaler" Stimmung.
- **Bipolare affektive** Störung: Depressive Phasen wechseln mit manischen Perioden.
- **Unipolare manische** Episode: Unnormale euphorische Phasen unterschiedlich langer Dauer.

Außerdem:

- Depressive Anpassungsstörungen, die einem belastendem Ereignis folgen, z. B. Verlust der Arbeitsstelle, Todesfall
- Symptom einer anderen Erkrankung, z. B. Morbus Parkinson, Morbus Alzheimer
- Saisonale Depression: Frühjahrs-/Herbstdepression

Einteilung nach dem Verlauf

- **Einmalig:** zumeist psychosozialer Stress wie Trennung oder berufliche Veränderung oder akute schwere Erkrankung
- **Rezidivierend:** die akute Belastung tritt allmählich zurück und endogene Gründe dominieren. Nach der zweiten depressiven Episode besteht bereits ein 70-%iges Risiko für weitere Depressionen mit steigender Tendenz und kürzer werdenden Abständen.
- **Chronisch**

Einteilung nach Zahl und Ausprägung der Symptome

- **Leichte** depressive Episode. Zwei Hauptsymptome und zwei Zusatzsymptome müssen vorliegen, die den Patienten zwar belasten, aber dennoch nicht daran hindern, sein Leben normal weiterzuführen.
- **Mittelgradige** depressive Episode. Zwei Hauptsymptome und vier oder mehr Nebensymptome lassen den Patienten nur unter großer Anstrengung seinen Alltag bewältigen.
- **Schwere** depressive Episode. Drei Hauptsymptome und mehr als vier Nebensymptome.

Symptome nach ICD-10-WHO-Klassifizierung

Die Symptome müssen über zwei Wochen überwiegend und unverändert auftreten und durch äußere Veränderungen nicht oder nur wenig beeinflussbar sein. Zur Diagnosestellung müssen mindestens zwei der Hauptsymptome und zwei bis vier der Zusatzsymptome vorliegen.

Hauptsymptome

- Depressive, gedrückte Stimmung
- Interesse- und Freudlosigkeit
- Verminderter Antrieb
- Müdigkeit und schnelle Ermüdung

Zusatzsymptome

- Schlafstörungen, Verschlechterung der Symptome am Morgen
- Konzentrations- und Aufmerksamkeitsstörungen
- Geringer Appetit und damit verbundener Gewichtsverlust
- Schuldgefühle, Gefühl der eigenen Wertlosigkeit und Überforderung
- Geringe Aktivität und Antrieb
- Mangelndes Selbstvertrauen
- Pessimistische Beurteilung der Zukunft bis zur Zukunftsangst
- Suizidgedanken bis zu Suizidhandlungen

Außerdem:

- Bei älteren Patienten häufig Agitiertheit → Jammerdepression
- Dazu kommen vegetative und somatische Symptome, die so stark sein können, dass die Depression übersehen wird:
  - Verstopfung
  - Magenprobleme, Übelkeit
  - Herz- und Kreislauf-Probleme
  - Schmerzen (Kopfschmerzen, Muskelschmerzen)

ACHTUNG

Jeder depressive Mensch ist suizidgefährdet. Gerade ältere Menschen, vor allem Männer nach Veränderung der Lebenssituation, haben ein stark erhöhtes Risiko, durch Suizidhandlungen ums Leben zu kommen. Hinweise oder Äußerungen des Patienten immer ernst nehmen und den Arzt darüber umgehend informieren.

Unipolare Depression

Psychische Störung mit krankhaft niedergeschlagener Stimmung.

Ursachen

Es werden verschiedene Ursachen diskutiert, z. B.:
- Neurotransmitter-Defizit-Modell; Mangel an Serotonin und Noradrenalin
- Erbliche Veranlagung
- Ursachen im Umfeld des Patienten

Symptome

- Hauptsymptome:
  - Gedrückte Stimmung, depressive Niedergeschlagenheit (verändert sich bei positiven Lebensereignissen nicht).
  - Antriebslosigkeit mit erhöhter Ermüdbarkeit.
  - Interesselosigkeit und/oder Freudlosigkeit.
  - Die Symptome sind seit mindestens zwei Wochen anhaltend.
- Weitere, häufige Symptome:
  - Appetitlosigkeit
  - Schlafstörungen
  - Angst
  - Entschlusslosigkeit
  - Reizbarkeit
  - Schuldgefühle
  - Innere Leere

Altersdepression

Ursachen

Genetische Faktoren und Persönlichkeitseigenschaften spielen eine geringere Rolle als bei jüngeren Menschen.
- Negative Lebensereignisse wie Verlust des Lebenspartners oder der Selbständigkeit.
- Ungünstige Lebensumstände wie wenige Sozialkontakte, Konflikte mit Mitmenschen, geistige Inaktivität.
- Bestimmte Persönlichkeitstypen kommen mit den Belastungen und Veränderungen des Alters nicht zurecht, Menschen können sich an altersbedingte Veränderungen wie Pensionierung oder Umzug nicht anpassen.
- Folge körperlicher Erkrankungen, die die soziale Mobilität und Kommunikationsfähigkeit einschränken (z. B. Inkontinenz, Hör- und Sehstörungen, Bewegungseinschränkungen).
- Folge organischer Erkrankungen, z. B. Morbus Parkinson.
- Medikamente, z. B. Benzodiazepine.

Symptome

Bei einer Altersdepression stehen Schwermut oder Bedrücktheit seltener im Vordergrund als bei jüngeren Patienten. Zu Beginn einer Depression sind die Erkrankten häufig
- ängstlich,
- unruhig,
- angespannt,
- misstrauisch,
- hypochondrisch,
- weinerlich und nörgelnd.

Später kommen hinzu:
- Schmerzen und Beschwerden ohne organische Ursachen
- Allgemeine Mattigkeit und rasche Erschöpfbarkeit
- Vergesslichkeit
- Konzentrationsstörungen

Wichtig ist eine exakte Diagnose, um die Beschwerden des älteren Menschen nicht auf das Alter allein zurückzuführen. Außerdem muss eine Abgrenzung zu Demenzerkrankungen und Delir erfolgen.

Abgrenzung zu Demenzerkrankung

⅓ der Alzheimer-Kranken haben zu Beginn depressive Symptome.
- Depressionen setzen plötzlich ein, Demenz entwickelt sich schleichend.
- Menschen mit Depressionen sind ausreichend orientiert.
- Depressive Menschen klagen über ihre kognitiven Defizite, Demenzkranke bagatellisieren sie.

Abgrenzung zum Delir

- Depressive Menschen sind zeitlich und örtlich orientiert, delirante Menschen hingegen verwirrt und desorientiert.

- Aufmerksamkeitsleistungen wie rückwärts Zählen sind depressiven Patienten möglich.

Abgrenzung zur normalen Trauerreaktion

Trauerreaktionen können viele Monate anhalten. Viele Symptome, z. B. Niedergeschlagenheit, Schlafstörungen, Unruhe, Lustlosigkeit sind bei Depressionen und normaler Trauerreaktion ähnlich. Bei Trauernden treten aber völlige Hoffnungslosigkeit, Minderwertigkeitsgefühle und Suizidgedanken so gut wie nie auf. Bei 15 % der trauernden Menschen geht die Trauerreaktion fließend in eine krankhafte Depression über.

Abgrenzung zur Gebrechlichkeit

Sobald mehr als drei der folgenden Symptome auftreten, spricht man von Gebrechlichkeit (frailty). Zusammen mit verminderten Sozialkontakten und Einsamkeit stellen diese ein Risiko für eine Depression dar. Gebrechliche Menschen haben auch ein höheres Risiko für Delir und Demenz.

- Gewichtsverlust
- Allgemeine Erschöpfung
- Reduzierte Ganggeschwindigkeit
- Reduzierte Handkraft
- Geringes Aktivitätsniveau

Therapie

- Medikamentöse Therapie. Antidepressiva → Vorsicht, Sturzneigung kann verstärkt sein, Delir kann durch Hyponatriämie entstehen.
- Psychotherapie, z. B. Gesprächstherapie, Verhaltenstherapie, Gruppentherapie, Musiktherapie.
- Unterstützende Therapien, z. B. Lichttherapie, Bewegungstherapie, Entspannungstraining.

Die Therapie erfolgt auch hier nach dem geriatrischen Prinzip „start low – go slow“. Auf diese Weise können die häufigsten Nebenwirkungen minimiert oder verhindert werden.

Bei der medikamentösen Therapie ist in der Regel eine mehrmonatige Einnahme der Medikamente erforderlich. Der stimmungsaufhellende therapeutische Erfolg setzt zudem erst nach 2–3-wöchiger Einnahme ein. Darüber sollten die Patienten aufgeklärt werden, um die Adhärenz zu erhöhen.

Bipolare affektive Störung

Manisch-depressive Erkrankung, gekennzeichnet durch abwechselnde Episoden von Depression und Manie (krankhaft gehobene Stimmung). Etwa ein Viertel bis die Hälfte aller depressiven Erkrankungen ist bipolar. Das Rückfallrisiko ist bei bipolaren Störungen etwa doppelt so hoch wie bei unipolaren depressiven Erkrankungen.

Die Krankheit manifestiert sich bereits früh, in > ⅔ der Fälle vor dem 20. Lebensjahr und hält unbehandelt bis ins hohe Alter an.

Ursachen

- Nicht bekannt, allerdings scheint Vererbung eine Rolle zu spielen
- Äußere Faktoren

Symptome

- **Hypomanische Phase:**
  - Abgeschwächte Form, der noch deutliche soziale und berufliche Probleme fehlen.
  - Typisch sind Rededrang, unkritischer Optimismus und Enthemmung.
- **Euphorisch-manische Phase:**
  - Gesteigerter Antrieb mit starkem Bewegungsdrang; Patient fühlt sich aufgekratzt und leistungsstark.
  - Überschwängliche, oft unangemessene Stimmung.
  - Patient überschätzt sich maßlos.
  - Verlust jeglicher Hemmungen. Dies kann sich äußern in übertriebenen Geldausgaben, zügellosem Konsum, risikoreichen Investitionen, Gefährdung des Straßenverkehrs, riskantem Sexualverhalten.
  - Patient hat immer neue Einfälle, die er nicht zu Ende führt, greift alle Anregungen aus seinem Umfeld auf und kann keinen Gedanken zu Ende bringen (Größenwahn, Ideenflucht).
  - Distanzlosigkeit im Umgang mit anderen Menschen, Suche nach Aufmerksamkeit.
  - Geringes Schlafbedürfnis.
- **Dysphorisch-manische Phase:** Euphorisches Verhalten mischt sich mit Gereiztheit und Aggressivität. Es kann zu Gewalttätigkeiten kommen.

Tab. 12.1 Wirkungsschwerpunkte trizyklischer Antidepressiva

Wirkung	Desipramin-Typ	Imipramin-Typ	Amitryptilin-Typ
Depressionsdurchbrechend, d. h. stimmungsaufhellend	+ + +	+ + + +	+ + +
Antriebssteigernd	+ +	+	
Antriebshemmend, anxiolytisch		+	+ +

- **Depressive Phase:**
  - Schließt sich an die manische Phase an.
  - Patient fühlt sich ausgepumpt und leer.
  - Lust an Aktivitäten und Unternehmungen verschwindet.
  - Wenig Appetit, Gewichtsverlust.
  - Müdigkeit, Schlafstörungen.
  - Konzentrationsprobleme.
  - Todessehnsucht bis zum Suizid.

Das Verhalten während einer manischen Phase steht häufig im völligen Gegensatz zur Lebensweise als Gesunder und sorgt nach dem Abklingen der manischen Phase für heftige Selbstvorwürfe und Schuldgefühle. Während der manischen Episode fehlt jedoch die Krankheitseinsicht, es besteht keine Adhärenz bezüglich der Therapie.

Verlauf

Der Verlauf ist nicht vorhersehbar und individuell sehr verschieden. Die Episoden dauern zwischen einigen Tagen und Monaten. Es können Mischphasen auftreten, in denen sich starke Unruhe mit gedrückter Stimmung paaren. Die Mehrzahl der Episoden heilt völlig aus. Zwischen den Krankheitsepisoden können völlig beschwerdefreie Jahre liegen. Die Prognose der Erkrankung ist davon abhängig, wie früh eine Therapie einsetzt. Je weniger Krankheitsphasen der Patient bis zum Beginn einer Therapie durchmacht, desto besser spricht er auf die Behandlung an.

Therapie

Die Therapie soll akute Stimmungsschwankungen während der manischen und depressiven Phasen ausgleichen und weitere Episoden verhindern. Sie muss meist ein Leben lang erfolgen.

- Dauertherapie zur Stimmungsstabilisierung: Lithium, Carbamazepin, Olanzapin
- Akutbehandlung der Manie: Dosiserhöhung der Dauertherapie, reicht dies nicht aus, zusätzliche Neuroleptika
- Akutbehandlung der Depression: Dosiserhöhung der Dauertherapie und Antidepressiva

ACHTUNG

Die Aufhellung der Stimmung durch die Medikamente setzt, im Gegensatz zu den anderen Wirkungen und Nebenwirkungen, erst nach wochenlanger Einnahme ein. Die zunächst vorherrschende antriebssteigernde Wirkung kann den Entschluss zum Suizid begünstigen – insofern, dass der Entschluss aufgrund des gesteigerten Antriebs jetzt auch in die Tat umgesetzt wird.

Medikamentenlehre

Antidepressiva

Bei depressiven Verstimmungen tritt eine Verschiebung der Transmittergleichgewichte im Zentralnervensystem auf. Einige Gefühlszustände können mit bestimmten Transmitterkonzentrationen in Verbindung gebracht werden.

- Noradrenalin: Wachheit, Antrieb, Motivation
- Serotonin: Aggression, Appetit, Impuls.

Von beiden Neurotransmittern werden Stimmung, Gefühl und Angst gesteuert.

Alle zurzeit verwendeten Antidepressiva greifen in den Neurotransmitterstoffwechsel ein, indem sie die Verfügbarkeit der Neurotransmitter beeinflussen. Nach ca. vier Wochen sollte überprüft werden, ob der Patient die verordnete Dosis auch wirklich einnimmt. Dann kann beurteilt werden, wie der Patient auf das Medikament anspricht und ob die Dosis angepasst werden muss oder eventuell ein Wirkstoffwechsel bzw. eine Kombination mit anderen Antidepressiva erfolgen sollte.

Tri- und tetrazyklische Antidepressiva

Ältere Stoffklasse, die nicht selektiv auf einen Neurotransmitterstoffwechsel einwirkt. Sie erhöhen die Verfügbarkeit von Noradrenalin und Serotonin im synaptischen Spalt, beeinflussen aber auch das histaminerge und cholinerge System. Daraus resultieren viele Nebenwirkungen.

Wirkungen:

Man unterscheidet drei Wirkstoffgruppen (> Tab. 12.1), die unterschiedlich stark ausgeprägt folgende Wirkungen aufweisen.

- Depressionsdurchbrechend, stimmungsaufhellend
- Antriebssteigernd (aktivierend)
- Antriebshemmend (dämpfend) und anxiolytisch

Nebenwirkungen:

Durch die anticholinerge Wirkung kann es zu Herzrhythmusstörungen, Kreislaufregulationsstörungen, Mundtrockenheit und Obstipation kommen. Daher ist diese Gruppe der Antidepressiva für alte Menschen weniger geeignet.

Präparate:

- Imipramin-Typ: Imipramin, Clomipramin, Maprotilin, Mianserin, Mirtazapin
- Desipramin-Typ: Nortriptylin
- Amitriptylin-Typ: Amitriptylin, Trimipramin, Doxepin, Opipramol
- Tianeptin

Monoaminoxidasehemmer = MAO-Hemmer

Durch die Blockade der Monoaminoxidase wird der Abbau von Noradrenalin und Serotonin verzögert. Die MAO-Hemmer wirken v. a. stimmungsaufhellend und antriebssteigernd. Für alte Menschen weniger geeignet, da sie mit vielen Medikamenten nicht zusammen eingenommen werden dürfen.

Nebenwirkungen:

- Schlafstörungen
- Schwindel, Kopfschmerzen
- Blutdruckerhöhung

Präparate:

- Moclobemid
- Tranylcypromin

Serotoninspezifische Wiederaufnahmehemmer

Die Wirkung der serotoninspezifischen Wiederaufnahmehemmer (selektive Serotonin-Reuptake-Inhibitoren/SSRI) ist nicht ganz so stark wie die der trizyklischen Antidepressiva, dafür ist das Nebenwirkungsprofil bedeutend günstiger. Für geriatrische Patienten empfohlen.

Nebenwirkungen:

Keine sedierenden (antihistaminergen) oder anticholinergen Wirkungen. Es können serotonerge Wirkungen auftreten, z. B. Kopfschmerzen, Übelkeit, sexuelle Funktionsstörungen und Hyponatriämie. Eine wichtige Nebenwirkung ist auch die verminderte Thrombozytenaggregation, d. h. die Blutgerinnung nimmt unter SSRI-Einnahme ab.

Präparate:

- Fluoxetin
- Fluvoxamin
- Sertralin
- Citalopram
- Escitalopram
- Paroxetin
- Trazodon

Selektive Noradrenalin-Wiederaufnahmehemmer

Selektive Noradrenalin-Wiederaufnahmehemmer (selektive Noradrenalin-Reuptake-Inhibitoren/NRI) entfalten auch bei schweren Depressionen sehr gute Wirksamkeit. Wenig Nebenwirkungen, dadurch sehr gute Adhärenz. Ein weiterer Vorteil ist der schnelle Wirkungseintritt bereits nach ca. 10 Tagen. Die Fahrtüchtigkeit wird nicht beeinträchtigt.

Nebenwirkungen:

- Mundtrockenheit
- Verstopfung
- Tachykardie
- Schlafstörungen

Präparate:

- Reboxetin

Noradrenalin-/Serotonin-Wiederaufnahmehemmer

Diese, auch Noradrenalin-/Serotonin-Reuptake-Inhibitoren (SNRI) genannten Medikamente, erzeugen ein breiteres Spektrum an Nebenwirkungen, da sowohl noradrenerge als auch serotoninerge Symptome auftreten können.

Nebenwirkungen:
- Schweißausbrüche
- Übelkeit
- Mundtrockenheit
- Hypertonie

Achtung: nicht zusammen mit Johanniskraut einnehmen.
Präparate:
- Venlafaxin
- Duloxetin
- Milnacipran

Johanniskraut

Phytotherapeutikum, Herba Hyperici als Trockenextrakt (Hypericin, Hyperforin als wirksame Bestandteile). Das genaue Wirkprinzip ist nicht geklärt. Studien bestätigen Johanniskrautpräparaten eine Wirkung bei leichten bis mittelgradigen Depressionen. Sie wirken stimmungsaufhellend. Die empfohlene Tagesdosis liegt bei 600–1 200 mg.

Kaum Nebenwirkungen und deshalb von Erkrankten gut akzeptiert (Adhärenz ↑). Die Wirkung setzt aber erst nach ca. zwei Wochen ein. Interaktionen mit Immunsuppressiva, Zytostatika, Digitoxin u.a. sind möglich, daher soll die Selbstmedikation immer mit dem Arzt abgesprochen werden.

Stimmungsstabilisierer

- Lithium

Melatonin-Rezeptoragonisten

Sehr gute Kombinierbarkeit mit anderen Antidepressiva. Verbesserung des Schlafs und der Lebensfreude, Reduktion der emotionalen Abstumpfung
Nebenwirkungen:
Reversible Leberwerterhöhungen, daher engmaschige Kontrolle vor allem in den ersten Behandlungsmonaten
- Agomelatin

Andere Stoffklassen

Auch einige Substanzen anderer Stoffklassen werden als Antidepressiva eingesetzt:
- Sulpirid
- Tryptophan

12.3.5 Angsterkrankungen

Angststörungen gehören zu den häufigen psychischen Erkrankungen. Frauen erkranken im Verhältnis 2:1 gegenüber Männern. [14]

Die Diagnose wird meist sehr spät gestellt, da die Betroffenen zum einen die vegetativen Symptome in den Vordergrund stellen und damit den Allgemeinarzt oder Internisten aufsuchen. Zum anderen konstruieren sie viele Hilfen, z. B. symbolische Schutzobjekte, die Mitnahme von Begleitpersonen. Außerdem kommt es fast immer zu einem ausgeprägten Vermeidungsverhalten. Ängste treten meist nicht isoliert auf. Die Hälfte der Patienten mit einer diagnostizierten Angststörung haben weitere Angststörungen. Sie entwickeln außerdem häufig Depressionen.

Die Betroffenen sehen fast immer ein, dass ihr Verhalten übertrieben und unvernünftig ist.

Einteilung

- Panikstörungen: anfallsartig auftretende Angst ohne erkennbaren Grund
- Phobie: objektbezogene Angst, z. B. vor Tieren, Höhe, Fliegen
- Agoraphobie: Angst vor bestimmten sozialen Situationen
- Soziale Phobie: andauernde Angst vor Demütigung, Versagen
- Generalisierte Angststörungen

Panikattacke

Symptome

- Gefühl von Unsicherheit, Ohnmacht und einer existenziellen, todesähnlichen Bedrohung, ohne dass eine körperliche Grunderkrankung oder Probleme im persönlichen Umfeld vorhanden sind
- Bewusstseinsveränderung, Benommenheit
- Schwindel
- Druck und Schmerzen im Brustbereich, Herzrasen, Herzstolpern
- Atemnot, Beklemmung
- Weiche Knie, inneres Zittern

- Schweißausbrüche, Hitzewallungen, Kälteschauer
- Trockener Mund, allgemeine Übelkeit, Brechreiz

Agoraphobie

Ursprünglich Platzangst, inzwischen wird die Agoraphobie definiert als Angst vor Orten oder Situationen, in denen beim plötzlichen Auftreten von hilflos machenden oder peinlichen Ereignissen eine Flucht unmöglich oder Hilfe nicht verfügbar wäre. Die Störung muss behandelt werden, da sie zur Chronifizierung neigt und ohne Behandlung kaum ausheilt.

Symptome

- Angst vor weiten Plätzen, aber auch anderen Räumen, z. B. Mauerfluchten, Straßen.
- Angst vor leeren oder vollen umbauten Räumen wie Hallen, Kinos.
- Angst- und Vermeidungsverhalten in Situationen, die in der Vorstellung des Betroffenen eine Panikattacke besonders peinlich oder gefährlich machen würden, z. B. im Supermarkt, beim Autofahren.
- Gelingt eine Vermeidung nicht, treten Panikgefühle auf und der Patient befürchtet, etwas Peinliches zu tun oder die physische oder mentale Kontrolle zu verlieren.

In der Folge kommt es zu
- Rückzug und Vermeidung aller angsteinflößenden Situationen,
- sozialer Isolation,
- beruflichen und sozialen Komplikationen und Abstieg.

Soziale Phobie

Symptome

- Massive und irrationale Angst vor dem Kontakt zu Menschen und vor Situationen, in denen Betroffene befürchten, prüfend beobachtet, kritisch bewertet und negativ beurteilt zu werden.
- Patienten verstecken ihre Ängste hinter somatischen Beschwerden, z. B. Oberbauchschmerzen, Kopfschmerzen, Kreislaufstörungen.
- Patienten haben fast immer Angst, vom Arzt nicht ernst genommen zu werden.
- In Stresssituationen greifen die Betroffenen häufig zu Alkohol und Tabletten.

Generalisierte Angststörung

Symptome

- Unrealistische Erwartungsangst vor Katastrophen
- Andauernde Besorgnis
- Hyperaktivität, aber auch ein Gefühl der hilflosen Lähmung möglich
- Schmerzhafte Muskelverspannungen
- Gastrointestinale Probleme, z. B. Durchfall abwechselnd mit Verstopfung, Übelkeit
- Schwitzen
- Harndrang

Therapie

- Mittel der Wahl sind psychotherapeutische Verfahren bei entsprechender Motivation des Patienten
- Bei der Erstbehandlung Antidepressiva

12.4 Schlaf

Schlaf ist ein physiologischer Bewusstseinszustand, der periodisch vor allem nachts auftritt und der Erholung und Regeneration zentraler Funktionen dient. Im Schlaf ist die Reaktion auf äußere Reize herabgesetzt. Im Gegensatz zum Koma und zur Narkose ist der Schlafende aufweckbar.

12.4.1 Funktionen des Schlafs

- Biologisch:
  - Metabolische Erholung
  - Restitution (Wiederherstellung) von Neurotransmittern
  - Ausbildung neuronaler Regelkreise
  - Konsolidierung (Wiedererstarken) des Immunsystems

- Psychogen:
  - Gedächtniskonsolidierung
  - Ereignisse werden in Form von Träumen verarbeitet.

Schlafentzug hat in Versuchen zu Dysphorie (misslaunige, gereizte Stimmung), Sinken der Körpertemperatur, Sinken der Krampfschwelle, eingeschränkter Immunantwort und erhöhter Stressanfälligkeit geführt. Der Körper kann sich auch im Ruhezustand erholen, das Gehirn nur beim Schlafen.

Schlafstadien und Schlafverlauf

Stadium I:

- Leichteste Form des Schlafes, schwer vom wachen Zustand zu unterscheiden
- Verlangsamung der Hirnströme im EEG
- Langsame, horizontale Augenbewegungen

Stadium II:

- Leichtschlaf
- Keine Augenbewegungen
- Wachbewusstsein ausgeschaltet
- Mittelstarker Muskeltonus

Stadium III und Stadium IV:

- Tiefschlaf
- Keine Augenbewegungen
- Geringer Muskeltonus
- Delta-Wellen im EEG

Rapid-**E**ye-**M**ovements-Phase (REM-Phase):

- Beginnt etwa 90 Min. nach dem Einschlafen.
- Schnelle horizontale Augenbewegungen (**R**apid-**E**ye-**M**ovements).
- Atonie der Haltemuskulatur, dennoch sind Körperbewegungen möglich.
- Periphere Sexualorgane sind aktiviert.
- Atmung ist unregelmäßig.
- Blutdruck sinkt.
- Traumerlebnisse finden statt.

Am Ende der REM-Phase ist der erste Schlafzyklus beendet, in dem alle Schlafstadien außer dem Schlafstadium I durchlaufen werden. Etwa 4–5 solcher Zyklen treten im Verlauf des Nachtschlafs auf, wobei sich die Dauer der einzelnen Phasen ändert.

Die Wahrscheinlichkeit des Erwachens ist am Anfang und Ende einer REM-Phase am größten. Die Erholung findet in den Tiefschlafphasen statt. Deren Anzahl lässt sich durch Verlängerung der Schlafdauer nicht erhöhen.

Die „innere Uhr"

Als Maß für die „innere Uhr" gilt die Körpertemperatur, die abends maximal und in der Mitte der Nacht minimal ist. Dementsprechend ist das Einschlafen vor 20 Uhr immer ungünstig. Der Verlauf der Körpertemperatur wird vor allem über das Licht geregelt und kann pro Tag, z. B. nach einer Flugreise, um ca. 1,5 Std. verschoben werden.

Schichtarbeiter benötigen etwa eine Woche, um sich auf eine neue Schicht einzustellen. Das zeigt, dass der wöchentliche Schichtwechsel ungünstig wirkt. Entweder sollte die Schicht täglich (keine Umstellung des Körpers notwendig) oder erst nach mind. 4 Wochen (langfristige Umstellung notwendig) wechseln.

Die innere Uhr lässt sich mit 3–5 mg Melatonin stellen, was für Zeitzonenflüge oder Schichtarbeit eine gute Möglichkeit darstellt. Als Schlafmittel für den Dauergebrauch ist es aber nicht geeignet, da es die Sexualhormone beeinflusst und bei Männern zu Hodenatrophie führt.

12.4.2 Schlafstörungen

Schlafveränderungen im Alter

Die Schlafdauer nimmt mit steigendem Alter kontinuierlich ab. Während Kinder je nach Alter noch bis zu 15 Std. Schlaf benötigen (Neugeborene noch länger), reichen Erwachsenen 7–9 Std. und Senioren 5–7 Std. [9]

Auch verändert sich die Schlafstruktur, die Dauer der Tiefschlafphasen und der REM-Stadien nimmt ab, dafür steigt die Leichtschlafzeit stetig an, genau wie sich die Häufigkeit des Erwachens erhöht. Damit sinkt die Effizienz des Schlafes.

Der ältere Mensch geht zu einem mehrphasigen Schlafmuster über, das heißt er schläft mehrmals am Tag kürzere Zeit. Durch das Sinken der Schlafdauer und den Übergang zum mehrphasigen Schlafmustern entstehen oft vermeintliche Schlafstörungen. Ein halbstündiger Schlaf am Vormittag und ein Nachmittagsschläfchen von eineinhalb Stunden ergeben bereits 2 Std. Schlaf. Damit verbleiben für den Nachtschlaf maximal 7 Std. Wenn dieser Mensch um 20 Uhr ins Bett geht und um 1 Uhr erwacht, kann er zu der irrigen Annahme gelangen, an einer

Schlafstörung zu leiden, obwohl er über den Tag verteilt mit 7 Std. ausreichend geschlafen hat.

Daher sollte durch vielfältige Aktivitäten am Tag möglichst lange das einphasige Schlafmuster aufrechterhalten bleiben. Eine zu frühe Bettgehzeit ist zu vermeiden.

Formen der Schlafstörungen

- Insomnie oder Hyposomnie (Einschlaf- bzw. Durchschlafstörungen): Eine Insomnie liegt vor, wenn regelmäßig länger als eine halbe Stunde zum Einschlafen oder beim nächtlichen Aufwachen länger als eine halbe Stunde zum erneuten Einschlafen gebraucht wird.
- Hypersomnie (vermehrte Tagesschläfrigkeit): Trotz ausreichenden Schlafs haben die Betroffenen ständig das Gefühl, schläfrig zu sein und fühlt sich nicht erholt. Es kann zu plötzlichem Einschlafen kommen.
- Parasomnie (Auffälligkeiten während des Schlafs): Zähneknirschen, Schnarchen, Atempausen, Schlafwandeln. Die Betroffenen leiden unter ständiger Müdigkeit.

Ursachen

- Umweltfaktoren: Schichtarbeit, falsche Schlafeinstellung
- Somatische (körperliche) Erkrankungen:
  - Nächtliche kardiale Ischämien (➢ Kap. 6.2.2)
  - Asthma bronchiale; 70 % der Asthmapatienten klagen über nächtliche Asthmaanfälle.
  - Gastroösophagealer Reflux (➢ Kap. 8.2.4) in der Einschlafphase.
  - Peptische Ulzera (➢ Kap. 8.2.10); Beschwerden treten 1–4 Std. nach dem Schlafengehen auf.
  - Schlafstörungen bei Hyperthyreose (➢ Kap. 11.2.5)
  - Schlafstörungen bei Diabetes mellitus (➢ Kap. 8.2.37)
  - Erkrankungen des Muskel- und Skelettsystems; schmerzbedingtes Aufwachen
  - Restless-Legs-Syndrom (➢ Kap. 12.2.2)
  - Vermehrtes nächtliches Wasserlassen (Nykturie ➢ Kap. 6.2.1)
  - Nach einem Schlaganfall ist das Risiko für Insomnie erhöht
- Schlafapnoe (Aussetzen der Atmung während des Schlafens)
- Psychiatrische Erkrankungen: Depressionen, Angststörungen, psychovegetative Erschöpfungszustände
- Alkohol, Koffein
- Nebenwirkung von AM: z. B. Antibiotika, β-Blocker, Schilddrüsenhormone
- Veränderungen, die im höheren Lebensalter gehäuft vorkommen: Ausscheiden aus dem aktiven Berufsleben, Tod des Lebenspartners, Tod von Freunden, Umzug in eine kleinere Wohnung, eine stationäre Pflegeeinrichtung, Vereinsamung
- Überlastung, Erfolgsdruck
- Umweltfaktoren, z. B. Lärm, helles Licht, zu hohe Raumtemperatur

Diagnose

- Der Patient klagt über Schlafstörungen und stuft seinen Schlaf als nicht erholsam ein.
- Erholsamer Schlaf ist mind. dreimal die Woche nicht möglich.
- Patient ist tagsüber ständig müde, Leistungsfähigkeit ist dadurch eingeschränkt.
- Schlafstörung dauert schon mind. einen Monat an.
- Ursache der Schlafstörung ist unbekannt bzw. die genannte Ursache steht in keinem Verhältnis zu den Schlafproblemen.
- Schlafstörung beeinträchtigt das Wohlbefinden und die Konzentrationsfähigkeit des Patienten.
- Der Patient beschäftigt sich intensiv mit seinen Schlafproblemen.

Folgen

- Angst vor der kommenden Nacht
- Schlechte Laune, gestörtes Wohlbefinden, übertriebene Gefühlsreaktionen
- Blutdruckschwankungen, Kopfschmerzen
- Müdigkeit am Tag, ungewolltes Einschlafen
- Verminderte Belastbarkeit, Lustlosigkeit, reduzierte Tagesaktivität

Therapie

Die Deutsche Gesellschaft für Schlafforschung und Schlafmedizin (DGSM) stuft die meisten Sedativa und Hypnotika auf Grund der Nebenwirkungen für alte Menschen als nicht geeignet ein. Empfohlen werden kognitive Verhaltenstherapien wie Entspannungsübungen und eine bessere Schlaf-Wach-Strukturierung.

Folgende einfache Regeln zur Schlafhygiene sollten eingehalten werden:

- Regelmäßige körperliche Aktivität am Tag
- Regelmäßige Schlaf- und Aufstehzeiten
- Im Bett nur schlafen, nicht lesen, fernsehen usw.
- Nicht vor dem Fernseher einschlafen
- Kein Schlaf am Tag; wenn Mittagschlaf nötig, dann nur 30 Min. vor 14 Uhr
- Kein Licht während des Einschlafens
- Nur bei Müdigkeit ins Bett gehen
- Kein Alkohol als „Müdemacher"
- Keine coffeinhaltigen Getränke nach dem Mittagessen

Auch Entspannungsübungen können hilfreich sein:

- Autogenes Training
- Progressive Muskelentspannung
- Verhaltenstherapie
- Psychotherapie

Medikamente:

- L-Tryptophan: verkürzt die Einschlafzeit, leichtes Schlafmittel
- Melatonin: kurzfristig
- Phytopharmaka
- Antihistaminika (Diphenhydramin, Doxylamin) überwinden leicht die Blut-Hirn-Schranke und wirken sedierend, verlieren aber schnell ihre Wirksamkeit und sind nur zur kurzfristigen Behandlung von Schlafstörungen geeignet. Außerdem verändern sie das Schlafprofil.
  → Gefahr der Dosissteigerung bei nachlassender Wirksamkeit
  → Bei älteren Menschen steigt die Sturzgefahr, daher empfiehlt der Sachverständigen Ausschuss für Verschreibungspflicht auch die sedierenden Antihistaminika für Personen über 65 Jahren unter die Verschreibungspflicht zu stellen.
- Tranquillanzien
- Hypnotika
- Neuroleptika: Melperon (➤ Kap. 12.3.3)

ACHTUNG

- Benzodiazepine sollen nicht plötzlich abgesetzt werden: Der Entzug kann sonst sehr dramatisch mit Angst, Tremor, Schwitzen und Tachykardie verlaufen. Deswegen die Dosis alle 10 Tage halbieren und so langsam ausschleichen.
- Bei alten Menschen ist der Arzneimittelstoffwechsel oft verlangsamt. Außerdem kann es zu einer höheren Empfindlichkeit im Gehirn auf Benzodiazepine kommen, daher muss eine reduzierte Dosis eingesetzt werden.
- Schlafmittel nie mit Grapefruitsaft einnehmen (➤ Kap. 3.2.4).
- Nicht zusammen mit Alkohol einnehmen.
- Hohe Dosen von Schlafmitteln können zum Suizid verwendet werden.
- Bei allen Hypnotika besteht Gefahr einer Abhängigkeitsentwicklung.

Medikamentenlehre

Tranquillanzien (Beruhigungsmittel)

Wirkungen:

- Beruhigend
- Anxiolytisch
- Spannungslösend

Außerdem wirken fast alle Tranquillanzien zusätzlich

- muskelrelaxierend,
- sedierend.

Indikationen:

- Unruhe, Angstzustände, innere Spannungen (Es muss vorher eine Psychose ausgeschlossen sein.)
- Schlaflosigkeit

Nebenwirkungen:

- Gefahr der Abhängigkeit
- Hang-Over-Effekt (Wirkung setzt sich in die Morgenstunden hinein fort, Müdigkeit, Leistungseinschränkung)
- Mögliche Toleranzentwicklung (Gewöhnung)
- Nächtliche Muskelrelaxation mit Sturzgefahr
- Bei älteren Patienten ist eine paradoxe Wirkung möglich mit z. B. Erregung, Verwirrtheit.

Präparate aus der Gruppe der Benzodiazepine:

- Diazepam
- Chlordiazepoxid
- Bromazepam
- Clobazam
- Lorazepam
- Oxazepam

Hypnotika

Vor dem Einsatz von Hypnotika (Schlafmittel) muss abgeklärt sein, ob es sich um Einschlaf- oder Durchschlafstörungen handelt. Außerdem sollten alle Möglichkeiten einer natürlichen Schlafanbahnung ausgeschöpft werden. Es kommen unterschiedliche Wirkstoffgruppen zum Einsatz, z. B. Benzodiazepine, Barbiturate (unterdrücken REM-Phasen).

Ein Schlafmittel soll möglichst keinen „hang over" (Nachwirkung am nächsten Morgen) verursachen. Außerdem soll sich der Patient nicht daran gewöhnen. Diese Anforderungen werden nicht immer ganz erfüllt.

5-K-Regel beachten:
- **K**lare Indikation
- **K**ontraindikation beachten
- **K**leinste wirksame Dosis wählen
- **K**urze Anwendungsdauer
- **K**ein abruptes Absetzen

Präparate:
- Kurze Wirkungsdauer
  - Triazolam
- Mittlere Wirkungsdauer
  - Lorazepam (Benzodiazepin)
  - Temazepam (Benzodiazepin)
- Lange Wirkungsdauer
  - Phenobarbital (Barbiturat)
  - Flunitrazepam (Benzodiazepin)
  - Nitrazepam (Benzodiazepin)
- Sehr lange Wirkungsdauer
  - Flurazepam (Benzodiazepin)

Bei den lang bzw. sehr lang wirkenden Hypnotika ist eine Kumulation (Anhäufung) des Wirkstoffs im Körper möglich, dies führt zu einer verlängerten Wirkung. Zu beachten ist auch, dass eine Reihe von Schlafmitteln bei regelmäßiger Anwendung die Wirkung verlieren, sodass der Patient häufig die Dosis eigenständig erhöht.

Z-Substanzen

Neuartige Hypnotika, die chemisch weder mit den Barbituraten und Benzodiazepinen noch untereinander verwandt sind. Sie wirken sedierend sowie schlaffördernd und bergen ein geringeres Risiko von körperlicher Sucht und Abhängigkeit. Sie können aber von instabilen Menschen dennoch missbräuchlich verwendet werden und abhängig machen.

Die Ausscheidung erfolgt renal, daher verlängert sich gerade bei alten Menschen die reguläre Halbwertszeit von 1–5 Std. um bis zu 30 %, was zu einer verlängerten Wirkung führen kann.

Präparate:
- Zopiclon
- Zolpidem
- Zaleplon

Phytotherapeutika

Pflanzliche Schlafmittel

Die Phytotherapeutika haben meist eine nachgewiesene Wirkung, allerdings häufig eine lange Anlaufzeit (bis 20 Tage) und müssen ausreichend hoch dosiert angewendet werden.

Präparate:
- Baldrian; schnelleres Einschlafen, Abnahme von Unruhe und Nervosität, auf ausreichend hohe Dosierung achten (300–600 mg). Bei geriatrischen Patienten wirken Baldrianpräparate generell weniger intensiv.
- Hopfen; allein oder in Kombination mit Baldrian. Sedierende Wirkung.
- Melisse; vermindert die Spontanaktivität und wirkt gegen nervös bedingte Schlafstörungen.
- Passionsblume; spasmolytische und blutdrucksenkende Wirkung, vermindert die Spontanaktivität.
- Lavendelblüten; senken indirekt die Ausschüttung erregender Neurotransmitter und wirken darüber beruhigend und schlaffördernd.

Wiederholungsfragen

1. Das Nervensystem wird schematisch sowohl nach der Funktion als auch nach der Lage im Körper unterschieden. Erläutern Sie beide Differenzierungen.
2. Im Nervensystem unterscheidet man sensible und motorische Nerven. Erläutern Sie den Unterschied.
3. Wie funktioniert die Informationsübertragung zwischen den Nervenzellen?
4. Was sind Neurotransmitter? Nennen Sie zwei.
5. Was versteht man unter dem Restless-Legs-Syndrom? Welche Ursachen können zugrunde liegen?
6. Morbus Parkinson führt zu typischen Störungen der Bewegung. Nennen Sie die drei wichtigsten Symptomgruppen und geben Sie jeweils Beispiele an. Welche vegetativen Symptome können beim Morbus Parkinson auftreten?
7. Welche Probleme treten bei der Therapie mit L-Dopa auf und wie versucht man, sie pharmakologisch zu umgehen?
8. Nennen Sie die häufigsten Ursachen für zerebrale Durchblutungsstörungen.
9. Nennen Sie Frühsymptome, die auf eine Demenzerkrankung hinweisen. Geben Sie weitere Symptome an, die im Laufe der Erkrankung auftreten und den Fortlauf markieren.
10. Unterscheiden Sie Nootropika und Rheologika.
11. Geben Sie die Wirkungen von Neuroleptika an.
12. Geben Sie typische Symptome einer Altersdepression im Anfangsstadium an. Wie lässt sich eine Abgrenzung zu einer Demenzerkrankung und zu einer Trauerreaktion herstellen?
13. Welche Symptome weisen auf eine bipolare affektive Störung hin?
14. Definieren Sie Agoraphobie und geben Sie an, warum sie therapiert werden muss.
15. Zählen Sie die verschiedenen Schlafstadien auf. Wie verändert sich der Schlaf bei zunehmendem Lebensalter?
16. Welche Gründe sprechen gegen den Einsatz von Schlafmitteln im Alter?
17. Geben Sie verschiedene Formen der Schlafstörungen an. Welche Ursachen können vorliegen?
18. Welche Regeln müssen für den Hypnotika-Einsatz beachtet werden. Nennen Sie drei Beispiele für Hypnotika.
19. Was versteht man unter dem Hang-Over-Effekt?
20. Bei welchen Indikationen verordnet der Arzt Tranquillanzien? Welche Nebenwirkungen drohen? Warum dürfen diese Medikamente nicht über längere Zeit ohne strenge ärztliche Aufsicht eingenommen werden?

KAPITEL

13 Schmerzen

Schmerz ist ein unangenehmes Sinnes- und Gefühlserlebnis, das mit akuter oder potenzieller Gewebsschädigung verknüpft ist oder mit Begriffen einer solchen Schädigung beschrieben wird. (Definition der International Association for the Study of Pain = IASP).

Schmerz hat **zwei** Komponenten.

- **Körperliche Wahrnehmung:** Sinneserlebnis, Warnsignal des Körpers vor Krankheit oder Verletzung
- **Gefühlserlebnis:** negative Erfahrung, die der Patient früher gemacht hat

Schmerz wird subjektiv empfunden und ist nur schwer von anderen Menschen zu beurteilen.

PFLEGE-WISSEN

Schmerz entspricht immer dem, was der Patient dafür hält, und nicht der Einschätzung des Therapeuten.
Schmerzen werden vom Körper mit Hilfe von speziellen Schmerzrezeptoren, so genannten Nozizeptoren, wahrgenommen. Nozizeptoren sind freie Nervenendigungen afferenter Nervenfasern. Die Nozizeptoren registrieren den für den Körper schädlichen Reiz und verarbeiten ihn zu Aktionspotenzialen. Die afferenten Nervenbahnen führen zum Rückenmark und von da werden verschiedene Hirnregionen erregt, um zum einen eine motorische Reaktion und zum anderen die Sinneswahrnehmung des Schmerzes auszulösen.

13.1 Schmerzarten

Je nach **Art des Reizes,** der zur Schmerzwahrnehmung führt, unterscheidet man verschiedene Schmerzarten.

- **Physiologischer Nozizeptorenschmerz:** Auslöser können mechanische, thermische, chemische Reize auf gesundes Gewebe sein, der Schmerz selbst hält meist nur kurz an.

- **Pathophysiologischer Nozizeptorenschmerz:** Auslöser sind Entzündungen oder Gewebsschädigungen, der Schmerz kann länger anhalten und auch in Form von Ruheschmerzen auftreten.
- **Neuropathische Schmerzen:** Ursache ist eine Schädigung von Nerven oder Nervenwurzeln.
- **Zentrale Schmerzen:** Folge von Schädigung zentralnervöser Neurone.

Akuter Schmerz

Akuter Schmerz hat eine biologische Warnfunktion und soll den Organismus vor Erkrankung oder Verletzung schützen. Somit hat er eine sinnvolle Funktion. Nachdem er seine Funktion erfüllt hat, verschwindet der akute Schmerz.

Chronischer Schmerz

Nach Definition der Deutschen Schmerzgesellschaft e. V. sind Patienten chronisch schmerzkrank, bei denen der Schmerz seine Leit- und Warnfunktion verloren und einen selbstständigen Krankheitswert erreicht hat.

Chronischer Schmerz ist eine erhebliche Belastung für die Patienten. In Deutschland leben ca. 20 Millionen Menschen mit chronischen oder wiederkehrenden Schmerzen. 6–8 Millionen sind davon stark beeinträchtigt und in ihrer Leistungsfähigkeit eingeschränkt. Chronischer Schmerz gilt als eigenständiges Krankheitsbild.

Schmerzgedächtnis

- Periphere Sensibilisierung: Die Reizschwelle der Nozizeptoren sinkt, wenn sie wiederholt starken Schmerzreizen ausgesetzt sind.
- Zentrale Sensibilisierung: Durch wiederholte starke Schmerzreize werden große Mengen an Überträgerstoffen freigesetzt, die Nervenzellen reagieren wesentlich stärker auf erneute Erregung.

Um eine Chronifizierung des Schmerzes und damit die Ausbildung des Schmerzgedächtnisses zu verhindern, muss eine Übererregbarkeit auf zentralerer Ebene vermieden werden. Bei Operationen werden z. B. zusätzlich zur Narkose verschiedene Maßnahmen ergriffen, die die Erregung der zentralen Nerven verhindern, z. B. Infiltrationsanästhesie, Epidural- und Spinalanästhesie.

Tumorschmerz

Schmerz ist ein Symptom fast jeder Tumorerkrankung. Vor allem im Endstadium haben Tumorpatienten häufig unter stärksten Schmerzen zu leiden.

- Schmerzen durch den Tumor selbst (50 % der Fälle): Durch Kompression der Nerven, Nekrosen, Hirnödeme, Knochen- und Weichteilinfiltrationen
- Therapiebedingte Schmerzen (10–20 % der Fälle): Durch Operationen, Strahlentherapie, Chemotherapie
- Tumorassoziierte Schmerzen (5–20 % der Fälle): Venenthrombosen, Myalgien, Zosterneuralgie, Dekubitalulzera

13.2 Schmerztherapie

13.2.1 Stufenschema der WHO

Medikation erfolgt zu festen Zeiten, in Abhängigkeit von der Schmerzstärke und möglichst auf oralem Weg.

- **Stufe 1:** schwache Opioide
- **Stufe 2:** schwache Opioide und Nichtopioidanalgetika
- **Stufe 3:** starke Opioide und Nichtopioidanalgetika

Zusätzlich immer schnellwirksame Bedarfsmedikation zur Bekämpfung von Schmerzspitzen (Durchbruchschmerzen), hier eignen sich flüssige Arzneiformen. Die Einzeldosis der Bedarfsmedikation sollte bei ca. 10 % der Tagesdosis liegen. Wenn der Patient eine Schmerzspitze voraussehen kann, z. B. bei einer Untersuchung oder Therapie, sollte die zusätzliche Bedarfsmedikation mindestens 30 Min. davor genommen werden.

Außerdem: psychologische und physikalische Begleittherapien.

Regeln der Schmerztherapie

- Nach dem Stufenplan : schwache Opioide → NSAR + schwache Opioide → NSAR + starke Opioide.
- Orale, nasale oder transdermale Applikation mit möglichst langer Wirkungsdauer bevorzugen vor i. v.- oder Pumpenapplikation.
- Bei ungenügender Analgesie (Schmerzfreiheit) Dosis bei gleich bleibendem Dosierungsintervall erhöhen.
- Berücksichtigung der individuellen Situation des Patienten.
- Wechselwirkungen mit anderen AM bzw. Nebenwirkungsprofile beachten.

Ziel der Schmerztherapie

Schmerzfreiheit oder wenigstens Reduzierung in einen erträglichen Bereich mit einem Minimum an unerwünschten Nebenwirkungen. Wichtig ist die Vermeidung von Schmerzdurchbrüchen. Falls eine vorübergehende Verstärkung der chronischen Schmerzen absehbar ist, z. B. bei Verbandswechsel, Körperpflege oder Belastung, soll der Patient die Bedarfsmedikation 20–30 Min. vorher einnehmen.

13.3 Schmerzen im Alter

Im höheren Alter leiden viele Menschen unter Schmerzen, die nicht ausreichend therapiert werden und deshalb die Lebensqualität stark einschränken.

Gründe für mangelhafte Versorgung mit Schmerzmitteln:

- Der Schmerz wird als normale Folge des Alters angesehen und dem Arzt nicht ausreichend mitgeteilt.
- Über Schmerzen zu klagen wird als Schwäche ausgelegt. Schmerz muss ertragen werden.
- Der Schmerz wird als Strafe für Verfehlungen im Leben angesehen.

Andererseits muss durch genaue Anamnese berücksichtigt werden, dass manche Betroffene Schmerzen angeben, um Aufmerksamkeit und Zuwendung zu erlangen. Insbesondere ältere Menschen mit Beschäftigungsmangel sind häufig übermäßig auf den eigenen Körper und dessen Missempfindungen fokussiert.

Bei der Auswahl der Schmerzmittel ist die erhöhte Nebenwirkungsgefahr ebenso zu beachten wie die eventuell fehlende Sensibilität, z. B. für gastrointestinale Komplikationen, ggf. unzureichende Kommunikationsfähigkeit durch Demenz oder Sprechprobleme des alten Menschen.

Risikominimierung bei der Verordnung von NSAR (➤ Kap. 13.2.1):

- Gastrointestinal: Gabe von Protonenpumpenhemmern (➤ Kap. 8.2.4)
- Kardiovaskulär: Gabe von ASS 100

Probleme bei der Verordnung von Opioiden, die besonders bei alten Patienten beachtet werden müssen:

- Erbrechen und Übelkeit bergen die Gefahr von Dehydrierung, Aspiration und Gewichtsverlust.
- Obstipation fördert den Missbrauch von Laxanzien.
- Müdigkeit unterstützt die Entwicklung von Depressionen.

13.4 Palliativmedizin

Unter Palliativmedizin versteht man eine umfassende palliative (lindernde) Betreuung im Erleben schwerer Krankheit und Leiden, das heißt, der Schwerpunkt der Betreuung liegt in der Verbesserung der Lebensqualität durch die Behandlung von medizinischen Symptomen, wenn die Erkrankung lebensbedrohend, weit fortgeschritten und eine Heilung nicht mehr möglich ist.

90 % der palliativmedizinisch stationär betreuten Patienten sind Krebspatienten. Aber auch Patienten mit MS, Morbus Parkinson u. a. Erkrankungen werden palliativmedizinisch betreut. Bei lebensbedrohlichen Erkrankungen spielen nicht nur die physiologischen Vorgänge für das Schmerzempfinden eine Rolle, sondern eine Vielzahl von Faktoren, physisch, sozial, spirituell und emotional. Bei vielen Kranken wird der Schmerz mit der Bedrohung durch den Tod verknüpft. Man spricht hier von einem „totalen Schmerz".

Ziele der Palliativmedizin:
- Symptome und Beschwerden lindern
- Unnötige Behandlungen und Untersuchungen vermeiden
- Pflegerische und spirituelle Begleitung des Patienten

Bei der ambulanten Versorgung sollen der Patient und seine Bezugspersonen über alle evtl. auftretenden Situationen, z. B. Übelkeit, Atemnot, Panik, Akutschmerzen, aufgeklärt und über entsprechende Behandlungsmöglichkeiten informiert sein. Der Patient hat eine Auswahl an Arzneimitteln für diese Zwecke „auf Vorrat" verordnet bekommen, wurde vorab aufgeklärt und die Anweisungen wurden schriftlich hinterlassen. Das ambulante Palliativteam ist telefonisch rund um die Uhr erreichbar, um dem Patienten und den betreuenden Personen Sicherheit zu vermitteln.

Schmerztherapie für Sterbende

Sorgfältig geplante Behandlungsstrategien ermöglichen in über 90 % der Fälle eine effektive Schmerztherapie auch in den letzten Tagen und Stunden des Lebens. In der Endphase treten häufig Kommunikationsschwierigkeiten auf. Bei bewusstseineingeschränkten Patienten sind es oft indirekte Zeichen, z. B. Mimik, Unruhe oder Sympathikus-Aktivitäten wie Herzrasen, Blutdruckerhöhung, Tränenfluss oder Schwitzen, die eine steigende Schmerzintensität annehmen lassen. Da Schluckprobleme häufig die orale Zufuhr von Medikamenten nicht zulassen, weicht man auf Sublingual-Tabletten, Injektionen, nasale Applikation, Schmerzpumpen oder Infusionen aus. Transdermale Systeme kommen selten zum Einsatz.

Medikamentenlehre

Ganz allgemein können Schmerzmittel (Analgetika) nach unterschiedlichen Kriterien eingeteilt werden. Je nachdem, für welchen Einsatz die Analgetika vorgesehen sind, greift man auf unterschiedliche Einteilungen und Begriffe zu. Ein Wirkstoff kann somit verschiedenen Kategorien angehören.

Wirkort:
- Peripher wirkende Analgetika wirken über eine Blockade der Schmerzreizleitung.
- Zentral wirkende Analgetika wirken im ZNS und verändern die Wahrnehmung der Schmerzen.

Wirkstärke:
- Schwach wirksame Analgetika
- Schwach zentral wirksame Analgetika
- Zentral wirksame Analgetika

Der vom Wirkstoff blockierte Rezeptor:
- Nicht-Opioid-Analgetika besetzen keine Opioidrezeptoren, können sowohl zentral als auch peripher wirken.
- Opioidanalgetika wirken über die Opiatrezeptoren.

Nicht-Opioid-Analgetika

Schwach wirksame Analgetika. Schmerzmittel unterschiedlicher chemischer Struktur, die v. a. über eine Synthesehemmung der schmerzvermittelnden Prostaglandine in der Körperperipherie wirken. (➤ Kap. 5.2.1)

Opioid-Analgetika

Bei starken bis stärksten Schmerzen, die durch andere Maßnahmen nicht zu beherrschen sind, ist die Anwendung von stark wirksamen Analgetika angezeigt (z. B. Unfall-, Tumor-, Operationsschmerzen).

Morphine und Opioide

Im Prinzip wirken alle starken Analgetika über die Opioidrezeptoren, die sowohl auf zentraler Ebene als auch in der Peripherie zu finden sind und zusammen als Opioidsystem des Körpers bezeichnet werden.
- Zentrale Ebene: Opioide stimulieren wie die körpereigenen Endorphine das absteigende schmerzhemmende System.
- Rückenmarksebene: Impulse, die von den Nozizeptoren kommen, werden unterdrückt.
- Peripherie: Die Bindung an periphere Opioidrezeptoren führt zur Analgesie (Schmerzfreiheit).

Durch die weite Verbreitung der Opioidrezeptoren im Körper kommt es zu vielen verschiedenen Wirkungen und Nebenwirkungen. Neben der Analgesie wird die Beseitigung von Angstgefühlen und eine verbesserte Stimmungslage als positiv angesehen.

Opioide brauchen aber oftmals mehrere Tage, um ihr Wirkungsoptimum zu erreichen. Eine Dosiserhöhung verbessert in dieser Phase die analgetische Wirkung nicht, sondern verstärkt nur die Nebenwirkungen.

Physiologische Aufgaben des Opioidsystems:

- Körpereigene Schmerzabwehr
- Hemmung neuronaler Erregung, um eine Aufgabenbewältigung trotz Schmerz und Stress zu ermöglichen
  - Angstverringerung
  - Entspannung
  - Sedierung
  - Glücksgefühl bis zur Euphorie

Begriffe:

- Opium. Getrockneter Milchsaft aus den Samenkapseln des Schlafmohns (Papaver somniferum). Er enthält viele Alkaloide, z. B. Morphin, Codein und Papaverin.
- Opiate. Natürliche, aus dem Opium gewonnene Alkaloide. In der Medizin werden nur Morphin und Codein verwendet.
- Morphin. Natürliches Alkaloid aus dem Schlafmohn.
- Opioide. Chemisch hergestellte Substanzen, die an die Opioidrezeptoren im Körper ankoppeln.

Nebenwirkungen:

- Atemdepression.
- Stimulation des Brechzentrums vor allem zu Beginn der Anwendung.
- Erhöhen den Tonus der glatten Muskulatur; zeigt sich durch:
  - Obstipation.
  - Harnverhalt.
  - Magenpförtnermuskulatur verkrampft sich.
- Miosis (Pupille verengt sich).
- Bradykardie.
- Unterdrückung des Hustenreflexes.
- Gewöhnungseffekt. Es sind immer höhere Dosen zur Erzielung derselben therapeutischen Effekte nötig, wobei die Nebenwirkungen teilweise nicht der Gewöhnung unterliegen (z. B. Obstipation).
- Suchtgefahr. Die Substanzen unterliegen deshalb dem Betäubungsmittelgesetz.
- Hemmung des Reaktionsvermögens, Vorsicht im Straßenverkehr.
- Obstipationswirkung und Unterdrückung des Hustenreflexes werden auch therapeutisch genutzt, stellen aber für die Schmerztherapie eine unerwünschte Nebenwirkung dar.

Präparate:

Schwache Opioide → unterliegen der Verschreibungspflicht:

- Analgetika
  - Tramadol
  - Tilidin (in Kombination mit dem Opioidrezeptor-Antagonisten/Antidot Naloxon)
- Antitussiva
  - Codein
  - Dihydrocodein
- Antidiarrhoika
  - Opiumtinktur (unterliegt dem Betäubungsmittelgesetz)
  - Loperamid (in engen Grenzen aus der Verschreibungspflicht entlassen und apothekenpflichtig)

Starke Opioide → unterliegen dem Betäubungsmittelgesetz:

- Morphin
- Hydromorphon
- Pethidin
- Buprenorphin
- Levomethadon
- Oxycodon, Oxycodon/Naloxon
- Piritramid
- Tapentadol

Opioidnarkotika:

- Alfentanil
- Fentanyl
- Remifentanil
- Sufentanil

Opioidrezeptor-Antagonisten

Diese Substanzen besitzen die Fähigkeit, an den Opioidrezeptoren anzukoppeln, ohne diese zu aktivieren. Sie blockieren den Rezeptor für Opioide bzw. verdrängen diese sogar und verhindern so alle Wirkungen der Opioide. Bei unbeabsichtigter Überdosierung oder Vergiftung wird die Atemdepression sofort behoben, aber auch die schmerzstillende Wirkung beendet. Bei Abhängigkeitserkrankten setzen nach der Gabe von Opioidrezeptor-Antagonisten sofort starke Entzugsymptome ein.

Präparate:
- Methylnaltrexon
- Naloxon
- Naltrexon

13.5 Primäre Kopfschmerzen

Nach der Klassifizierung der International Headache Society (IHS, Internationale Kopfschmerz-Gesellschaft) werden primäre bzw. idiopathische Kopfschmerzen nach der Beschreibung der Symptomatik und nicht nach den Ursachen eingeteilt. Bei der Befragung der Betroffenen ermittelt der Arzt anhand eines Fragebogens, welcher Art der Kopfschmerz ist. Für die genaue Diagnose führt der Arzt weitere Untersuchung durch. Der Patient kann dann seinen Kopfschmerz in vielen Fällen selbst behandeln.
- Kopfschmerz vom Spannungstyp
- Migräne mit und ohne Aura
- Clusterkopfschmerz

Sekundäre oder symptomatische Kopfschmerzen treten als Folge oder im Zusammenhang mit anderen Erkrankungen oder Verletzungen auf. Dann ist die Therapie auf die Grunderkrankung abzustimmen.

13.5.1 Kopfschmerzen vom Spannungstyp

- Episodischer Spannungskopfschmerz (eSK)
  - Sporadisch auftretenden Spannungskopfschmerz: höchstens an 11 Tagen im Jahr
  - Häufig auftretenden Spannungskopfschmerz: 12–180 Tage im Jahr, aber höchstens 14 Mal im Monat.
- Chronischer Spannungskopfschmerz (cSK); > 15 Tagen pro Monat und > 180 Tage pro Jahr

Er wird nicht durch eine Aura (➢ Kap. 13.5.4) angekündigt, Begleitsymptome treten kaum auf, kein Erbrechen. Der Kopfschmerz ist nicht auf andere Erkrankungen zurückzuführen. Die episodische Form kann nach Jahren oder auch plötzlich in die chronische Form übergehen.

Ursachen

Nicht geklärt, erhöhte Anspannung der Nackenmuskulatur und nächtliches Zähneknirschen gelten als mögliche Ursachen.
Mögliche Auslöser:
- Coffeinentzug
- Alkoholkonsum
- Menstruation
- Massiver Stress
- Schlafstörungen

Symptome

Für alle Arten des Spannungskopfschmerzes:
- Bilateraler (beidseitiger) Kopfschmerz.
- Drückend bis ziehender Schmerz, nicht pulsierend.
- Leichte bis mäßige Schmerzintensität.
- Normale körperliche Aktivität verstärkt den Schmerz nicht.
- Arbeitsfähigkeit nur leicht eingeschränkt
- Schmerzempfindlichkeit der Muskulatur des Gesichts oder Nackens steigt mit der Heftigkeit der Kopfschmerzen

Episodisch auftretender Spannungskopfschmerz:
- Schmerzdauer: 30 Min. bis 7 Tage
- Licht- oder Lärmempfindlichkeit können auftreten (aber nicht beides zusammen)
- Keine Übelkeit, kein Erbrechen
- Appetitlosigkeit möglich

Chronischer Spannungskopfschmerz:
- Über Stunden oder dauerhaft anhaltend
- Entweder Licht- oder Lärmempfindlichkeit oder leichte Übelkeit können auftreten (nur eines)
- Keine starke Übelkeit, kein Erbrechen

Therapie

Akuttherapie eSK und cSK
- Acetylsalicylsäure
- Paracetamol + Coffein (500 mg/65 mg)
- Ibuprofen
- Diclofenac
- ASS + Paracetamol + Coffein
- Pfefferminzöl in 10-prozentiger Ethanollösung zur äußerlichen Anwendung

- Leichte Bewegung an frischer Luft
- Entspannungsübungen
- Ausreichend trinken

Prophylaxe Therapie cSK

- Trizyklische Antidepressiva: Amitriptylin, Doxepin

ACHTUNG

Kopfschmerz kann ein Zeichen für lebensbedrohliche Ereignisse sein. Immer sofort einen Arzt aufsuchen bei

- Kopfschmerzen mit plötzlichem und hochintensivem Beginn,
- kontinuierlicher Zunahme der Kopfschmerzen,
- gleichzeitigem Auftreten von Krämpfen, Schwindel und/oder Nackensteifigkeit,
- gleichzeitigem Auftreten von hohem Fieber, hohem Blutdruck, Brustenge
- erstmaligem Auftreten von starken Kopfschmerzen bei älteren Patienten.

13.5.2 Medikamenteninduzierter Dauerkopfschmerz

Im Prinzip können alle Schmerzmittel bei chronisch übermäßigem Gebrauch einen medikamenteninduzierten Dauerkopfschmerz (Analgetika-Kopfschmerz) auslösen.

- Triptane (➤ Kap. 13.5.4) : Die kritische Einnahmedauer liegt bei 1,7 Jahren und 18 Einzeldosen pro Monat.
- Übrige Analgetika (➤ Kap. 13.4): Die kritische Einnahmedauer liegt für Monoanalgetika bei mehr als 15 Tagen/Monat und für Kombinationsanalgetika bei mehr als 10 Tagen/Monat.

Therapie

- Ambulante oder stationäre Entzugsbehandlung
- Ambulante Nachbetreuung, um Rückfälle zu vermeiden

13.5.3 Cluster-Kopfschmerzen

Attackenartig und nur einseitig auftretender extrem starker Kopfschmerz. Männer häufiger betroffen als Frauen. Cluster-Kopfschmerzen treten eine Weile häufig und dann Monate oder Jahre überhaupt nicht auf (episodischer Cluster-Kopfschmerz). Dieser kann in den chronischen Cluster-Kopfschmerz übergehen, bei dem die Remissionsphase auf unter einen Monat verkürzt ist.

Ursachen

Nicht abschließend geklärt, eventuell hormonelle Störungen, die zu Gefäßentzündungen führen.

Symptome

- Extrem starker Schmerz
- Ausschließlich eine Kopfseite betroffen, Schwerpunkt meist hinter dem Auge
- Anfallsartig, 1–8 Attacken pro Tag
- Attacken erfolgen oft zu den gleichen Zeiten, vor allem kurz nach dem Einschlafen, morgens oder mittags. Außerdem gehäuftes Auftreten im Frühling und Herbst
- Mindestens eines der folgenden Begleitsymptome auf der Schmerzseite des Kopfes:
  - Tränendes, gerötetes Auge
  - Laufende Nase
  - Geschwollenes Augenlid
  - Schwitzen im Gesicht
  - Rotes Gesicht
  - Verengte Pupille oder hängendes Augenlid
  - Völlegefühl im Ohr
- Unruhe und ruheloses Umhergehen
- Aura, Übelkeit und Licht- bzw. Lärmempfindlichkeit

Therapie

Analgetika und Opiode zeigen keine Wirkung.

- Während der Attacke Inhalation von reinem Sauerstoff
- Schnellwirksame Triptane:
  - Sumatriptan s. c. Autoinjektor oder Nasenspray
  - Zolmitriptan nasal
- Prophylaxe:
  - Verapamil
  - Lithium
  - Kortison
  - Topiramat

13

13.5.4 Migräne

Anfallsartig auftretende, starke Kopfschmerzen, die 4–72 Std. anhalten können.

Ursachen

Migräne gilt als genetisch determinierte, vorübergehende Funktionsstörung des Gehirns mit übermäßiger Freisetzung der Botenmoleküle Stickoxid und Calcitonin-Gene-Related-Peptide. Folge ist eine aseptische Entzündung von Blutgefäßen der Hirnhäute.

Symptome

Definitionskriterien für Migräne ohne Aura nach der Internationalen Kopfschmerzgesellschaft (IHS = International Headache Society):

- 4–72 Std. Dauer
- Pochender stechender Schmerz
- Einseitiges, seltener auch beidseitiges Auftreten
- Mäßige bis starke Schmerzintensität
- Verstärkung bei körperlicher Aktivität
- Häufigkeit zwischen 1–6 Attacken pro Monat

Begleitsymptome:

- Appetitlosigkeit (100 %)
- Übelkeit (80 %)
- Erbrechen (40–50 %)
- Lichtscheu (60 %)
- Schallempfindlichkeit (50 %)
- Geruchsempfindlichkeit (10 %)

Definitionskriterien für Migräne mit Aura nach IHS: Bei einem kleinen Teil der Migränepatienten kündigt sich der Anfall durch Funktionsstörungen des Gehirns an, die mit der Zeit stärker werden. Diese Vorzeichen können eine Stunde oder auch nur Minuten vor dem Anfall beginnen, man bezeichnet sie als **Aura:**

- Sehstörungen: Flimmern, Flackern vor Augen. Schleiersehen. Blinde Flecke, Zickzacklinien im Blickfeld
- Schwindel
- Ameisenlaufen in den Armen und Beinen

Auslösende Faktoren

Zur Eingrenzung sollte der Patient ein Schmerztagebuch führen, so kann er seine individuellen Migränetrigger finden und vermeiden:

- Stress
- Psychische Belastung
- Starke körperliche Anstrengung
- Veränderungen im Tagesablauf, z. B. mehr oder weniger Schlaf als gewöhnlich, ungewöhnliche Essenszeiten
- Wetterfühligkeit
- Lärm, grelles Licht
- Alkohol, coffeinhaltige Getränke
- Fasten

Therapie

- Wichtig ist die schnelle Einnahme der Medikamente, sobald der Kopfschmerz auftritt bzw. sobald er sich durch eine Aura ankündigt. Vor allem NSAR können den Kopfschmerz sonst nicht beherrschen.
- Die Schmerzmittel müssen in der für die Migräne angegebenen Dosis eingenommen werden. Eine Nachdosierung unter Beachtung der Tageshöchstdosis ist nach 60–120 Min. möglich, wenn keine Schmerzfreiheit oder signifikante Besserung erreicht werden konnte.
- Der Patient probiert aus, auf welches Medikament er am besten anspricht:
  - ASS + Paracetamol + Coffein (feste Kombination 250/200/50 mg) 2 Tabletten
  - ASS (Acetylsalicylsäure) 1 000 mg
  - Ibuprofen 400 mg
  - Paracetamol 1 000 mg
  - Metamizol 1 000 mg
  - Diclofenac 50 mg/100 mg
  - Migränetherapeutika
  - Antiemetika (➤ Kap. 8.2.10)
- Weitere Maßnahmen:
  - Ruhe in einem möglichst dunklen Raum
  - Verhaltenstherapie
  - Akupunktur

Prophylaxe

Indiziert,
- wenn trotz Vermeidung der Auslösefaktoren mehr als 7 Anfälle pro Monat auftreten,
- der Patient subjektiv stark unter den Anfällen leidet,
- oft am Arbeitsplatz fehlt und
- die Akuttherapie nicht ausreichend anspricht.

Es sollen Intensität und Häufigkeit der Attacken verringert werden. Die Prophylaxe muss mind. 6 Monate lang durchgeführt werden. Es werden Arzneimittel aus verschiedenen Anwendungsgebieten verwendet:
- β-Blocker: Metoprolol, Propranolol
- Kalziumantagonisten: Fluranizin
- Antiepileptika: Topiramat, Valproinsäure
- Magnesium: regelmäßige Einnahme von 600 mg/Tag
- Bei menstruell induzierter Migräne: Naproxen 1 000 mg 5 Tage vor und während der Periodenblutung
- CGRP-Antikörper

Medikamentenlehre

Migränetherapeutika

Triptane

Triptane wirken nicht prophylaktisch. Bei mittelstarken bis starken Migräneattacken werden Serotoninagonisten zur Akuttherapie eingesetzt, die selektiv und spezifisch die Serotoninrezeptoren im Gehirn blockieren. Triptane sollten möglichst früh nach Auftreten der Migräne eingenommen werden, sind aber auch zu einem späteren Zeitpunkt noch wirksam. Nach ca. 2 Std. ist bei der Mehrheit der Patienten eine deutliche Schmerzlinderung oder Schmerzfreiheit zu erreichen. Eine zweite Dosis kann nach 2–4 Std. genommen werden, sofern die erste Dosis eine Reduktion der Beschwerden gebracht hat. War die erste Dosis nicht wirksam, ist Nachdosieren nicht sinnvoll.

→ max. 2 Tabletten pro Anfall und max. 10 Tabletten pro Monat

Welches Triptan für den Patienten das richtige ist, muss ausprobiert werden: Bei drei aufeinander folgenden Migräneanfällen testen, falls keine Wirkung erfolgt, wird ein anderes Triptan versucht. Nur ca. 10 % der Menschen mit Migräne sind Non-Responder auf Triptane.

Triptane können mit NSAR (➤ Kap. 5.2.1) und Antiemetika (➤ Kap. 8.2.11) kombiniert werden, was aber selten nötig ist. Keine Kombination verschiedener Triptane!

Die Triptane unterscheiden sich in Wirkungsdauer, -eintritt, -stärke sowie in ihrer Verträglichkeit.

Nebenwirkungen:
- Engegefühl in der Brust, das aber nach 10–20 Min. vergeht. Ursache ist eine Verkrampfung der Speiseröhre
- Benommenheit
- Müdigkeit
- Kältegefühl

Präparate:
- Naratriptan
- Almotriptan
- Sumatriptan
- Zolmitriptan
- Rizatriptan
- Eletriptan
- Frovatriptan

Naratriptan, Almotriptan und Sumatriptan sind apothekenpflichtig und können nach gesicherter Diagnosestellung durch den Arzt ohne Rezept in der Apotheke gekauft werden.

CGRP-Antikörper zur Migräneprophylaxe

Zur Prophylaxe von Migräneanfällen sind derzeit Antikörper gegen das Calcitonin Gene-Related Peptide (CGRP) und gegen dessen Rezeptor im Handel, die je nach Ansprechen der Patienten bei häufigen Migräneattacken eingesetzt werden. Bislang müssen die Antikörper-Präparate gespritzt werden und bis zur Anwendung zwischen 2 und 8 °Celsius im Kühlschrank gelagert werden. Oral anzuwendende Rezeptor-Antagonisten sind in den USA bereits zugelassen und am Markt.

Präparate gegen das Peptid:
- Fremanezumab: Ajofy®
- Galcanezumab: Emgality®

Präparate gegen den Rezeptor:
- Frenumab: Aimovig®
- Eptinezumab: Vyepti®

13.6 Neuropathische Schmerzen

Schmerzen nach Erkrankungen der sensiblen, sensorischen und motorischen Nervenfasern, die zu diversen Schädigungen und Veränderungen der Nerven führt. Bei neuropathischen Schmerzen liegt eine völlig andere Schmerzentstehung vor als bei nozizeptiven Schmerzen, die durch andere Gewebeschäden verursacht und über intakte Nerven weitergeleitet werden. Bei neuropathischen Schmerzen kann die Schmerzursache häufig nicht beseitigt werden. Die meisten Analgetika, auch Opiode, sind unwirksam.

Ursachen

- Periphere Mononeuropathie (Schmerzen im Einzugsbereich eines betroffenen Nervs): posttraumatisch, nach Herpes Zoster, Phantomschmerzen nach Amputation, Trigeminusneuralgie
- Periphere Polyneuropathie (PNP, mehrere periphere Nerven sind betroffen): Diabetes mellitus, AIDS, Spätfolgen einer Chemotherapie (Platin, Vincristin)
- Alkohol-assoziierte Polyneuropathie: Alkoholabusus
- Zentrale Neuropathie (zerebrale oder spinale Schäden): MS, Parkinson, Schlaganfall, Querschnittverletzungen
- Idiopathische Neuropathie: Ursache kann nicht diagnostiziert werden

Symptome

- Ameisenlaufen
- Brennen
- Elektrisierendes oder anfallsartiges heftiges Schmerzempfinden
- Schmerzempfinden „wie mit Nadeln gestochen“

Einteilung in Cluster nach den Hauptsymptomen
- Cluster 1: sensorische Verluste.
- Cluster 2: thermische Hyperalgesie; Temperaturreize werden verstärkt wahrgenommen, ähnlich dem Schmerzempfinden nach Verbrennungen. Die sensorische Wahrnehmung ist nicht gestört.
- Cluster 3: mechanische Hyperalgesie; Temperaturreize werden nicht mehr wahrgenommen, mechanische Reize dafür umso stärker. Brennende oder stechende Schmerzen bereits bei leichten Berührungen.

Die Schmerzen treten verstärkt abends oder nachts auf, psychische Probleme verstärken die Beschwerden.

Therapie

Schmerzfreiheit ist in den meisten Fällen nicht zu erreichen, eine Schmerzreduktion auf 50 % gilt als Erfolg. Das Ziel ist eine Verbesserung der Lebensqualität, des Schlafes und der Möglichkeit, am sozialen Leben teilzunehmen.

Orale Therapie

- Vitamin B_{12}-Substitution
- Vitamin B_6-Substitution
- Antikonvulsiva: Gabapentin, Pregabalin
- Trizyklische Antidepressiva: Imipramin
- SNRI: Duloxetin

Topische Therapie

- Capsaicin (chemischer Stoff, der für die Schärfe von Chili verantwortlich ist). Der Wirkstoff wird als Pflaster hochdosiert unter ärztlicher Aufsicht aufgeklebt und führt zu einer reversiblen Degeneration der sensiblen Nervenfasern in der Epidermis. Die Wirkung hält ca. 3 Monate an. Nebenwirkungen sind lokale Hautreizungen (Brennen, Schmerzen, Rötung).
- Lidocain 5 %-Gel und Pflaster.
- Ambroxol 20 %-Creme. Der Hustenlöser Ambroxol hat eine stärker lokalanästhetische Wirkung als Lidocain und kaum Nebenwirkungen

Wiederholungsfragen

1. Was sind Nozirezeptoren?
2. Definieren Sie akuten und chronischen Schmerz.
3. Nach welchem Plan sollen Analgetika verordnet werden?
4. Was versteht man unter Palliativmedizin?
5. Nennen Sie zwei Wirkstoffgruppen, die als stark wirksame Analgetika eingesetzt werden. Welche gefährlichen Nebenwirkungen haben diese Arzneimittel?
6. Definieren Sie Opium, Opiate, Morphin und Opiode.
7. Wann spricht man von einem chronischen Spannungskopfschmerz? Welche Schmerzmittelkombination kommt hier meist zum Einsatz?
8. Wie wird nach der Internationalen Kopfschmerzgesellschaft Migräne definiert? Was ist eine Aura bei Migräne?

KAPITEL

14 Ernährung

14.1 Grundlagen der Ernährungslehre

14.1.1 Energiestoffwechsel

Metabolismus (Stoffwechsel): alle Vorgänge im Körper, die für dessen Aufbau, Umbau und Erhaltung sowie den Betrieb seiner Funktionen nötig sind.

Anabolismus (Baustoffwechsel): energieverbrauchende Vorgänge, die zum Aufbau körpereigener Stoffe aus körperfremden Stoffen dienen.

Katabolismus (Energiestoffwechsel): Abbauprozesse, die zur Herstellung von Energie für Lebensvorgänge dienen.

Energiebedarf

Der tägliche Energiebedarf des Menschen setzt sich aus Grund- und Leistungsumsatz zusammen.

Grundumsatz: Energie, die der Körper ausschließlich zur Erhaltung seiner Grundfunktionen verbraucht. Die Deutsche Gesellschaft für Ernährung (DGE) gibt Tabellen heraus, nach denen der Grundumsatz des Einzelnen geschätzt werden kann. Als Berechnungsgrundlage kann man 1 kcal pro kg Körpergewicht pro Std. ansehen.

Leistungsumsatz: Energie, die der Mensch für alle Tätigkeiten zusätzlich zum Grundumsatz verbraucht.

Um den **Gesamtumsatz** zu bestimmen, wird der Leistungsumsatz unter Berücksichtigung der körperlichen Aktivitätsstufe (Physical Activity Level/ PAL) berechnet. Der PAL-Faktor (➤ Tab. 14.1) multipliziert mit dem Grundumsatz ergibt den Gesamtumsatz.

Energieverbrauch

Der Mensch verbraucht Energie für

- körperliche und geistige Arbeit,
- die Aufrechterhaltung der Körperwärme,
- den Betrieb der körpereigenen Systeme.

Der Energieverbrauch richtet sich nach:

- Körpergewicht und -größe
- Körperbau
- Geschlecht
- Alter
- Arbeitsleistung
- Außentemperatur

Die physikalischen Einheiten der Energie sind Joule oder Kalorie.

BEISPIEL

Eine Kilokalorie (kcal) ist die Energiemenge, die nötig ist, um 1 l Wasser um 1 °C (auf Meereshöhe; von 14,5 auf 15,5 °C) zu erwärmen. Die internationale Einheit der Energie ist Joule (J).

- 1 000 Joule (J) = 1 Kilojoule (kJ) = 0,239 Kilokalorien (kcal)
- 1 000 Kalorien (cal) = 1 Kilokalorie (kcal) = 4,184 Kilojoule (kJ)

14.1.2 Nahrungszusammensetzung

Der Körper setzt **Kohlenhydrate, Fette** und **Eiweiße** (Proteine) in Energie um. Diese Hauptnährstoffe können sich als Energielieferanten gegenseitig vertreten (➤ Tab. 14.2). Die benötigte Energie sollte zu 40 % über Kohlenhydrate, zu 30 % über Fette und zu

Tab. 14.1 PAL-Faktor zur Berechnung des Gesamtumsatzes.

PAL	Arbeit/Freizeitbeschäftigung
1,2	Ausschließlich sitzend oder liegend (z. B. alte, gebrechliche oder kranke Menschen)
1,4–1,5	Sitzend mit wenig anstrengender Freizeit (z. B. Bürotätigkeit)
1,6–1,7	Sitzend, zeitweilig gehend oder stehend (z. B. Laborant, Kraftfahrer)
1,8–1,9	Überwiegend gehend oder stehend (z. B. Hausfrauen, Verkäufer, Pflegeberufe)
2,0–2,4	Körperlich anstrengend (z. B. Bauarbeiter)

Tab. 14.2 Brennwert der Nährstoffe (Durchschnittswerte).

Nährstoff	Physiologisch verfügbarer Brennwert
Kohlenhydrate	4,0 kcal/g
Fette	9,0 kcal/g
Proteine	4,0 kcal/g

30 % über Proteine gedeckt werden. Die proteinreichere Ernährung hat in Studien deutliche Vorteile nicht nur für übergewichtige Menschen gezeigt, für die eine leichtere Gewichtsreduktion erzielt wird, sondern auch bei Normalgewichtigen, die sowohl Gewichtskonstanz als auch positive Effekte in Bezug auf den Diabetes mellitus Typ 2 und das metabolische Syndrom erreichten. Die bisher gültigen Angaben mit 55–60 % Kohlenhydraten, 30 % Fett und 10–15 % Proteinen gelten allenfalls für normalgewichtige, jüngere und gesunde Menschen. [19]

Kohlenhydrate

Kohlenhydrate sind Ketten aus Zuckermolekülen (Sacchariden). Nach der Zahl der Zuckermoleküle unterscheidet man:

- Monosaccharide (Einfachzucker):
  - Glukose; Traubenzucker, z. B. in Obst, Honig
  - Fruktose; Fruchtzucker, z. B. in Obst
- Disaccharide (Zweifachzucker):
  - Saccharose; weißer Zucker, z. B. in Süßigkeiten
  - Laktose; Milchzucker, z. B. in Milch, Süßigkeiten
  - Maltose; Malzzucker, z. B. in Bier

- Polysaccharide (Vielfachzucker):
  - Stärke, z. B. in Kartoffeln, Reis, Bohnen, Getreide
  - Glykogen, z. B. in Fleisch

Kohlenhydrate müssen mit der Nahrung zugeführt werden und werden bei der Verdauung in Glukosebausteine gespalten. **Mono-** und **Disaccharide** werden schnell ins Blut aufgenommen. **Polysaccharide** müssen vor der Aufnahme durch die Verdauungsenzyme in Glukose gespalten werden und sind erst längere Zeit nach der Nahrungsaufnahme verfügbar. **Glukose** ist der wichtigste Energielieferant für das zentrale Nervensystem und die Erythrozyten. Glukose kann gespeichert und im Bedarfsfall freigesetzt werden. Um 55 % der täglich benötigten Energiemenge mit Kohlenhydraten abzudecken, müssen ca. 250 g Kohlenhydrate aufgenommen werden.

PFLEGE-WISSEN

Fruktose

Seit ca. 30 Jahren steigt die Zugabe von industriell hergestellter Fruktose als Süßmittel und Zuckeraustauschstoff in Lebensmitteln beständig. Von Natur aus kommt Fruchtzucker in Obst und Honig vor.

Ursachen:

- Billige Herstellung aus Maisstärke.
- Höhere Süßkraft als Saccharose.
- „Frucht"zucker klingt für die Verbraucher gesund und natürlich.
- Für Diabetiker aufgrund des sehr niedrigen glykämischen Indexes gut als alternatives Süßmittel geeignet.
- Häufig in „Light-Produkten".

Durch den Anstieg des Fruktoseverzehrs um mehr als das 100-Fache werden nun auch gefährliche Zusammenhänge deutlich:

- Mit Fruktose gesüßte Nahrungsmittel führen nicht zu einem Sättigungsgefühl, da die Fruktose die entsprechenden Regelkreise nicht auslöst. Die Lebensmittel können in großer Menge verzehrt werden.
- Studien in den USA zeigten einen Zusammenhang zwischen dem Anstieg des Fruktoseverbrauchs und Adipositas.
- Fructose kann vom Körper nicht gespeichert werden, sondern muss von der Leber verarbeitet werden. Die Leber verstoffwechselt die Fructose über mehrere Schritte vor allem zu Neutralfetten.
- Fructose blockiert auch wichtige Abbaumechanismen von Fettsäuren, was zu deren Anreicherung in der Leber führt.
- Hoher Fruktoseverzehr wird als Risikofaktor für die Entstehung von mehreren schweren Erkrankungen angesehen, da der Körper beim Abbau der Fruktose andere Wege nutzt als bei anderen Zuckern:
  - Gicht
  - Diabetes mellitus Typ 2
  - Hyperlipidämie
  - Hypertonie
  - Nichtalkoholische Fettlebererkrankung

Durch den Verzehr von Obst treten diese Probleme nicht auf, da so die hohen Fruktosekonzentrationen nicht erreicht werden können.

Fette

Nahrungsfette bestehen aus Glyzerin und Fettsäuren. Mit einem Glyzerinmolekül sind jeweils drei Fettsäuren verbunden (Triglyzeride). Man unterscheidet:

- Gesättigte Fettsäuren, z. B. Schweinefett
- Einfach ungesättigte Fettsäuren, z. B. Olivenöl
- Mehrfach ungesättigte Fettsäuren, z. B. Maiskeimöl, Diätmargarine

Nahrungsfette enthalten Gemische dieser Fettsäuren. Bei tierischen Fetten überwiegen meist die gesättigten, bei vielen Pflanzenfetten und bei fettem Seefisch (Lachs, Hering) die ungesättigten Fettsäuren. **Gesättigte Fettsäuren** wirken cholesterinsteigernd, **einfach ungesättigte** verhalten sich in dieser Hinsicht weitgehend neutral und **mehrfach ungesättigte Fettsäuren** helfen mit, einen erhöhten Cholesterinspiegel zu senken. Es wird empfohlen, etwa 15 % mehrfach, 45 % einfach ungesättigte und 40 % gesättigte Fettsäuren aufzunehmen. Für die tägliche Ernährung bedeutet dies einen weitgehenden Verzicht auf tierische Fette. Stattdessen sollten Margarine und Pflanzenöle verwendet werden. Dies ist auch im Hinblick auf die Zufuhr von Cholesterin günstig, da pflanzliche Fette meist kein Cholesterin enthalten.

Fette stellen einen wichtigen Energielieferanten dar, sie sind aber auch Geschmacksträger und unabdingbar für die Aufnahme fettlöslicher Vitamine (➤ Kap. 14.1.4).

Essenzielle Fettsäuren

Essenzielle Fettsäuren sind **lebensnotwendig** und müssen **mit der Nahrung** aufgenommen werden, da der menschliche Organismus diese Stoffe nicht selbstständig herstellen kann. Mehrfach ungesättigten Fettsäuren sind:

- Linolsäure
- Linolensäure
- Eikosatriensäure
- Arachidonsäure

Essenzielle Fettsäuren sind Bestandteil zellulärer Membranen, Vorstufen von Gewebshormonen und an der Steuerung von biochemischen Vorgängen beteiligt. Sie sind in der Lage, einen erhöhten Cholesterinspiegel zu senken. Die empfohlene Linolsäurezufuhr sollte bei ca. 10 g am Tag liegen, z. B. Sonnenblumenöl enthält ca. 50 %, Distelöl ca. 80 % Linolsäure.

Eiweiße

Nahrungseiweiß (Protein) besteht aus einer Kette von **Aminosäuren.** Diese Ketten sind unterschiedlich lang. Es gibt ca. 20 Aminosäuren, aus denen unterschiedliche Proteine aufgebaut werden. Kohlenhydrate und Fette können sich im Stoffwechsel weitgehend vertreten. Viele Aminosäuren hingegen sind essenziell, d. h. der Körper kann sie nicht selbst bilden:

- Arginin
- Histamin
- Isoleucin
- Leucin
- Lysin
- Methionin
- Phenylalanin
- Threonin
- Tryptophan
- Valin

Zum störungsfreien Ablauf der **Proteinsynthese** (Aufbau von körpereigenen Proteinen) ist die Aufnahme dieser Aminosäuren aus tierischen und pflanzlichen Nahrungsmitteln unerlässlich. Essenzielle Aminosäuren sind außerdem als Bestandteile der Überträgerstoffe im ZNS zu finden und werden als Enzymbausteine verwandt.

Biologische Wertigkeit

Entsprechend ihrer Zusammensetzung unterscheidet sich die biologische Qualität der verschiedenen, natürlich vorkommenden Eiweißarten. Diese biologische Qualität ist durch den Gehalt an essenziellen Aminosäuren gekennzeichnet und kann daran gemessen werden, in welchem Umfang das jeweilige Nahrungsprotein zum Aufbau der körpereigenen Proteine Verwendung findet. Fehlt eine bestimmte Aminosäure oder ist diese nur in ganz geringem Umfang vorhanden, ist auch die Fähigkeit des Körpers eingeschränkt, das Nahrungsprotein in Körperproteine einzubauen. Die zugeführten Nahrungsproteine sind dann für den Körper nur von geringem Nutzen, d. h. die biologische Wertigkeit ist gering. Durch die Kombination verschiedener Nahrungsmittel lässt sich die biologische Wertigkeit erhöhen, z. B. durch die Kombination verschiedener tierischer und pflanzlicher Lebensmittel wie Hühnerei und Kartoffeln.

Bei Zugrundelegung einer mittleren biologischen Wertigkeit liegt die empfohlene **Proteinzufuhr** bei 1,2 g Protein/kg Körpergewicht täglich für Erwachsene ohne besondere sportliche Betätigung, wobei bis zu 140 g Protein für einen erwachsenen Mann und 120 g für eine erwachsene Frau keine negativen Auswirkungen z. B. auf die Nieren haben. Als Faustregel kann gelten, dass ⅓ der Eiweißzufuhr pflanzlichen und ⅔ tierischen Ursprungs sein sollte.

Ballaststoffe

Ballaststoffe können vom menschlichen Körper nicht gespalten werden und sind deshalb nicht als Energielieferanten nutzbar. Dennoch sind sie ein wichtiger Bestandteil der Ernährung. Ihre positive Wirkung, z. B. auf die Darmfunktion, beruht vor allem auf dem hohen Quellvermögen.

- Ballaststoffe rufen einen mechanischen Reiz auf die Darmwand hervor und regen dadurch die Darmmotilität an.
- Durch ihr Quellvermögen beeinflussen Ballaststoffe die Konsistenz des Stuhls.
- Ballaststoffe bilden den Nährboden für die Darmflora.

Von der Deutschen Gesellschaft für Ernährung wird eine Mindestzufuhr von 30 g/Tag empfohlen.

14.1.3 Flüssigkeitshaushalt

Der menschliche Körper besteht zu **50–60 %** aus **Wasser.** Der Stoffwechsel sowie alle Lebensvorgänge sind an die Gegenwart von Wasser gebunden. Wasser dient als Lösungsmittel, Baustoff, Transportmittel, Quellmittel und zur Regulation des Wärmehaushalts. Die verschiedenen Gewebearten variieren in ihrem Wassergehalt von 20–30 % (Fett- und Knochengewebe) bis zu 85–90 % (Nervengewebe und Blutplasma).

Wasserbilanz

Damit die Wärmeproduktion des Körpers ausgeglichen und die Körpertemperatur unverändert bleibt, müssen auch in klimatisch gemäßigter Umgebung beträchtliche Mengen Wasser über Lunge und Haut abgegeben werden. Dies kann bis zur Hälfte der Gesamt-Wasserabgabe des Organismus ausmachen. Außer der Wasseraufnahme durch Nahrung und Getränke entsteht auch aus dem Abbau der Nährstoffe im Organismus Wasser, das zur Wasserbilanz beiträgt. Bei einem Erwachsenen von 70 kg ergibt sich (bei körperlicher Ruhe, gemäßigtem Klima, keiner sichtbaren Schweißbildung) folgende Wasserbilanz (➤ Tab. 14.3).

Tab. 14.3 Beispielhafte Wasserbilanz (siehe Text).

Wasserabgabe (g)		Wasseraufnahme (g)	
Harn	900	Getränke	1 000
Kot	140	Feste Nahrung	400
Haut	300	Oxidationswasser	340
Lunge	400		
Gesamt	1 740	Gesamt	1 740

Unter Berücksichtigung einer minimalen Harnmenge von 500 ml zur Ausscheidung harnpflichtiger Substanzen müssen auch im Hungerzustand täglich mindestens 1 200 ml Wasser zum **Bilanzausgleich** aufgenommen werden, empfohlen sind **2–3 l.**

Dehydratation und Exsikkose

Dehydratation: Entwässerung.
Exsikkose: Austrocknung in Folge einer längeren Dehydratation.

Zu den Personengruppen mit erhöhtem Flüssigkeitsbedarf zählen **alte Menschen.** Bei einem Wasserverlust von 3 % des Körpergewichts vermindern sich Schweiß- und Speichelsekretion und es entwickelt sich eine Oligurie (verminderte Harnproduktion). Alte Menschen sollten täglich mind. 1,5 l zu sich nehmen.

Ursachen

Bei älteren Menschen:

- Physiologisch bedingte Abnahme des Wassergehalts im Körper durch reduzierte Speicherfähigkeit von Flüssigkeit in Muskulatur und anderen Geweben
- Schwächere renale Konzentrationsfähigkeit (➤ Kap. 9.1.1)
- Mangelndes Durstgefühl, Getränkezufuhr vergessen
- Zu geringe Flüssigkeitsaufnahme aus verschiedenen Gründen, z. B. Angst, jemandem zur Last zu fallen, vor Inkontinenz, keine Toilette zu finden oder zu häufig eine Toilette aufsuchen zu müssen
- Trockene Umgebungsluft, zu stark geheizte Räume
- Zu salzige oder zu süße Kost

Allgemein:

- Isotone Dehydratation → Wasser- und Elektrolytverluste
  - Großflächige Verbrennungen
  - Massiver Blutverlust
  - Starkes Erbrechen und Durchfälle
- Hypertone Dehydratation → vermehrtes Schwitzen und heftiges Atmen
  - Fieber
  - Starke körperliche Anstrengung
  - Hyperglykämie
- Hypotone Dehydratation → Salzmangel
  - Diuretika
  - Laxanzien
  - Orale Antidiabetika
  - Niereninsuffizienz

Symptome

- Stehende Hautfalte durch eine verminderte Spannung der Haut
- Trockene Haut, Schleimhaut
- Allgemeine Schwäche
- Zerebrale Symptome: Verwirrtheit, Schwindel, Konzentrationsmangel, Müdigkeit

- Verstopfung (Obstipation)
- Niedriger Blutdruck

→ Bei längerdauernder Dehydratation Übergang in **Exsikkose mit zusätzlichen Symptomen:**

- Schmerzen
- Gewichtsabnahme
- Krämpfe
- Bewusstlosigkeit

Therapie

- Orale Flüssigkeitszufuhr durch Angebot von schmackhaften Getränken und Nahrungsmitteln mit hohem Wassergehalt sichern
- Angebot von pektinreichen Obst- und Gemüsesorten (binden Flüssigkeit im Darm), z. B. Apfel, Aprikose, Kirsche, Karotte
- Flüssigkeitszufuhr mittels s.c-Infusion (ins Unterhautfettgewebe) sichern
- Flüssigkeitszufuhr mittels i. v.-Infusion (in die Vene) von NaCl 0,9 %, Vollelektrolyt-Lösung (z. B. Ringer-Lösung) oder Glukose 5 % sichern

14.1.4 Vitamine und Spurenelemente

Vitamine

Vitamine (Vit.) sind lebensnotwendige Wirkstoffe, die dem Körper als Vermittler bei Auf- und Abbauvorgängen dienen. Sie sind selbst keine Baustoffe. Alle Vitamine sind organische Substanzen, die der Körper nicht oder nicht in ausreichender Menge herstellen kann. Vitamine sind essenziell und werden nach ihren physikalisch-chemischen Eigenschaften eingeteilt in:

- Fettlösliche Vitamine (Vit. A, D, E, K) werden im Fettgewebe und in der Leber gespeichert, können nur in Verbindung mit Fett aus dem Darm resorbiert werden.
- Wasserlösliche Vitamine (Vit. C und B-Vitamine) werden vom Körper schnell ausgeschieden und können nicht gespeichert werden. Daher ist eine regelmäßige Zufuhr nötig.

Ernährungswissenschaftliche Probleme

- Auf Grund ihrer empfindlichen Struktur sind Vitamine auch in den Nahrungsmitteln nicht optimal geschützt. Es kommt einerseits zu Vitaminverlusten durch die physikalische Bearbeitung der Nahrungsmittel und andererseits durch die Koch- und Zubereitungsverfahren. Die Vitaminverluste sind bei beiden Verfahren z. T. erheblich.
- Bereits bei kurzfristiger Lagerung von Gemüse kommt es in Abhängigkeit von der Lagertemperatur zu erheblichen Vitaminverlusten.
- Gemüse sollte im zerkleinerten Zustand nicht oder nur ganz kurz gewaschen werden, da längeres Wässern zu erheblichen Vitaminverlusten führt.

Mineralstoffe

- Mengenelemente: Mineralstoffe, deren Konzentration beim Gesunden > 50 mg pro kg Körpergewicht beträgt, z. B. Kalzium, Magnesium, Natrium, Kalium
- Spurenelemente sind Mineralstoffe, deren Konzentration im Körper < 50 mg pro kg/KG beträgt, z. B. Eisen, Jod, Fluor, Zink, Chrom, Selen, Mangan, Molybdän, Kobalt und Kupfer

Mineralstoffe sind essenziell, d. h. sie müssen mit der Nahrung aufgenommen werden. Spurenelemente (außer Fluor und Chrom) sind Bestandteile von Enzymen und Hormonen, die im Stoffwechsel eine wichtige Rolle spielen. Außerdem stehen alle Spurenelemente untereinander in sehr engen Wechselbeziehungen. Die WHO hat Referenzwerte ermittelt, auf denen die Zufuhrempfehlungen beruhen. Die „empfohlene Zufuhr" ist die Menge an Mineralstoffen, die täglich nötig ist, den Bedarf beim gesunden Menschen zu decken. Bei den Spurenelementen ist die Schwelle zur toxischen Wirkung meist sehr viel geringer als bei anderen Mikronährstoffen. Deshalb ist die Einhaltung der Zufuhrempfehlungen besonders wichtig.

PFLEGE-WISSEN

Wechselwirkungen

Die Resorption zahlreicher Spurenelemente wird von der gleichzeitigen Aufnahme anderer Nahrungsbestandteile beeinflusst. Hohe Kalziumwerte in der Nahrung behindern z. B. die Eisen- und Zinkresorption massiv. Eisen selbst reduziert die Aufnahme von Zink, Kupfer und Mangan. Eisen und Zink behindern die Resorption von Kupfer. Auch zahlreiche Arzneimittel können durch gesteigerte Ausscheidung den Bestand an Spurenelementen im Körper beeinflussen.

14.2 Ernährung im Alter

Eine gesunde Ernährung ist die Grundvoraussetzung für Vitalität im Alter.

Zu den auffälligsten Veränderungen im Alter gehört die Abnahme des Energiebedarfs. Infolge des verringerten Grundumsatzes und des verringerten Leistungsumsatzes ist der Energiebedarf von Senioren > 65 Jahren ca. 25 % niedriger als bei 20-jährigen Menschen. Das bedeutet, dass ältere Menschen vor allem weniger Fett in der Nahrung benötigen. Aber sie brauchen Eiweiß, Vitamine und Mineralstoffe in unverminderter Menge. Da alte Menschen aber weniger essen, können sie die essenziellen Nährstoffe nur durch Lebensmittel mit besonders hoher Nährstoffdichte aufnehmen.

BEISPIEL

Ältere Menschen können Veränderungen in ihrer Nahrungsaufnahme nur sehr eingeschränkt ausgleichen. Schon wenige Wochen mit verminderter Nahrungsaufnahme, z. B. durch Krankheit, können eine Unterernährung hervorrufen. Daher sollte bei einer Operation, durch die der Körper einen erhöhten Energiebedarf hat, schon vorher auf einen ausreichenden Ernährungszustand geachtet bzw. frühzeitig geeignete Maßnahmen zur Verbesserung des Ernährungszustands ergriffen werden.

Um das Risiko einer schwerwiegenden Unterernährung zu mindern, gelten für alte Menschen auch andere BMI-Richtwerte. Während der **B**ody**m**ass-**I**ndex in jungen Jahren möglichst niedrig (ca. 20) sein sollte, darf er pro Lebensjahrzehnt um einen Punkt steigen. Bei einem Menschen ab 65 sollte also der BMI zwischen 22 und 29 kg/m² liegen. Ein BMI von 20 gilt als Untergewicht bei älteren Menschen.

14.2.1 Ernährungssituation alter Menschen

Gesunde, rüstige Senioren, die zu Hause leben

96 % aller Senioren leben weitgehend selbstständig in Privathaushalten [15]. Auch ein Großteil der Hochbetagten ist noch in der Lage, sich selbst zu versorgen. Ihr Gesundheitszustand ist ausreichend, aber doch so labil, dass Krankheit, Unfall, Ortswechsel oder der Verlust nahestehender Personen schnell zu einer Unterversorgung führen können. Probleme bereitet häufig der Einkauf der Lebensmittel aufgrund schlecht erreichbarer Geschäfte, Schwierigkeiten im Laden (Einkaufswagen, Kasse, fehlende Beratung). Auch das Öffnen der Verpackungen bereitet oft Schwierigkeiten.

Daheim lebende, hilfsbedürftige Senioren

Durch vielfältige Hilfsangebote ist es auch für Senioren mit eingeschränkter Mobilität und gewissen krankheitsbedingten Handicaps möglich, im eigenen Haushalt wohnen zu bleiben. Hierzu zählen Einkaufsdienste, „Essen auf Rädern" und ambulante Pflegedienste.

Die Qualität der gelieferten Speisen ist beim „Essen auf Rädern" meist gut, aber niemand ist den alten Menschen dabei behilflich, die Mahlzeiten einzunehmen. Niemand kontrolliert, ob sie essen und welche Mengen der Speisen sie tatsächlich verzehren.

Pflegebedürftige Bewohner in Pflegeeinrichtungen

In Deutschland gibt es ca. 12 400 stationäre Senioreneinrichtungen und 12 300 ambulante Pflegedienste, die auch für die Ernährung der Senioren zuständig sind. Dennoch spricht der Medizinische Dienst der Krankenversicherungen (MDK) von 25–50 % mangelversorgter Bewohner stationärer Einrichtungen.

Mögliche Ursachen sind:

- Alte Menschen können sich bei Wochenplanangeboten schwer für ein Gericht entscheiden, das sie vorher nicht gesehen haben.
- Die Vorstellungen, wie ein Gericht sein soll, sind sehr unterschiedlich.
- Essen im Speisesaal verlangt eine enorme Umstellung.
- Bewohner klagen über wenig schmackhaftes Essen und über zu wenig Abwechslung.
- Gerade bei der Essensausgabe werden zudem oft ungelernte Kräfte eingesetzt, um Kosten zu sparen. Dabei wäre hier besondere Aufmerksamkeit nötig, um feststellen zu können, ob Bewohner das

Essen überhaupt einnehmen oder ob es Hinderungsgründe gibt, beispielsweise Bewegungseinschränkungen, kognitive Defizite, fehlerhafte Zahnprothese.

Malnutrition

Mangelernährung im Alter.

Eine große Zahl alter Menschen ist unterernährt und ausgetrocknet, weil sie seit Jahren zu wenig essen und trinken. Eine große Studie der Deutschen Gesellschaft für Ernährungsmedizin hat ergeben, dass 50 % der geriatrischen Patienten > 70 Jahren mangelernährt sind, was wiederum zu Gewichtsabnahme und zum Verlust von Fettreserven führt.

ACHTUNG

Als alarmierend gilt ein unbeabsichtigter Gewichtsverlust > 5 % in drei Monaten oder von 10 % in zehn Monaten. [16]
Auch langsamerer, aber stetiger Gewichtsverlust von 5 % über 3 Jahre wird als bedenklich angesehen und sollte zu Gegenmaßnahmen führen.

Symptome

- Ödeme
- Tremor
- Blasse Hautfarbe
- Schuppige Haut
- Apathie
- Rissige oder wunde Stellen am Mund
- Desorientierung
- Nachtblindheit
- Schwäche
- Lichtscheu
- Abwehrschwäche

Ursachen

- **Nachlassendes Durstgefühl:** Flüssigkeitsdefizite werden erst sehr spät wahrgenommen. Besonders an heißen Tagen kann es zu lebensbedrohlichen Austrocknungszuständen kommen. Dies führt zur Austrocknung der Haut und Schleimhäute, Verstopfung, Infektionen der Harnwege, Verwirrtheitszuständen.
- **Verändertes Geschmacksempfinden:** Zahl der Geschmacksknospen verringert sich, meist wird eher ein süßer Geschmack bevorzugt, „normal" abgeschmeckte Gerichte können als geschmacklos wahrgenommen werden.
- **Sekretion der Speicheldrüsen lässt nach,** was zu Mundtrockenheit und Schwierigkeiten beim Schlucken führt.
- **Appetitlosigkeit:** Verringerte Elastizität des Magens, veränderte Hunger-Sättigungs-Steuerung, verlangsamte Magenentleerung und verlangsamte Verdauung können physiologische Ursachen von Appetitlosigkeit sein.
- **Kaubeschwerden:** Zahn- und Gebissbeschwerden, die Schmerzen beim Essen verursachen, führen oft zu einer verminderten Nahrungsaufnahme und zu einer unausgewogenen Kost.
- **Schluckprobleme:** Dünne Flüssigkeiten sind schwer zu handhaben und zu schlucken. Eine sämige Suppe ist leichter zu löffeln als eine klare, daher sollten Flüssigkeiten mit geschmacksneutralen Dickungsmitteln gebunden werden. Spezielle diätetische Dickungsmittel sind besonders gut geeignet, da sie die Flüssigkeit nicht dauerhaft festhalten, sondern im Darm freisetzen.
- **Psychischer Stress** wie Umzug in eine stationäre Einrichtung oder das Alleinleben im Alter, kann zu vermindertem Appetit führen. Teilweise ist auch durch mangelnde Ansprache und das Alleinsein die Lust auf Essen verringert.
- **Depressionen.**
- **Geistige Beeinträchtigungen:** Patienten, die weitgehend selbstständig sind, vergessen häufig, wann und was sie essen wollen. Mahlzeiten werden wiederholt oder ausgelassen und die Zusammensetzung der Nahrung ist nicht ausgewogen. Die richtige Zubereitung der Mahlzeiten bereitet auf Grund der Vergesslichkeit immer größere Schwierigkeiten, Einkaufen wird vergessen, die benötigten Zutaten sind nicht im Haus.
- **Chronische Erkrankungen:** COPD, Hepatitis, Magengeschwür, Pankreatitis
- **Medikamente:** Veränderung des Geschmacksempfindens oder Mundtrockenheit als Nebenwirkungen
  - Antibiotika, trizyklische Antidepressiva, Neuroleptika, Hypnotika: metallischer Geschmack
  - Dorzolamid gegen Glaukom: bitterer Geschmack

- Diuretika: salziger Geschmack
- Antiallergika, Psychopharmaka: Mundtrockenheit

BEISPIEL

Abhilfe

- Essverhalten beobachten, um Probleme zu erkennen und die Situation zu verbessern
- Hilfe beim Kleinschneiden
- Breiige, angedickte Nahrung anbieten
- Auf intaktes, gut sitzendes Gebiss achten
- Bei Kauproblemen: Brotrinde abschneiden, Obst und Gemüse schälen, Speisen pürieren, nicht weich kochen, Frischkäse statt Hartkäse
- Unterstützung beim Öffnen von Portionspackungen
- Flüssigkeitsaufnahme überwachen
- Aufmuntern und Auffordern zum eigenständigen Essen
- „Essen auf Rädern" organisieren
- Zusätzliche enterale (➤ Kap. 14.3.1) oder parenterale Ernährung (➤ Kap. 14.3.2), falls alle anderen Maßnahmen keinen Erfolg zeigen

Empfehlungen für gesunde Ernährung im Alter

- Energiezufuhr von 1 700–2 400 kcal pro Tag (ca. 30 kcal/kg Körpergewicht/Tag) und täglich 1–2 g Eiweiß pro kg Körpergewicht
- Abwechslungsreiche Ernährung mit 4–6 kleineren Mahlzeiten pro Tag
- Täglich Obst, Salat, Kartoffeln, Gemüse (mind. 750 g)
- Täglich Milch und Milchprodukte, z. B. zwei Scheiben Käse und ein Becher Joghurt oder Milch
- Täglich pflanzliche Öle sowie ein Esslöffel Butter
- Zweimal pro Woche Seefisch
- Zwei- bis dreimal pro Woche ein Ei
- Zwei- bis viermal pro Woche Fleisch oder Geflügel und einige Scheiben Wurst
- Wenig Süßigkeiten
- Mäßiger Alkoholkonsum
- Täglich vier Tassen Tee, ein Glas Gemüsesaft, ein Glas Obstsaft und vier Gläser Mineralwasser

Sarkopenie

Übermäßiger Verlust an **Muskelmasse** und **Muskelkraft** im Alter, wodurch auch die körperliche Leistungfähigkeit unter der altersentsprechenden Norm liegt. Die Fettmasse ist hier nicht betroffen, sodass auch übergewichtige Menschen unter Sarkopenie leiden können.

Etwa ab dem 50. Lebensjahr nimmt die Muskelmasse jährlich um 1–2 % ab, die Muskelkraft wird von Jahr zu Jahr geringer.

Diagnose

- Handgrifftest: Muskelkraft
- Ganggeschwindigkeit: körperliche Leistungsfähigkeit
- Messen des Unterschenkelumfangs: Muskelmasse

Ursachen

Nicht abschließend geklärt

- Altersbedingter Mangel an Hormonen, die den Muskelaufbau fördern
- Untergang von Muskelfasern

Symptome

- Schnelle Erschöpfung bei körperlicher Belastung
- Eingeschränkte Belastbarkeit bei körperlichen Tätigkeiten
- Schwierigkeiten bei der Bewältigung des Alltags
- Zunehmende Mobilitätseinschränkungen

Therapie

- Einnahme von Vitamin D
- Proteindrinks zusätzlich zu den Mahlzeiten
- Einnahme von Antioxidanzien wie Vit. E und C
- Medikation mit Testosteron

Kachexie

Auszehrung.

Muskelmasse und **Körperfett** werden abgebaut, es kommt zu einem unbeabsichtigten Gewichtsverlust > 5 % bei niedrigem Körpergewicht und erhöhten Entzündungswerten im Blut. Ein BMI von 20 gilt als Untergewicht bei älteren Menschen.

Ursachen

Folge einer schweren Krankheit, z. B. Krebs, Rheuma, COPD.

Symptome

- Gewichtsverlust
- Appetitlosigkeit
- Fatigue (Erschöpfung)

Therapie

- Behandlung der Grunderkrankung
- Arzneimittel zur Appetitsteigerung, z. B. Kortikosteroide, Cannabinoide
- Hochkalorische Sondernahrung zusätzlich zu einer kalorienreichen Ernährung
- Soweit möglich muskelaufbauendes Training

14.3 Sonderformen der Ernährung

Drohende oder manifeste Unterernährung stellt eine Indikation für enterale (per Sonde) Ernährung von Menschen mit geriatrischen Erkrankungen dar. Mangelernährung erhöht das Komplikationsrisiko in der Geriatrie, etwa durch erhöhte Frakturgefahr auf Grund andauernder Schwächezustände oder deutlich verlängerter Rekonvaleszenz nach Operationen. Enterale und parenterale (unter Umgehung des Darms) Ernährung kann die Krankenhausverweildauer von mangelernährten Menschen verkürzen und die Lebenserwartung erhöhen. Durch die Ernährungstherapie wird die Energie- und Nährstoffzufuhr der Patienten gesteigert. Ob auch die Lebensqualität verbessert wird, ist vom Einzelfall abhängig.

14.3.1 Enterale Ernährung

Unter enteraler Ernährung versteht man im Allgemeinen die Zufuhr nährstoffdefinierter oder chemisch definierter Flüssignahrung mittels verschiedener Sondentechniken direkt in den Magen oder Dünndarm.

Sondenarten

Bei Patienten, die nicht schlucken wollen, können oder dürfen, deren Magen-Darm-Trakt aber weitgehend funktionstüchtig ist, kann die Ernährung mittels Formula-Diäten über Sonden in den Magen oder in den oberen Dünndarm eingebracht werden.

Transnasale Sonde

- Nasogastrale Sonde (Magensonde): Über Nase und Speiseröhre in den Magen führend
- Nasojejunale Sonde:
  - Über Nase, Speiseröhre und Magen in den Dünndarm führend
  - Wegen des geringen Speichervermögens kontinuierliche Zufuhr der Nahrung zwingend

Perkutane Sonde

PEG (perkutane endoskopische Gastrostomie)

Die Sonde wird unter endoskopischer Kontrolle durch die Haut in den Magen oder das Duodenum gebracht. Nach der Nahrungszufuhr wird das Schlauchsystem am Anschluss der PEG abgenommen und die PEG mit einem Verschluss-Stöpsel versehen. Eine länger dauernde künstliche Ernährung ist auf diesem Weg für die Betroffenen weniger störend. Außerdem kann die Nahrung auch während der Nacht zulaufen und der Patient kann den Tag ohne sichtbare und störende Sonde verbringen.

PFLEGE-WISSEN

Verabreichungsmöglichkeiten

- Bolusapplikation: portionsweise (max. 100 ml in 5–10 Min.) mithilfe einer großvolumigen Spritze (Blasenspritze).
- Schwerkraftapplikation: halbkontinuierlich mit einem geschlossenen System.
- Pumpengesteuerte Applikation: kontinuierlich, halbkontinuierlich oder bolusweise mit elektrischer Pumpe; damit lassen sich exakte Mengen pro Zeiteinheit verabreichen; die Alarmfunktionen der Pumpe verhindern Applikationsfehler.

Regeln zum Gebrauch von Sonden

- Lagekontrolle vor jeder Applikation von Flüssigkeit.
- Alle Sonden müssen vor und nach der Nahrungsapplikation mit Trinkwasser gespült werden.
- Die Nahrung muss auf ca. 30 °C erwärmt werden.
- Der Patient sollte vor der Applikation in eine bequeme, halbsitzende Position gebracht werden und mind. ½ Std. nach der Mahlzeit sitzen bleiben (Aspirationsprophylaxe).
- Sollen Medikamente verabreicht werden, muss auf die korrekte Einnahmezeit (vor, während, nach der Mahlzeit) geachtet werden.

PFLEGE-WISSEN

Nicht alle Medikamente dürfen gemörsert bzw. aufgelöst werden. Beispiel: retardierte Medikamente oder Kapseln, deren Hülle die Zerstörung des Wirkstoffs im Magen verhindert.

Trink- und Sondennahrung

Formula-Diäten (bilanzierte Diäten) sind zumeist synthetisch hergestellte Kostformen, die alle erforderlichen Nährstoffe enthalten und eine bekannte Energiedichte sowie eine bekannte Nährstoffzusammensetzung aufweisen. Erkrankte können die Nahrungen trinken. Meist verwendet man Sonden für die Verabreichung.

Niedermolekulare Formula-Diäten

Chemisch definierte Diäten werden auch als „Astronautennahrung", Elementardiät, voll-synthetische Diät oder voll-resorbierbare Diät bezeichnet.

Aminosäure-Diäten

- Beispiel: Peptisorb®
- Zusammensetzung: Aminosäuren, Monosaccharide, Fettsäuren, Mineralstoffe, Vitamine, Spurenelemente

Vorteile:
Da die Nährstoffe bereits in aufgeschlossener Form vorliegen, können sie auch bei mangelnder Verdauungsfähigkeit bereits im oberen Dünndarm weitgehend resorbiert werden. Der Stuhl ist relativ flüssig und die Stuhlmenge reduziert.

Nachteile:
Auf Grund des schlechten Geschmacks der Aminosäuren, der auch durch zugesetzte Aromen nicht überdeckt werden kann, werden diese Diäten fast ausschließlich über Sonden appliziert. Bei langer Anwendung entsteht die Gefahr von Darmatrophie und Durchfällen.

14

Oligopeptid-Diäten

„Bilanzierte" bzw. „voll-bilanzierte" Diät.

Oligopeptide setzen sich aus 2–3 Aminosäuren zusammen und sind schnell resorbierbar.

- Beispiele: Nutricomb®, Survimed®
- Zusammensetzung: Oligopeptide, Oligosaccharide, Fette, Mineralstoffe, Vitamine, Spurenelemente

Vorteile:
Oligopeptide sind geschmacksneutral. Dadurch haben die Diäten durch zugesetzte Aromen einen angenehmen Geschmack. Als Fette werden natürliche Öle (Sonnenblumen, Soja, Maiskeim) mit hohem Anteil mehrfach ungesättigter Fettsäuren verwendet. Bei einigen Präparaten werden auch mittelkettige Triglyzeride eingesetzt, die schnell und vollständig resorbiert werden können und weniger Probleme bei der Verdauung verursachen.

Nachteile:
Bei Verwendung von mittelkettigen Triglyzeriden sind die Produkte nicht erhitzbar. Langes Warmhalten soll vermieden werden, da es den Geschmack verschlechtert.

Hochmolekulare Formula-Diäten

Nährstoff-definierte Diäten

- Beispiele: Biosorb®, Fresubin®
- Zusammensetzung: Proteine (meist Milch-, aber auch Sojaproteine, Eiklar, Fleischproteine), Oligo-, Polysaccharide (Vielfachzucker), Fette, Mineralstoffe, Vitamine, Spurenelemente

Vorteile:
Geschmacklich am besten. Die Darmfunktion bleibt weitgehend normal, die Nahrung verursacht selten Durchfälle. Sie können getrunken oder über Sonde verabreicht werden.

Nachteile:
Der Darm muss die Nährstoffe spalten können, deshalb sind diese Diäten bei vielen gastro-intestinalen

Funktionseinschränkungen sowie mangelhafter Resorptionsfähigkeit des Darms ungeeignet.

Auch die Nährstoff-definierten Diäten sind vollbilanziert, d. h. der Energiebedarf kann vollständig abgedeckt werden.

14

ACHTUNG

Bei allen Formen der künstlichen Ernährung ist auf die zusätzliche und ausreichende Flüssigkeitszufuhr zu achten.

14.3.2 Parenterale Ernährung

Parenterale Ernährung wird unter Umgehung des Magen-Darm-Kanals verabreicht. Je nach voraussichtlicher Dauer der parenteralen Ernährung und dem Ernährungszustand des Patienten ist eine unterschiedliche Nahrungsversorgung erforderlich. Da die Nährstoffe direkt dem Blut beigemischt werden, müssen sie in gespalteter Form gegeben werden.

Ernährungsarten

Kurzzeiternährung mit niedrig konzentrierten Lösungen

Die Patienten erhalten über einen peripheren Venenzugang in Dauerinfusion ca. 2–3 Liter täglich, damit werden ca. 600–1 000 kcal über Kohlenhydrate zugeführt. Das ist weniger als der Grundumsatz und daher nur für kurze Zeit bzw. als Ergänzung anderer Ernährungsformen geeignet. Die Infusionslösung enthält Wasser, Glukose 5 % und Elektrolyte.

Indikation

- Nahrungskarenz vor und nach Untersuchungen oder Operationen
- Nach leichteren Vergiftungen
- Voraussichtliche Zufuhr von Flüssigkeit nicht länger als maximal 2–3 Tage nötig

Präparate

Ringer®, Jonosteril®, Glucosteril®, Sterofundin® G, Tutofusin® G

Kurzfristige Basisernährung

Patienten, die länger als zwei Tage keine Nahrung aufnehmen können, benötigen mehr als nur Glukose und Flüssigkeit. Die parenteral zugeführte Nahrung enthält dann eine höhere Kalorienzahl, Glukose in Konzentrationen bis 18 %, Elektrolyte und zusätzlich Aminosäuren. Bei mangelernährten Patienten ist auch eine Fettzufuhr nötig.

Indikation

- Nahrungskarenz von 2–7 Tagen
- Reduzierter Ernährungszustand
- Bei leichter bis mittelgradiger kataboler Stoffwechselsituation

Präparate

- Nur Aminosäuren: Aminomel®, Aminofusin®, Aminosteril®
- Aminosäuren und Elektrolyte: Aminosteril® plus
- Aminosäuren mit Glukose und Elektrolyten: Aminomix®, AKE® mit Glukose
- Fettemulsionen: ClinOleic®, Intralipid®, Lipovenös®

Bilanzierte Ernährung

Eine vollständige parenterale Ernährung erfolgt über 24 Std./Tag mittels eines zentralen Venenkatheters. Die Infusionslösungen enthalten Aminosäuren, Glukose, Elektrolyte, Fette, ggf. fett- und wasserlösliche Vitamine.

Indikation

- Nahrungskarenz länger als 7 Tage
- Reduzierter bis stark reduzierter Ernährungszustand
- Mittel- bis hochgradige katabole Stoffwechselsituation

Präparate

- Nährstofflösungen: Aminomix® plus Lipovenös®, Clinimix®, Compleven®
- Vitamine: Multibionta®, Cernevit®
- Spurenelemente: Addel®

BEISPIEL

Bausteinkonzept

Beim Bausteinkonzept werden alle benötigten Bestandteile zur Ernährung einzeln in Infusionsflaschen bereitgestellt und über eine spezielle Verbindung als Simultaninfusion zur Infusion gebracht. Nachteilig ist der hohe Zeitaufwand für die Pflegenden und eine relativ komplizierte Handhabung.

Zweikammerbeutel

Bei diesen Systemen sind Aminosäure- und Kohlenhydrat-Lösungen in zwei getrennten Kammern eines Kunststoffbeutels untergebracht. Zwischen den beiden Kammern befindet sich eine Peel-Naht. Durch Druck auf den Beutel öffnet sich die innere Naht und die Flüssigkeiten können frisch gemischt und sofort verwendet werden. Aufgrund der Größe des Beutels ist es möglich, eine Fettemulsion oder zusätzliche Nährstofflösungen zuzumischen.

Präparate:
Nurtitwin®, Aminomix®

Dreikammerbeutel

Das Prinzip ist dasselbe wie bei dem Zweikammersystem, nur dass eine dritte Kammer mit Fettemulsion vorhanden ist. Durch Druck werden beide inneren Peel-Nähte geöffnet. Nach sorgfältiger Mischung ist die Lösung sofort gebrauchsfertig.

Präparate:
Compleven®, Clinomel®

14.4 Alkoholkonsum im Alter

14.4.1 Verstoffwechselung von Alkohol

Alkohol wird nach oraler Aufnahme fast vollständig resorbiert. Dies beginnt schon im Mund. Der Hauptanteil wird aber aus Magen und Dünndarm aufgenommen. Im nüchternen Zustand ist die Resorption in weniger als einer Stunde abgeschlossen. Etwa 30–60 Min. nach der Ethanolaufnahme wird die höchste Blutalkoholkonzentration erreicht, bei starker Magen-Darm-Füllung entsprechend später. In der Leber werden 90–95 % durch das Enzym Alkoholdehydrogenase in Acetaldehyd und dann durch weitere Stoffwechselprozesse zu Kohlendioxid und Wasser abgebaut.

Bei chronischem Alkoholkonsum beschleunigt sich die Enzymausschüttung und somit auch der Abbau diverser Arzneimittel, z. B. Narkotika oder Antikoagulanzien.

Wirkungen

- ZNS:
  - < 0,5 ‰ überwiegend zentral erregender Effekt
  - ≥ 0,5 ‰ zunehmend zentral dämpfend: Sedierung, gestörte Konzentration, Koordinationsstörungen, eingeschränktes Gesichtsfeld, Benommenheit, Schwindel, Kopfschmerzen, Atemdepression
- Herz-Kreislauf-System:
  - Niedrige Konzentrationen: Leichter Blutdruckanstieg
  - Höhere Konzentrationen: Periphere Gefäßerweiterung mit geröteter Haut, Wärmeverlust und Blutdruckabfall
- Magenschleimhaut: lokale Reizung
- Glukosestoffwechsel: Blutzuckersenkung
- Atmung: Hyperventilation
- Muskulatur: verminderte Muskelleistung
- Diuresefördernde Wirkung

14.4.2 Alkohol und Arzneimittel

Gehemmter Alkoholabbau

- **Verapamil** hemmt den Alkoholabbau, sodass mit verstärkter Alkoholwirkung zu rechnen ist (➤ Kap. 6.2.5).
- H_2-Blocker wie **Ranitidin** hemmen den Abbau im Gastrointestinal-Trakt, Patienten mit Sodbrennen und Gastritis sollen möglichst auf Alkohol verzichten (➤ Kap. 8.2.4).
- Das Tuberkulosemittel **Isoniazid** hemmt den Abbau von Ethanol und verstärkt dessen akute Effekte. Außerdem wird die Hepatotoxizität des Isoniazids verstärkt (➤ Kap. 7.2.15).

Gehemmte Arzneimittel-Elimination

- **Clomethiazol:** Alkoholkonsum kann im Zusammenhang mit diesem Wirkstoff lebensbedrohliche Auswirkungen haben. Die Bioverfügbarkeit wird durch den gehemmten Abbau stark erhöht. Außerdem addieren sich die zentral-dämpfenden Wirkungen von Clomethiazol und Ethanol.
- **Antikoagulanzien:** Akute Alkoholaufnahme verstärkt die Wirkung. Chronische Aufnahme schwächt die Wirkung der Antikoagulanzien → keine plötzliche Änderung der Trinkgewohnheiten (➤ Kap. 6.5.3)

Verstärkung der Arzneimittel-Wirkungen und -Nebenwirkungen

- Orale **Antidiabetika** und Insuline: Der hypoglykämische Effekt kann verstärkt werden, sodass einige Stunden nach dem Alkoholgenuss Hypoglykämien auftreten, deren Symptome aber dem Alkohol zugeschrieben und nicht bemerkt werden (➤ Kap. 8.2.34).
- **NSAR:** Verstärkung der Nebenwirkungen auf die Magenschleimhaut; Neigung zu gastrointestinalen Blutungen steigt (➤ Kap. 8.2.10).
- **Methotrexat:** erhöhtes Risiko für Leberschäden bei regelmäßigem Alkoholgenuss. (➤ Kap. 8.2.31)

Verstärkung der sedierenden Effekte

- **Chloralhydrat** (Chloraldurat®): verstärkte, zentral-dämpfende Wirkung
- Bei allen **zentral dämpfenden Arzneimitteln,** z. B. Antiepileptika (➤ Kap. 12.2.6), Antidepressiva (➤ Kap. 12.3.4), Antihistaminika (➤ Kap. 2.5), Benzodiazepine (➤ Kap. 12.4), muss mit verstärkter Wirkung gerechnet werden: Sedierung, Benommenheit, verminderte Aufmerksamkeit → Vorsicht: erhöhte Sturzgefahr; Teilnahme am Straßenverkehr nicht möglich, kein Führen von Maschinen.

Antibiotika und Alkohol

Bei den Antibiotika Ketoconazol, Griseofulvin und Metronidazol und dem Tuberkulostatikum Isoniazid tritt der **Disulfiram-Effekt** auf (siehe Pflege-Wissen-Kasten). Bei anderen Antibiotika und Chemotherapeutika sind keine Wechselwirkungen zu erwarten.

PFLEGE-WISSEN

Disulfiram-Effekt

Disulfiram (als Fertig-AM aus wirtschaftlichen Gründen in Deutschland nicht mehr im Handel) hemmt die Aldehyddehydrogenase, die das beim Alkoholabbau entstehende Acetaldehyd weiter abbaut. Daher kommt es bereits bei kleinsten Alkoholmengen zu einem **Acetaldehyd-Syndrom** mit Übelkeit, Kopfschmerzen, Schwindel, Diarrhö, Atemnot, Tachykardie und Blutdruckabfall oder Blutdruckanstieg. Dieser Effekt wird bei der Behandlung des Alkohol-Entzugs genutzt. Für die Dauer der Therapie mit Disulfiram ist absolute Alkoholkarenz erforderlich. Bereits 3 g Alkohol genügen, um ein Acetaldehyd-Syndrom auszulösen. Größere Alkoholmengen können potenziell lebensbedrohlich sein.

Alkoholkrankheit bei Senioren

Studien haben gezeigt, dass bei den über 60-Jährigen ca. 10–20 % der Männer und ca. 5–10 % der Frauen schädlichen Alkoholgebrauch betreiben. Ein Abhängigkeitssyndrom besteht bei ca. 2–3 % der Männer und ca. 1 % der Frauen. Es muss von steigenden Prozentsätzen ausgegangen werden. [17] Durch Stoffwechselveränderungen im Alter und häufig vorhandene Begleiterkrankungen hat Alkohol bei alten Menschen eine deutlich stärkere Wirkung. Auch körperliche Folgeschäden treten schneller auf. Die Abhängigkeit führt häufiger zu einem vollständigen sozialen Rückzug, der wiederum den Alkoholismus verstärkt und die Chance reduziert, den Alkoholkonsum beenden zu können.

Symptome, die auf ein Alkoholproblem hinweisen:

- Blaue Flecke und Stürze, da das Reaktionsvermögen eingeschränkt ist

- Brandwunden an Fingern und Oberschenkeln durch unvorsichtigen Umgang mit offenem Feuer unter Alkoholeinfluss
- Eine Reihe von Erkrankungen kommt bei alkoholkranken Senioren häufiger vor als im Altersdurchschnitt, z. B. Pankreasentzündung, Leberzirrhose, Gastritis, Mangelerscheinungen durch einseitige Ernährung, Sensibilitätsstörungen an Armen und Beinen

Nach dem Erkrankungsbeginn werden drei Gruppen von älteren Menschen mit Alkoholabhängigkeit unterschieden.

- „Early-onset"-Alkoholiker: frühzeitiger Beginn der Abhängigkeit, dennoch wurde ein höheres Alter erreicht.
- „Rezidiv-Alkoholiker": Abstinenz nach früherer Alkoholkrankheit, Rückfall im höheren Lebensalter.
- „Late-onset"-Alkoholiker: Beginn der Abhängigkeit im höheren Lebensalter, meist nach einem einschneidenden Lebensereignis; vorher sozial integriertes, normales Leben. Besonders diese Gruppe leidet unter starken Schuldgefühlen aufgrund der Abhängigkeit. Darum fällt es ihnen schwer, Hilfe zu suchen oder anzunehmen.

Wird eine Therapie in Anspruch genommen, sind die Erfolge relativ hoch. Bei Senioren werden Abstinenzquoten von ca. 70 % erreicht, im Vergleich zu ca. 53 % bei Menschen aller Altersgruppen. Besonders geeignet scheinen altershomogene (gleichaltrige) Gruppen zu sein, in denen die Erkrankten ihre Probleme offener besprechen als im Kontakt mit z. B. Jüngeren.

14.5 Spezielle Ernährung bei Erkrankungen

14.5.1 Nahrungsmittelunverträglichkeiten am Beispiel der Laktoseintoleranz

Laktose wird durch das Enzym Laktase in Glukose und Galaktose abgebaut, diese beiden Zuckerstoffe sind für Menschen gut verdaulich. Laktase wird bei allen Säuglingen während der Stillzeit in der Dünndarmschleimhaut gebildet, um die Muttermilch verdauen zu können. Wenn das Kind keine Muttermilch mehr erhält, wird nach und nach die Laktaseaktivität reduziert und liegt normalerweise nur noch bei 5–10 %.

Europäische Menschen und andere Kulturen haben durch jahrtausendelange Verwendung von Milch in der Ernährung eine Mutation, die Laktase auch im Erwachsenenalter bildet. Afrikaner und ostasiatische Menschen bilden in ihrer Mehrheit dann keine Laktase mehr und somit haben bis zu 95 % dieser Menschen eine Laktoseintoleranz.

In Europa hat der Verzehr von Milch und Milchprodukten eine hohe Bedeutung. Auch hier gibt es aber Menschen, die kaum oder keine Laktase mehr bilden.

Ursache

Fehlt die Laktase zur Spaltung der Laktose kann keine Laktose im Dünndarm abgebaut werden.

Symptome

- Gasbildung im Dünndarm und heftige Blähungen
- Darmkrämpfe
- Schmerzen
- Müdigkeit
- Durchfall, da der nicht abgebaute Milchzucker Wasser binden kann

Therapie

- Vermeiden von Milch und Milchprodukten, Verwenden von laktosefreien Milchprodukten
- Einnahme von Laktasepräparaten zeitgleich mit dem Milchverzehr, da sonst die Wirkung des Enzyms nicht einsetzt
- Probiotika

14.5.2 Adipositas

Übergewicht ist ein krankhafter Zustand, der durch einen Überschuss an Körperfett gekennzeichnet ist

(Frauen > 30 % der Körpermasse, Männer > 20 % der Körpermasse). Seit 1997 wird Adipositas von der WHO als Krankheit eingestuft. Sie kann nicht durch Medikamente beseitigt werden, sondern der Patient muss seine Ernährung und seinen Lebensstil ändern.

Einteilung

Der Grad der Adipositas wird nach dem Bodymass-Index (BMI, Körpermasse-Index) bestimmt:

$$\text{BMI} = \frac{\text{Körpergewicht in kg}}{(\text{Körpergröße in m})^2}$$

Die Adipositas ist in Grade eingeteilt (> Tab. 14.4). Etwa die Hälfte der Deutschen hat einen BMI > 25, fast 20 % einen BMI > 30. Die Tendenz zur Adipositas steigt erheblich.

Bei Adipositas Grad I muss das Gewicht aus medizinischer Sicht nur reduziert werden, wenn eine andere Erkrankung dadurch verstärkt wird oder der psychosoziale Leidensdruck sehr groß ist. Bei Grad II und III ist eine Gewichtsreduktion auf jeden Fall nötig, da die Adipositas ein Gesundheitsrisiko darstellt.

Es sollte außer dem BMI auch die prozentuale Körperfettmasse zur Einschätzung der Adipositas herangezogen werden, da auch eine vermehrte Muskelmasse einen leicht erhöhten BMI verursachen kann.

Verteilungsmuster

Nicht allein das Maß des Übergewichts, sondern auch das Fettverteilungsmuster bestimmt das Gesundheitsrisiko. Dazu wird das Verhältnis Taillen- zu Hüftumfang (engl.: **W**aist-**H**ip-**R**elation, WHR) bestimmt.

Tab. 14.4 Einteilung des Körpergewichts.

Klassifizierung des Körpergewichts/ Grade der Adipositas		BMI
Untergewicht		≤ 18,5
Normalgewicht		18,5–25
Übergewicht	Grad I	25–30
Adipositas	Grad II	30–40
Schwere Adipositas	Grad III	> 40

Abdominale Fettleibigkeit
- „Apfeltyp“ (androider Typ)
- Körperstamm deutlich zu umfangreich, Extremitäten relativ schlank
- Höheres Morbidität- und Mortalitätsrisiko

Periphere Fettleibigkeit
- „Birnentyp“ (gynäkoider Typ)
- Fetteinlagerungen v. a. im Bereich der Hüften und Oberschenkel

Ursachen

- Genetische Disposition
- Überernährung
- Fehlernährung
- Geringe körperliche Aktivität
- Selten: Hormonstörungen (betrifft höchstens 5 % der Adipösen)

Beim Gesunden wird das Körpergewicht durch das Verhältnis von Energieverbrauch und Energieaufnahme bestimmt (> Kap. 14.1.1):
- Grundumsatz + Leistungsumsatz ≥ Energiegehalt der Ernährung → Gewicht bleibt gleich oder sinkt
- Grundumsatz + Leistungsumsatz ≤ Energiegehalt der Ernährung → Gewicht steigt

Folgeerkrankungen

- Koronare Herzkrankheit (> Kap. 6.2.2)
- Hypertonie (> Kap. 6.3.1)
- Lipidstoffwechselerkrankung (> Kap. 14.5.4)
- Diabetes mellitus Typ 2 (> Kap. 8.2.37)
- Erhöhtes Karzinomrisiko
- Erkrankungen des Bewegungsapparats

PFLEGE-WISSEN

Viszerales Fettgewebe

Bezeichnet intraabdominales Fettgewebe, das sich in der freien Bauchhöhle befindet und die inneren Organe umgibt. Vor allem bei dicken Männern besteht das Bauchfett aus viszeralem Fettgewebe, der restliche Körper ist häufig kaum „zu dick“. Bei adipösen Frauen dominiert das subkutane Fettgewebe, das sich über den Körper verteilt. Erst nach den Wechseljahren nimmt auch bei ihnen das viszerale Fettgewebe zu.

Im Unterschied zum subkutanen Fettgewebe stellt das viszerale Fettgewebe einen eigenständigen Risikofaktor für Diabetes Typ 2 und das metabolische Syndrom dar. Es ist stoffwechselphysiologisch aktiv und setzt nicht nur Fettsäuren frei, sondern gibt auch entzündungsfördernde Botenstoffe ab und schüttet die Hormone Leptin, Adiponektin und Resistin aus.

- Leptin hemmt das Hungergefühl, je mehr Speicherfettgewebe vorhanden ist, desto mehr Leptin wird ausgeschüttet.
- Adiponektin sensitiviert den Organismus für Insulin und wirkt auch antientzündlich. Je höher der Fettgehalt der Adipozyten, desto weniger Adiponektin wird produziert.
- Resistin steigert die Insulinresistenz.

Im viszeralen Fettgewebe adipöser Menschen laufen chronische Entzündungsprozesse ab, die wiederum negativ auf den Glukose- und den Fettstoffwechsel wirken.

Therapie

Ziel ist eine langsame, aber **dauerhafte** Gewichtsreduktion. Angestrebt wird eine Reduktion um 5–10 % des Ausgangsgewichts. Da das Körpergewicht in Relation zum Alter steigt, wird anfänglich schon ein Halten des Gewichts als Erfolg verbucht. Studien zeigten, dass ein Gewichtsverlust von ca. 6 kg innerhalb eines Jahres schon zu einer signifikanten Senkung des Gesamtcholesterinspiegels führt. Mit einer Diät muss eine negative Energiebilanz erreicht werden. Die Flüssigkeitsmenge muss ausreichend sein, mindestens 2,5 l/Tag.

Unterstützung der Diät durch:

- **Verhaltens- und Psychotherapie.** Bearbeitung der erfolglosen Therapien, Stressbewältigung, Selbstsicherheitstraining, Steuerung ungeeigneter Ernährungsgewohnheiten durch Belohnungstechniken, Selbstbeobachtung, z. B. Führen eines Esstagebuchs, Reizkontrollen, Einkaufsverhalten.
- **Bewegungstherapie.** Erhöhung der Bewegungsaktivität führt zu einer negativen Energiebilanz. Außerdem wirkt sich Bewegung positiv auf die Psyche und die adipositasbedingten Erkrankungen aus.
- **Quellstoffe.** Beim Abnehmen sind Hungergefühle konsequent zu vermeiden, da sie die Kontrolle über das Essverhalten gefährden. Dafür muss immer ein bestimmtes Volumen im Magen sein. Bei einer Reduktionskost kann das aufgenommene Volumen zu klein sein, deshalb sollten grundsätzlich voluminöse, aber kalorienarme Produkte ausgewählt werden. Alternativ kann auf Quellstoffe zugegriffen werden. Quellstoffe sind Substanzen, die im Magen durch die Aufnahme von Flüssigkeit ihr Volumen vergrößern und ein Sättigungsgefühl hervorrufen, dann aber vollständig abgebaut und ausgeschieden werden.
- **Medikamente.** Lipase-Hemmstoffe, Appetitzügler.
- **Chirurgische Maßnahmen,** wenn alle anderen Maßnahmen ausgeschöpft sind, z. B. laparoskopisches „gastric banding" (Magenband zur Verringerung des Magenvolumens).

Medikamentenlehre

Antiadiposita

Lipase-Hemmstoffe

Die Hemmung der Pankreaslipase im Darm hat zur Folge, dass ca. 30 % des Nahrungsfetts nicht gespalten und von der Darmwand nicht aufgenommen werden können.

Nebenwirkungen:

- Fettstühle bei fettreicher Nahrung
- Erhöhte Resorption von Kohlenhydraten

Präparat:

- Orlistat

Appetitzügler

Substanzen wirken hemmend auf die Appetitentwicklung, aber auch unspezifisch auf die Transmitter Noradrenalin, Dopamin und Serotonin (daraus resultieren Missbrauchs- und Abhängigkeitsgefahr).

Nebenwirkungen:

- Übelkeit
- Stimmungsaufhellung
- Gesteigerte Aufmerksamkeit
- Rebound-Effekt: schnelle Gewichtszunahme nach dem Absetzen der Medikamente
- Gewöhnungseffekt

Präparate:

- Amfepramon

14

14.5.3 Hyperurikämie und Gicht

Bei einer Hyperurikämie ist der **Harnsäurespiegel** im Blut auf > 6,4 mg/dl angestiegen. Harnsäure ist das Abbauprodukt des Purinstoffwechsels. Sie entsteht z. B. beim Abbau von Zellen. Purine sind Bestandteile der DNS (➤ Kap. 4.1.1). Eine verminderte Ausscheidung der Harnsäure durch die Nieren oder ein vermehrter Anfall von Harnsäure verursachen einen erhöhten Harnsäurewert. Es kann zur Ablagerung von Harnsäurekristallen, in Gelenken oder anderen Geweben kommen.

Ursachen

- Primäre Hyperurikämie: genetisch bedingte Störung der Harnsäureausscheidung in der Niere (99 % der Fälle), angeborener Enzymdefekt
- Sekundäre Hyperurikämie: Folge anderer Erkrankungen; vermehrte Harnsäureproduktion, z. B. bei Tumorzerfall, oder verminderte Harnsäureproduktion bei Nierenerkrankungen, Nebenwirkung von Arzneimitteln (z. B. Diuretika, ASS, Levodopa, Ciclosporin)

Symptome und Verlauf

3 Stadien:
- Asymptomatische Hyperurikämie. Erhöhte Harnsäurewerte gelten als Risikofaktor für kardiovaskuläre Erkrankungen und Diabetes mellitus.
- Gichtarthritis. Harnsäurekristalle bilden sich in den peripheren Gelenken der unteren Gliedmaßen, es kann zu akuten Gichtanfällen kommen.
- Chronische Gicht.
  - Anfangs Gelenkentzündung → Zerstörung des Knorpels → Knochen wird angegriffen → irreversible Gelenkschäden mit Gelenkversteifung (Arthritis urica)
  - Harnsäureablagerungen in Gichtknoten (Tophi), z. B. an Ohrmuscheln, über den Ellenbogen
  - Bildung von Harnsäuresteinen in der Niere
  - Nierenentzündung

Akuter Gichtanfall: Harnsäurekristalle reichern sich in einer Gelenkkapsel an und verursachen eine Entzündungsreaktion.

Auslösende Faktoren: Überernährung (Adipositas), purinreiche Kost, Alkohol, Stress
- Beginn meist nachts, wird durch Alkohol, Diätfehler oder Kälte ausgelöst.
- Plötzlich auftretende starke Schmerzen. Bei Podagra (Gichtanfall am großen Zeh) ertragen die Betroffenen nicht einmal die Bettdecke über dem Fuß.
- Rötung, Schwellung des betroffenen Gelenks.
- Evtl. Fieber.
- Tachykardie (Pulsschlag > 100 Schläge/Min.).
- Kopfschmerzen
- Dauert unbehandelt bis zu 2 Wochen

Therapie

Im akuten Anfall symptomatische antientzündliche Therapie
- Ruhigstellung und Entlastung des betroffenen Gelenks
- Feuchtkalte Umschläge
- Colchicin
- Kortikosteroide, COX-2-Hemmer, NSAR (➤ Kap. 5.2.1, aber kein ASS → hemmt die Ausscheidung von Harnsäure und kein Paracetamol → keine entzündungshemmende Wirkung) allein oder in Kombination, die Therapie soll bis zum Ende der Symptome weitergeführt werden

Kausale Dauertherapie (Therapieziel sind Harnsäurewerte < 6 mg/dl bzw. bei chronischer Gicht < 5 mg/dl.)
- Urikosurika und/oder Urikostatika ab dem ersten Anfall bzw. ab Diagnosestellung einer Hyperurikämie zur Vermeidung von Rezidiven und Gelenkschäden
- Diät: purinreiche Nahrungsmittel reduzieren (Fleisch, Innereien, Hülsenfrüchte), wenig Alkohol, fruktosehaltige Nahrungsmittel und Getränke vermeiden
- Ausreichende Flüssigkeitszufuhr
- Erreichen des Normalgewichts
- Ausdauersport
- Rauchen beenden

PFLEGE-WISSEN

Erhöhte Harnsäureausscheidung im Urin mit der Gefahr der Harnsteinbildung. Harnsäure kann im Urin auskristallisieren, darum
- viel trinken,
- Urin neutralisieren, z. B. mit Natriumhydrogencarbonat.

Medikamentenlehre

Urikostatika

Substanzen, die die Bildung von Harnsäure im Körper verringern bzw. blockieren, sodass der Blutharnsäurespiegel sinkt. Die Therapie kann bereits während des Gichtanfalls begonnen werden.

Präparate:
- Allopurinol
- Febuxostat

Nebenwirkungen:
- Allergische Hautreaktionen (selten)
- Magen-Darm-Probleme

Urikosurika

Substanzen, die die Harnsäureausscheidung im Urin fördern, der Blutharnsäurespiegel sinkt. Mittel zweiter Wahl. Kein Therapiebeginn während des Anfalls.

Präparate:
- Benzbromaron
- Probenecid

Nebenwirkungen:
- Magen-Darm-Störungen
- Blutbildveränderungen

Urikolytika

Enzymatische Umwandlung von Harnsäure in wasserlöslichere Stoffe und somit Senkung des Harnsäurespiegels. Diese Medikamente kommen aufgrund des ungünstigeren Nebenwirkungsprofils nur zum Einsatz, wenn andere Maßnahmen nicht ausreichen.

Präparate:
- Rasburicase
- Pegloticase (in Deutschland nicht im Handel, Import auf Rezept möglich)

Nebenwirkungen: anaphylaktische Reaktionen

14.5.4 Hyperlipoproteinämie

Fettstoffwechselstörung mit Erhöhung der Blutfettwerte, z. B. Hypercholesterinämie und Hypertriglyzeridämie.

Im Blutplasma liegen folgende Lipide („fettähnliche“ Substanzen) vor:
- Triglyzeride (Neutralfette)
- Cholesterin
- Phospholipide

Im Plasma sind alle Lipide an Eiweißstoffe gebunden, die den Transport ermöglichen (Lipo-Proteine). Man unterscheidet (nach Größe und Gewicht):
- Chylomikronen → transportieren die aus dem Darm aufgenommenen Lipide zur Leber
- VLDL (Very-Low-Density-Lipoproteine) → Triglyzeride von der Leber; werden zu den Körperzellen gebracht
- LDL (Low-Density-Lipoproteine) → Cholesterin von der Leber; wird zu den Körperzellen gebracht
- HDL (High-Density-Lipoproteine) → Cholesterin; wird von den Körperzellen zur Leber zurückgebracht

BEISPIEL

Aufgaben des Cholesterins

Das Cholesterin im Körper stammt aus der aufgenommenen tierischen Nahrung (⅓ der Tagesmenge) und aus der körpereigenen Biosynthese in der Leber und dem Darm (⅔ der Tagesmenge). Die Synthese in der Leber wird durch das Cholesterin-Synthese-Enzym (CSE) gesteuert. Der Körper muss also eigentlich gar kein Cholesterin aufnehmen. Daher kann bei cholesterinarmer, ja sogar bei cholesterinfreier Ernährung kein Mangel auftreten. Andrerseits lässt sich allein durch Diät eine ausgeprägte Hypercholesterinämie nicht senken.

Cholesterin erfüllt im Organismus lebenswichtige Funktionen, es ist
- Baustein jeder Zellwand und der Nervenzellen,
- Ausgangssubstanz für die Herstellung von Gallensäuren,
- am Aufbau von Vitamin D beteiligt und
- Baustein aller Steroidhormone sowie der Hormone der Nebennierenrinde.

Erhöhte Konzentration der Plasma-Lipide und der Lipoproteine gelten als bedeutender Risikofaktor für die Arteriosklerosebildung. Die Senkung des LDL-Cholesterins um 1 mmol/l konnte in Studien das Auftreten schwerer Krankheiten um mehr als 20 % verringern. [20]

Gerade bei Menschen mit hohem Risiko für die Entwicklung einer Arteriosklerose ist das Erreichen des strengen Richtwerts für LDL-Cholesterin < 100 mg/dl nur äußerst schwer zu erreichen.

Primäre Dyslipidämien

- Polygene Hypercholesterinämie. Hier spielt neben ererbten Faktoren auch ein falscher Lebensstil eine wichtige Rolle für den erhöhten Cholesterinspiegel.
- Homozygote familiäre Hypercholesterinämie. Beide Elternteile vererben eine genetische Mutation, die die Rezeptoren für LDL-Cholesterin in der Leber funktionsunfähig macht → LDL-Cholesterin wird nicht aus dem Blut entfernt (Werte erreichen bis zu 1 200 mg/dl.).
- Heterozygote familiäre Hypercholesterinämie. Nur ein Elternteil vererbt den Gendefekt, es ist daher eine reduzierte Zahl funktionsfähiger Rezeptoren für LDL-Cholesterin vorhanden. (Werte liegen meist zwischen 300–500 mg/dl.)
- Familiärer Apolipoprotein-B100-Defekt (Veränderung am LDL).

Sekundäre Dyslipidämie

- Fehlernährung, Überernährung:
  - Hoher Fettverzehr, besonders Fette mit vorwiegend gesättigten Fettsäuren
- Hohe Cholesterinzufuhr mit der Nahrung
- Bewegungsmangel
- Alkohol
- Nebenwirkung bestimmter Medikamente, z. B. Amiodaron (➤ Kap. 6.2.5), Glukokortikoide (➤ Kap. 7.2.9)
- Folge einer anderen Erkrankung (z. B. Diabetes mellitus, Schilddrüsenunterfunktion, Niereninsuffizienz)
- Alter

Symptome

- Xanthome: gelbliche, leicht erhabene Fetteinlagerungen in Hautzellen, vorwiegend an den Armen und Beinen
- Xanthelasmen: Sonderform der Xanthome an den Augenlidern
- Pankreatitis durch freie Fettsäuren
- Trübung der Augenhornhaut (Arcus lipoides corneae)
- Erhöhte Werte bei der Blutuntersuchung
- „Echte" Symptome treten erst auf, wenn bereits Folgeerkrankungen (Arteriosklerose) durch den erhöhten Triglyzerid- oder Cholesterinspiegel entstanden sind:
  - Koronare Herzkrankheit mit Herzinfarkt
  - Schlaganfall
  - Periphere arterielle Verschlusskrankheit

Therapie

- Zufuhr gesättigter Fettsäuren senken:
  - Wenig oder nicht geeignete Lebensmittel sind z. B. fettes Fleisch, Wurstwaren, Käse, Vollmilch, fettreiche Milchprodukte, feste Fette (Schmalz, Kokosfett), Schokolade, Eiscreme; ersetzen durch z. B. mageres Fleisch ohne sichtbares Fett, Fleischsülze, Wurstsorten < 10 % Fett, Käsesorten < 30 % Fett i. Trockenmasse, Buttermilch, Magermilch
  - Fettarme Zubereitungsarten wählen
- Zufuhr von Cholesterin senken:
  - hoch cholesterinhaltige Lebensmittel meiden, z. B. Hirn, Eigelb, Innereien, tierische Schlachtfette, Butter, Kaviar, Hummer, Austern, Wild
  - erlaubt sind z. B. Speiseöl, Sonnenblumenmargarine, Eiweiß, Rotbarsch, Makrele, Kabeljau
- Zufuhr von ungesättigten Fettsäuren erhöhen, z. B. Olivenöl, Distelöl, Spezialmargarine
- Ballaststoffzufuhr erhöhen
- Alkoholzufuhr einschränken
- Gewichtsreduktion, Normalgewicht anstreben
- Bewegung
- Medikamentöse Therapie zusätzlich zu den nichtmedikamentösen Maßnahmen, wenn keine ausreichende Senkung der Werte erreicht werden kann

Medikamentenlehre

Lipidsenker

Medikamente, die in der Lage sind, den Blutfettspiegel zu senken

Cholesterin-Synthese-Enzym-Hemmer (CSE-Hemmer, Statine)

Mittel 1. Wahl

Wirkungen:

- Hemmung der körpereigenen Cholesterinsynthese in der Leber durch Blockierung des CSE.
- LDL-Cholesterin wird aus dem Blutplasma in großer Menge in die Zellen aufgenommen.
- Starke Verminderung der Cholesterinkonzentration.
- Außerdem vermutet man, dass die CSE-Hemmer sowohl direkt auf die gestörte Endothelfunktion einwirken, als auch eine Verkleinerung der lipidreichen, instabilen Plaques bewirken.
- Statine heben das HDL-Cholesterin um 5–10 %, die besten Werte sind mit Atorvastatin zu erzielen.
- Je nach Wirkstoff kann eine Senkung des LDL-Cholesterinspiegels bis zu 50 % erreicht werden, eine Verdoppelung der Wirkstoffdosis führt jeweils zu einer Wirkungssteigerung. Die stärkste Wirkung zeigen die Wirkstoffe Atorvastatin und Rosuvastatin.
- In einer neuen Studie zeigte eine Statin-Therapie bei adipösen Teilnehmern einen positiven Effekt auf die Darmflora, weg von kohlehydratliebenden Entereobakterien.
- Der Beginn einer Statin-Therapie ist auch in höherem Lebensalter sinnvoll und kann das Auftreten von kardiovaskulären Ereignissen reduzieren.

Nebenwirkungen:

- Diabetogen bei Patienten mit erhöhtem Diabetesrisiko
- Kopfschmerzen
- Linsentrübung am Auge
- Selten: Muskelschmerzen → erstes Anzeichen für schwerste Nebenwirkungen, z. B. Blutbildveränderung, Hepatitis, die zum Absetzen des Präparats zwingen.

Präparate:

- Lovastatin
- Pravastatin
- Simvastatin
- Atorvastatin
- Fluvastatin
- Rosuvastatin

Fibrate

Wirkungen:

- Hemmung der Cholesterinsynthese in der Leber
- Transport von Triglyzeriden in die Leber wird durch Reduzierung der VLDL-Menge verringert
- Heben das HDL-Cholesterin um 15–25 %

Nebenwirkungen:

- Magen-Darm-Störungen.
- Erhöhtes Gallensteinrisiko.
- Haarausfall.
- Leberschäden.
- Eine Kombination mit Statinen ist nur unter strenger Beobachtung möglich, da Myopathien (➤ Kap. 5.2.4) auftreten können.

Präparate:

- Bezafibrat
- Fenofibrat

RNAi-Therapeutika

Neue Stoffklasse zur Cholesterinsenkung. Es handelt sich um modifizierte RNA Moleküle, die mit den LDL-Rezeptoren der Leber reagieren und so deren Abbau verhindern, dadurch wird mehr Cholesterol in die Leber aufgenommen und der Blutspiegel sinkt. Diese Medikamente kommen vor allem wegen ihres hohen Preises derzeit nur zum Einsatz, wenn eine maximale Therapie mit Statinen und Ezetimib keine ausreichende Cholesterinsenkung erreicht.

- Inclisiran (Leqvio®): In Studien konnte der LDL-Spiegel um 50 % gesenkt werden. Das AM wird halbjährlich als Depotspritze verabreicht.

Ebenfalls als Injektion im Handel:

- Evolocumab (Repatha®)
- Alirocumab (Praluent®)

Derzeit noch nicht zugelassen ist Evinacumab.

Gallensäurebindende Ionenaustauscher

Wirkungen:
- Der Ionenaustauscher bindet Gallensäuren im Darm. Sie werden dann ausgeschieden.
- Aus dem Darm kann weniger Cholesterin aufgenommen werden.
- Mehr Gallensäure wird in der Leber aus Cholesterin gebildet und in den Darm abgegeben.
- Erhöhen das HDL um ca. 5 %.
- LDL-Cholesterinsenkung bis zu 34 % erreichbar.
- Kombination mit Statinen möglich.

Nebenwirkungen:
- Magen-Darm-Störungen
- Mangel an fettlöslichen Vitaminen
- Erhöhung des Triglyzeridspiegels im Blut

Präparate:
- Colestyramin
- Colesevelam

Cholesterin-Absorptions-Hemmer

Wirkungen:
- Hemmt im Dünndarm die Aufnahme von Nahrungscholesterin und von Cholesterin, das in der Leber gebildet wurde.
- Die Resorption von Cholesterin im Darm kann um ca. 50 % verringert werden.
- Senkung des LDL-Spiegels bis zu 20 % möglich.
- Kombination mit Statinen und Fibraten möglich, hauptsächlich aber als Fix-Kombination mit Statinen im Einsatz.

Nebenwirkungen: gut verträglich.

Präparate:
- Ezetimib

Fischöl

Wirkungen durch die Omega-3-Fettsäuren:
- Bei nicht-medikamentös behandelten Patienten kann eine Senkung der Triglyzeride bis zu 30 % und ein Anstieg des HDL-Cholesterins bis zu 10 % erreicht werden.
- Zur Prävention geeignet.

Nikotinsäure

Aufgrund ausgeprägter Nebenwirkungen verwendet man Nikotinsäure kaum noch.

Wirkungen:
- Reduktion der LDL-Bildung.
- Die Cholesterinwerte können bis zu 15 % reduziert werden.

Nebenwirkungen:
- Hautreaktionen
- Magen-Darm-Probleme
- Leberfunktionsstörungen

Präparate:
- Nicotinamid

14.6 Ernährung und Krebserkrankungen

14.6.1 Prävention von Krebserkrankungen

Das Ernährungsverhalten hat neben dem Rauchen und der genetischen Disposition den bedeutendsten Einfluss auf das Krebsrisiko. Eine geringere Bedeutung haben Umweltgifte wie Pestizide, Schwermetalle und Nitrate.

Ein BMI > 35 erhöht das Risiko für Tumoren der Bauchorgane (Leber, Galle, Nieren, Ösophagus, Bauchspeicheldrüse). Hoher Fettverzehr erhöht das Risiko für Rezidive bei Brustkrebspatientinnen deutlich.

Obst und Gemüse

Eine hohe Obst- und Gemüsezufuhr gilt als wichtigster Erfolgsfaktor zur Senkung des Erkrankungsrisikos. Die tumorprotektive Wirkung soll auf dem hohen Gehalt an antioxidativen Substanzen beruhen. Vor allem für Krebs des Gastrointestinaltrakts und der Lunge aber auch bei vielen anderen Tumoren ist eine Risikominderung überzeugend belegt.

Die DGE empfiehlt zur Reduktion des Krebsrisikos fünf Portionen Obst und Gemüse über den Tag verteilt zu essen. Eine Portion entspricht dabei einem Stück Obst oder Gemüse, bei Salaten und zubereitetem Gemüse einer Handvoll oder auch einem Glas reinem Obst- oder Gemüsesaft.

Fleisch und Wurst

Fleisch, vor allem rotes Fleisch, sowie geräucherte und gepökelte Fleisch- und Wurstwaren erhöhen das Risiko für kolorektale Karzinome, möglicherweise auch für Mamma- und Prostatakarzinome. Mögliche Ursachen sind Amine, die beim Braten entstehen, außerdem Nitrit und Nitrat aus Pökelsalz. Durch den Verzehr von ungepökelten und luftgetrockneten Fleisch- und Wurstwaren kann das Risiko vermindert werden.

Laut WHO sollte der Verzehr von rotem Fleisch auf 300 g, von Fleisch insgesamt auf 500 g pro Woche reduziert werden.

Alkohol

Alkohol erhöht dosisabhängig das Risiko für Tumorerkrankungen. Eine sehr deutliche Erhöhung des Risikos ist nachgewiesen für Tumoren des oberen Gastrointestinaltrakts (Mundhöhle, Rachen, Kehlkopf, Speiseröhre) sowie der Leber.

Von einer wahrscheinlichen Risikoerhöhung kann man ausgehen für Tumoren des Dickdarms und der Brust.

Ballaststoffe

Eine hohe Ballaststoffaufnahme schützt vor Dickdarm-, Pankreas- und Brustkrebs. Kanzerogene Stoffe werden durch die beschleunigte Darmpassage schneller ausgeschieden.

Mind. 50 g Ballaststoffe pro Tag führen zu einer Senkung des Darmkrebsrisikos um 40 %.

Ernährungsempfehlungen

- Ausreichende Obst- und Gemüsezufuhr (400–800 g/Tag)
- Zufuhr an stärkereichen Lebensmitteln (600–800 g/Tag)
- Geringer Alkoholkonsum, max. zwei Getränke/Tag für Männer und max. ein Getränk/Tag für Frauen
- Vermeiden von Unter- und Übergewicht
- Geringer Verzehr roten Fleisches (max. 80 g/Tag)
- Geringe Gesamt-Fettzufuhr (15–30 % der Energiezufuhr, pflanzliche Öle bevorzugen)
- Ausreichend körperliche Aktivität

14.6.2 Ernährung bei Tumorerkrankungen

Mehr als die Hälfte aller Tumorpatienten verliert deutlich an Gewicht. **Tumorkachexie** (➤ Kap. 14.2.1) gehört zu den häufigen Todesursachen im Zuge maligner (bösartiger) Tumorerkrankungen. Der Ernährungszustand der Krebspatienten ist im Hinblick auf die Prognose, Adhärenz und Nebenwirkungen einer zytostatischen Therapie (➤ Kap. 2.6) von großer Bedeutung.

Außerdem haben viele Krebspatienten den Wunsch, durch ihre Ernährung oder durch die Einnahme von Vitaminen und Nährstoffen ihre Erkrankung positiv zu beeinflussen. Es ist wichtig, den Betroffenen und seine Angehörigen darauf hinzuweisen, dass es keine „Krebsdiät" gibt und der Tumor nicht „ausgehungert" werden kann.

Ernährungsprobleme

Psychosozial bedingte Essprobleme

Essen und Trinken sind beim Gesunden oft mit Genuss, Freude und Geschmackserlebnissen verbunden. Krebspatienten leiden dagegen oft unter Ängsten, Schmerzen und depressiven Verstimmungen. Dadurch geraten häufig die positiven Aspekte der Nahrungsaufnahme in den Hintergrund. Es muss versucht werden, dem Kranken die Freude am Essen zurückzugeben, um einer Gewichtsabnahme und Schwächung des Organismus entgegenzuwirken:

- Essen in Gesellschaft
- Angenehme Atmosphäre
- Optisch ansprechend angerichtete Speisen

Tumorbedingte Ernährungsprobleme

Vor allem bei Tumoren des Gastrointestinaltrakts sind Nahrungsspaltung und -resorption oft beeinträchtigt:

- Vermehrte Infektionen mit Diarrhö und Erbrechen durch allgemeine Schwächung des Organismus
- Verminderte Resorption durch Schleimhautentzündungen
- Ulzera des Magens und des Darms
- Stenosen

Schmerzen

Tumor- und therapiebedingte Schmerzen erschweren die Nahrungsaufnahme. Die Schmerztherapie muss an die individuellen Bedürfnisse des Patienten angepasst sein. Dies wirkt sich positiv auf das Essverhalten aus und beugt einer Kachexie vor.

Probleme durch diagnostische Verfahren

Bereits vor einer Operation kann es durch die zahlreichen Voruntersuchungen zur Gewichtsabnahme kommen. Der Patient muss häufig nüchtern bleiben, sodass eine oder mehrere Mahlzeiten ausfallen. Hinzu kommen die Angst vor den Befunden, allgemeine Aufregung, die Störungen im gewohnten Tagesablauf und im Rhythmus der Mahlzeiten.

Operationsbedingte Probleme

Meist ist unmittelbar nach Operationen die orale Nahrungsaufnahme nicht möglich. Durch eine parenterale Ernährung sollte die orale Kost möglichst vollständig ersetzt werden. Bei größeren Operationen ist sowohl bei parenteraler als auch bei enteraler Ernährung die katabole Stoffwechsellage zu berücksichtigen.

Tumorkachexie

Auszehrung; schwerste Form der Abmagerung und des allgemeinen Verfalls. Als Kriterium einer Mangelernährung gilt ein ungewollter Gewichtsverlust von 5 % in den zurückliegenden drei Monaten oder von 10 % seit der Erstdiagnose.

Ursachen

- Vom Tumor induzierte veränderte Stoffwechsellage.
- Verminderte Resorption durch Organbeeinträchtigung.
- Verminderte Nahrungsaufnahme durch die Begleitumstände der Erkrankung.
- ⅓ der Patienten hat durch veränderte Stoffwechselprozesse (gesteigerter Muskelproteinabbau, vermehrte Lipolyse) einen erhöhten Energieverbrauch, der nicht unbedingt mit der Tumorgröße zusammenhängt.

Symptome

- Körperliche Schwäche
- Appetitlosigkeit
- Vorzeitige Sättigung
- Antriebslosigkeit
- Aversion gegen Nahrungsmittel

Diätetische Therapie

Ziele

- Vermeidung von Gewichtsverlust
- Stabilisierung des Körpergewichts oder Gewichtszunahme
- Stärkung des Immunsystems
- Reduktion der therapiebedingten Beschwerden
- Verbesserung der psychischen und physischen Verfassung
- Verbesserung der Lebensqualität
- Erhalt von Genuss und Freude am Essen

Im Vordergrund der Ernährung sollten die Vorlieben des Patienten stehen, dogmatische Vorschriften sind fehl am Platz.

Zusammensetzung der Nahrung

Die Ernährung eines Menschen mit Krebserkrankung sollte vollwertig und leicht hyperkalorisch sein sowie eine hohe Nährstoffdichte haben.

- Zusätzliche Kalorien durch die Anreicherung der Nahrung mit
  - Fett (Butter, Sahne, Olivenöl),
  - pflanzlichen Proteinen,
  - Maltodextrin 19®; geschmacksneutrales Kohlenhydrat in Pulverform, kann in verschiedene Speisen und Getränke eingerührt werden.
- Ergänzend können vollbilanzierte Trinknahrungen angeboten werden. Pro Portion sind so zusätzliche 200–300 kcal zu erreichen. Wichtig ist

dabei, von Anfang an das abwechslungsreiche Angebot auszunutzen, um keine Geschmacksabneigungen zu erzeugen.
- Zusätzliche Gabe von Kapseln mit Omega-3-Fettsäuren. Verschiedene Studien zeigen einen Abnahmestillstand und eine leichte Zunahme des Gesamtgewichts, der Muskel- und Fettmasse.
- 5–6 kleine, leicht verdauliche Mahlzeiten täglich.
- Zusätzliche Snacks als Zwischenmahlzeiten.
- Kalorienreiche Getränke.

Empfehlungen bei Appetitlosigkeit

- Nur kleine, psychologisch zu bewältigende Mahlzeiten anbieten
- Viele kleine Mahlzeiten über den Tag verteilen
- Mahlzeiten appetitlich herrichten („Das Auge isst mit.")
- Bewusst beim Essen ablenken (z. B. durch Lesen, Fernsehen)
- Kochgerüche bei der Zubereitung gering halten
- Frische Luft wirkt appetitanregend

Empfehlungen bei therapiebedingter Übelkeit und Erbrechen

- Viele kleine leichte Mahlzeiten
- Sehr süße oder fette Gerichte meiden
- Lieblingsspeisen vermeiden, um eine spätere Abneigung dagegen zu verhindern
- Trockene Lebensmittel anbieten
- Wasser- und Mineralstoffverlust ausgleichen

Ernährung nach Operationen des Gastrointestinaltrakts

Vor allem Operationen im Gastrointestinaltrakt führen z. T. zu massiven Problemen bei der Nahrungsaufnahme.

Operationen im Mund- und Rachenraum, Ösophagus-Resektion

Bei Problemen im Mund- und Rachenraum treten Geschmacksveränderungen, Kau- und Schluckstörungen, Entzündungen der Schleimhäute sowie Blähungen und Resorptionsstörungen auf. Ösophagusresektionen haben oft zusätzlich psychische Probleme zur Folge, z. B. Erstickungsängste beim Schlucken.

Ernährungsempfehlungen:
- Dickflüssige, pürierte Kost
- Scharfe, salzige und saure Gerichte vermeiden
- Keine konzentrierten Säfte
- Evtl. industriell gefertigte Babynahrung anbieten

Magen(teil)resektion

Wird der Magen ganz oder teilweise entfernt, geht auch dessen Speicherfunktion verloren. Die Folge sind Störungen des Appetits und des Sättigungsempfindens.

Ernährungsempfehlungen:
- Leichte Vollkost nach individueller Verträglichkeit
- Alle 2–3 Std. eine kleine Mahlzeit einnehmen
- Gründlich kauen, langsam essen
- Nicht während der Mahlzeit trinken, um eine vorzeitige Sättigung zu verhindern
- Bei Laktoseintoleranz Milch vermeiden und gesäuerte Milchprodukte in kleinen Mengen versuchen
- Evtl. Trinknahrung zur Kalorienanreicherung, Vitaminpräparate nach Bedarf

Pankreas(teil)resektion

Bleibt mehr als ein Drittel des Organs erhalten, kann der verbleibende Rest die Organfunktionen voll ausführen. Ist das Restorgan kleiner, muss die eingeschränkte Fettverdauung und die ungenügende Insulinproduktion bei der Diät berücksichtigt werden.

Ernährungsempfehlungen:
- Leichte modifizierte Vollkost
- 6–8 kleine Mahlzeiten täglich
- Protein- und kohlenhydratreich, fettarm
- Leicht verdauliche, ballaststoffarme Kost
- Gebratene, frittierte Speisen, eisgekühlte Getränke vermeiden
- Kaffee- und Alkoholkonsum einschränken

Darmresektion

Generell ist nach einer Resektion von > 50 % des Dünndarms die Resorption der Nährstoffe eingeschränkt. Bleiben weniger als 50 cm des Dünndarms erhalten, ist eine orale Ernährung nicht mehr möglich.

Nach einer Dickdarmresektion ist die Wasser- und Elektrolyt-Rückresorption gestört, es entstehen Diarrhöen, Verluste an Mineralstoffen, Lebensmittelunverträglichkeiten.

Ernährungsempfehlungen:
- Leichte fett- und ballaststoffarme Kost
- Kräutertee (Fenchel, Kümmel)
- Geriebener Apfel, Bananen
- Flüssigkeits- und Mineralstoffzufuhr sichern

Wiederholungsfragen

1. Geben Sie die deutsche Bedeutung und die Definition folgender Begriffe an:
   - Katabolismus
   - Metabolismus
   - Anabolismus
2. Was versteht man unter Grundumsatz, was unter Leistungsumsatz, wie errechnet man den Gesamtumsatz unter Berücksichtigung des PAL-Faktors?
3. Aus welchen Bestandteilen sollte prozentual der Energiebedarf des Menschen gedeckt werden?
4. Nennen Sie die essenziellen Fettsäuren, warum sind diese ein wichtiger Bestandteil der Nahrung?
5. Nennen Sie alle fettlöslichen Vitamine und geben Sie jeweils die physiologischen Funktionen an.
6. Geben Sie Symptome an, die auf eine Mangelernährung hinweisen können.
7. Nennen Sie fünf Ursachen, die zur Mangelernährung bei alten Menschen führen können und erläutern Sie diese ausführlich.
8. Wie kann man das Essverhalten alter Menschen verbessern?
9. Geben Sie eine ausführliche Empfehlung für eine gesunde Ernährung alter Menschen.
10. Welche Sondenarten zur enteralen Ernährung gibt es? Nennen Sie fünf Regeln, die beim Gebrauch von Sonden beachtet werden müssen.
11. Welche Vorteile haben hochmolekulare gegenüber den niedermolekularen Formula-Diäten?
12. Welche parenterale Ernährung sollte bei einer Nahrungskarenz > 23 Tage erfolgen, welche nach 78 Tagen?
13. Wenn man ältere Alkoholiker nach dem Erkrankungsbeginn einteilt, unterscheidet man drei Gruppen. Nennen Sie diese.
14. Berechnen Sie den BMI für einen 175 cm großen Mann, der 93 kg wiegt. Beurteilen Sie das Ergebnis.
15. Was ist bei einem an Gicht erkrankten Menschen verändert?
16. Schildern Sie die Vorgänge im Gelenk bei einer chronischen Gicht. Nennen Sie zwei Wirkprinzipien, die für die medikamentöse Therapie zur Verfügung stehen.
17. Welche Aufgaben hat Cholesterin im Körper?
18. Welche nicht-medikamentösen Maßnahmen müssen neben der medikamentösen Therapie bei Fettstoffwechselstörungen ergriffen werden?
19. Warum wirken CSE-Hemmer cholesterinsenkend?
20. Welche allgemeinen Empfehlungen gelten für die Ernährung von Menschen mit Tumorerkrankungen?
21. Was versteht man unter einer Tumorkachexie?
22. Welche Empfehlungen gelten bei Appetitlosigkeit, welche bei Übelkeit und Erbrechen?
23. Wie sollte die Ernährung nach einer Magenresektion zusammengesetzt sein?

KAPITEL

15 Testen Sie Ihr Wissen

Die folgenden Fragen bieten Möglichkeiten zur Auseinandersetzung mit komplexen Themen aus diesem Buch. Die Antwort erschließt sich weitestgehend aus dem angegebenen Kapitel, der Lernerfolg wird aber durch darüber hinaus gehende Recherchen verbessert.

- In der modernen Asthmatherapie kommen „Reliever" und „Controller" zum Einsatz. Was versteht man unter diesen Begriffen? (➢ 7.2.9)
- Bei älteren Menschen werden Schmerzen häufig nicht ausreichend therapiert. Warum ist das so und welche Folgen können durch mangelhafte Schmerztherapie und durch die Gabe von verschiedenen Schmerzmitteln entstehen? (➢ 13.3)
- Durch welche Hilfen kann die regelmäßige Einnahme verschiedener AM für den Patienten erleichtert werden? (➢ 3.4)
- Was bewirkt ein Herzschrittmacher und welche Warnhinweise muss ein Patient mit Herzschrittmacher unbedingt beachten? (➢ 6.2.5)
- Bei Morbus Crohn und Colitis ulcerosa ist eine remissionserhaltende Therapie üblich. Was versteht man darunter? Nennen Sie je 2 AM. Beschreiben Sie die Unterschiede der Erkrankungen. (➢ 8.2.24, ➢ 8.2.25)
- Erläutern Sie ausführlich, warum eine abdominale Adipositas gefährlicher ist als die periphere. (➢ 14.5.2)
- Erläutern Sie, was man unter Therapietreue versteht und über welche Wege man sie beim Patienten zu erreichen versucht. Verwenden Sie die Fachbegriffe. (➢ 3.4)
- Ödeme sind auch ein Symptom der Herzinsuffizienz. Begründen Sie die Entstehung von Ödemen in diesem Zusammenhang und geben Sie an, warum die Ödembildung an unterschiedlichen Orten im Körper auftritt. (➢ 6.2.1)
- Warum wird in Deutschland dem Kochsalz Jod zugesetzt? Erläutern Sie ausführlich. (➢ 11.2.6)
- Welche Prozesse laufen im Körper während eines MS-Schubs ab? Nennen Sie 6 primäre MS-Symptome und skizzieren Sie die möglichen Verlaufsformen dieser Erkrankung. Die Therapie im akuten Schub unterscheidet sich von der Dauertherapie. Erläutern Sie die Ziele der jeweiligen Maßnahmen unter Verwendung der eingesetzten AM. (➢ 12.2.3)
- Bisphosphonate erfordern eine genaue Beachtung der Einnahmevorschriften. Gegen welche Erkrankungen kommen sie zum Einsatz? Nennen Sie zwei Beispiele und erläutern Sie die Wirkungsweise und die Einnahme. (➢ 5.2.3)
- Definieren Sie COPD, deren Symptome und Verlauf. Was kann eine Exazerbation auslösen und welche Sofortmaßnahmen sind zu ergreifen? (➢ 7.2.8)
- Erklären Sie, was man unter dem Schmerzgedächtnis versteht, welche Wirkungen es entfaltet und wie die Medizin versucht, seine Entstehung zu verhindern. (➢ 13.1)
- Nennen Sie Faktoren, die eine bakterielle Hautinfektion begünstigen. (➢ 10.5.2)
- Zur Beseitigung von Helicobacter pylori wird normalerweise eine spezielle Therapie verordnet. Erläutern Sie, welche Erkrankung behandelt wird und welche AM zum Einsatz kommen. Geben Sie an, welchen Gruppen diese AM angehören und warum Sie hier Anwendung finden. (➢ 8.2.5, ➢ 8.2.9, ➢ 8.2.10)
- Welche Formen mangelnder Therapietreue kennen Sie? Nennen Sie 5 mögliche Ursachen. Welche Probleme treten besonders bei alten Menschen auf? (➢ 3.4)
- Unterscheiden Sie an Hand von Symptomen und Ursachen ein Erysipel und eine Zellulitis. Welche Therapien eignen sich zur Behandlung dieser Phänomene? (➢ 10.5.2)
- Warum steigt die Gefahr einer Dehydratation mit zunehmendem Lebensalter? Nennen Sie 6 Grün-

de und erläutern Sie, an welchen Symptomen ein Flüssigkeitsmangel erkennbar ist. Was unternehmen Sie zur Vorbeugung? (➤ 14.1.3)

- Was versteht man unter primären Demenzerkrankungen, welche Faktoren begünstigen ihre Entstehung? (➤ 12.3.2)
- Welche Risikofaktoren begünstigen den Ausbruch eines Herpes zoster? Erläutern Sie die Symptome und die daraus resultierende Therapie sowie die möglichen Komplikationen. (➤ 10.5.4)
- Bei vielen Erkrankungen werden AM eingesetzt, die man als Biologicals bezeichnet. Was versteht man ganz allgemein darunter und welche Wirkung wird diesen AM zugeschrieben? Nennen Sie zwei Einsatzgebiete für Biologicals. Welche Lager- und Anwendungsvorschriften sind für sie immer einzuhalten? (➤ 5.2.1)
- Wie unterscheiden sich neuropathische von traumatischen Schmerzen und wieso ist die Therapie von Neuropathien schwierig? (➤ 13.6)
- Welche präventiven Maßnahmen eignen sich, um einen Schlaganfall zu verhindern? Welche Symptome deuten auf einen Schlaganfall hin, wie reagieren Sie richtig? (➤ 12.2.5)
- Erläutern Sie Maßnahmen, mit denen eine Diarrhö behandelt werden kann. (➤ 8.2.17)
- Welche Lipide sind physiologischerweise im Blutplasma vorhanden? Welche sekundären Faktoren können eine Dyslipidämie begünstigen? (➤ 14.5.4)
- Erläutern Sie am Beispiel von Insulin-Pens und Asthmasprays, warum seniorengerechte Arzneiformen eine wichtige Rolle für die Therapietreue spielen. (➤ 3.3.2)
- Wie wirken Heparine, Cumarine und ASS auf die Blutgerinnung? (➤ 6.5.3)
- Definieren Sie „Schmerzen“ und unterscheiden Sie verschiedene Formen. (➤ Kap. 13, ➤ 13.1)
- Beschreiben Sie Symptome und medikamentöse Therapie einer Zystitis. Welche Zusatzmaßnahmen können zur Linderung der Beschwerden ergriffen werden? Welche Menschen tragen ein hohes Zystitis-Risiko und mit welchen Maßnahmen können sie vorbeugen? (➤ 9.2.4)
- Das Risiko für Infektionskrankheiten ist bei alten Menschen im Allgemeinen erhöht. Nennen Sie Ursachen und daraus resultierende Vorbeugemaßnahmen. (➤ 7.2.1)
- Definieren Sie Gebrechlichkeit und geben Sie Symptome und Folgen an. (➤ 12.3.4)

Anhang

Umgang mit Arzneimitteln

Gesetzliche Vorschriften

Arzneimittel sind Waren besonderer Art. Deshalb gelten für alle, die Arzneimittel entwickeln, herstellen, verordnen und abgeben, besondere, strenge gesetzliche Vorschriften und Verordnungen.

Die Arzneimittelversorgung ist im *Gesetz über den Verkehr mit Arzneimitteln* **(AMG)** in der Fassung der Bekanntmachung von 2005 geregelt. Hier wird bestimmt, wie Qualität, Wirksamkeit und Unbedenklichkeit von Arzneimitteln sicherzustellen sind. Alle Arzneimittel, die in der Bundesrepublik für Mensch und Tier in den Verkehr gebracht werden, müssen vom der zuständigen Bundesoberbehörde zugelassen sein. Bundesoberbehörden sind das Bundesinstitut für Arzneimittel und Medizinprodukte (BfArM), das Paul-Ehrlich-Institut oder das Bundesamt für Verbraucherschutz und Lebensmittelsicherheit nach den im §77 AMG geregelten Zuständigkeiten.

Apothekenpflichtige Arzneimittel

Arzneimittel im Sinne des Gesetzes (§2 AMG) sind u. a. Stoffe und Zubereitungen aus Stoffen, die zur Anwendung am tierischen oder menschlichen Körper bestimmt sind und deren Eigenschaften zur Heilung, Linderung oder Verhütung von Krankheiten dienen. Arzneimittel nach §2 dürfen nur in Apotheken in Verkehr gebracht werden (§3 AMG). Der Hinweis „apothekenpflichtig" ist auf jeder Packung aufgedruckt.

Ausnahmen von der Apothekenpflicht, also Stoffe mit der Freigabe für den Verkehr außerhalb der Apotheken, sind in §44 AMG vom Gesetzgeber niedergelegt:

- Mineralwasser
- Heilerden, Bademoore, Seifen zum äußerlichen Gebrauch
- Nahrungsergänzungsmittel
- Pflaster
- Pflanzen und Pflanzenteile, gepresst als Saft oder getrocknet als Tee oder Destillat
- Desinfektionsmittel für den äußeren Gebrauch
- Rachen- und Munddesinfektionsmittel

Nach §45 AMG können weitere Stoffe für den Verkehr außerhalb der Apotheken freigegeben werden, wenn u. a.

- sie nicht der Verschreibungspflicht unterliegen,
- ihre Zusammensetzung oder Wirkung nicht die Prüfung, Aufbewahrung oder Abgabe in einer Apotheke erfordert,
- durch ihre Freigabe oder unsachgemäße Behandlung keine Gefährdung von Mensch oder Tier zu befürchten ist.

Die Freigabe kann auf bestimmte Dosierungen, Anwendungen oder Darreichungsformen beschränkt werden („freiverkäufliche Arzneimittel").

Medizinprodukte

Nicht jedes Mittel, das zur Linderung von Beschwerden eingenommen oder angewandt wird, ist ein Arzneimittel im Sinne des AMG, z. B.:

- niedrig dosierte Vitamine
- Nahrungsergänzungsmittel
- Lösungen zum Ersatz der Tränenflüssigkeit

Der Verkehr mit Medizinprodukten ist im *„Gesetz über Medizinprodukte"* **(MPG)** geregelt.

Medizinprodukte nach §3 MPG sind auch Gegenstände, Apparate, Software für Diagnose und Therapie zur Anwendung am Menschen.

Verschreibungspflichtige Arzneimittel

Arzneimittel, die nur gemäß einer ärztlichen Verordnung (Rezept) abgegeben werden dürfen.

Diese unterliegen immer der Apothekenpflicht. Der Hinweis „verschreibungspflichtig" muss ebenfalls aufgedruckt sein. Jedes Arzneimittel mit neuen Wirkstoffen unterliegt einer „automatischen Verschreibungspflicht", die 5 Jahre dauert. Wenn in dieser Zeit keine Hinweise auftreten, die eine weitere Unterstellung unter die ärztliche Überwachung nötig machen, wird das Arzneimittel aus der Verschreibungspflicht entlassen und ist apothekenpflichtig.

Handelt es sich um einen Wirkstoff, der selbst bei bestimmungsgemäßem Gebrauch gewisse Risiken birgt (bzw. gesundheitsgefährdende Wirkungen entfaltet, wenn er mißbräuchlich verwendet wird), verbleibt das Arzneimittel in der Verschreibungspflicht.

Die ärztliche Verordnung ist nicht an ein bestimmtes Formular gebunden. Sie muss lediglich bestimmte Angaben enthalten; die äußere Form ist nicht entscheidend.

Das Rezept muss
- Name, Anschrift und Titel des Arztes,
- Datum der Verordnung,
- Name, Darreichungsform und Menge des Arzneimittels,
- Name und Anschrift des Patienten und die
- Unterschrift des Arztes

enthalten (Privatrezept).

Ein standardisiertes Formular ist nur notwendig, wenn die Kosten des Arzneimittels von einer gesetzlichen Krankenkasse (ganz oder teilweise) übernommen werden sollen (Kassenrezept).

Zur Verordnung verschreibungspflichtiger Medikamente ist nur ein approbierter Arzt, Zahnarzt oder Tierarzt berechtigt, und auch dieser nur für Medikamente, die zu seinem Behandlungsbereich gehören.

Betäubungsmittel

Betäubungsmittel unterliegen zusätzlich zur Verschreibungspflicht den besonders strengen Vorschriften des **Gesetzes über den Verkehr mit Betäubungsmitteln** (Betäubungsmittelgesetz, BtMG). In seinen Anhängen sind alle Stoffe aufgelistet, die zu dieser Kategorie gehören. Die Betäubungsmittel-Verschreibungsverordnung (Verordnung über das Verschreiben, die Abgabe und den Nachweis des Verbleibs von Betäubungsmitteln, BtMVV) regelt detailliert, wie die Verschreibung eines Betäubungsmittels auszusehen hat. Dazu ist in jedem Fall ein standardisiertes Formular vorgeschrieben.

Im Umgang mit Betäubungsmitteln ist jeder Schritt von
- Herstellung,
- Zwischenhandel,
- Apotheke,
- Verschreibung,
- bis zur Abgabe an den Patienten

lückenlos zu dokumentieren. Vorgeschrieben ist auch die Höchstmenge der Betäubungsmittel, die pro Tag für einen Patienten verordnet werden darf. Von diesen Verordnungsgrenzen kann der Arzt in schriftlich zu begründenden und auf dem Rezept zu kennzeichnenden Fällen abweichen.

Beispiele für Interaktionen zwischen verschiedenen Arzneimitteln

Wenn ein Patient mehrere Arzneimittel gleichzeitig einnimmt, kann es zu Wechselwirkungen (Interaktionen) zwischen den verschiedenen Stoffen im Organismus kommen.
- Antagonismus (Substanzen verringern gegenseitig ihre Wirkung)
- Synergismus (Substanzen wirken zusammen)
- Potenzierung (Substanzen haben zusammen eine gesteigerte Wirkung)

Meist spricht man bei Interaktionen von negativen (unerwünschten Wirkungen). Interaktionen sind auf dem Beipackzettel der Medikamente aufgeführt. Der Patient soll jedem Arzt alle Medikamente nennen, die er einnimmt. Nur so kann der Arzt mögliche Interaktionen abschätzen.

Beispiele

- Acetylsalicylsäure + Antikoagulanzien: Blutungsgefahr im Magen-Darm-Trakt ist erhöht.
- Barbiturate + Alkohol: Gegenseitige Verstärkung der Wirkung.
- Chloramphenicol (Antibiotikum) + Paracetamol: Chloramphenicol verbleibt viel länger im Organismus.
- Herzglykoside + Diuretika: Glykosidwirkung am Herzen durch Kaliummangel verstärkt.
- Eisenpräparate + Tetracycline: Hemmung der Tetracyclinresorption durch Komplexbildung Eisen-Tetracyclin.
- „Minipille" (Gestagene) + Breitbandantibiotika: Wirkung der Pille vermindert (Unsicherheit ↑), da die Darmflora geschädigt und so die Gestagenresorption nicht sicher gewährleistet ist.
- Kortison + Antidiabetika: Blutzuckersenkung vermindert, da Kortisol den Blutzuckerspiegel erhöht.

Wechselwirkungen von Nahrungs- und Arzneimitteln

Durch Wechselwirkungen zwischen Nahrungsbestandteilen und Arzneistoffen können die Bioverfügbarkeit, die Resorptionsgeschwindigkeit und der Abbau bzw. die Ausscheidung von Arzneimittel verändert sein.

Einfluss auf die Resorptionsgeschwindigkeit

Die Einnahme nach der Mahlzeit führt immer zu einer Resorptionsverzögerung. Dies ist nicht in allen Fällen negativ, wirkt aber nachteilig bei Arzneimitteln, die schnell eine möglichst hohe Wirkkonzentration erreichen sollen.

BEISPIEL

Acetylsalicylsäure (gehört zu den NSAR) erreicht bei Nüchterneinnahme in gelöster Form bereits nach wenigen Minuten den maximalen Plasmaspiegel. Bei Einnahme nach dem Essen wird dieser dagegen erst nach 2 Std. erreicht und ist auch nicht so hoch.

Kumulationsgefahr bei magensaftresistenten Arzneimitteln

Magensaftresistente, formstabile Tabletten oder Kapseln sollen ca. 2 Std. vor oder notfalls 2–3 Std. nach einer Mahlzeit eingenommen werden.

Geschieht dies nicht, bleiben sie über mehrere Stunden mit dem Speisebrei im Magen und können den Wirkstoff nicht freigeben. Bei Einnahme mehrerer Tabletten über den Tag verteilt, kann es zu einer gemeinsamen Freisetzung in der Nacht und damit zu einer Überdosierung kommen.

Verminderung der Bioverfügbarkeit

- Alle säurelabilen Wirkstoffe, z. B. Erythromycin, Penicilline, Proteasehemmer, sollen vor dem Essen eingenommen werden, da sie bei einer längeren Verweildauer im Magen von der Magensäure zerstört werden können.
- Nahrungsbestandteile können die Bioverfügbarkeit von Arzneimitteln verringern, z. B. Kalzium (aus Milch, Milchprodukten, Mineralwasser) bildet unlösliche Komplexe mit Gyrasehemmern.
- Gerbstoffe aus Kaffee und Tee behindern die Bioverfügbarkeit von 2-wertigen Eisensalzen.

Erhöhung der Bioverfügbarkeit

Die Bioverfügbarkeit kann durch Nahrungsbestandteile auch gesteigert werden, z. B. schwerlösliche Arzneimittel wie Griseofulvin, Cephalosporine oder Chloroquin werden nach einer reichhaltigen fetten Mahlzeit besser gelöst und aufgenommen. Aufgrund ihres Säuregehalts erhöhen auch Fruchtsäfte und Cola die Bioverfügbarkeit.

Einfluss auf die Metabolisierung

Die Beispiele zeigen, dass immer genau befolgt werden sollte, was auf dem Beipackzettel steht (Interaktion mit Zitrusfrüchten ➢ Kap. 3.2.4).

PFLEGE-WISSEN

Allgemeine Regeln zur Einnahme von Arzneimitteln

- Generell, wenn nichts dagegen spricht: Einnahme während oder nach der Mahlzeit
- Bei Akutanwendung: vor dem Essen oder nüchtern
- Magensaftresistente Tabletten oder Kapseln: 1–2 Std. vor dem Essen oder 2–3 Std. nach dem Essen
- Retardpräparate: Einnahme immer zur gleichen Zeit
- Alle Arzneimittel mit Leitungswasser einnehmen

Arzneimittel im Alter

Die Arzneimitteltherapie bei alten Menschen verursacht zahlreiche Probleme und kann nicht allgemeinen Regeln folgen.

- Polypharmakologie: Meist liegt eine Multimorbidität vor, so dass mehrere Arzneimittel gleichzeitig nötig sind → erhöhte Gefahr von Interaktionen. Außerdem beschränken die vorhandenen Erkrankungen die Therapie (z. B. Erfordernishochdruck, um das Gehirn zu durchbluten ↔ Blutdrucksenkung).
- Häufiger als bei jüngeren Menschen treten Nebenwirkungen auf (z. B. Verwirrtheit durch Diuretika, Sedierung bei Kalziumantagonisten).
- Vor allem auf psychotrope und neurotrope Nebenwirkungen von Medikamenten reagieren alte Menschen sehr viel empfindlicher (z. B. tritt bei Antihistaminika die sedierende Nebenwirkung sehr viel häufiger und deutlicher auf).
- Ausscheidung von Medikamenten ist häufig verlangsamt → Überdosierung entsteht auch bei

verordnungskonformer Einnahme von Medikamenten.

- Das Verteilungsvolumen ändert sich, da sich das Verhältnis vom Fett- zum Wasseranteil zu Gunsten des Fetts im Körpers verschiebt.
- Durch die verminderte Durchblutung vieler Organe (auch der Haut ↔ s. c.-Injektion) werden Arzneistoffe im Körper langsamer und in geringerer Konzentration an die Wirkorte gebracht, bzw. überhaupt erst aufgenommen.

Allgemeine Regeln für die Arzneimitteltherapie im Alter

- Dosierung: „Langsam beginnen und langsam steigern". Die Therapie sollte mit 50 % der üblichen Erwachsenendosis begonnen werden.
- Halbwertszeit: Medikamente mit langer Halbwertszeit verbessern die Adhärenz der Erkrankten, haben aber oft auch unerwünschte Wirkungen. Für die symptomatische Therapie sind Arzneimittel mit kurzer Halbwertszeit günstiger.
- Nierenfunktion: Mit dem Alter nimmt die Nierenfunktion ab, die Dosis sollte daran angepasst werden.
- Je mehr Medikamente im Alter verschrieben werden, desto schlechter ist meist die Adhärenz: systematisch sollte mit dem Arzt erarbeitet werden, welches AM zu welcher Tageszeit einzunehmen ist. Kombinationspräparate bieten hier Vorteile.

Hilfen

- Praktische Hilfsmittel: Übersichtlicher Einnahmeplan, Dosette
- Arzneiform so wählen, dass der Patient damit umgehen kann
- Übernahme des Richtens der Arzneimittel durch Pflegende oder Angehörige

Medikamentenliste

β-Acetyldigoxin	Novodigal®
Abatacept	Orencia®
Acarbose	Glucobay®
Acemetacin	Rantudil®, Ziloxicum®
Acetylcystein	Fluimucil®, ACC®
Acetylsalicylsäure	Aspirin®, ASS®-ratiopharm
Aciclovir	Zovirax®, Acic®
Aclidiniumbromid	Eklira®, Brentaris®, Brimica®, Duaklir®
Adalimumab	Humira®, Amgevita®, Hulio®
Aescin	Reparil®, Venoruton®
Aflibercept	Zaltrap®, Eylea®
Agnus Castus	Agnus Castus Al®
Agomelatin	Valdoxan®
Ajmalin	Gilurytmal®
Aktivkohle	Kohlecompretten®
Alemtuzumab	Lemtrada®
Alendronat	Fosamax®, Fosavance®
Alfacalcidol	Tevacidol®, One-Alpha®, EinsAlpha®
Alfentanil	Rapifen®
Alfuzosin	Uro Xatral®
Allopurinol	Allobeta®, Allopurinol-ratio-pharm®
Almotriptan	Almogran®
Aloe	Chol Kugeletten® Mono
Alprostadil	Caverject®, Muse®, Viridal®
Alteplase	Actilyse®
Amantadin	PK-Merz®, Tregor®
Ambroxol	Mucosolvan®
Amfepramon	Regenon®, Tenuate®
Aminophyllin	Aminophyllin®
Amiodaron	Cordarone®, Cordarex®
Amitriptylin	Amitriptyllin-neuraxpharm®
Amlodipin	Norvasc®
Amorolfin	Loceryl®
Amoxicillin	Infectomox®
Ampicillin	Unacid®
Anakinra	Kineret®
Apixaban	Eliquis®

Apraclonidin	Iopidine®
Apremilast	Otezla®
Aripiprazol	Abilify®
Atenolol	Tenormin®
Atorvastatin	Sortis®
Azathioprin	Imurek®
Baclofen	Lioresal®
Bambuterol	Bambec®
Bärentraubenblätter	Arctuvan®
Beclomethason	Sanasthmax®
Benproperin	Tussafug®
Benzbromaron	Benzbromaron AL®
Benzocain	DoloDobendan®
Betamethason	Betnesol®, Celestan®, Celestamine®
Betaxolol	Betoptima®, Kerlone®
Bevacizumab	Avastin®
Bezafibrat	Cedur®
Bifonazol	Canesten® Extra
Bimatoprost	Lumigan®
Biperiden	Akineton®
Bisacodyl	Dulcolax®
Brimonidin	Alphagan®
Brinzolamid	Azopt®
Brivudin	Zostex®
Bromazepam	Bromazanil®
Bromhexin	Bisolvon®
Bromocriptin	Pravidel®, Parlodel®
Budesonid	Budenofalk®, Pulmicort®
Buprenorphin	Norspan®, Temgesic®
Busulfan	Myleran®
Butylscopolamin-bromid	Buscopan®
Cabergolin	Cabaseril®, Dostinex®
Calcipotriol	Daivonex®
Calcitonin	Calcitonin Rotexmedica®
Calcitriol	Osteotriol®
Calcium-Magnesium-carbonat	Rennie®
Candesartan	Atacand®, Blopress®

Capecitabin	Capecitabin Hexal®, Xeloda®
Captopril	Captopril STADA®
Carbamazepin	Tegretal®, Timonil®
Carbimazol	Carbimazol Henning®
Cefaclor	Panoral®
Cefadroxil	Grüncef®
Cefalexin	Cephalex®
Ceftriaxon	Cefotrix®
Cefuroxim	Elobact®
Celecoxib	Celebrex®
Certolizumab	Cimcia®
Cetirizinhydrochlorid	Zyrtec®
Cetylpyridinium-chlorid	Dolo-Dobendan®
Chenodesoxychol-säure	Chenodesoxycholsäure Leadiant®
Chinin	LimptarN®
Chlorambucil	Leukeran®
Chloralhydrat	Chloraldurat®
Chlordiazepoxid	Librium®
Chlorhexidin	Chlorhexamed®, Corsodyl®
Chlormadinonacetat	Chlormadinon fem Jenapharm®
Chlorprothixen	Chlorprothixen-neuraxpharm®
Chlortalidon	Hygroton®
Ciclopiroxolamin	Batrafen®
Ciclosporin	Sandimmun® Optoral
Cimetidin	Cimetidin Acis®
Cimicifuga racemosa	Remifemin®
Ciprofloxacin	Ciprobay®
Cisplatin	Cisplatin-TEVA®
Citalopram	Cipramil®
Clarithromycin	Clarilind®, Klacid®
Clemastin	Tavegil®
Clenbuterol	Spiropent®
Clobazam	Frisium®
Clomethiazol	Distraneurin®
Clomipramin	Anafranil®
Clonazepam	Rivotril®
Clonidin	Catapresan®, Clonid-Ophtal®
Clopidogrel	Plavix®, Iscover®
Clostridiopeptidase	Iruxol®
Clotrimazol	Canesten®, CanestenGyn®, Kadefungin®

Clozapin	Leponex®
Codein	Codicaps®mono, Codicompren®
Colecalciferol	Dekristol®
Colesevelam	Cholestagel®
Colestyramin	Quantalan®, Lipocol-Merz®
Dabigatran	Pradaxa®
Dantrolen	Dantamacrin®
Darifenacin	Emselex®
Denosumab	Prolia®, Xgeva®
Dequaliniumchlorid	Fluomizin®, Gurgellösung-ratiopharm®, Dequonal®
Desmopressin	Minirin®
Dextromethorphan	Silomat®, Wick Hustensirup®
Diazepam	Diazepam-ratiopharm®
Diclofenac	Voltaren®
Digitoxin	Digimerck®
Digoxin	Lanicor®, Lenoxin®
Dihydrocodein	Paracodin®
Diltiazem	Dilzem®
Dimenhydrinat	Vomex A®, Reisegold®, Superpep®
Dimethylfumarat	Tecfidera®
Dimetinden	Fenistil®
Diphenhydramin	Betadorm®, Sediat®, Vivinox®
Dobutamin	Dobutamin-Carinopharm®
Docusat-Na	Norgalax®, Otowaxol®
Domperidon	Motilium®
Donepezil	Aricept®
Dorzolamid	Trusopt®
Doxazosin	Cardular®, Diblocin®, Doxagamma®
Doxepin	Aponal®
Doxorubicin	Adrimedac®
Doxycyclin	Doxyhexal®, Oraycea®
Doxylamin	Gittalun®, Hoggar®
Dronedaron	Multaq®
Dropropizin	Larylin® Husten-Stiller
Duloxetin	Cymbalta®
Dutasterid + Tamsulosin	Duodart®
Dutasterid	Avodart®
Econazol	Epi-Pevaryl®
Edoxaban	Lixiana®

Eisen, 2-wertig	Ferro sanol®
Elektrolyte	Oralpädon®, Elotrans®
Eletriptan	Relpax®
Enalapril	Enalapril-ratiopharm®
Entacapon	Comtess®
Erythromycin	Erythrocin, Infectomycin®
Erythropoetin	NeoRecormon®
Escitalopram	Cipralex®
Esomeprazol	Esomep®
Estriol	OeKolp®, Ovestin®
Etanercept	Benepali®, Enbrel®
Ethacridinlactat	Rivanol®
Ethambutol	EMB-Fatol®
Etilefrin	Effortil®
Etoricoxib	Arcoxia®
Extrakte aus Früchten der Sägepalme	Prostagutt®uno, ProstaUrgenin Uno®
Ezetimib	Ezetrol®
Famotidin	Pepdul®
Famciclovir	Famvir®
Febuxostat	Adenuric®
Felodipin	Modip®
Fenofibrat	CiL®, Lipidil®
Fenoterol	Berotec®
Fentanyl	Durogesic®SMAT, Fentanyl®
Filmbildner + Dexpanthenol	Dispatenol®
Filmbildner + Retinol	Vit A Vision®
Finasterid	Proscar®
Fingolimod	Gilenya®
Flecainid	Tambocor®
Fludarabin	Fludara®
Flunarizin	Flunavert®
Flunitrazepam	Rohypnol®
5-Fluorouracil	Verrumal®
Fluoxetin	Fluoxetin AL®
Flupentixol	Fluanxol®
Flurazepam	Dalmadorm®
Fluspirilen	Imap®
Fluvastatin	Locol®
Fluvoxamin	Fevarin®
Formoterol	Oxis Thurbohaler®
Fosfomycin	Monuril®

Frovatriptan	Allegro®
Fumarsäureester	Fumaderm®
Furosemid	Lasix®, Furobeta®, Furorese®, Furosemid AL®
Gabapentin	Neurontin®
Galantamin	Reminyl®
Ginkgo-Biloba-Extrakte	Tebonin®
Glatirameracetat	Copaxone®
Glibenclamid	Glib-ratiopharm®, Maninil®
Gliclazid	Diamicron Uno®
Glimepirid	Amaryl®
Glycerin	Glycilax®
Glycopyrronium	Seebri®
Glyceroltrinitrat	Nitrolinqual Spray®, Nitroderm TTS®
Golimumab	Simponi®
Granisetron	Kevatril®
Guaifenesin	Fagusan®, Wick Hustenlöser®
Haloperidol	Haldol®
Heparine, niedermolekulare	Clexane®, Fraxiparin®
Hexetidin	Hexoral®
Hyaluronsäure-präparate	Biolan®, Hylo comod®
Hydrochlorothiazid	Esidrix®
Hydrochlorothiazid + Amilorid	Amilorid comp.-ratiopharm®
Hydrochlorothiazid + Triamteren	Dytide H®, Nephral®, Triamteren comp.-ratiopharm®
Hydrocortison	Ebenol®
Hydromorphon	Palladon®
Hydrotalcit	Talcid®, Talidat®
Hydroxychloroquin	Quensyl®
Hydroxyharnstoff	Syrea®
Hydroxypropyl-methylcellulose	Artelac®, Oculotect®
Ibandronsäure	Bondronat®, Bonviva®
Ibuprofen	Ibuhexal®, Dolormin®
Imatinib	Glivec®
Imipramin	Imipramin-neuraxpharm®
Indacaterol	Onbrez®
Indometacin	Indometacin AL®
Infliximab	Remicade®

Insulin Lispro	Humalog®
Interferon-α	IntronA®, Avonex®
Ipratropiumbromid	Atrovent®
Irbesartan	Aprovel®, Karvea®
Isoniazid	Isozid®
Isosorbid-5-mono-nitrate (5-ISMN)	ISMN STADA®, Ismo®
Isosorbiddinitrate (ISDN)	Isoket®
Ivermectin	Soolantra®
Ixekizumab	Taltz®
Johanniskraut	Laif®
Kapuzinerkressen-kraut + Meerrettich-wurzel	Angocin®
Kava-Kava	Ka-Sabona Flüssigkeit®
Ketoconazol	Nizoral®
Kürbispräparate	Granu Fink®, Nomon®mono
Lactobacillus rhamnosus GG	Infectodiarrstop LGG®
Lamivudin	Lamivir®
Lamotrigin	Lamictal®
Latanoprost	Xalatan®
L-Dopa + Benserazid	Madopar®
L-Dopa + Carbidopa + Entacapon	Stalevo®
L-Dopa + Carbidopa	Nacom®
Lenalidomid	Revlimid®
Leflunomid	Arava®
Levetiracetam	Keppra®
Levocabastin-hydrochlorid	Livocab®
Levomepromazin	Neurocil®
Levomethadon	L-Polamidon®
Levothyroxin	L-Thyroxin®
Lidocain	Emla®
Lisinopril	Lisinopril Teva®
Lithium	Hypnorex®
Lösung aus Essig-, Oxal-, Milch- und Salpetersäure	Solco-Derman®
Loperamid	Imodium®
Loratadin	Lorano®
Lorazepam	Tavor®

Losartan	Lorzaar®
Lovastatin	Lovabeta®
Macrogol 3350 oder 4000	Movicol®, KleanPrep®
Magaldrat	Riopan®
Magnesiumcarbonat	Lösnesium®
Magnesiumcitrat	MagnesiumVerla®, Magnesium Diasporal®
Magnesiumhydrogen-aspartat	Magnesiocard®
Magnesiumoxid	Magnetrans®forte
Maprotilin	Maprotilin-neuraxpharm®
Medroxyprogesteron-acetat	Sayana®,Depo-Clinovir®
Melatonin	Circadin®
Melperon	Melperon-neuraxpharm®
Memantin	Ebixa®, Axura®
Mepolizumab	Nucala®
6-Mercaptopurin	Puri-Nethol®, Mercaptopurin-Medice®
Mesalazin	Salofalk®, Claversal®, Pentasa®
Metformin	Siofor®, Glucophage®
Methotrexat	metex®, MTX®, Lantarel®
Methylnaltrexon	Relistor®
Methylprednisolon	Urbason®
Metildigoxin	Lanitop®
Metoclopramid	Paspertin®, MCP-ratiopharm®
Metoprolol	Beloc®, Beloc-Zok®
Metronidazol	Arilin®, Metrocreme®
Mianserin	Mianserin-neuraxpharm®
Miconazol	Mykoderm®, Daktar®
Milnacipran	Milnaneurax®
Minocyclin	Skid®, Minocyclin-ratiopharm®
Mirtazapin	Remergil SolTab®
Mitoxantron	Onkotrone®
Mitosehemmer-(Vincristin, Taxane z. B. Paclitaxel)	Cellcristin®, Abraxane®
Moclobemid	Aurorix®
Molsidomin	Corvaton®
Monochloressigsäure	Acetocaustin®
Montelukast	Singulair®
Morphin	MST®
Moxonidin	Physiotens®

Naftidrofuryl	Dusodril®, Nafti-CT®
Naftifin	Exoderil®
Naloxon	Naloxon Braun®
Naltrexon	Adepend®
Naphazolin	Rhinex®
Naproxen	Naproxen 1APharma®
Naratriptan	Formigran®, Naramig®
Natalizumab	Tysabri®
Nateglinid	Starlix®
Natriumfluorid	Fluoretten®
Natriumpicosulfat	Laxoberal®
Nifedipin	Adalat®
Nitrazepam	Mogadan®
Nitrendipin	Bayotensin®, Nitrendipin-ratiopharm®
Nitrofurantoin	Nifuretten®, Uro-Tablinen®
Norfloxacin	Barazan®
Nortriptylin	Nortriptylin Glenmark ®
Nystatin	Moronal®, Mykundex®, Candio-Hermal®, Nystaderm®
Östrogenhaltige Gele	Sisare®
Östrogenhaltige Pflaster	Estradot®
Östrogensulfate (aus Stutenharn gewonnen)	Presomen®
Ofloxacin	Floxal®
Olanzapin	Zyprexa®
Olsalazin	Dipentum®
Omalizumab	Xolair®
Omeprazol	OMEP®, Antra MUPS®
Ondansetron	Zofran®
Opicapon	Ongentys®
Opipramol	Insidon
Orlistat	Xenical®
Oxazepam	Adumbran®
Oxcarbazepin	Oxcarbazepin Dura®
Oxybutynin	Dridase®
Oxycodon	Oxygesic®
Oxycodon/Naloxon	Targin®
Oxymetazolin	Nasivin®
Pamidronat	PAMIDRO-cell®
Pantoprazol	Pantozol®
Paracetamol	ben-u-ron®

Paracetamol + ASS	Spalt®
Paracetamol + Codein	Gelonida®
Paracetamol + Codein + ASS	Dolomo®
Paracetamol + Coffein	Azur®
Paracetamol + Coffein + ASS	Thomapyrin®
Parecoxib	Dynastat®
Paroxetin	Seroxat®
Pektin	Diarrhoesan®Saft
Penicillin G	InfectoCillin®
Penicillin V	Isocillin®
Pentaerithrityltetranitrat (PETN)	Pentalong®
Pentoxifyllin	Trental®
Pentoxyverin	Silomat gegen Reizhusten®, Sedotussin Hustenstiller®
Perazin	Perazin-neuraxpharm®
Permethrin	Permethrin-biomo®
Perphenazin	Perphenazin-neuraxpharm®
Pethidin	Dolantin®, Pethidin Rotexmedica®
Phenazon	Migräne Kranit®
Phenobarbital	Luminal®
Phenoxymethylpenicillin	PenHEXAL®
Phenprocoumon	Marcumar®
Phenytoin	Phenhydan®
Phytosterole	Harzol®
Pilocarpin	Salagen®, Spersacarpin®, Pilomann®
Pimozid	Orap®
Pioglitazon	Actos®
Pipamperon	Dipiperon®
Piracetam	Nootrop®
Piretanid	Arelix®
Piritramid	Dipidolor®
Piroxicam	Piroxicam Stada®
Polidocanol	Anaesthesulf®, Recessan®
Pollenextrakte	Pollstimol®
Polyacrylsäurederivate	Corneregel®, Vidisic®, Thilo-Tears®
Polyethylenglykol	Macrogol

Polyvidon-Jod/Povidon/PVP-Komplex	Betaisodona®, Vidisept®, Protagent®
Polyvinylalkohol	Liquifilm®, Lacrimal® O.K. N
Pramipexol	Sifrol®
Pravastatin	Pravastatin-ratiopharm®
Prednisolon	Predni H Tablinen®, Decortin H®
Prednison	Decortin®
Pregabalin	Lyrica®
Primidon	Liskantin®, Mylepsinum®
Probenecid	Probenecid Weimer®
Procain	Pasconeural Injektopas®
Promethazin	Atosil®
Propafenon	Rytmonorm®
Propiverin	Mictonorm®, Mictonetten®
Propranolol	Dociton®
Prucaloprid	Resolor®
Pyrazinamid	Pyrafat®, Pyrazinamid Jenapharm®
Pyritinol	Encephabol®
Quetiapin	Seroquel®
Quinisocain	Haenal® akut
Rabeprazol	Pariet®
Racecadotril	Tiorfan®, Vaprino®
Raloxifen	Evista®, Optruma®
Ranibizumab	Lucentis®
Rasagilin	Azilect®
Rasburicase	Fasturtec®
Reboxetin	Edronax®
Remifentanil	Ultiva®
Repaglinid	NovoNorm®
Reslizumab	Cinqaero®
Rheum rhapontikum	FemiLoges®
Rifampicin	Eremfat®
Rifaximin	Xifaxan®
Risedronat	Actonel®
Risperidon	Risperdal®
Rituximab	Truxima®, MabThera®
Rivaroxaban	Xarelto®
Rivastigmin	Exelon®
Rizatriptan	Maxalt®
Ropinirol	Requip®
Rosuvastatin	Crestor®
Rotigotin	Neupro®
Rotklee	Menoflavon®
Roxithromycin	Rulid®
Ruscogenin	Venelbin® Ruscus
Rutosid	Wobenzym®, Rutinion®
Saccharomyces boulardii	Perenterol®, Perocur®
Safinamid	Xadago®
Salbutamol	Apsomol®, Bronchospray®, Sultanol®
Salicylsäure	Collomack®, Verrucid®
Salicylsäure/ Milchsäure	Clabin®plus, Duofilm®
Salmeterol	Serevent®
Saxagliptin	Onglyza®
Secukinumab	Cosentyx®
Selegilin	Selegilin AL®
Sennesblätter	Neda® Früchtewürfel
Sertralin	Zoloft®
Sildenafil	Viagra®
Silodosin	Urorec®
Simvastatin	Simva-Aristo®, Zocor®
Sitagliptin	Januvia®
Smektit	Colina®
Soja	Alsifemin®
Solifenacin	Vesikur®
Sotalol	Sotalex®
Spironolacton	Spirobeta®, Aldactone®
Sufentanil	Sufenta®
Sulfadiazin	Flammazine®
Sulfasalazin	Azulfidine®RA
Sulpirid	Dogmatil®, Sulpivert®
Sumatriptan	Imigran®
Tadalafil	Cialis®
Tafluprost	Taflotan®
Tamoxifen	Nolvadex®, Tamoxifen AL®
Tamsulosin	Omsula®, Alna®Ocas
Tanninalbumat + Ethacridinlactat	Tannacomp®
Tapentadol	Palexia®
Telmisartan	Micardis®
Temazepam	Remestan®
Terazosin	Flotrin®, Heitrin®
Terbinafin	Lamisil®

Terbutalin	Aerodur®
Teriflunomid	Aubagio®
Teriparatid	Forsteo®
Tetracyclin	Pylera® (Kombipräparat)
Theophyllin	Bronchoretard®
Thiamazol	Thyrozol®
Thioridazin	Thioridazin-neuraxpharm®, Melleril®
Tianeptin	Tianeurax®
Ticlopidin	Tiklyd®
Tilidin/Naloxon	Valoron®N
Timolol	Tim®-Ophtal®, Dispatim®
Tiotropiumbromid	Spiriva®
Tocilizumab	RoActemra®
Tolcapon	Tasmar®
Tolnaftat	Tinatox®
Tolperison	Mydocalm®
Tolterodin	Detrusitol®
Topiramat	Topamax®
Topische Retinoide	Differin®
Torasemid	Unat®, Torem®
Tramadol	Tramal®
Tramazolin	Rhinospray®
Tranylcypromin	Jatrosom®
Traubensilberkerze (Cimicifuga racemosa)	Remifemin®
Travoprost	Travatan®
Trazodon	Trazodon Hexal®
Triamcinolon	Volon®
Triamteren	diucomb®(Kombipräparat)
Triazolam	Halcion®
Trichloressigsäure	Wartner®Stift
Trimethoprim + Sulfamethoxazol = Cotrimoxazol	Cotrim-ratiopharm®
Trimipramin	Stangyl®
Trospiumchlorid	Spasmex®, Spasmolyt®, Spasmo-Urgenin®TC
Tryptophan/ L-Tryptophan	Ardeytropin®, Kalma®
Tyrothricin	Lemocin, Dorithricin®
Umeclidinium	Incruse Ellipta 55®, Rolufta Ellipta 55®
Urokinase	Urokinase HS medac®
Ursodeoxycholsäure	Ursofalk®
Ustekinumab	Stelara®
Valaciclovir	Valtrex®
Valproinsäure	Convulex®, Ergenyl®
Valsartan	Diovan®
Valsartan + Sacubitril	Entresto®
Vardenafil	Levitra®
Vedolizumab	Entyvio®
Vemurafenib	Zelboraf®
Venlafaxin	Trevilor® retard
Verapamil	Isoptin®
Vigabatrin	Sabril®
Vincristin	Cellcristin®
Vismodegib	Erivedge®
Warfarin	Coumadin®
Wirkstofffreie Salbenkompresse	Grassolind®, Lomatuell®
Xylometazolin	Olynth®, Otriven®
Ziprasidon	Zeldox®
Zolendronsäure	Aclasta®, Zometa®
Zolmitriptan	Asco Top®
Zolpidem	Stilnox®
Zopiclon	Ximovan®

Glossar

Adipositas	Fettleibigkeit; Zunahme des Körpergewichts; besteht ab einem BMI > 30 kg/m^2 (siehe auch Übergewicht)
Akinese	Bewegungsarmut; Symptom des Morbus Parkinson
Alopezie	Kahlheit als Folge eines vermehrten Haarausfalls
Angina	Enge; z. B. Angina pectoris für Brustenge oder Angina tonsillaris für Enge infolge einer Gaumenmandelentzündung
Anurie	Versiegen der Harnproduktion bzw. Harnproduktion < 100 ml/24 Std.
Aphasie	Sprachstörung; z. B. als Folge eines apoplektischen Insults
Appetitlosigkeit	Vermindertes Bedürfnis nach Nahrungsaufnahme
Arrhythmie	Unregelmäßiger Herzrhythmus
Aszites	Bauchwassersucht; Flüssigkeit in der freien Bauchhöhle
Atrophie	Schwund; Rückbildung normal entwickelter Organe, Gewebe oder Zellen
Auswurf	Sputum, Expektoration; Material, das aus der Lunge oder den Atemwegen abgehustet wird
Bauchschmerzen	Schmerzen im Bauchraum; es wird viszeraler vom somatischen Schmerz unterschieden
Blähungen	Siehe Meteorismus
Blut im Stuhl	Melaena; Blutbeimengungen im Stuhl
Bluterbrechen	Hämatemesis; Blutung im Ösophagus oder Magen mit nachfolgendem Erbrechen, bei Einwirken von Magensäure Kaffeesatzerbrechen (koaguliertes Blut)
Bluthusten	Hämoptoe; blutiger Auswurf, das Blut stammt aus Rachen, Bronchien oder Lunge
Bradykardie	Herzfrequenz < 60 Schläge/Min.
Calor	Lateinisch für Wärme; Hauptsymptom einer Entzündung
Diarrhö	Durchfall; mehr als 3 dünnflüssige Stühle/Tag oder eine verminderte Stuhlkonsistenz (Wassergehalt > 75 %) bzw. vermehrte Stuhlmenge (> 250 g/Tag)
Dolor	Lateinisch für Schmerz; Hauptsymptom einer Entzündung
Durchfall	Siehe Diarrhö
Durst	Durst veranlasst zur Flüssigkeitsaufnahme, geregelt über das Durstzentrum im Hypothalamus
Dysphagie	Schluckstörung
Dyspnoe	Atemstörung, erschwerte Atmung
Dysurie	Schmerzhaftes und/oder erschwertes Wasserlassen
Emesis	Siehe Erbrechen
Erbrechen	Erbrechen, Vomitus; rückläufige Entleerung von Magen- und/oder Ösophagus- oder Darminhalt
Erektionsstörung	Versteifung des Penis unmöglich oder erschwert
Erythem	Flächenhafte Rötung der Haut
Exsikkose	Flüssigkeitsmangel, Austrocknung
Extrasystole	Herzschlag, der außerhalb des regulären Herzrhythmus auftritt
Fieber	Temperaturerhöhung > 38 °C
Foetor	Übler Geruch
Functio laesa	Lateinisch für gestörte Funktionsfähigkeit, Hauptsymptom einer Entzündung
Gangstörung	Abweichung vom normalen Bewegungsablauf beim Laufen
Gangrän	Gewebeuntergang mit Verfärbung (bräunlich-schwarz)
Gedächtnisstörung	Krankhafte Störung des Merkvorgangs
Gelbsucht	Siehe Ikterus
Gewichtsverlust	Abnahme des Körpergewichts
Glukosurie	Pathologische Ausscheidung von Glukose mit dem Urin
Hämoptoe	Siehe Bluthusten
Hämatemesis	Siehe Bluterbrechen
Hämatom	Bluterguss; Blutansammlung in Weichteilen oder Zwischengewebsräumen, z. B. nach Verletzung
Hämaturie	Ausscheidung von > 5 Erythrozyten/µl mit dem Urin
Hepatomegalie	Lebervergrößerung
Hirsutismus	Männlicher Behaarungstyp bei Frauen

Hypästhesie	Hypoästhesie; vermindertes Berührungsempfinden
Hyperästhesie	Überempfindlichkeit für Schmerz, Temperatur- und/oder Berührungsreize
Hypercholesterinämie	Erhöhter Cholesterinspiegel im Serum, > 200 mg/dl
Hyperglykämie	Erhöhte Glukosekonzentration im Serum, > 6,7 mmol/l = 120 mg/dl
Hyperthyreose	Überfunktion der Schilddrüse
Hypertonie	Erhöhter Blutdruck, > 140/90 mmHg bei mehrfacher Messung
Hyperventilation	Übermäßige Steigerung der Atmung mit Abnahme des CO_2-Partialdrucks
Hypoglykämie	Unterzuckerung, erniedrigter Blutglukosespiegel < 40 mg/dl (< 2,2 mmol/l)
Hypothyreose	Unterfunktion der Schilddrüse
Hypotonie	Erniedrigter Blutdruck, < 105/60 mmHg bei mehrfacher Messung
Ikterus	Gelbsucht; Gelbfärbung der Haut, Skleren und Schleimhäute durch Ablagerung von Bilirubin im Gewebe, Bilirubin im Serum > 2 mg/dl
Inkontinenz	Unfähigkeit, den Stuhl- und/oder Urinabgang zu kontrollieren
Juckreiz	Hautjucken, Pruritus
Kachexie	Auszehrung, Kräfteverfall; das Körpergewicht liegt unter 80 % des Sollgewichts
Koma	Bewusstlosigkeit von längerer Dauer
Krampfanfall	Unwillkürliche Muskelkontraktionen aufgrund von Spontanentladungen aus Hirnzellen
Libidoverlust	Verlust des Geschlechtstriebs, der sexuellen Erlebnisfähigkeit
Lymphknotenschwellung	Vergrößerung der Lymphknoten
Melaena	Siehe Blut im Stuhl
Meningismus	Nackensteifigkeit; beim Vorbeugen des Kopfes treten Widerstand (Starre der Nackenmuskulatur) und starke Schmerzen auf
Metastase	Tochtergeschwulst; Absiedlung von Tumorzellen
Meteorismus	Blähungen; vermehrter Gasgehalt im Darm

Miktionsstörung	Schmerzhafte, erschwerte, vermehrte, verminderte oder verlangsamte Entleerung der Harnblase
Nackensteifigkeit	Siehe Meningismus
Nekrose	Gewebsuntergang
Nykturie	Vermehrtes nächtliches Wasserlassen
Nystagmus	Augapfelzittern; anhaltende, ruckartige, unwillkürliche Bewegungen des Bulbus zur Seite; besteht aus einer schnellen und einer langsamen Komponente
Obstipation	Verstopfung; verminderte Stuhlfrequenz (< 3/Woche) mit verstärktem Pressen bei der Stuhlentleerung
Ödem	Flüssigkeitsansammlung im Interstitium
Oligurie	Verminderte Harnausscheidung (< 500 ml/24 Std.)
Parästhesie	Missempfindung, z. B. Kribbeln, Brennen
Paraparese	Unvollständige Lähmung zweier gleicher Extremitäten, z. B. beider Beine
Parese	Unvollständige Lähmung/Schwäche
Perforation	Durchbruch; z. B. Magenperforation (Magendurchbruch) in die freie Bauchhöhle; Durchstoßung, z. B. der Darmwand mit einem Endoskop
Plegie	Lähmung von Gliedmaßen oder ihrer Abschnitte, auch als Wortbestandteil benutzt, z. B. Hemiplegie (vollständige Halbseitenlähmung)
Polydipsie	Krankhaft gesteigerter Durst
Polyurie	Erhöhtes Harnvolumen > 2,0 l/24 Std.
Pollakisurie	Häufige Entleerung geringer Harnmengen
Produktiver Husten	Husten mit Auswurf
Pruritus	Siehe Juckreiz
Pupillenstörung	Störung der Pupillenfunktion, -form und/oder -größe
Rasselgeräusch	Atemgeräusche, z. B. pfeifend, brummend, giemend, trocken
Rigor	Muskelsteifheit, erhöhter Muskeltonus
Rubor	Lateinisch für Rötung, Hauptsymptom einer Entzündung
Schluckstörung	Siehe Dysphagie
Schwindel	Vertigo; Gefühl des gestörten Gleichgewichts

Sensibilitätsstörung	Empfindungsstörung, Missempfindung
Sodbrennen	Brennendes Gefühl in der Magengegend, hervorgerufen durch gastroösophagealen Reflux
Somnolenz	Schläfrigkeit, Form einer Bewusstseinsstörung; Patient ist durch äußere Reize erweckbar, z. B. per Ansprache
Spastik	Erhöhter Muskeltonus, der bei passiver Bewegung zunächst stärker ausgeprägt ist und dann meist nachlässt, so dass die Bewegung möglich wird
Splenomegalie	Vergrößerung der Milz
Stenose	Verengung, z. B. eines Blutgefäßes
Stridor	Pfeifendes Atemgeräusch bei Verengung der oberen Luftwege
Struma	Vergrößerung der Schilddrüse
Tachykardie	Herzfrequenz > 100/Min.
Tachypnoe	Erhöhte Atemfrequenz > 25 Atemzüge/Min.
Teerstuhl	Schwarz gefärbter, evtl. klebriger Stuhl als Folge einer Blutung aus dem oberen Magen-Darm-Trakt
Tochtergeschwulst	Siehe Metastasen
Tremor	Zittern; unwillkürliche, rhythmisch auftretende Kontraktionen antagonistischer Muskeln, z. B. Ruhe- und Intentionstremor
Tumor	Lateinisch; im weitesten Sinne jede lokale Schwellung oder umschriebene Volumenzunahme (z. B. Ödem, Entzündung), Hauptsymptom einer Entzündung; im engeren Sinne eine Geschwulst, Zellvermehrung bzw. Zellneubildung
Übergewicht	Zunahme des Körpergewichts, BMI > 25 kg/m^2 und < 30 kg/m^2, siehe auch Adipositas
Ulkus	Geschwür; Entzündung der Haut oder Schleimhaut mit einem Gewebedefekt, der über eine Erosion hinausgeht
Untergewicht	Körpergewicht beträgt 80–95 % des Sollgewichts, BMI < 18,5 kg/m^2
Varize	Krampfader; erweiterte, geschlängelt verlaufende Vene, meist an den Beinen
Verstopfung	Siehe Obstipation
Vertigo	Siehe Schwindel
Vesikel	Bläschen, z. B. bei Hauterkrankungen
Virilisierung	Vermännlichung von Frauen aufgrund einer relativ erhöhten Aktivität männlicher Geschlechtshormone
Vomitus	Siehe Erbrechen
Zyanose	Blau-rote/violette Färbung der Haut und Schleimhäute infolge eines Sauerstoffmangels im Blut

Literaturverzeichnis

[1] Zentrum für Krebsregisterdaten am Robert Koch-Institut. Berlin, 2013. (www.krebsdaten.de)

[2] Schwabe U, Ludwig W-D (Hrsg.). Arzneiverordnungs-Report 2020. Berlin/Heidelberg: Springer-Verlag, 2020.

[3] Sachverständigenrat zur Begutachtung der Entwicklung im Gesundheitswesen: Gutachten 2000/2001.

[4] Vortrag Prof. Dr. A. Becker, Marburg: Becker A., Niebling W., Chenot J.-F., Kochen M., M. DEGAM-Leitlinie Nr. 3 – Kreuzschmerzen, 2017. www.awmf.org/uploads/tx_szleitlinien/nvl-007l_S3_Kreuzschmerz_2017-03.pdf (letzter Zugriff: 5.8.2021).

[5] DGVS,DGNM. S3-Leitlinie Reizdarmsyndrom. 2021. www.dgvs.de/wp-content/uploads/2021/07/Leitlinie-RDS_20210629_final.pdf (letzter Zugriff: 5.8.2021).

[6] Deutsche Gesellschaft für Urologie e.V. (DGU) S3-Leitlinie Epidemiologie, Diagnostik, Therapie, Prävention und Management unkomplizierter, bakterieller, ambulant erworbener Harnwegsinfektionen bei erwachsenen Patienten. 2017. www.awmf.org/uploads/tx_szleitlinien/043-044l_S3_Harnwegsinfektionen_2017-05.pdf (letzter Zugriff: 5.8.2021).

[7] Deutsche Gesellschaft für Urologie e.V. (DGU). Leitlinie benignes Prostatasyndrom (BPS), Diagnostik und Differenzialdiagnostik. 2009. www.awmf.org/uploads/tx_szleitlinien/043-034l_S2e_Benignes_Prostatasyndrom_Diagnostik_Differenzialdiagnostik_abgelaufen.pdf (letzter Zugriff: 05.08.2021).

[8] Berufsverband der Augenärzte Deutschlands e.V. (BVA): Grauer Star (die Katarakt) cms.augeninfo.de/nc/hauptmenu/presse/statistiken/statsitik-katerakt.html (letzter Zugriff: 5.8.2021).

[9] Hirshkowitz M (et al.). National Sleep Foundation's sleep time duration recommendations: methodology and results summary. In: Sleep Health. Vol. 1, Issue 1, 03/2015, Pages 40–43.

[10] Allen RP (et al.). Restless legs syndrome prevalence and impact: REST general population study (2005), Department of Neurology, The Johns Hopkins University, Baltimore, MD 21224, USA. 2005 Arch int med Jun 13;165(11): 1.286–92.

[11] Deutsche Schlaganfall-Gesellschaft (DSG). Leitlinie Schlaganfall – Sekundärprophylaxe ischämischer Schlaganfall und transitorische ischämische Attacke. 2015. www.awmf.org/leitlinien/detail/ll/030-133.html (letzter Zugriff: 05.08.2021).

[12] Werkhahn K.J. Altersepilepsie. Deutsches Ärzteblatt 2009; 106(9): 135–142.

[13] Deutsche Alzheimer Gesellschaft e.V. (Hrsg.). Informationsblatt 1. Die Häufigkeit von Demenzerkrankungen. 2020. www.deutsche-alzheimer.de/fileadmin/alz/pdf/factsheets/infoblatt1_haeufigkeit_demenzerkrankungen_dalzg.pdf. (letzter Zugriff: 05.08.2021).

[14] Voderholzer U, Hohagen F. Therapie psychischer Erkrankungen. München: Elsevier Verlag, 2018..

[15] Statistisches Bundesamt Ältere Menschen in Deutschland und der EU. 2016. www.bmfsfj.de/blob/93214/95d5fc19e3791f90f8d582d61b13a95e/aeltere-menschen-deutschland-eu-data.pdf (letzter Zugriff: 05.08.2021).

[16] Bauer (et al). Malnutrition, Sarkopenie und Kachexie im Alter. Med. Wochenschr. 133. 2008.

[17] Robert Koch-Institut (Hrsg.). GEDA 2010, 6.24 Alkoholkonsum. 2010. www.rki.de/DE/Content/Gesundheitsmonitoring/Studien/Geda/Geda_2010_inhalt.html (letzter Zugriff: 05.08.2021).

[18] Schmeisl G. Schulungsbuch für Diabetiker. München: Elsevier Verlag, 2015.

[19] www.aerzteblatt.de/nachrichten/72608 (letzter Zugriff: 05.08.2021).

[20] Ärzte-Zeitung 10/2016. Silverman M (et al.). Boston JAMA. 12. 2016. 1289–1297.
- www.aerztezeitung.de/medizin/krankheiten/herzkreislauf/fettstoffwechsel-stoerungen/article/921445/ldl-cholesterinsenkung-entscheidend.html?sh=54&h=1556637233 (letzter Zugriff: 05.08.2021).
- jamanetwork.com/journals/jama/article-abstract/2556125 (letzter Zugriff: 05.08.2021).

Weitere verwendete Literatur

ABDA Datenbank online (abdata.de/datenangebot/abda-datenbank).

Deutsche Apotheker Zeitung, Deutscher Apotheker Verlag, Stuttgart (www.deutsche-apotheker-zeitung.de).

DocCheck Flexikon (www.doccheck.com/de).

Global Strategy for the Diagnosis Management and Prevention of COPD. 2017. (https://goldcopd.org/gold-reports).

Hamm H., Stovesandt J. Was tun bei Skabies in Gemeinschaftseinrichtungen? hautnah dermatologie 01/2021, Springer Medizin Verlag GmbH, Berlin

Herstellerinformationen zu diversen Arzneimitteln.

Hunnius Pharmazeutisches Wörterbuch. Berlin: de Gruyter Verlag, 2014..

Leitlinie zur Diagnostik und Therapie des chronischen Pruritus. 2016. www.awmf.org/leitlinien/detail/ll/013-048.html (letzter Zugriff: 05.08.2021).

Leitlinie zur Diagnose und Therapie der chronischen Herzinsuffizienz. 2016. www.kardiologie.org/leitlinie-herzinsuffizienz/16389238 (letzter Zugriff: 05.08.2021).

Leitlinie Rheumatoide Arthritis. 2016. EULAR.

Leitlinie zur Venenthrombose und Lungenembolie: Diagnostik und Therapie. 2015. www.awmf.org/leitlinien/detail/ll/065-002.html (letzter Zugriff: 05.08.2021).

Leitlinienentwurf der Deutschen Atemwegsliga. 2016.

Leitlinienprogramm für Onkologie. 2015. DKG.

Nationale Versorgungsleitlinie: Nicht spezifischer Kreuzschmerz. 2017. www.awmf.org/uploads/tx_szleitlinien/nvl-007l_S3_Kreuzschmerz_2017-03.pdf (letzter Zugriff: 05.08.2021).

Pharmazeutische Zeitung, Bundesvereinigung Deutscher Apothekerverbände e. V., Berlin. (www.pharmazeutische-zeitung.de).

Präparateliste Naturheilkunde 2021. Kulmbach: ML Verlag, 2021.

Präventivratgeber Osteoporose. Wissenschaftliches Institut für Prävention im Gesundheitswesen. 2020. WIPIG.www.wipig.de/archiv/item/praeventionsratgeber-osteoporose-4-auflage (letzter Zugriff: 05.08.2021).

Pschyrembel. Klinisches Wörterbuch. Berlin: de Gruyter Verlag, 2020.

Rote Liste 2021. Rote Liste. Service GmbH. Frankfurt. (www.rote-liste.de)

Schriftenreihe der Bayerischen Landesapothekerkammer, Vortragsreihe:

Akuter und chronischer Kopfschmerz: Dr. Kaube, Guranti-Schuler, 2016.

Angsterkrankungen und Schlafstörungen, Prof. Dr. Förstl, Dr. Schweiger, 2012.

COPD, Dr. Schauerte, Dr. Geiger, 2006.

Der Fettstoffwechselpatient, Prof. Dr. Richter, Drasch, 2008.

Epilepsie, Prof. Dr. Hamer, Dr. Bossle, 2013.

Myokardinfarkt: Dr. Schneider, Dr. Hopf, 2017.

Organisch bedingte psychische Störungen: Prof. Dr. Förstl, Dr. Schweiger, 2015.

Rheumatiode Arthritis, PharmD Waltering, Dr. Rech, 2013.

Tanner U, Paschen Ch. Apotheken-Vorschriften in Bayern, Deutscher Apotheker Verlag Stuttgart, Loseblattausgabe, Stand 2021.

Wichtl M. Teedrogen und Phytopharmaka. Stuttgart: Deutscher Apotheker Verlag, 2016.

Wilson O., Blanke G. Apotheken- und Arzneimittelrecht. Eschborn: Govi-Verlag, 2021.

Register